Martin Klaus
unter Mitarbeit von Sabiene Klaus

Der Mofu-Baukasten

Ein Lehrbuch für das Studium und den Unterricht der motorisch-funktionellen Behandlungsverfahren in der Ergotherapie

Widmung

Dieses Buch widme ich meinen Schülern in den Schulen für Ergotherapie München und Stuttgart der IB-GIS-Medizinische Akademie.

Besonderer Dank gilt meiner Frau Sabiene, die mich in einzelnen Kapiteln unterstützte und der Fotografin Monika Hinz (HIMO-PIC), die in liebevoller Arbeit die Fotos und Videos für mein Buch ermöglicht hat.

http://himopic.blogspot.de/

Eine besondere Würdigung möchte ich den folgenden Ergotherapie-Schülerinnen aussprechen, die sich bereit erklärt haben, in diesem Buch als Modelle für Fotos und Videos zu fungieren:

Frau Caroline Campart
ET-13, IB-GIS, Berufsfachschule für Ergotherapie München

Frau Clara Herttrich
ET-13, IB-GIS, Berufsfachschule für Ergotherapie München

Frau Josipa Erlić
ET-13, IB-GIS, Berufsfachschule für Ergotherapie München

Frau Jasmin Betzner
ET-U, IB-GIS, Schule für Ergotherapie Stuttgart

Frau Marie Hindiger
ET-U, IB-GIS, Schule für Ergotherapie Stuttgart

Frau Tanja Ströhle
ET-U, IB-GIS, Schule für Ergotherapie Stuttgart

Martin Klaus
unter Mitarbeit von Sabiene Klaus

Der Mofu-Baukasten

Ein Lehrbuch für das Studium und den Unterricht der motorisch-funktionellen Behandlungsverfahren in der Ergotherapie

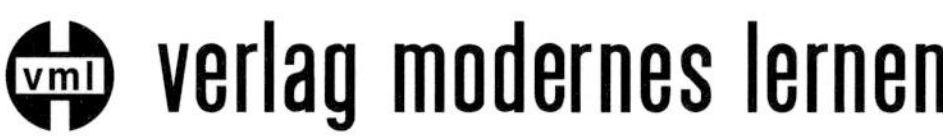

Wichtiger Sicherheits-Hinweis

Therapeutische Vorgehensweisen sind ständigen Entwicklungen unterworfen. Forschung und klinische Erfahrung erweitern unsere Erkenntnisse, insbesondere was Behandlung und medikamentöse Therapie betrifft. Soweit in diesem Werk eine Dosierung oder eine Applikation erwähnt wird, oder Hinweise zum Vorgehen bei einer Therapie gegeben werden, darf der Leser zwar darauf vertrauen, dass Autoren, Herausgeber und Verlag große Sorgfalt darauf verwandt haben, dass diese Angabe dem Wissensstand bei Fertigstellung des Werkes entspricht.

Für Angaben über Dosierungsanweisungen und Applikationsformen kann vom Verlag jedoch keine Gewähr übernommen werden. Jeder Benutzer ist angehalten, durch sorgfaltige Prüfung der Beipackzettel der verwendeten Präparate oder der angegebenen Maße und Mengeneinheiten – und gegebenfalls nach Konsultation eines Spezialisten – festzustellen, ob die dort gegebene Empfehlung für Dosierungen oder Beachtung von Kontraindikationen gegenüber der Angabe in diesem Buch abweicht. Eine solche Prüfung ist besonders wichtig bei selten verwendeten Präparaten oder solchen, die neu auf den Markt gebracht worden sind. Jede Dosierung oder Applikation erfolgt auf eigene Gefahr des Benutzers. Autor und Verlag appellieren an jeden Benutzer, ihm etwa auffallende Ungenauigkeiten dem Verlag mitzuteilen.

Geschützte Warennamen (Warenzeichen) werden nicht besonders kenntlich gemacht. Aus dem Fehlen eines solchen Hinweises kann nicht geschlossen werden, dass es sich um einen freien Warennamen handelt.

Gesamtherstellung: Löer Druck GmbH, Dortmund

3. Auflage 2024

Bestell-Nr. 1099 ISBN 978-3-8080-0850-8

Systemvoraussetzungen:
Ab Windows 7. Falls keine Autorun-Funktion eingestellt ist, Startdatei = „Startmenue.html"

Inhalt

Symbole, die Sie in diesem Buch finden:

Auf der DVD befinden sich Vorlagen, ergänzender Text oder Anleitungen im PDF-Format

Hier finden Sie zum besseren Verständnis Bilder im Buch

Zu diesem Thema liegt zusätzlich ein Video auf der DVD bereit

Zum Ausprobieren finden Sie auf der DVD Beispiele als Excel-Datei

---

Vorwort und Hinweis

Liebe Leserin, lieber Leser,

das Buch stellt für Lehrer, Schüler und Studenten einen Leitfaden und ein (Unterrichts-) Baukastensystem der in der Lehre gängigen Therapieansätze in Bezug auf bestimmte Krankheitsbilder dar. Es beschreibt wissenschaftliche Ansätze, die Grundlagen der motorisch-funktionellen Behandlungsverfahren wie Kinästhetik, Anamneseformen, Diagnostik, Interview, Funktionsprüfung, div. Testverfahren etc., geht auf unterschiedliche Krankheitsbilder ein, zeigt gängige Therapiemöglichkeiten auf und stellt die Grundsätze der Evaluation und Dokumentation sowie eine Möglichkeit der statistischen Auswertungen und Darstellung dar.
Alle bekannten Therapievarianten aufzuzählen würde den Umfang dieses Buches bei weitem übersteigen. Daher habe ich mich bewusst entschlossen, mich auf die Grundlagen und die in der Lehre gängigen Verfahren sowie ergotherapeutischen Mittel zu beschränken. Einige Kapitel sind umfangreicher und detaillierter beschrieben als andere. Der Grund dafür ist, dass manche Themen weitaus mehr Erklärungsbedarf haben als andere, um ein Verständnis für die Komplexität eines bestimmten Defizites herzustellen. Dieses Buch orientiert sich an den gängigen Lehrplänen der Ergotherapie und erhebt in keiner Weise den Anspruch darauf, ein medizinisches Fachbuch zu sein oder eine Vollständigkeit der therapeutischen Verfahren und Mittel anzubieten. Es ist vielmehr ein therapeutisches Grundlagen-, Fach- und Lehrbuch, das für das Studium und den Unterricht der motorisch-funktionellen Behandlungsverfahren in der Ergotherapie, also für Lehrer, Schüler und Studenten konzipiert wurde.
Für Fotos, Übungen und Beispiele haben sich Ergotherapieschülerinnen zur Verfügung gestellt. Dies wurde bewusst so gewählt, um eine Ausbildungsumgebung darzustellen.
Trotz der vielfältigen Therapiemöglichkeiten, die das Buch schildert, sind nicht immer alle vorgeschlagenen Therapiemöglichkeiten für alle Patienten geeignet. Die therapeutischen Maßnahmen müssen immer individuell für jeden Patienten auf Indikation und Kontraindikation geprüft und zusammengestellt werden. Eine kleine Hilfe will dieses Buch bieten.

Den Lehrergotherapeuten wünsche ich durch dieses Buch eine Erleichterung und evtl. eine Strukturierung für den Unterricht und den Schülern und Studenten lehrreiche Erkenntnisse und viel Spaß bei der Ausbildung in einem tollen Beruf.

Ihr
Martin Klaus

1. Wissenschaftliche Ansätze

1.1 Evidence based Practice

Evidence based Practice bedeutet, eigenes Handeln zu hinterfragen, den aktuell besten Erkenntnisstand zu berücksichtigen und das therapeutische Vorgehen einzuordnen. Dazu gehört:

› Unsicherheit aufzudecken
› Grenzen zu erkennen
› Entwicklung zu verfolgen und
› Qualität zu verbessern.

Der Begriff „Evidenz“ bedeutet „Beweis“. Evidenzbasierte Therapien sind wissenschaftlich erforscht und in ihrer Effizienz bestätigt. Beispiel: Eine größere Anzahl von Patienten (z. B. 100) mit vergleichbarer Symptomatik wird mit zwei verschiedenen Methoden behandelt. 50 mit Methode 1, 50 mit Methode 2. Am Ende der Therapie wird überprüft, welche Methode zu größeren Behandlungserfolgen geführt hat, womit gewissermaßen eine der beiden Methoden als evident anerkannt wird, ihre Wirksamkeit somit bewiesen ist. Klinische Studien sind weitaus komplexer. Zudem gehören zu jeder wissenschaftlichen Vorgehensweise die Gütekriterien Objektivität, Reliabilität und Validität, wie sie vor allem die quantitative Forschung fordert. Die Spiegeltherapie, wie sie in der Handmobilisation nach Halbseitenlähmung eingesetzt wird, ist eine solche Evidence based Practice.

Hier kann die Ergotherapie an ihre Grenzen stoßen. Viele Behandlungsmethoden können in ihrer Evidenz überprüft werden, viele allerdings auch nicht. Verlassen wir die primär mechanistischen Vorgehensweisen also solche, die stets nach dem gleichen Ablauf im vergleichbaren Setting stattfinden, und betrachten wir den Einzelfall, in dem also nicht quantitativ, sondern qualitativ vorgegangen wird, ist evidenzbasiertes Arbeiten ein schwieriges Unterfangen, weil der Patient als individueller Einzelfall zu sehen ist. Mayring (2002) postuliert: *„Eines der wichtigsten Merkmale der Subjektauffassung qualitativen Denkens ist die Betonung der Ganzheitlichkeit des Menschen.“* Kognition, Emotion und Psyche eines Menschen sowie seine Lebensbereiche (Familie, Beruf, Freundeskreis) sollen zwar analytisch differenziert betrachtet, jedoch dann immer wieder nach holistischem Denkansatz zusammengeführt werden. Dabei soll der Mensch in seiner Historizität berücksichtigt werden, seine eigene Lebensgeschichte betreffend, wie auch in Bezug auf Ereignisse seiner Generation. Dies impliziert den Grundsatz der Einzelfallbezogenheit. *„Bei der Entwicklung eines Behandlungszieles für den Patienten geht es nicht um die Größe, sondern um die Auswirkungen der Störung auf seine Handlungsfähigkeit im Alltag.“* (Scheepers, Steding-Albrecht, & Jehn, 2011) Es ist nicht möglich, allgemeingültige Parameter zur Analyse der Aktivitäten des täglichen Lebens anzusetzen – ebenso wenig wie „Lebensqualität“ an sich definiert werden kann. Chronische Erkrankungen und Behinderungen bringen meist auch Veränderungen der Lebensbereiche eines Menschen mit sich. Neben den individuellen Bedürfnissen eines Menschen und seinen Gewohnheiten, spielen bei der Analyse von Umgebungsfaktoren auch kulturelle Unterschiede, schichtspezifische Unterschiede

und Unterschiede zwischen den Generationen eine Rolle. Der Schwerpunkt einer Analyse liegt stets im Bereich der Alltagsanforderungen. Für die Therapieplanung ist es von zentraler Bedeutung, die Wünsche und Vorstellungen des Patienten zu erfahren und sie im Verhältnis zu seinen gesundheitlichen Einschränkungen zu beurteilen.
Der Erfolg einer Behandlung hängt auch vom Einsatz eines adäquaten Settings und geeigneter therapeutischer Medien ab. *„Bei der Auswahl der Medien ist der Einfluss des Mediums auf die Störung entscheidend ... Die durch das Medium veränderten Handlungsmöglichkeiten sowie die erweiterten Handlungskompetenzen des Patienten geben Auskunft über das Behandlungsergebnis.“* (Scheepers, Steding-Albrecht, & Jehn, 2011) Dennoch kann man sich auch bei qualitativer Einzelfallbetrachtung der Vorgehensweise evidenzbasierten Arbeitens bedienen. Dazu gehören: Genaue Therapiezielformulierungen, systematische Recherche und Auswertung von Fachliteratur, individuelle Anwendung der Erkenntnisse aus den Recherchen auf die individuelle Fragestellung am Patienten und sorgfältige Evaluation der Behandlung.

1.2 Clinical Reasoning

Der wesentliche Sinn und Zweck des Denkens besteht darin, seine Notwendigkeit abzuschaffen. „... *der Verstand arbeitet, um aus Verwirrung und Ungewissheit Sinn zu bilden und um vertraute Muster in der Umwelt wiederzuerkennen. Sobald ein solches Muster einmal erfasst ist, greift der Verstand es auf und löst einen entsprechenden Handlungsablauf aus – ein weiteres Denken ist nicht mehr erforderlich ...*“ (E. de Bono).

Clinical Reasoning umfasst alle Denkprozesse von (klinisch) tätigen Menschen, die darauf abzielen (klinische) Entscheidungen zu treffen. Clinical Reasoning sind somit Denkvorgänge und Entscheidungsfindungen des Therapeuten während der Diagnostik und Therapie. Übersetzt bedeutet Clinical Reasoning etwa „klinisches Urteilen“.

Denken ist ein Ausdruck der Tätigkeit unseres Gehirns. Es verhält sich mit dem Denken ähnlich wie mit Essen: Wir denken für den Alltagsgebrauch in Routinen, so wie wir Alltägliches essen, was schmeckt, satt macht und ohne größere Mühen zuzubereiten ist. Manchmal auch fast food. Im Essen, wie im Denken. Und dann gibt es das besondere Essen, das beispielsweise aus besonderen Anlässen, mit Aufwand, Mühe und edlen Zutaten zubereitet wird – oder auch aus Freude am Genuss. Genussvolles Denken erfordert Kognition, was so viel heißt wie „Kennenlernen und Erkennen“. Es erfordert ferner Wissen als Voraussetzung für kritische und kreative Informationsverarbeitung. Und schließlich erfordert es Metakognition, also das (Nach-)denken über erfolgte Denkprozesse. Auch diese Zutaten für genussvolles Denken erfordern, wie die Zutaten für exzellentes Essen, Bemühungen im Erwerb und es erfordert Übung in der Zubereitung. Je öfter mit Kognition, Wissen und Metakognition gedacht wird, umso geübter wird man – ähnlich wie bei der Zubereitung guten Essens. Natürlich gibt es „Denkrezepte“, die uns beim Clinical Reasoning helfen, die jedoch gleichfalls erlernt, geübt und gedacht werden wollen. Hierzu gehören beispielsweise das Mind Mapping, die PMI Methode (plus-minus-interessant), fragegestützte Problematik, lautes Denken und die Struktur-Legetechnik. Derartige Rezepte findet man in einschlägiger Literatur über Clinical Reasoning. Damit das Denken gelingt, benötigt man natürlich das ent-

sprechende Handwerkszeug – oder präziser: Kopfwerkzeug, beispielsweise schlussfolgerndes Denken, Verbalisieren von Gedanken, kritische Distanzierung. Und wir benötigen Übungsfelder unseres Denkens, an denen wir überprüfen können, ob und wie es funktioniert. Solche Übungsfelder sind im therapeutischen Prozess Fallbeispiele und Rollenspiele/Simulationspatienten.
Inhalte und Ziele des Clinical Reasoning sind u. a. die gewissenhafte, überprüfte und konsequente Anwendung von Denk- und Entscheidungsprozessen, um therapeutische Maßnahmen auf die Bedürfnisse und Ressourcen des Patienten abzustimmen.

Lohnt sich der Aufwand? Betrachten wir die Analogie zum Essen, so kommen viele auch mit „Hausmannskost" und „Konserven" gut zurecht. Nun, im klinischen Prozess „kochen", bzw. denken Sie jedoch nicht für sich selbst, quasi im privaten Rahmen. Von Therapeuten wird professionelle und hoch qualifizierte Arbeit erwartet und es können schlicht keine erfolgreichen Therapien gelingen, wenn das Denken, das zum Tätigwerden des Therapeuten führt, anspruchslos ist.

Zum Clinical Reasoning gehören ferner

- das konditionale Reasoning, das den Gesamtzustand des Patienten focussiert
- das pragmatische Reasoning, das die Umgebungsbedingungen der Therapie, sowohl das Setting als auch die sozialen und institutionellen Rahmenbedingungen des Patienten berücksichtigt
- das ethische Reasoning, in Bezug auf die Werte und Normen, sowohl des Patienten als auch des Therapeuten
- das interaktive Reasoning, das die Zusammenarbeit zwischen Patient und Therapeut, gemeinsame Problemlösungen und Fortschritte untersucht und
- das narrative Reasoning, das sich mit „Lebensgeschichte" und „Lebenssituation" des Patienten befasst.

2. Grundlagen

2.1 Orientierung am eigenen Körper

Um die Orientierung am eigenen Körper bestimmen zu können, arbeiten eine Vielzahl von Sinnesorganen zusammen. Mit Hilfe verschiedener Sinne, wie z. B. Gleichgewichtssinn, den Rezeptoren in den Gelenken, Muskeln, Sehnenansatzstellen etc. ist der Körper in der Lage, ein Bild von sich und über seine Gelenkstellungen zu erhalten. Jeder, der schon einmal ein eingeschlafenes Bein hatte und versucht hat zu laufen, wird bemerkt haben, dass dies fast nahezu unmöglich ist. Hier fehlt für kurze Zeit das sensorische Feedback der Rezeptoren, die dem Gehirn mitteilen, ob das Bein gestreckt oder gebeugt, ein Haltetonus (Muskelspannung zum Halten der Gelenkstellung) aufgebaut ist oder nicht. Erst wenn das Gefühl im Bein langsam wieder zurückkehrt ist das Laufen wieder problemlos möglich. Dies ist meist mit einem unangenehmen Kribbeln (Parästhesie) verbunden.
Der Körper schafft ein Bild von sich über die Summe der eingehenden sensorischen Informationen. Dazu gehört auch der Visus (Sehsinn), der im Regelfall als visuelle Bestätigung für die körperlichen Eindrücke verwendet wird. Möchte man testen, ob das Körperbild stimmt, so kann man z. B. durch Mirroring (Siehe „Nicht standardisierte Testverfahren“) testen, ob der Patient mit geschlossenen Augen seine Gelenke in bestimmte Stellungen bringen kann. Da der Mensch einen Großteil seiner Informationen über die Augen bekommt, ist es wichtig, den Visus auszuschalten. Ein weiterer Test ist das Laufen mit geschlossenen Augen. Hier kann der Gleichgewichtssinn getestet werden. Es gibt eine Vielzahl von Testmöglichkeiten, um die Orientierung des Patienten am eigenen Körper zu überprüfen.

Für die Orientierung am eigenen Körper werden einheitliche Richtungsbezeichnungen verwendet:

Fachwort	Erklärung	Beispiel
Kranial	Kopfwärts	Vom Körpermittelpunkt aus in Richtung Kopf
Kaudal	Schwanzwärts (kommt von cauda equina → lat. Pferdeschwanz)	Vom Körpermittelpunkt aus in Richtung der Beine
Medial	Zur Körpermittellinie hin	Von außen in Richtung Körpermittellinie (siehe auch Körperebenen → Sagittalebene)
Lateral	Seitlich	z. B. wenn sich der Oberkörper zur Seite neigt
Ventral	Bauchwärts	Neigung des **oberen** Rumpfes in Richtung des Bauches (siehe Gelenkebenen)
Frontal	Vorwärts, vorne gelegen	Beugen des unteren Rumpfes nach vorne

Fachwort	Erklärung	Beispiel
Dorsal	Rückwärts, hinten gelegen	Überstrecken des Handgelenkes nach hinten
Proximal	Zum Körper hin, näher am Körper gelegen	Von den Fingerspitzen ausgehend in Richtung Körper oder von den Zehen ausgehend in Richtung Körpermittelpunkt
Distal	Vom Körper weg, vom Körper weiter weg gelegen	Z. B. vom Körper ausgehend in Richtung Fingerspitzen oder vom Körpermittelpunkt weiter weg gelegen
Radial	Richtung Radius (Speiche)	Beugen des Handgelenkes in Richtung der Speiche
Ulnar	Richtung Ulna (Elle)	Beugen des Handgelenkes in Richtung der Elle
Palmar	Handflächenseitig (Merke: Hände greifen eine PALME)	Beugen des Handgelenkes in Richtung Handfläche (Palmar-Flexion)
Volar	Hohlhandseitig	Nur wenn die Hand ein „Schälchen“ bildet
Plantar	Fußsohlenseitig (Merke: Füße laufen über eine PLANTAGE)	Stecken des Fußgelenkes in Richtung Fußsohle (Plantar-Flexion)
Anterior	Der Vordere bzw. von vorne nach bzw. vorne gelegen	Spina iliaca anterior superior
Posterior	Der Hintere bzw. von hinten nach bzw. hinten gelegen	Vena tibialis posterior
Superior	Nach oben beim aufrechten Körper	Vena cava superior
Inferior	Nach unten beim aufrechten Körper	Vena cava inferior

Zur Erleichterung kann sich Folgendes gemerkt werden:
Die Begriffe kranial, kaudal, ventral und dorsal werden als allgemeine Richtungsbezeichnungen in Bezug auf den Körper verwendet, z. B. der obere Rumpf beugt sich nach dorsal oder nach ventral, oder die HWS (Halswirbelsäule) liegt kranial der LWS (Lendenwirbelsäule).
Anterior, posterior, inferior und superior hingegen bezeichnen Lagepunkte von bestimmten Strukturen im Körper, z. B. die obere Hohlvene (Vena cava superior) oder die untere Hohlvene (Vena cava inferior). Z. B.: Die Spina iliaca anterior superior bezeichnet einen Knochenvorsprung am vorderen oberen Ende der Crista iliaca des Os ilium. Die Vena tibialis posterior ist eine tief liegende Vene, die auf der hinteren Seite des Unterschenkelknochens Tibia verläuft.
Meistens werden die Begriffe anterior und ventral sowie posterior und dorsal als Synonyme füreinander verwendet.

Weitere Fachbegriffe, die Ihnen geläufig sein sollten:

Fachbegriff	Erläuterung
passiv	Wird bei Bewegungen verwendet – z. B. Mobilisation. Der Patient bewegt sich nicht. Alle Bewegungen werden vom Therapeuten durchgeführt.
assistiv, teilaktiv, aktiv-assistiv	Wird bei Bewegungen verwendet – z. B. Mobilisation. Der Patient bewegt sich entweder soweit wie er kann und der Rest wird vom Therapeuten übernommen, oder der Patient bewegt z. B. seine Arme unter Aufhebung der Eigenschwere mit einem sog. Helparm (siehe Hilfsmittel).
aktiv	Wird bei Bewegungen verwendet – z. B. bei Therapieübungen. Der Patient führt bestimmte Bewegungen selbständig und ohne Hilfe des Therapeuten aus.
Kontraktur	Verkürzung von Muskeln und Sehnen, die zu Bewegungseinschränkungen führen.
Ankylose	Vollständige Gelenksteife – keine Bewegung mehr im Gelenk möglich.

2.2 Orientierung im Raum

Der Mensch orientiert sich im Raum immer ausgehend von seiner eigenen Körperlage. Das bedeutet, dass die Orientierung am eigenen Körper eine Grundvoraussetzung für die Orientierung im Raum ist. Die wichtigste Komponente, die gegeben sein muss, ist jedoch die Gravitation. Die Schwerkraft teilt uns mit, wo oben und unten ist und gibt dem Körper die Möglichkeit, seine Lage im Raum zu bestimmen. Für eine sichere Einordnung der Körperstellung spielt auch der Visus eine erhebliche Rolle. Er dient als Kontrollorgan und ermöglicht es, die über die Rezeptoren erspürten Informationen zu verifizieren. Wie wichtig der Sehsinn in der Therapie ist, zeigt sich z. B. bei der Spiegeltherapie, bei der das Gehirn mit Hilfe eines Spiegels getäuscht und die sensorische Verarbeitung im Gehirn positiv beeinflusst wird. Aber auch bei zentralen und peripheren Nervenläsionen spielt der Visus eine erhebliche Rolle beim Wiedererlernen von Bewegungen und Einordnen von Gefühltem.

Merke:
Für einen auf dem Rücken liegenden Patienten ist die Orientierung anders als für einen stehenden. Bei ihm ist das, was ein stehender als „oben" bezeichnet, „vorne". „Unten" ist „hinten", das, was bei einem stehenden „vorne" ist, ist für den liegenden „unten" und „hinten" ist „oben" etc. Liegt ein Patient sehr lange, so kann die physiologische Orientierung sowohl am eigenen Körper als auch im Raum beeinträchtigt sein. Deshalb ist es unter anderem so wichtig, liegende Patienten häufig aufzusetzen und idealerweise sogar hinzustellen. Das Hinstellen hat auch den Effekt, dass der Patient wieder Druck auf seine Fußsohlen bekommt. Die Spürerfahrung hilft u. a. auch bei der Orientierung, sowohl am eigenen Körper, als auch im Raum.

2.3 Körperebenen und Körperachsen 

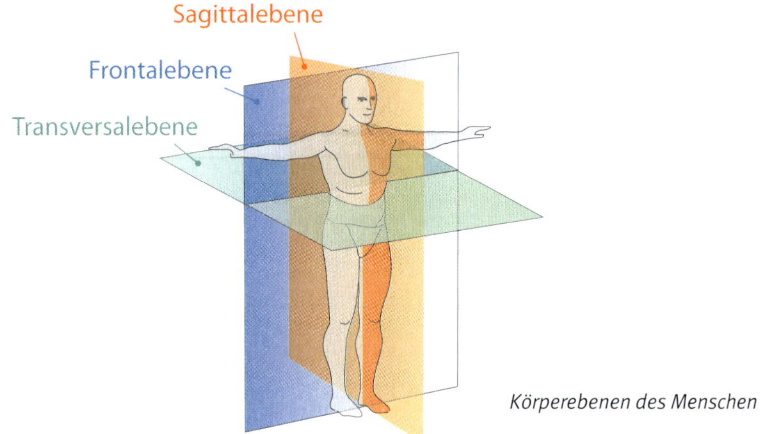

Körperebenen des Menschen

In der Dokumentation von Bewegungen erfolgen die Messungen in den drei Ebenen: Transversal-, Sagittal- und Frontalebene.

Sagittalebene:
Die (mittlere) Sagittalebene läuft von vorne nach hinten durch den Körper und teilt ihn in die rechte und linke Körperhälfte. Deshalb wird sie auch Symmetrieebene genannt. Weiterhin dient sie als Bezugsebene für die topografischen Begriffe medial (auf oder in der Nähe der Sagittalebene) und lateral (seitlich, weiter weg von der Sagittalebene). Bewegungen **auf** der Sagittalebene erfolgen vertikal nach vorne und/oder hinten.
Beispiele für Bewegungen auf der Sagittalebene:
› Nagel mit einem Hammer in die Wand schlagen
› Treppensteigen
› Arm in die Anteversion anheben

Frontalebene:
Der Verlauf der mittleren Frontalebene ist seitlich durch den Körper. Dadurch wird der Körper in den vorderen (ventralen) und hinteren (dorsalen) Abschnitt aufgeteilt. Bewegungen **auf** der Frontalebene erfolgen vertikal seitlich.
Beispiele für Bewegungen auf der Frontalebene:
› Bogenschießen
› Durchführen der „Hampelmann"-Bewegungen
› Arm abduzieren

Transversalebene:
Die mittlere Transversalebene teilt den Körper in einen oberen (kranialen) bzw. unteren (kaudalen) Abschnitt und dient somit als Bezugsebene für gleichnamige topografische Begriffe (kranial/kaudal). Bewegungen **auf** der Transversalebene erfolgen horizontal nach links und/oder rechts, vorne und/oder hinten.

Beispiele für Bewegungen auf der Transversalebene:
- Tisch abwischen
- Verschieben von Gegenständen in der Horizontale
- Rotieren des Oberkörpers nach links und rechts

Körperachsen:
Die Bewegung in den Gelenken erfolgt um sog. Achsen. Die Benennung der Achsen entspricht ihrer Bewegungsrichtung. Dabei unterscheidet man drei Achsen:
- Abduktions-/Adduktionsachse oder **Sagittalachse (von vorne nach hinten)**
- Flexions-/Extensionsachse oder **Transversalachse (von links nach rechts)**
- Rotationsachse oder **Longitudinalachse**

Diese Körperachsen sind wichtig bei der Gelenkmessung nach der Neutral-Null-Methode. Hier wird das Goniometer mit seinem Drehpunkt an der entsprechenden Achse angelegt.
Zwischen den drei Hauptachsen spannen sich die drei Körperebenen auf:
- zwischen Longitudinalachse und Sagittalachse die **Sagittalebene**
- zwischen Longitudinalachse und Transversalachse die **Frontalebene**
- zwischen Transversalachse und Sagittalachse die **Transversalebene**

Als Beispiel an der Schulter:

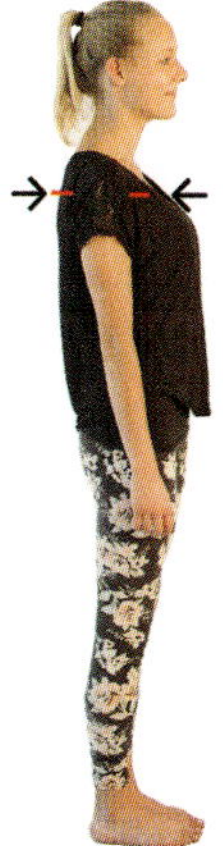

Sagittalachse
Die Sagittalachse verläuft im Schultergelenk von vorne nach hinten

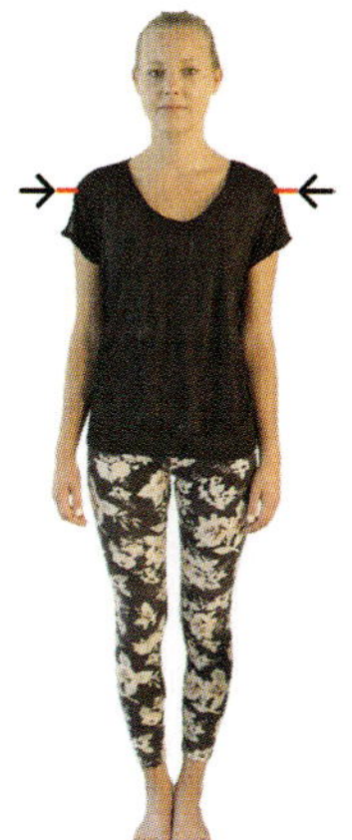

Transversalachse
Die Transversalachse geht seitlich durch die Schulter

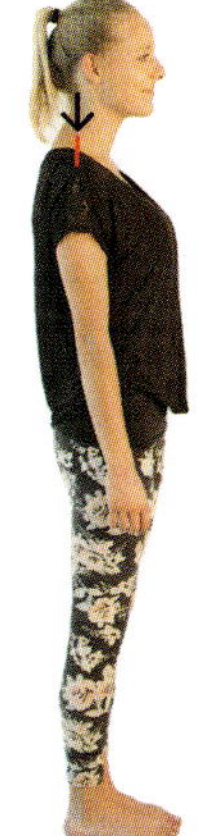

Longitudinalachse
Die Longitudinalachse führt in Null-Stellung von oben nach unten durch den Arm

Funktionelle Ebenen und Achsen
Funktionelle Körperebenen und Achsen sind bei der Bewegungsanalyse wichtig. Hier wird definiert, wie die funktionellen Achsen und Ebenen von der anatomischen Orientierung abweichen. Die funktionellen Achsen und Ebenen richten sich nach dem anatomischen Aufbau der Gelenke und weichen manchmal von den Körperebenen bzw.

-achsen ab. Gut zu beobachten ist dies z. B. im Schultergelenk (Glenohumeralgelenk). Die konkave Gelenkfläche des Glenohumeralgelenkes ist, von oben betrachtet, 30° nach vorne geneigt. Somit ist die funktionelle Achse ebenfalls um diesen Wert nach vorne verschoben. Die funktionelle Ebene liegt auf Grund der Verschiebung ebenfalls nicht auf der Frontalebene, sondern ist ebenfalls 30° nach ventral gerichtet.

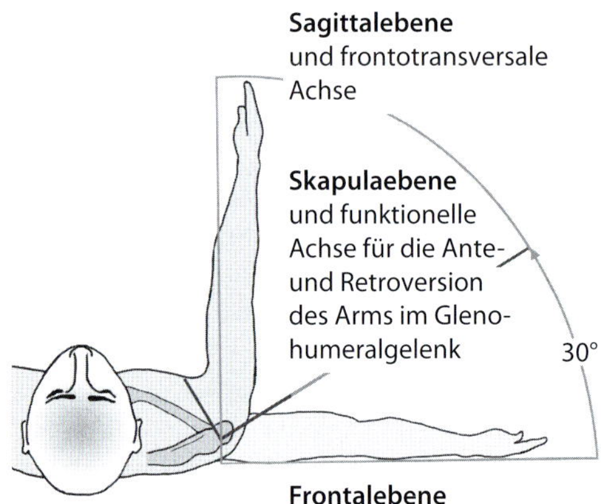

Gelenkebenen

Als Gelenke bezeichnet man bewegliche Verbindungen zwischen zwei oder mehreren Knochen. Diese können durch verschiedene Ursachen in ihrer Funktion beeinträchtigt und damit in ihrer Beweglichkeit eingeschränkt sein. Das Gelenk kann mit seinen Rezeptoren für Tiefensensibilität als Sinnesorgan für Bewegung angesehen werden. Wichtig zu wissen ist hierbei, dass sich Rezeptoren für die Propriozeption sowohl in den Gelenken (genauer in der Gelenkkapsel → Membrana synovialis), als auch in den Muskel- und Sehnenansatzstellen befinden, die die kleinste Bewegung registrieren und so eine Bestimmung der Lage der Extremitäten im Raum ermöglichen.
Von Gelenkebenen spricht man, wenn man die Bewegungsmöglichkeiten der einzelnen Gelenke beschreibt. Zur erfolgreichen Therapie gehören genaue Kenntnisse über Gelenkbewegungen! Zum besseren Verständnis sollte das Video „Mobilisation" auf der im Buch enthaltenen DVD angesehen werden.

Zur Übersicht sind hier die wichtigsten Gelenkbewegungen aufgelistet:

Kopf/Halswirbelsäule (HWS)

Frontalflexion	Kopf neigt sich nach vorne
Dorsalflexion	Kopf neigt sich nach hinten
Rotation dexter	Kopf dreht nach rechts
Rotation sinister	Kopf dreht nach links
Lateralflexion dexter	Kopf neigt sich nach rechts
Lateralflexion sinister	Kopf neigt sich nach links

Oberer Rumpf

Ventralflexion	Der obere Teil des Rumpfes beugt sich nach vorne (sieht aus wie ein „Katzenbuckel“)
Dorsalflexion	Der obere Teil des Rumpfes beugt sich nach hinten (sieht aus wie bei der „Brust raus“ Anweisung)
Lateralflexion dexter	Der obere Teil des Rumpfes neigt sich seitlich nach rechts
Lateralflexion sinister	Der obere Teil des Rumpfes neigt sich seitlich nach links
Rotation dexter	Der obere Teil des Rumpfes dreht sich nach rechts
Rotation sinister	Der obere Teil des Rumpfes dreht sich nach links

Unterer Rumpf

Frontalflexion	Der Oberkörper kippt nach vorne, der obere Rumpf bleibt dabei stabil
Dorsalflexion	Der Oberkörper kippt nach hinten, der obere Rumpf bleibt dabei stabil

Schulter

Anteversion	Arm streckt sich 0° bis 90° nach vorne
Elevation	Arm streckt sich über eine Bewegung nach vorne (Anteversion) bis 180° nach oben (Ab 91° spricht man von Elevation). Oder über die Abduktion → vollständige Abduktion → Außenrotation → Elevation
Retroversion	Arm wird so weit wie möglich gerade nach hinten bewegt
Abduktion	Arm hebt seitlich ab
Adduktion	Arm wird (bei der Mobilisation in leichter Anteversion) gegen den Körper gepresst
Außenrotation	Arm wird nach außen gedreht
Innenrotation	Arm wird nach innen gedreht
Circumduktion	Kreisen der Schulter

Ellenbogen

Extension	(Über-)Strecken des Ellenbogens
Flexion	Beugen des Ellenbogens
Supination	Ist an der Drehung der Hand nach außen beteiligt (Handfläche nach oben)
Pronation	Ist an der Drehung der Hand nach innen beteiligt (Handfläche nach unten)

Handgelenk

Dorsalflexion	Beugen bzw. Überstrecken des Handgelenkes nach hinten
Palmarflexion	Beugen des Handgelenkes nach vorne
Pronation	Drehung der Handinnenfläche nach unten (Merke: Brotnehmen)
Supination	Drehung der Handinnenfläche nach oben (Merke: Suppenschälchen)
Radialduktion	Neigen der Daumenseite in Richtung des Radius
Ulnarduktion	Neigen der Handkante in Richtung Ulna

Daumen

Opposition	Neigen des Daumens in Richtung Handinnenfläche (aus dem Sattelgelenk)
Reposition	(Über)Strecken des Daumens in Richtung Handrücken (aus dem Sattelgelenk)
Abduktion	Abspreizen des Daumens in Richtung Radius (aus dem Sattelgelenk)
Adduktion	Pressen des gestreckten Daumens gegen die Seite der Handfläche und Finger (aus dem Sattelgelenk)
Flexion	Beugen des Daumengrund- und Endgelenkes
Extension	Strecken des Daumengrund- und Endgelenkes

Finger

Flexion	Beugen der Finger
Extension	(Über)Strecken der Finger
Abduktion	Abspreizen der Finger (aus dem Fingergrundgelenk)
Adduktion	Zusammenpressen der Finger (aus dem Fingergrundgelenk)

Hüfte

Anteversion	Bein beugt sich in der Hüfte 0° bis 90° nach vorne
Elevation	Beugung des Beines in der Hüfte über 90° i. d. R. nur bedingt möglich. Besonders sportliche Menschen (z. B. Balletttänzer) kommen auf Grund der gedehnten Muskeln, Sehnen und Bänder weiter in die Elevation
Retroversion	Bein wird so weit wie möglich gerade nach hinten bewegt
Abduktion	Bein hebt seitlich ab
Adduktion	Bein wird gegen das andere Bein gepresst
Außenrotation	Bein wird in der Hüfte nach außen gedreht
Innenrotation	Bein wird in der Hüfte nach innen gedreht
Circumduktion	Kreisen der Hüfte ist auf Grund der Fixierung der Hüfte durch Bänder nur bedingt bis kaum möglich

Knie

Extension	(Über-)Strecken des Kniegelenkes
Flexion	Beugen des Kniegelenkes

Fuß

Dorsalflexion	Neigen des Fußes nach oben
Plantarflexion	Strecken des Fußes nach unten
Eversion (Pronation)	Beugen des Fußes nach außen
Inversion (Supination)	Beugen des Fußes nach innen
Innenrotation	Drehen des Fußes nach innen (nur bedingt möglich)
Außenrotation	Drehen des Fußes nach außen (nur bedingt möglich)

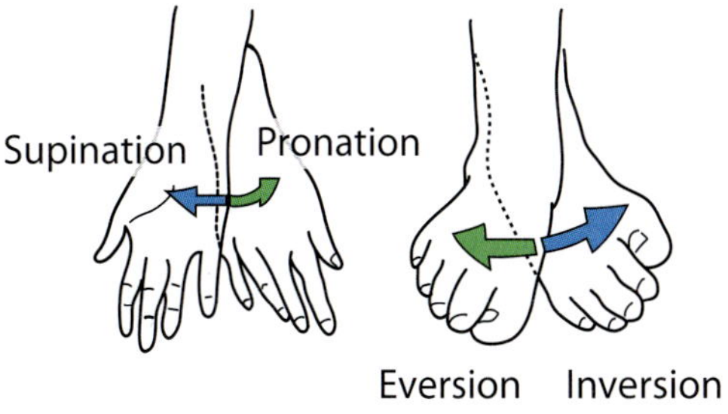

(Merke: Fußsohle zeigt nach INNEN)

Zehen

Extension	(Über-)Strecken der Zehen
Flexion	Beugen der Zehen
Abduktion	Zehen abspreizen
Adduktion	Zehen zusammenpressen

Merke:

- In den Muskeln und Sehen sind es die sog. Muskel-/Sehnenspindeln, die den Dehnungszustand der Skelettmuskulatur erfassen und in Richtung Gehirn weitergeben.
- Die Propriozeption wird allgemein als Teil der Tiefensensibilität bezeichnet. Jedoch ist es so, dass sich die Propriozeption aus Informationen der Tiefensensibilität, genauer gesagt der Interozeption (Oberbegriff für die Komponenten der Wahrnehmung von Lebewesen, die Informationen aus und über eigene Körperabschnitte erfassen) und des Vestibularorganes (Gleichgewichtsorgan dient zur Wahrnehmung von Beschleunigungen und Bestimmung der Richtung der Erdanziehungskraft) zusammensetzt.
- Die Gelenke im Unterarm, die sich aus Ulna (Elle) und Radius (Speiche) zusammensetzen werden auch Drehgelenke genannt. Das Drehgelenk wird auch als Rad- oder Zapfengelenk bezeichnet und oft fälschlicherweise als Synonym füreinander verwendet. Fachlich ist dies zu ungenau, da sich die Art der Drehung zwischen den beiden Knochen an den jeweiligen Enden unterscheidet! Am proximalen Radioulnargelenk bildet die Ulna eine *Circumferentia articularis* (Gelenkpfanne) an der Incisura radialis – also das Rad, in der sich der Radiuskopf (Caput radii) in Form eines Zapfens bewegt. Die bewegliche Komponente betitelt die Gelenkart. Deshalb ist das proximale (körpernahe) Radioulnargelenk ein Zapfengelenk. Beim distalen (körperfernen) Radioulnargelenk bildet der Radius (Incisura ulnaris radii) die Circumferentia articularis (Gelenkpfanne bzw. Rad), die sich um das Caput ulnae (Ulnaköpfchen bzw. Zapfen) dreht. Daher wird es als Radgelenk bezeichnet. Oft wird gestritten, welches der beiden Gelenke für die Pro- und Supination zuständig ist. Fakt ist, dass nur das physiologische Zusammenspiel beider Gelenkenden an Radius und Ulna eine endgradige Pro- und Supination ermöglicht.
- Synonyme für **Radialduktion** (Führung in Richtung Radius) sind auch Ulnarabduktion (Wegführung von der Ulna → in Richtung Radius) oder Radialdeviation (Abweichung in Richtung Radius).
- Synonyme für **Ulnarduktion** (Führung in Richtung Ulna) sind auch Radialabduktion (Wegführung vom Radius → in Richtung Ulna) oder Ulnardeviation (Abweichung in Richtung Ulna).
- Die Hüfte ist durch Bänder fixiert. Dies schränkt, obwohl das Hüftgelenk ein Kugelgelenk ist, das Bewegungsausmaß deutlich ein. Überdehnte Muskeln, Sehnen und Bänder, wie bei Balletttänzern oder manchen Kampfsportlern, bieten zwar ein erhöhtes Bewegungsausmaß, da sich aber die Bänder kaum mehr verkürzen, kann es in späteren Jahren zu Instabilitäten im Hüftgelenk und somit zu einer erhöhten Abnutzung des Hüftgelenkes mit Folgeerscheinungen kommen.

2.4 Neutral-Null-Methode  

Bei Messungen des Bewegungsausmaßes von Gelenken ist die Neutral-Null-Methode oder auch Null-Durchgangs-Methode die am häufigsten verwendete Befundungsart und wird von der deutschen und schweizerischen Gesellschaft für Orthopädie empfohlen. Der Vorteil ist, dass es eine anerkannte und einfache Messmethode für die Dokumentation des Bewegungsausmaßes ist. Sie ist besonders für wissenschaftliche Datenerhebungen und in jedem Fall zur Evaluation geeignet.

Die Neutral-Null-Stellung ergibt sich aus einem

- aufrechten Stand
- Kopf und Blick sind geradeaus gerichtet
- die Arme hängen nach unten
- Handflächen zeigen zum Körper
- Daumen zeigen nach vorne
- Beine sind geschlossen
- Knie zeigen nach vorne
- Füße stehen mit den Zehenspitzen nach vorne und rechtwinkelig zum Unterschenkel

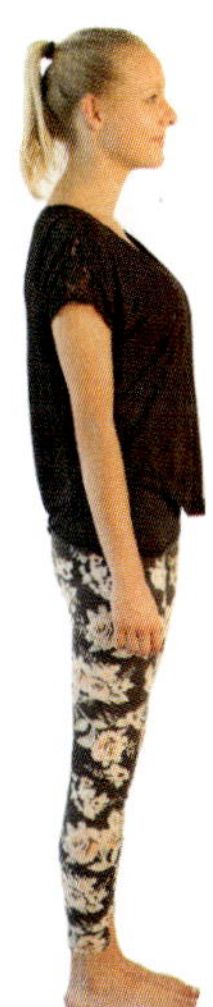

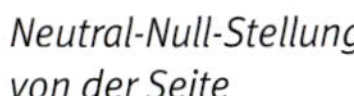

Neutral-Null-Stellung von der Seite

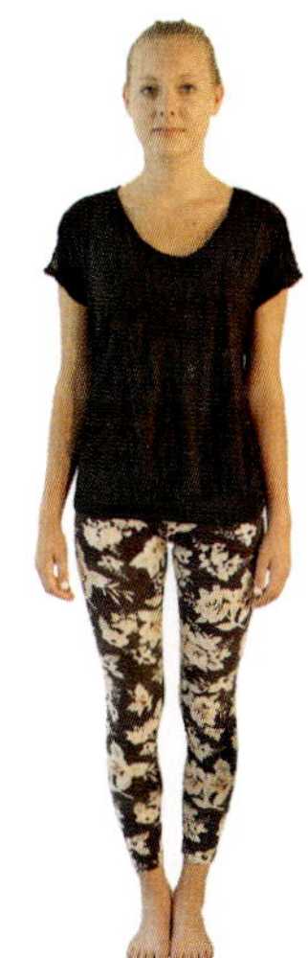

Neutral-Null-Stellung von vorne

Die Ausmaße der Bewegungen werden von der standardisierten Neutral-Null-Stellung aus mit einem genormten Messwerkzeug (z. B. Goniometer) an immer den gleichen Messpunkten gemessen und erfüllen deshalb die wichtigsten wissenschaftlichen Kriterien. Natürlich gibt es immer Abweichungen wenn mehrere Therapeuten Messungen vornehmen. Daher sollte bei der Evaluation idealerweise immer vom gleichen Therapeuten an der gleichen Stelle gemessen werden oder im Rahmen von wissenschaftlichen Dokumentationen ein exakter Messpunkt am Gelenk definiert bzw. im Idealfall farblich markiert werden. Für die Messung wird i. d. R. der distale Gelenkpartner auf einer der drei Körperebenen (Frontal-, Sagittal-, Transversalebene) bewegt, wobei der proximale Gelenkteil am Ort bleibt. Zum besseren Verständnis hier einige Beispiele:

- Abduktion → Bewegung auf der Frontalebene
- Anteversion → Bewegung auf der Sagittalebene
- Rotation des oberen Rumpfes auf der Transversalebene

Bei den Messungen muss der Drehpunkt des Winkelmessers auf dem Gelenkzentrum liegen. Einer der Schenkel liegt am proximalen Gelenkpartner, der zweite Schenkel wird bei der Bewegung am distalen Gelenkpartner mitgeführt oder in Endstellung angelegt. Bei allen Bewegungsformen (passiv, assistiv, aktiv) wird gleich verfahren. Weiterhin ist wichtig, dass immer achsengerecht gemessen wird. Das heißt, dass bei Gelenkbewegungen mit anschließender Messung keine Achsenverschiebung erfolgen darf, da dies sonst zu Messfehlern führt. Typische Achsenverschiebungen ergeben sich z. B., wenn der Patient bei der Abduktion in der Schulter automatisch den Arm in eine Außenrotation bringt, um den Arm vollständig nach oben zu bekommen. (Siehe Beispiele für Messfehler im Kapitel Goniometer.) Dadurch verschiebt sich die Messachse und die Messung wird ungültig.
Die Neutral-Null-Methode ermöglicht das exakte Beschreiben und Dokumentieren des Bewegungsdefizites, wenn ein Gelenk nicht so bewegt werden kann, dass es innerhalb des Normbewegungsausmaßes agiert. Die Erfassung erfolgt in Form eines vorgegebenen Schemas mit drei Kennzahlen. Die erste beschreibt die Bewegung vom Körper weg, die zweite Zahl (0) das Durchlaufen der Null-Stellung und die dritte die Bewegung zum Körper hin. Die Werte werden entweder mit einem Minuszeichen oder einem Schrägstrich getrennt.

Ohne Bewegungseinschränkungen (physiologisches Bewegungsausmaß)

Rechtes Schultergelenk:	Abduktion	–0–	Adduktion
	180°	–0–	40°

oder

Schultergelenk dexter: Außenrotation/Innenrotation 40/0/95

Mit Bewegungseinschränkung:

Kniegelenk mit Flexionskontraktur: Das rechte Kniegelenk kann auf Grund einer Beugesehnenverkürzung (Beugekontraktur) nur in eine Richtung bewegt (weiter gebeugt) werden. Wenn der Patient sein Bein aussteckt, besteht auf Grund der Sehnenverkürzung immer noch eine Beugung von 20°. Die Nullstellung wird nicht erreicht, da das Knie nicht vollständig extendiert (ausgestreckt) werden kann. Die maximale Beugung des Beines beträgt 140°. Daher wird dies wie folgt dokumentiert:

Kniegelenk dexter: Extension/Flexion 0/20/140

Kniegelenk mit Versteifung (Ankylose): Das rechte Kniegelenk ist z. B. auf Grund einer Gelenkdestruktion durch rheumatoide Arthritis bei einer Beugestellung von 20° versteift. Dadurch ist keinerlei Bewegung mehr möglich.
Dies wird wie folgt dokumentiert:

Kniegelenk dexter: Extension/Flexion 0/20/20

Merke:

- Bei Bewegungseinschränkungen wird als mittlere Zahl immer der Wert genommen, der am nahesten an die Nullstellung heranreicht.
- Nur ein achsengerechtes Messen und das Anlegen des Winkelmessers am Drehpunkt des Gelenkes (Gelenkzentrum) verhindern Messfehler.
- Achten Sie immer bei der Bewegung des Patienten auf etwaige Kompensationsbewegungen (Verschiebung der Achse durch unbewusstes Drehen des Armes beim Anheben, Schiefstellung des Körpers, Hochziehen der Schulter etc.), die zu Messfehlern führen könnten.
- Für die Dokumentation nach der Neutral-Null-Methode gibt es bereits fertige Messbögen, die nur noch ausgefüllt werden müssen. Dadurch ist eine einheitliche Vorgehensweise gegeben, die vor allem bei wissenschaftlichen Dokumentationen von erheblicher Bedeutung ist. Siehe http://www.dguv.de/formtexte/%C3%84rzte/index.jsp.
- Die Gelenkmessungen müssen in regelmäßigen Abständen wiederholt und protokolliert werden, um eine Evaluation zu ermöglichen (Verlaufskontrolle).

Auf der DVD finden Sie Vorlagen für Muster-Messblätter nach der Neutral-Null-Methode als PDF-Dateien.
Mit freundlicher Genehmigung der Deutschen Gesetzlichen Unfallversicherung (dgvu), Bochum.
Weitere Formtexte finden Sie unter: http://www.dguv.de/formtexte/%C3%84rzte/index.jsp

2.5 Arbeit der Muskulatur

Konzentrische und exzentrische Muskelkontraktion

Immer, wenn am Körper eine Bewegung stattfindet, sind Muskeln beteiligt. Wird das Ellenbogengelenk aus der Neutral-Null-Stellung um 90° flektiert, arbeiten die Muskeln gegen die Schwerkraft. Man spricht von einer konzentrischen Muskelbewegung, da sich diese verkürzen. Bei einer Extension des flektierten Armes, werden die Muskeln wieder länger und der Arm muss gegen einen unkontrollierten Fall gebremst werden. Dies nennt man exzentrische Muskelbewegung. Es muss eine Haltearbeit gegen die Schwerkraft geleistet werden.
Wird in folgender Ausgangsstellung (Schulter aus der Nullstellung um 90° abduziert und das Ellenbogengelenk ebenfalls um 90° flektiert) der Ellenbogen flektiert und extendiert, so erfolgt die Bewegung in beiden Richtungen ohne Einfluss der Schwerkraft. Die Bewegung findet auf der Transversalebene statt. Da die Schwerkraft nicht auf das Ellenbogengelenk einwirkt, spricht man sowohl bei der Flexion als auch bei der Extension in dieser Stellung von konzentrischer Muskelbewegung, da sich die Muskeln nun in beide Richtungen verkürzen. Die Schwerkraft wirkt auf das Schultergelenk ein.

Hubarbeit

Hubarbeit erfolgt immer dann, wenn die Muskulatur eine Arbeit in Auseinandersetzung mit der Schwerkraft verrichtet. Dies ist immer bei konzentrischer und exzentrischer Bewegung gegen die Schwerkraft der Fall. Wird die Schwerkraft in einem Gelenk aufgehoben (s. o.) so erfolgt die konzentrische Bewegung in beiden Richtungen hubfrei.

Generell werden folgende Hubarten unterschieden:

- Positiver Hub: erfolgt immer bei konzentrischer Muskelarbeit gegen die Schwerkraft
- Negativer Hub: erfolgt immer bei exzentrischer Muskelarbeit gegen die Schwerkraft
- Hubfrei: nennt man eine konzentrische Bewegung ohne Einfluss der Schwerkraft

Arten der Muskelkontraktion:

- Isotonische Kontraktion:
  Ist die Verkürzung des Muskels bei einer konstanten Last. Dabei ändert sich die Kraft. Der Muskel ist an einem Ende fest und am anderen Ende beweglich (z. B. Bewegen eines Gegenstandes).
- Isometrische Kontraktion:
  Bei konstanter Muskellänge ändert sich die Kraft. Beide Muskelenden sind fest, was sich stabilisierend auf die Gelenke auswirkt und das Halten einer Position ermöglicht (z. B. Stehen).
- Auxotonische Kontraktion:
  Ist eine natürliche Bewegung unter Einwirkung der Schwerkraft bei ständigem Wechsel zwischen isotonisch und isometrisch (z. B. Laufen).
- Isotonisch-konzentrische Muskelarbeit = positiver Hub:
  Bezeichnet das Nähern von Ursprung und Ansatz gegen einen Widerstand, unter Schwerkraftbedingungen (Anheben eines Gegenstandes).
- Exzentrische Muskelarbeit = negativer Hub:
  Bedeutet, der Ursprung und Ansatz entfernen sich voneinander gegen einen Widerstand und der Muskel arbeitet bremsend (z. B. langsames Abstellen eines Gegenstandes).
- Hubfreie Muskelarbeit:
  Ist nur bei Bewegung ohne Gewicht und parallel zur Schwerkraft möglich. Dabei muss die Umdrehungsachse vertikal stehen.
- Passive Insuffizienz:
  Beruht in der Regel auf einem zu kurzen Muskel.
- Konzentrisch:
  Bedeutet, es werden körpereigene oder auch körperfremde Gewichte entgegen der Schwerkraft bewegt.

2.6 Offene/geschlossene Muskelketten

Die Bewegung eines Menschen erfolgt immer in einer offenen, geschlossenen oder einer Kombination aus beiden Muskelketten. Man spricht auch von kinetischen Ketten.

Eine offene Kette ist dann gegeben, wenn

- an der distalen Extremität eine freie Bewegung stattfinden kann (z. B. Anheben des Armes in eine vollständige Elevation)
- keine Kompressionsbelastung des Gelenkes durch das eigene Körpergewicht erfolgt. (Dies ist meist in den oberen Extremitäten gegeben.)
- eine Bewegung in der Regel nur an einem Gelenk stattfindet (isolierte Übungen z. B. durch Flektieren des Ellenbogengelenkes)

- Bewegungen meist nur isoliert in einer Ebene erfolgen (frontal, sagittal, transversal)
- der (überwindbare) Widerstand am distalen Segment ansetzt (z. B. Handeltraining mit leichten Gewichten).

Übungen in offener Kette sind günstig für Gelenke bzw. Skelettabschnitte, die nicht oder nur gering belastet werden dürfen. Dies ist z. B. bei Weichteilverletzungen der Fall, bei denen nur bestimmte Muskelgruppen beübt werden dürfen.
Aus therapeutischer Sicht sind Übungen in offener Kette z. B. an den unteren Extremitäten für den Bewegungserhalt und Kraftaufbau indiziert, da diese ohne Körpergewicht erfolgen. Jedoch ist die Belastung in diesem Fall unphysiologisch, da in den Übungen das Punctum fixum (der feststehende Punkt) und das Punctum mobile (der bewegliche Punkt) im Vergleich zum Stehen/Gehen vertauscht sind und damit ein Training funktioneller Bewegungsabläufe nicht möglich ist. Physiologische Übungen lassen sich hingegen an den oberen Extremitäten durchführen, da hier meist mit offenen Ketten gearbeitet wird.
Das Training in offenen Ketten ist in allen Extremitäten die Schlüsselfunktion in der Frührehabilitation, da hier ein gezielter Muskelaufbau und eine Schonung bestimmter Gelenke erfolgen kann.
Für die physiologischen Bewegungsabläufe in den unteren Extremitäten kommt die geschlossene Kette ins Spiel.
Eine geschlossene Kette ist dann gegeben, wenn:
- das distale Segment normalerweise fixiert ist (z. B. Fußboden beim Stehen)
- das Gelenk mit dem eigenen Körpergewicht belastet wird (z. B. beim Laufen, Gehen)
- in der Regel mehrere Gelenke an der Bewegung teilnehmen (z. B. Gehen, Fahrrad fahren)
- ein Widerstand sowohl proximal als auch distal vorhanden ist (z. B. bei Kniebeugen → geschlossene Kette in den Beinen, da Körpergewicht von oben belastet und der Fußboden am anderen Ende als Widerstand dient).

Der Vorteil von geschlossenen Ketten liegt bei den unteren Extremitäten in der physiologischen Propriozeption (Spürerfahrung) und alltagsähnlichen Bewegung, der Erhöhung der Gelenkstabilität durch Trainieren des Haltetonus sowie einer Verbesserung der muskulären Koordination.
Im Alltag erfolgt Bewegung beim Gehen durch eine Abwechslung von offenen und geschlossenen Ketten in den Beinen. Das Bein, das beim Gehen den Boden berührt (Standbein), arbeitet in geschlossener Kette, während sich das andere Bein, das sich in der Luft befindet (Spielbein), eine offene Kette bildet.

Merke:
- Mit offenen Ketten können einzelne Muskeln trainiert werden, wenn andere Bereiche nicht oder nur wenig belastet werden dürfen.
- Offene Ketten sind in den oberen Extremitäten physiologisch, da hier das Punctum fixum und das Punctum mobile beim Training nicht vertauscht werden.
- In der Frührehabilitation sind Übungen in offener Kette in den unteren Extremitäten indiziert, um den Bewegungserhalt und den Kraftaufbau zu fördern.
- Geschlossene Ketten ermöglichen Stabilität.

- Geschlossene Ketten sind in den unteren Extremitäten physiologisch, da hier das Punctum fixum und das Punctum mobile beim Training nicht vertauscht werden.
- Beim Gehen wechseln sich offene und geschlossene Ketten ab, um eine effiziente Fortbewegung zu ermöglichen.

2.7 Kinästhetik 

Kinästhetik ist ein Kunstwort, das aus den altgriechischen Begriffen kineō – „bewegen, sich bewegen" und aisthēsis – „Wahrnehmung, Erfahrung" zusammengesetzt ist. Sie ist ein Handlungskonzept, bei dem Patienten aktiv ihre Bewegung wahrnehmen bzw. erfahren sollen und in ihren Bewegungen kräfteschonend unterstützt werden. Das heißt, dass der Therapeut den Patienten so anleitet, bewegt oder unterstützt, dass zum einen eine möglichst physiologische Bewegung entsteht und zum anderen der Kraftaufwand durch Tragen und Heben auf beiden Seiten minimiert wird. Dies erfolgt durch den Einsatz von Druck- und Zugkraft, die Nutzung leicht gleitender Oberflächen (z. B. Betttuch und Kleidung), beweglichen Unterlagen (z. B. Kissen, Decken etc.), Gewichtsverlagerung des Patienten, das Verwenden von Drehpunkten, Hebeln mit Gegengewicht (z. B. das Aufsetzen wird durch die Eigenschwere der Beine des Patienten erleichtert, wenn sie aus dem Bett hängen) und den Einsatz von Körpergewicht (von Patient und Therapeut), um den Kraftaufwand zu minimieren. Durch diese Erleichterung bzw. Kommunikation über Bewegung und Berührung sollen die Pflegebedürftigen motiviert werden, sich selbst zu bewegen.

Die Hauptziele der Kinästhetik sind:

- Erkennen und Fördern von Bewegungsressourcen bei erkrankten Menschen
- Erhaltung der Gesundheit der Therapeuten bzw. des Pflegepersonals
- Erleichterung für den Patienten bei Bewegungen
- Schonende Mobilisation ohne den Einsatz von Kraft in Form von Tragen und Heben

Die Leitidee der Kinästhetik (nach Hatch & Maietta, 2011):

> *„Kinästhetik ist das Studium der Bewegung und der Wahrnehmung, die wiederum aus der Bewegung entsteht – sie ist die Lehre von der Bewegungsempfindung."*

Konzept und Prinzipien in der Kinästhetik:

Das Grundprinzip besteht darin, dass jede Bewegung und jeder Transfer so durchgeführt wird, dass der Patient jederzeit die Kontrolle über das Geschehen hat. Dadurch ist gewährleistet, dass jede patienteneigene Bewegung als wirksam erfahren und von ihm nachvollzogen werden kann.
Ein weiteres Grundprinzip lautet: **„Massen sollst du fassen, Zwischenräume spielen lassen."** Damit ist gemeint, dass der Patient an einem der 7 Segmente (Kopf, Rumpf [Thorax]), Ober- und Unterarm, Becken, Ober- und Unterschenkel) angefasst wird, um Bewegungen in den Zwischenräumen nicht zu blockieren. Als Zwischenräume werden in der Regel alle Gelenke (z. B. Schultergelenk, Ellenbogengelenk etc.) und sonstige bewegliche, zusammenhängende Strukturen (z. B. Wirbelsäule im Bereich der LWS) bezeichnet.

Die Segmente werden immer einzeln verlagert. Das verschiebt den Schwerpunkt des Patienten und stimmt ihn auf die Bewegungsrichtung ein.
Durch den Einsatz von Drehpunkten, Hebelwirkung und Körpergewicht ist der Patient bei geringem Kraftaufwand in der Lage, wirksame Bewegungen zu erzielen. Dadurch wird seine Motivation gesteigert, sich zu bewegen und nicht „steif zu liegen".
Der Therapeut bzw. Pfleger achtet durch eine aufrechte Körperhaltung auf rückenschonendes Arbeiten, z. B. durch Hochfahren des Pflegebettes oder der Bobathbank auf Hüfthöhe des Therapeuten.

Folgende Inhalte bilden unter anderem das Konzept der Kinästhetik:

- **Physiologische Bewegung:** Durch Anleitung, Unterstützung und Übung des Bewegungsablaufes kann der Patient seine Bewegungsressourcen möglichst kräfteschonend einsetzen.
- **Interaktion und Kommunikation:** Berührung und Bewegung ermöglichen dem Patienten die Bewegungen an seinem Körper wahrzunehmen und nachzuvollziehen.
- **Anstrengung:** Durch die richtige Koordination von Druck und Zug gelingt es dem Patienten seinen Körper, ggf. unter Anleitung, richtig zu bewegen und auszurichten.
- **Angepasste Umgebung:** Die Umgebung muss so angepasst und adaptiert werden, dass der Patient möglichst selbständig sein Bewegungsziel erreicht. (Höhe des Pflegebettes so einstellen, dass der Patient beim Hinsetzen Bodenkontakt hat. Transferhilfen, z. B. Transferbrettchen, bereitlegen, damit der Patient sich selbständig in den Rollstuhl mobilisieren kann usw.).

Massen fassen, Lücken lassen, Päckchen packen

In der Kinästhetik wird der Patient in 7 Segmente (Kopf, Thorax, Ober- und Unterarm, Becken, Ober- und Unterschenkel) als Massen unterteilt. Für die physiologische Arbeit des Therapeuten sind in der Mobilisation jedoch mind. 9 Segmente relevant. (Kopf, Thorax, Ober- und Unterarm, **Hand**, Becken, Ober- und Unterschenkel sowie **Füße**). Hände und Füße sind ebenfalls Massen, die im Rahmen der Mobilisation des Patienten gegriffen werden müssen. Ob Finger und Zehen als Massen noch extra unterteilt werden sollten, ist eine Frage der Genauigkeit. Aus Sicht der Mobilisation wäre es notwendig, für die Vereinfachung der kinästhetischen Darstellung des Prinzips jedoch nicht. Der Grund für die beiden zusätzlichen Segmente ergibt sich z. B. beim Flektieren des Kniegelenkes des Patienten durch den Therapeuten. Hier greift der Therapeut auf den Spann des Fußes des Patienten und

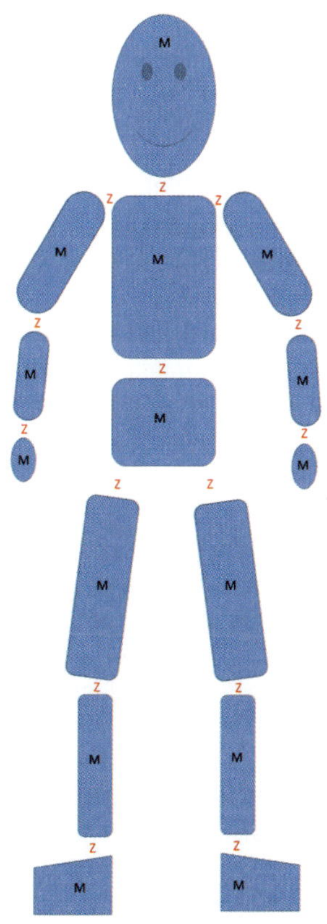

Z = Zwischenraum   M = Masse

führt durch eine Druck- und Schiebebewegung das Knie des Patienten in eine Flexion. (Siehe Video: „Flexion des Kniegelenkes [Aufstellen des Beines] durch Hand auf Fuß-Spann“ auf der DVD.) Beim Unterstützen des Patienten durch diagonalen Zug beim Aufrichten halten sich Patient und Therapeut an den Händen fest. (Siehe Video: „Aufsetzen des Patienten durch diagonales Ziehen an der Hand“ auf der DVD). Alleine aus diesen Gründen sind sowohl Hände als auch Füße Bestandteil des Masse-Segment-Konzeptes in der Kinästhetik.

Ein weiteres in der Kinästhetik verwendetes Element ist das „Päckchen packen“.

Theoretisches Prinzip des Päckchenpackens:
Dadurch, dass sich der Patient möglichst klein macht, d.h. der Patient kauert sich zusammen (runder Rücken, Kopf eingezogen, Beine angezogen, Hände umschlingen die Beine), wird die Masse des Körpers auf einen zentralen Punkt konzentriert. Durch das Zusammenziehen entstehen am Körper Rundungen, über die sich der Patient nun leicht drehen und bewegen lässt.

Transfer in die Praxis:
Ansätze des Päckchenpackens finden sich überall in der Kinästhetik, z.B. beim Drehen des Patienten aus der Rückenlage in die Seitenlage. Hier werden die Beine aufgestellt und in die Drehrichtung gekippt, eine Hand auf die gegenüberliegende Schulter gelegt. Dadurch entstehen Rundungen, Hebel und Gewichtsverlagerungen, und der Körper ist für das leichte Drehen auf die Seite vorbereitet bzw. „gepackt“.

Weitere wichtige Elemente beim kinästhetischen Arbeiten:

Körpernah arbeiten:
Prinzip: Das Tragen von schweren Gegenständen ist umso leichter, je näher sie am Körper gehalten werden. Dies liegt daran, dass bei ausgestreckten Armen eine hohe Hebelwirkung besteht. Je näher Sie Ihren Arm durch Beugen an den Körper bringen, desto leichter fällt Ihnen das Halten.
Genauso ist es in der Praxis am Patienten. Je näher Sie sich z.B. beim Transfer am Patienten befinden, desto kleiner sind die Hebelwirkungen und der Patient lässt sich leichter bewegen.

Schwerkraft nahezu aufheben:
Prinzip: Durch das Arbeiten auf der horizontalen Ebene wird die Schwerkraft nahezu außer Funktion gesetzt. Wird ein schwerer Gegenstand über eine glatte Fläche geschoben, so fällt dies wesentlich leichter, als wenn er hochgehoben, getragen und etwas weiter wieder abgelegt wird.
Bei der Arbeit am Patienten bildet z.B. das Bettlaken die glatte Oberfläche, über die der Patient durch Fassen der Massen und Druck- bzw. Zugbewegungen gleitet. **Tipp:** Durch das Unterlegen eines zweiten Bettlakens unter den Patienten, kann der Patient auch leicht durch Ziehen am oberen Bettlaken bewegt werden.

Schwerkraft nutzen:
Prinzip: Durch Gegengewichte und einen Drehpunkt lassen sich Gegenstände leichter bewegen.

In der Praxis bilden z. B. beim Aufsetzen des Patienten an die Bettkante seine Beine beim Heraushängen über die Kante durch deren Eigenschwere ein Gegengewicht. Der Drehpunkt befindet sich am Becken des Patienten, über den der Patient gerollt und gekippt wird. Dadurch, dass die Beine des Patienten nach unten ziehen, lässt sich der Patient leichter aufsetzen.

Hebel nutzen:
Prinzip: Nach den Gesetzen der Physik gilt: Je länger der Kraftarm und je kürzer der Lastarm, desto leichter lässt sich ein Gegenstand über einen Drehpunkt bewegen.

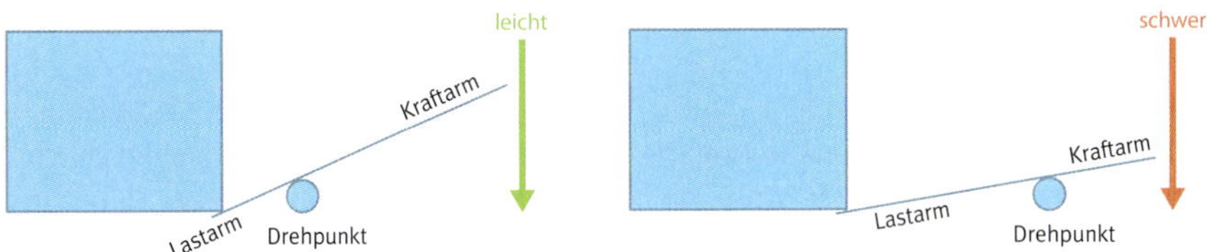

Beim Transfer in den Sitz an die Bettkante, ist der Drehpunkt das Becken des Patienten. Der Kraftarm befindet sich in Richtung kranial. Der Lastarm kann durch das Herunterhängenlassen der Beine ebenfalls zum Kraftarm umfunktioniert werden, da das Eigengewicht der Beine nach unten zieht. Beim Aufsetzen greift der Therapeut möglichst weit kranial. Da das Ziehen am Kopf eines Patienten jedoch unethisch und gefährlich ist, bringt der Therapeut seinen Arm hinter den Thorax, auf Höhe der Skapula, und rotiert den Patienten durch eine Zugbewegung in den Sitz. → Siehe auch Kapitel Schwenktransfer.

Ziele der kinästhetischen Arbeit:
Die Hauptproblematik, deren Folge der Bewegungsmangel ist, ist die Angst des Patienten vor Überforderung und Schmerzen sowie das Erfahren einer funktionalen Einschränkung und Immobilität trotz größter Anstrengungen. Mit Hilfe von Bewegungsangeboten und Üben von Kompensationstechniken durch Einsetzen von Gewichtsverlagerung, Schwung und Hebel kann der Patient zu weiteren Schritten motiviert werden. Es werden folgende Wirkungen erzielt:

- Regulation des Muskeltonus
- Reduktion von Schmerzen
- Steigerung der Motivation in Bezug auf Bewegungslernen
- Senken der Angstgefühle
- Steigerung des Selbstvertrauens
- Verringerung des Unterstützungsbedarfes
- Reduzierung der Anstrengung
- Steigerung der Sensibilität im taktil-kinästhetischen Bereich
- Steigerung der Selbständigkeit bzw. Erhalt der Teilselbständigkeit

Merke:

- Bei der Mobilisation darf niemals in die Gelenke gefasst werden, um Schmerzreize und Einschränkungen im Bewegungsausmaß zu vermeiden.

- Der Therapeut/Pfleger muss bei den Bewegungen am und mit dem Patienten trotz geringem Trage- und Halteaufwand immer auf einen geraden Rücken achten. Dies vermeidet Verspannungen und Schmerzen im Rücken. Nichtbeachtung kann z. B. zu einem Prolaps (Bandscheibenvorfall) führen. Das jahrelange falsche Arbeiten kann auch zu starken Abnutzungen in den Gelenken (vor allem in der Wirbelsäule) führen und hat starke Schmerzen und evtl. Berufsunfähigkeit zur Folge.

2.8 Anamneseformen

Alle Anamnesen werden in Form eines Interviews oder eines Fragebogens erhoben. Die Erhebung gliedert sich in zwei Hauptpunkte:

Eigenanamnese:

Als Eigenanamnese werden alle Angaben bezeichnet, die der Patient selbst macht. Sie ist in der Regel die beste Wahl, da hier die Informationen aus erster Hand und unverfälscht dokumentiert werden können. Dies gilt auch bedingt bei Patienten mit kognitiven Einschränkungen. Weiterhin beinhaltet der Begriff Eigenanamnese auch die anamnestischen Angaben, die den Patienten selbst betreffen:

- Name, Vorname
- Geburtsdatum
- Adresse
- Familienstand

Wichtig: Bei Kleinkindern oder nicht auskunftsfähigen Patienten werden diese Punkte unter Fremdanamnese aufgeführt.

Fremdanamnese:

Als Fremdanamnese werden Erhebungen bezeichnet, bei denen nicht der Patient selbst, sondern Angehörige, Verwandte, Bekannte oder sonstige dritte Personen Angaben über den Patienten machen. Sie wird immer dann benötigt, wenn der Patient selbst nicht auskunftsfähig ist (z. B. auf Grund von Demenz, Psychose, Intelligenzdefekten, Bewusstseinsstörungen, bei Kleinkindern und Säuglingen) und/oder ergänzende Informationen über den Patienten eingeholt werden sollen.
Je nachdem, ob die folgenden Formen als Eigen- oder Fremdanamnese erfolgt sind, gliedern sich diese in Unterpunkte auf:

- Medizinische Anamnese
- Biographische Anamnese
- Familienanamnese
- Berufliche Anamnese
- Soziale Anamnese
- Psychosomatische Anamnese

Medizinische Anamnese:
In der medizinischen Anamnese werden alle für die Erkrankung relevanten Daten erhoben. Meist werden diese Informationen bereits durch den behandelnden Arzt erhoben oder liegen in Form eines medizinischen Konzils vor und können so übernommen werden:

- Diagnose
- Datum der Erstdiagnose
- Krankheitsverlauf/Krankheitsgeschichte/Sonstige relevante Erkrankungen
- Medikamente bzw. aktuelle Medikation und aufgetretene Nebenwirkungen
- Allergien

Familienanamnese:
In der Familienanamnese werden alle relevanten Daten zu den Eltern und Verwandten der Patienten aufgeführt. Sie gibt wertvolle Informationen über ein genetisches Risiko und seine Prädisposition (Veranlagung) für eine bestimmte erbliche Erkrankung (z. B. Tumore, Autoimmunerkrankungen, Immundefekte etc.). Informationen, die die eigene Familie der Patienten betreffen, werden im Punkt Sozialanamnese erhoben. Relevant sind in der Familienanamnese folgende Punkte:
- Alter der Eltern und evtl. Geschwister
- Gleiche oder sonstige relevante Krankheiten von Vater und Mutter
- Anzahl der Geschwister und ob diese ebenfalls gleiche oder sonstige relevante Krankheit(en) haben

Berufliche Anamnese:
Die berufliche Anamnese erfasst alle relevanten Daten über das Arbeitsleben des Patienten. Sie kann für die Zielsetzung und den Therapieablauf, aber auch bei Verdacht auf Berufskrankheiten, von großer Relevanz sein. Sie umfasst folgende Punkte:
- Berufsabschlüsse (wenn vorhanden)
- Beruflicher Werdegang mit Dauer des Arbeitsverhältnisses
- Genaue berufliche Tätigkeiten des Patienten
- Nebentätigkeiten

Soziale Anamnese:
In der sozialen Anamnese werden Angaben über die gesellschaftliche Stellung und das soziale Umfeld eines Patienten dokumentiert. Umfang, Art und Fokus richten sich nach dem Krankheitsverdacht und können bei psychischen Erkrankungen umfangreicher sein als bei neurologischen und orthopädischen Erkrankungen. Die Erhebung kann Folgendes erfassen:
- Familienstand des Patienten
- Relevante Erkrankungen innerhalb der eigenen Familie (z. B. bei Kindern → evtl. erblich bedingt)
- Religionszugehörigkeit
- Kindergarten, Vorschule (nur bei Schulkindern erforderlich)
- Grundschule (nur bei Schulkindern erforderlich)
- Weiterführende Schulen (Haupt-, Realschule, Gymnasium)
- Schulbildung/Schulabschluss (wenn vorhanden)
- Wichtige biografische Ereignisse wie z. B. Haftstrafen, Heimaufenthalte, traumatische Erlebnisse, Stressfaktoren usw.
- Private Interessen, Hobbys, Freizeitverhalten

Die Erhebung kann entweder als
  - freie Anamnese (Therapeut befragt Patient und dokumentiert die Aussagen)
  - vollstandardisierte Anamnese (z. B. Fragen in Form eines Fragebogens, in dem die zutreffenden Anworten angekreuzt werden müssen)

- teilstandardisierte Anamnese (besteht zum Teil aus geschlossenen d. h. anzukreuzenden Anworten und aus offenen Fragen)

erfolgen.

Merke:

- Auch Patienten mit kognitiven Einschränkungen (z. B. als Folge einer Demenz) müssen in einer Eigenanamnese befragt werden. Auch wenn die Angaben der Patienten wenig oder keinen Sinn bilden, so lassen sich jedoch immer Rückschlüsse auf die aktuelle und subjektive Sichtweise sowie Empfindungen der Patienten ziehen.
- Das Patienten-Therapeutenverhältnis basiert auf Vertrauen. Eine Fremdanamnese sollte nicht ohne Einverständnis des Patienten erfolgen. Bei Kindern oder Patienten mit kognitiven Einschränkungen sollte bei den Eltern bzw. dem gesetzlichen Vormund um Zustimmung gebeten werden.
- Manche Punkte in einer Erhebung sind im späteren Leben eines Patienten nicht mehr relevant und können in der Anamnese vernachlässigt werden. Z. B. ist die Erhebung des Kindergartens oder der Grundschule bei einem geriatrischen Patienten nicht mehr notwendig, da dies auf Grund des langen Zeitraumes keinerlei Aussagekraft mehr hat.
- Die berufliche Anamnese ist für die motorisch funktionelle Behandlung von essentieller Bedeutung, da hier, soweit indiziert, z. B. Tätigkeiten aus dem beruflichen Alltag des Patienten in der Therapie genutzt werden können. Dies ist vor allem in der beruflichen Rehabilitation und bei neurologischen Patienten wichtig, um bereits vorhandene Ressourcen mit bekannten Routinen zu verknüpfen!
- Bei nicht auskunftsfähigen Patienten sollten Angehörige, Freunde und Verwandte befragt werden, um möglichst viele Informationen über den Patienten zu erhalten.
- Als Therapeut unterliegen Sie der Schweigepflicht und dürfen nicht, oder nur mit Erlaubnis des Patienten, über ihn mit Dritten reden oder sonstige Informationen über ihn weitergeben.

2.9 Heilmittelrichtlinien / Heilmittelkatalog 2018

Die Heilmittelrichtlinie ist eine Regelung für die Versorgung der gesetzlich versicherten Patienten mit Heilmitteln (§ 32 SGB V) durch den Heilmittelbringer, wie z. B. Ergotherapeuten, Logopäden, Physiotherapeuten und Podologen. Sie regelt welche Art von Heilmittel die gesetzlichen Krankenkassen in welchem Umfang und bei welchen Indikationen bezahlen müssen. Da die gesetzliche Krankenversicherung (GKV) als Solidargemeinschaft die Aufgabe hat, die Gesundheit der Versicherten zu erhalten, wiederherzustellen oder ihren Gesundheitszustand zu verbessern (§ 1 SGB V), können Versicherte Sach- und Dienstleistungen (z. B. Heilmittel) erhalten (§ 2 SGB V). Da die gesetzlichen Krankenversicherungen jedoch die Dienstleistung in Form von Heilmitteln nicht selbst erbringen, werden diese von den Heilmittelerbringern bzw. Leistungserbringern auf Grundlage einer Verordnung durch den Vertragsarzt durchgeführt. Das Sozialgesetzbuch legt fest, dass gesetzliche Krankenversicherungen und Ärzte eine Richtlinien über eine ausreichende, zweckmäßige und wirtschaftliche Versorgung der Versicherten erarbeiten (§ 92 SGB V). Dies erfolgte durch den GEMEINSAMEN BUNDESAUSSCHUSS (G-BA), dem obersten Beschlussgremium der gemeinsamen Selbstverwaltung der Ärzte, Zahnärzte, Psychotherapeuten, Krankenhäuser und Kran-

kenkassen in Deutschland. Es entstand eine Form von Richtlinien die im Heilmittel-(Leistungs-)katalog der gesetzlichen Krankenversicherungen zusammengefasst sind. Der Heilmittelkatalog beschreibt, welche Heilmittel in welchen Mengen bei welchen Diagnosen (Diagnosengruppen) im Regelfall zu einer medizinisch angemessenen und wirtschaftlichen Versorgung führen. Dabei richten sich die Maßnahmen nach dem typischen Erkrankungs- und Krankheitsverlauf eines Patienten und basieren auf Erfahrungswerten aus der Praxis.
Der aktuell gültige Heilmittelkatalog (Stand 2018) basiert auf der Richtlinie vom 16.03.2017 bzw. 21.09.2017 die zum 01.01.2018 in Kraft getreten ist. Sie wurde im Wesentlichen um die Aufnahme der **Ernährungstherapie bei seltenen angeborenen Stoffwechselerkrankungen und Mukoviszidose** §§ 42 bis 45 ergänzt und durch den Abschnitt **„IV. Maßnahmen der Ernährungstherapie"** erweitert. Die Diagnoseliste zum „Langfristigen Heilmittelbedarf" (Anlage 2) wurde mit Aufnahme der Ernährungstherapie um den Abschnitt „Seltene Angeborene Stoffwechselerkrankungen" sowie „Zystische Fibrose (Mukoviszidose)" ergänzt.

Regelung im Heilmittelkatalog in Bezug auf die Ergotherapie (Gemeinsamer Bundesausschuss, 2011)
Die Maßnahmen der Ergotherapie dienen der Wiederherstellung, Entwicklung, Verbesserung, Erhaltung oder Kompensation der krankheitsbedingt gestörten motorischen, sensorischen, psychischen und kognitiven Funktionen und Fähigkeiten.
Sie bedienen sich komplexer aktivierender und handlungsorientierter Methoden und Verfahren, unter Einsatz von adaptiertem Übungsmaterial, funktionellen, spielerischen, handwerklichen und gestalterischen Techniken sowie lebenspraktischen Übungen.
Sie umfassen auch Beratungen zur Schul-, Arbeitsplatz-, Wohnraum- und Umfeldanpassung.
Zu den Maßnahmen der Ergotherapie gehören die nachfolgend genannten verordnungsfähigen Heilmittel:

Motorisch-funktionelle Behandlung
Eine motorisch-funktionelle Behandlung dient der gezielten Therapie krankheitsbedingter Störungen der motorischen Funktionen mit und ohne Beteiligung des peripheren Nervensystems und der daraus resultierenden Fähigkeitsstörungen.
Sie umfasst insbesondere Maßnahmen zum/zur

- Abbau pathologischer Haltungs- und Bewegungsmuster,
- Aufbau und Erhalt physiologischer Funktionen,
- Entwicklung oder Verbesserung der Grob- und Feinmotorik,
- Entwicklung oder Verbesserung der Koordination von Bewegungsabläufen und der funktionellen Ausdauer,
- Verbesserung von Gelenkfunktionen, einschließlich Gelenkschutz,
- Vermeidung der Entstehung von Kontrakturen,
- Narbenabhärtung,
- Desensibilisierung bzw. Sensibilisierung einzelner Sinnesfunktionen,
- Schmerzlinderung,
- Erlernen von Ersatzfunktionen,
- Verbesserung der eigenständigen Lebensführung, auch unter Einbeziehung technischer Hilfen.

Die Behandlung kann als Einzel- oder Gruppenbehandlung verordnet werden.

Sensomotorisch-perzeptive Behandlung

Eine sensomotorisch-perzeptive Behandlung dient der gezielten Therapie krankheitsbedingter Störungen der sensomotorischen und perzeptiven Funktionen mit den daraus resultierenden Fähigkeitsstörungen.
Sie umfasst insbesondere Maßnahmen zum/zur

› Desensibilisierung und Sensibilisierung einzelner Sinnesfunktionen,
› Koordination, Umsetzung und Integration von Sinneswahrnehmungen,
› Verbesserung der Körperwahrnehmung,
› Hemmung und Abbau pathologischer Haltungs- und Bewegungsmuster und Bahnung normaler Bewegungen,
› Stabilisierung sensomotorischer und perzeptiver Funktionen mit Verbesserung der Gleichgewichtsfunktion,
› Kompensation eingeschränkter praktischer Möglichkeiten durch Verbesserung der kognitiven Funktionen, Erlernen von Ersatzfunktionen,
› Entwicklung und Verbesserung im situationsgerechten Verhalten und der zwischenmenschlichen Beziehungen,
› Erlangen der Grundarbeitsfähigkeiten,
› Verbesserung der Mund- und Essmotorik,
› Verbesserung der eigenständigen Lebensführung, auch unter Einbeziehung technischer Hilfen.

Die Behandlung kann als Einzel- oder Gruppenbehandlung verordnet werden.

Hirnleistungstraining / neuropsychologisch orientierte Behandlung

Ein Hirnleistungstraining/eine neuropsychologisch orientierte Behandlung dient der gezielten Therapie krankheitsbedingter Störungen der neuropsychologischen Hirnfunktionen, insbesondere der kognitiven Störungen und der daraus resultierenden Fähigkeitsstörungen.
Sie umfasst insbesondere Maßnahmen zum/zur

› Verbesserung und Erhalt kognitiver Funktionen wie Konzentration, Merkfähigkeit, Aufmerksamkeit, Orientierung, Gedächtnis sowie Handlungsplanung und Problemlösung,
› Erlangen der Grundarbeitsfähigkeiten,
› Verbesserung der eigenständigen Lebensführung, auch unter Einbeziehung technischer Hilfen.

Die neuropsychologisch orientierte Behandlung wird ausschließlich als Einzeltherapie verordnet. Das Hirnleistungstraining kann als Einzel- oder Gruppenbehandlung verordnet werden.

Psychisch-funktionelle Behandlung

Eine psychisch-funktionelle Behandlung dient der gezielten Therapie krankheitsbedingter Störungen der psychosozialen und sozioemotionalen Funktionen und der daraus resultierenden Fähigkeitsstörungen.
Sie umfasst insbesondere Maßnahmen zum/zur

› Verbesserung und Stabilisierung der psychischen Grundleistungsfunktionen wie Antrieb, Motivation, Belastbarkeit, Ausdauer, Flexibilität und Selbständigkeit in der Tagesstrukturierung,

- Verbesserung eingeschränkter körperlicher Funktionen wie Grob- und Feinmotorik, Koordination und Körperwahrnehmung,
- Verbesserung der Körperwahrnehmung und Wahrnehmungsverarbeitung,
- Verbesserung der Realitätsbezogenheit, der Selbst- und Fremdwahrnehmung,
- Verbesserung des situationsgerechten Verhaltens, auch der sozioemotionalen Kompetenz und Interaktionsfähigkeit,
- Verbesserung der kognitiven Funktionen,
- Verbesserung der psychischen Stabilisierung und des Selbstvertrauens,
- Verbesserung der eigenständigen Lebensführung und der Grundarbeitsfähigkeiten.

Die psychisch-funktionelle Behandlung kann als Einzel- oder Gruppenbehandlung verordnet werden.

Therapieergänzende Maßnahmen

Thermotherapie (Wärme-/Kältetherapie) nach § 24 ist zusätzlich zu einer motorisch-funktionellen oder sensomotorisch-perzeptiven Behandlung als ergänzendes Heilmittel nach Vorgabe des Heilmittelkataloges dann verordnungsfähig, wenn sie einer notwendigen Schmerzreduzierung bzw. Muskeltonusregulation dient.

Sind zu den Heilmitteln nach den §§ 36 und 37 temporäre ergotherapeutische Schienen zur Durchführung der ergotherapeutischen Behandlung notwendig, können diese gesondert auf dem vereinbarten Vordruck verordnet werden. Temporäre ergotherapeutische Schienen ergänzen im Einzelfall die motorisch-funktionelle oder sensomotorisch/perzeptive ergotherapeutische Behandlung, indem sie störungsbezogen für eine sachgerechte Lagerung oder Fixation sorgen (statische Lagerungsschiene) oder der Unterstützung von physiologischen Funktionen (dynamische Funktionsschiene) im Sinne der Wiederherstellung von alltagsrelevanten Aktivitäten (Fähigkeiten) dienen.

Ärztliche Diagnostik bei Maßnahmen der Ergotherapie

Vor der Erstverordnung von Maßnahmen der Ergotherapie ist eine Eingangsdiagnostik notwendig. Bei der Eingangsdiagnostik sind störungsbildabhängig diagnostische Maßnahmen durchzuführen, zu veranlassen oder zeitnah erhobene Fremdbefunde heranzuziehen, um einen exakten Befund zu funktionellen/strukturellen Schädigungen sowie Fähigkeitsstörungen zu erhalten.

Auch vor Folgeverordnungen bzw. bei Verordnungen außerhalb des Regelfalls ist die erneute störungsbildabhängige Erhebung des aktuellen Befundes erforderlich. Dies betrifft insbesondere psychische bzw. psychiatrische Krankheitsbilder mit entsprechenden Schädigungen und Fähigkeitsstörungen. Dabei können auch Fremdbefunde berücksichtigt werden. Therapierelevante Befundergebnisse sind auf dem Verordnungsvordruck anzugeben.

Bei Nichterreichen des individuell angestrebten Therapiezieles ist eine weiterführende Diagnostik erforderlich, die maßgebend ist für die ggf. notwendige Einleitung anderer ärztlicher oder rehabilitativer Maßnahmen bzw. für die mögliche Beendigung oder Fortsetzung einer Ergotherapie. Der Vertragsarzt entscheidet störungsbildabhängig, welche Maßnahmen der weiterführenden Diagnostik er durchführt bzw. veranlasst.

Merke:

- Der Ergotherapeut gilt als Heilmittel im Sinne des Gesetzes und darf nur auf Grundlage einer Verordnung durch einen Arzt arbeiten.

QUELLE: https://heilmittelkatalog.de/ und Direktzitat von https://heilmittelkatalog.de/index.php/massnahmen-der-ergotherapie.html

2.10 ICF / ICD-11

Die ICF (International Classification of Functioning, Disability and Health) ist eine durch die Weltgesundheitsorganisation WHO (World Health Organisation) herausgegebene Klassifikation zur Beschreibung des funktionalen Gesundheitszustandes, der Behinderung, der sozialen Beeinträchtigung sowie der relevanten Umweltfaktoren von Menschen und dient fach- und länderübergreifend als einheitliche und standardisierte Sprache. Sie ist eine mehrachsige monohierarchische Klassifikation mit alphanumerischen Kodes, die in Einführung, Klassifikation der ersten Ebene (nur Kapitelüberschriften), Klassifikation der zweiten Ebene (Kapitel- und ggf. Gruppenüberschriften und Viersteller), Detaillierte Klassifikation mit Definitionen (vollständige Systematik) und Anhänge (z. B. Anhang 2: Kodierungsleitlinien) unterteilt ist.
Mit ihr können die bio-psycho-sozialen Aspekte von Krankheitsfolgen unter Berücksichtigung der spezifischen Situation wie z. B. der Arbeitsplatz, der aktuellen Wohnort oder die häusliche Umgebung systematisch erfasst werden, in der die funktionalen Behinderungen einer Person stattfinden.
Die ICF-Klassifikation ist seit 2001 die Nachfolgerin der ICIDH (International Classification of Impairments, Disabilities and Handicaps), die ebenfalls von der WHO herausgegeben wurde.
Durch das zugrundeliegende bio-psycho-soziale Modell orientiert sich die Klassifikation nicht mehr primär an den Defiziten bzw. den Folgen von Krankheiten, sondern an den Ressourcen, und sie klassifiziert die Komponenten von Gesundheit, wie vorhandene Körperfunktionen, Körperstrukturen, Aktivitäten und Partizipation (Teilhabe) sowie Umweltfaktoren. Dadurch ist sie universell einsetzbar und kann nicht nur auf Menschen mit Behinderungen, sondern auf alle Menschen angewendet werden. Für Kinder und Jugendliche gibt es auch eine von der ICF abgeleitete Klassifikation, die ICF-CY. Sie berücksichtigt die Besonderheiten in Entwicklung befindlicher Funktionen und die besonderen Lebenswelten von Kindern und Jugendlichen.

Die ICD-11 (Kurzbezeichnung für die internationale Klassifikation der Krankheiten, 11. Revision) ist eine Weiterentwicklung der ICD-10 und gehört wie die ICF zu den von der WHO entwickelten internationalen Klassifikationen Sie klassifiziert Krankheiten, die die ICF mit den „Folgen von Krankheiten“ in Bezug auf Körperfunktionen, Aktivitäten und Teilhabe ergänzt.

Die ICD-11 enthält Klassifikationen für unterschiedliche Anwendungsbereiche und dient auf Grund einer kohärenten (stichhaltigen) Datenbasis als internationaler Standard für Wissenschaft, Kommunikation und Information in der Medizin. Das „Systematische Verzeichnis“ (Band 1) der ICD wurde unter Einbeziehung internationaler Expertise sowie der interessierten Öffentlichkeit weiterentwickelt. Das „Regelwerk“ (Band 2) wurde vor allem bezüglich der Morbiditätsverschlüsselung ebenfalls umfangreich überarbeitet und deutlich erweitert. Wie in der ICD-10 enthält auch die ICD-11 ein „Alphabetisches Verzeichnis“ (Band 3, „Index“). Anders als in der Revision 10 liegt hier der Fokus eher auf einer EDV-Fassung mit Suchfunktion (Coding tool) und einer automatisch erstellbaren Druckausgabe.

Die ICD-11 bietet durch die Bereitstellung von medizinischen Begriffen und Konzepten eine umfangreiche Datenbasis, aus der je nach Anwendungszweck Klassifikationsausschnitte oder spezifische Klassifikationen generiert, oder die Vernetzung mit anderen Terminologien und Klassifikationen hergestellt werden können.

Zusammen mit der ICF liefert die ICD-11 ein umfassendes Bild von Ressourcen und Defiziten eines Menschen oder einer Population und schafft damit eine Grundlage für Entscheidungen über individuelle Rehabilitations- oder gesundheitspolitische Maßnahmen.

Merke:
- Mit Hilfe der „ICD-11" werden Diagnosen bzw. Krankheiten kodiert.
- Mit der ICF kann man ergänzend dazu die mit einer Krankheit bzw. mit einem Gesundheitsproblem verbundene Funktionsfähigkeit und Behinderung beschreiben und verschlüsseln.
- Die ICIDH ist die International Classification of Impairments, Disabilities and Handicaps und seit 2001 von der ICF abgelöst.

QUELLE: https://www.dimdi.de/static/de/klassi/icd-11/index.htm

3. Assessments zur Befunderhebung

3.1 Interview

Assessments (engl. für Einschätzung, Beurteilung, Prüfung) sind ein wichtiger Bestandteil der Befunderhebung, da sie ein standardisiertes und professionelles Vorgehen innerhalb der Therapie ermöglichen. Die Vielzahl an Instrumenten innerhalb des Assessments ermöglichen eine detaillierte Dokumentation der Stärken, Schwächen, Ziele, Präferenzen, Ressourcen, Defizite, funktionellen Fähigkeiten bzw. Einschränkungen etc.
Das Interview ist, wie Inspektion, Palpation etc., ein Teil des ergotherapeutischen Assessments. Dabei werden entweder der Klient selbst oder Angehörige, Verwandte bzw. weitere an der Behandlung beteiligte Berufsgruppen (z. B. Logopäden, Physiotherapeuten, Ärzte, etc.) befragt. Das Interview kann entweder in Form eines Gespräches geführt werden, oder als schriftliche Erhebung mit Hilfe eines Fragebogens stattfinden. Dabei wird entweder eine freie oder spezifische Befragung gewählt. Die freie oder nichtstrukturierte Befragung ermöglicht ein freies Erzählen des Patienten mit eigener Themenstrukturierung und Wortwahl und erhebt qualitativ allgemeine Informationen über Umwelteinflüsse, Stärken, Schwächen und/oder Betätigungsverhalten. Die spezifische Befragung wird in halbstrukturiert und strukturiert unterschieden. Beim halbstrukturierten Interview erstellt der Therapeut im Vorfeld einige Leitfragen, an denen er sich im Verlauf des Gespräches ausrichten kann. Im strukturierten Interview sind Inhalt, Anzahl und Reihenfolge sowie sprachliche Formulierung und Verwendungsweise von Antwortkategorien festgelegt. Diese Form wird meist in Fragebögen verwendet, und ermöglicht eine quantitative Datenerhebung mit anschließender genauer, statistischer Auswertung. Der Nachteil ist jedoch, dass sich auch Ungenauigkeiten einschleichen können, wenn der Patient nicht die exakt auf ihn zutreffende Antwort vorfindet. Um die erhobenen Daten besser einschätzen und auswerten zu können, sollte eine freie oder eine halbstrukturierte Befragung dem strukturierten Interview vorangegangen sein.
Im Rahmen des Studiums, einer wissenschaftlichen Arbeit oder im späteren Berufsleben, sollte auf Fragebögen zurückgegriffen werden, die wissenschaftlich evaluiert worden sind und die Gütekriterien erfüllen. Nur so ergibt der Vergleich mit Normwerten ein valides und aussagekräftiges Ergebnis. Ein Beispiel bietet das COPM (Canadian Occupational Performace Measure), das dem kanadischen CMOP (Canadian Model of Occupational Performance) entstammt und als halbstrukturiertes Interview die Alltagsprobleme und Zufriedenheit des Patienten bei der Ausführung von Alltagsbetätigungen erfragt. Ein weiteres Beispiel ist das OSA (Occupational Self Assessment). Es gehört zu den innerhalb des Models of Human Occupation, dem sogenannten MOHO, von G. Kielhofner entwickelten Instrumenten und ist ein Selbsteinschätzungsbogen zur Betätigung und Umwelt. Es unterscheidet zwischen dem Grad an Betätigungskompetenz und deren Wichtigkeit.

Merke:

- Die Voraussetzung für ein Interview ist eine gute Vertrauensbasis zwischen Patient und Therapeut, Gesprächsbereitschaft sowie Offenheit und Ehrlichkeit auf beiden Seiten.
- Während des Interviews sollte der Therapeut nicht mitschreiben, da dadurch ein

distanziertes Verhältnis zwischen den Beteiligten provoziert wird. Es ist besser anschließend ein Gedächtnisprotokoll zu erstellen.

3.2 Inspektion

Als Inspektion wird eine genaue Betrachtung des Patienten bezeichnet, bei der sichtbare strukturelle oder funktionelle Veränderungen sowie Körperbau, Ernährungszustand, etc. beurteilt werden. Sie ist bei Ärzten eine Basistechnik zur Diagnoseerstellung und bei Ergotherapeuten eine Methode im Rahmen der Diagnostik.

Bei einer Inspektion können folgende Punkte betrachtet werden:

- Beschaffenheit der Haut (z. B. fahl, rosig)
- Ödeme
- Beckenschiefstand
- Körperhaltung
- Bewegungsablauf
- Mimik
- Gestik
- Körpergröße
- Gesamteindruck (Verfassung des Patienten auf Grund seines Erscheinungsbildes)
- Bewusstseinszustand
- Alter (jung, alt)
- Körperpflege des Patienten
- usw.

Die Inspektion soll einen ersten Eindruck vom Patienten vermitteln, noch bevor die aktuellen Beschwerden berücksichtigt werden. Es wird die Gesamterscheinung betrachtet und interpretiert.
Beispiel: Kommt eine alte Frau mit Rundrücken herein, so ist dies insgesamt objektiv gesehen weniger alarmierend, als wenn es eine jüngere wäre. Dies liegt daran, dass Ergotherapeuten medizinisches Fachwissen haben und z. B. folgender Gedankengang durch den Kopf schießt: Alte Frau → nach der Menopause → hormonelle Veränderung → Osteoporose → Keilwirbelbildung → Rundrücken.
Normalerweise ist die Diagnose „Osteoporose" schon durch die ärztliche Verordnung bekannt. Daher sind die Eindrücke (Alter, Rundrücken) eine Bestätigung Ihrer Überlegung. Ist die Frau jung und ihr Erscheinungsbild weicht vom ärztlich diagnostizierten Krankheitsbild ab, so ist dies ein erstes Alarmzeichen, um den Patienten noch genauer zu betrachten. Es sei noch bemerkt, dass auch ein Rundrücken bei jüngeren Frauen, z. B. im Rahmen einer Adoleszentenkyphose – auch Morbus Scheuermann oder Scheuermann-Krankheit – auftreten kann.
Eine Inspektion dient also dazu, die Gesamterscheinung des Patienten zu interpretieren, gibt aber auch Aufschluss über dessen Persönlichkeit und seelische Verfassung in der aktuellen Situation. Dies ist im Hinblick auf die „Compliance" (kooperatives Verhalten im Rahmen der Therapie) des Patienten ein wichtiger Aspekt. Eine Verbalisierung der Eindrücke gibt dem Patienten die Möglichkeit, dies zu überprüfen und dem Therapeuten, seine Annahmen zu verifizieren oder falsifizieren.

Ihre Eindrücke müssen dokumentiert werden. Daher sollten Sie sich ein Schema anfertigen, das bestimmte Punkte im Rahmen des ersten Eindruckes abarbeitet. Ein solches Schema könnte z. B. so aussehen (in Klammern wurden zum besseren Verständnis Beispiele hinzugefügt):

- **Wie groß ist der Patient?** (Große schlanke Personen haben häufig Rückenprobleme auf Grund der unsymmetrischen Körperverteilung.)
- **Wirkt er übergewichtig oder schlank?** (Übergewichtige Menschen können Probleme im Rücken-, Hüft-, Knie- und/oder Fußbereich aufweisen.)
- **Sieht er durchtrainiert oder eher untrainiert aus?** (Untrainierte Personen klagen häufig über Rückenschmerzen.)
- **Wie wirkt sein Stand/Gangbild?** (Auffällig, wenn Patienten orthopädische [z. B. Beckenschiefstand, verkürztes Bein, etc.] oder neurologische Defizite [Parese als Z. n. Schlaganfall etc.] haben.)
- **Wie fest ist sein Händedruck?** (Gibt einen Eindruck über die mögliche Handkraft des Patienten.)
- **Wie ist seine äußere Erscheinung (Haare, Körperpflege, Geruch, Kleidung)?** (Kann Rückschlüsse auf den psychischen Zustand des Patienten zulassen.)
- **Zeigt er ungewöhnliche Mimik oder Gestik?** (Z. B. schmerzverzerrtes Gesicht beim Laufen etc.)
- **usw.**

Merke:

- Eine Inspektion beginnt mit der ersten Sichtung des Patienten!
- Die Inspektion sollte im Rahmen des Studiums bzw. der Ausbildung trainiert werden. Dies kann z. B. mit einem Kommilitonen oder Klassenkameraden erfolgen, indem einer seine Betrachtung verbalisiert und der andere ein Feedback über die Richtigkeit der Einschätzung gibt.
- Medikamente können das Erscheinungsbild des Patienten verändern. Daher ist es wichtig, auch seine Medikation und deren Wirkungen und Nebenwirkungen in der Beurteilung zu berücksichtigen.
- Bereits im Interview, spätestens aber zu Beginn der Inspektion, fangen Ergotherapeuten an, Ressourcen und Defizite des Patienten zu registrieren, um später eine angepasste Therapie einleiten zu können.
- Die Inspektion sollte nicht mit den Begriffen „Screening“ oder „Beobachten“ verwechselt werden. Das Screening ist ein systematisches Testverfahren, das eingesetzt wird, um innerhalb eines definierten Prüfbereichs Elemente herauszufiltern, die bestimmte Eigenschaften aufweisen. Beobachtung ist die zielgerichtete, aufmerksame Wahrnehmung von Objekten oder Personen, die meist über einen längeren Zeitraum erfolgt und i. d. R. der qualitativen Datenerhebung dient.
- Eine Aussage, die immer wieder wiederholt werden muss, ist: **„KEINE THERAPIE OHNE BEFUND!“** Zur Befunderhebung gehört immer eine Inspektion, an die sich normalerweise eine Palpation anschließt.

3.3 Palpation 

Die Palpation ist eine Diagnostikmethode, die genau wie die Inspektion in jeder motorisch-funktionellen Anamneseerhebung unabdingbar ist. Durch Abtasten einer

Körperstruktur oder eines Organes mit einem oder mehreren Fingern, Daumen bzw. Händen (bimanuelle Palpation) lassen sich Muskel-, Sehnen- und Gelenkerkrankungen feststellen. Palpieren ist eine handwerkliche Kunst, die es ermöglicht, Strukturen zu lokalisieren, ihre Eigenschaften zu erkennen und die Qualität bzw. ihren Zustand zu beurteilen, um eine angemessene Therapieplanung erstellen zu können. Für die Lokalisierung und Erkennung von Strukturen werden fundierte Kenntnisse der funktionellen Anatomie benötigt. Durch häufiges, vorsichtiges, praktisches Üben können Erfahrungen über strukturelle Eigenschaften und Qualität gesammelt werden, um später eine qualifizierte Beurteilung abgeben zu können.

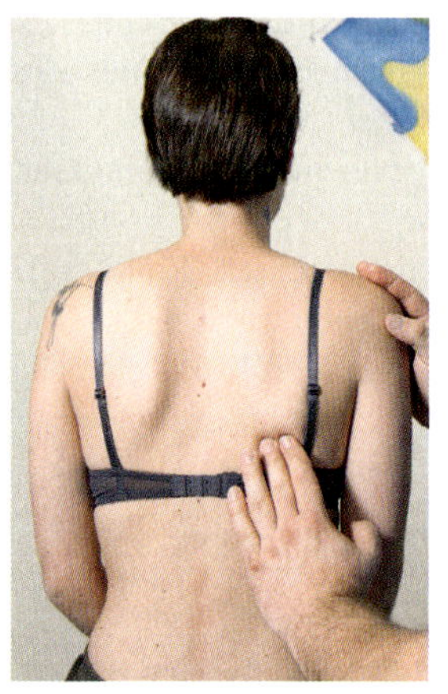

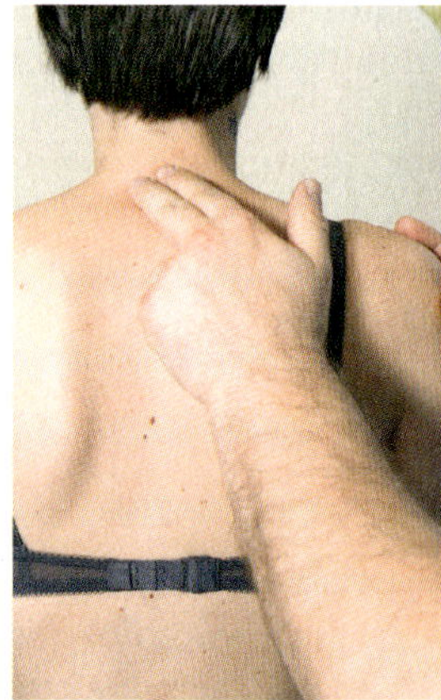

Abb. links:
Palpation des Angulus inferior der Scapula

Abb. rechts:
Palpation des Halswirbels C7 (Prominent)

Palpiert werden können:

- **Knochen, Knorpel, Sesambeine**
- **Muskeln**
- **Sehnen**
- **Gelenke**
- **Haut**
- **Myogelosen** (Muskelverhärtungen)
- **Puls an Arterien** (Arterien selbst sind schwer bis nicht ertastbar, da sie meist tief unter der Muskulatur im Gewebe liegen.)
- **Bänder** (Fühlen sich dicht und straff an. Manchmal kann sogar ihre Faserrichtung palpiert werden.)
- **Faszien** (Dünne Platten unter der Haut, die aus Fettgewebe, Nerven, Blut, Lymphgefäßen und Bindegewebe bestehen.)
- **Venen**
- **Bursen** (Kleine, mit Flüssigkeit gefüllte Beutel, die als Schutz zwischen und um Gelenke herum liegen oder die Reibung zwischen den Strukturen vermindern.)
- **Lymphknoten**
- **Retinaculum** (Struktur, die ein Organ oder Gewebe an einem bestimmten Ort fixiert, z. B. die Retinacula am Sprungelenk stabilisieren die Sehnen, die über den steilen Anstieg am Sprunggelenk verlaufen.)
- **usw.**

Je kleiner eine abzutastende Struktur ist, desto empfindlicher muss die Sensorik des Therapeuten funktionieren. Da in den Fingerspitzen die meisten Rezeptoren für den Tastsinn sitzen, ist dies das genaueste Messinstrument. Deshalb werden kleinere Strukturen, z. B. Knöchelchen wie die Ossa carpalia (Handwurzelknochen), kleine Knochenvorsprünge wie z. B. der Processus coracoideus (Rabenschnabelfortsatz), Myogelosen (Muskelverhärtungen) oder tiefergelegene Muskelstrukturen mit dem Daumen oder den Fingerspitzen abgetastet, während größere, z. B. die Pelvis (Becken) oder das Os sacrum (Kreuzbein), mit der ganzen Hand palpiert werden.
Für die Durchführung der Abtastung gibt es je nach zu palpierender Struktur unterschiedliche Methoden:

Streichen
Das Streichen mit den Fingerspitzen über die Kanten einer knöchernen Struktur oder über das faserige Muskelgewebe sollte quer zum Verlauf erfolgen. Nur so lässt sich ein vollständiges Bild über die Richtung der Muskelfasern, den Spannungszustand oder strukturelle Defizite gut erkennen.

Bewegen
Soll die Kontur eines Knochens umfahren oder die Faserrichtung eines Muskels erspürt werden, müssen die Finger bzw. Hände über die Oberfläche gleiten.

Ruhen
Ist das Ziel, eine Muskelkontraktion oder Knochenbewegungen zu palpieren, sollten die Hände bzw. Finger des Therapeuten unbeweglich auf der zu ertastenden Struktur liegen (z. B. Bewegung von Radius (Speiche) und Ulna (Elle) bei Pro- und Supinationsbewegungen des Unterarmes).

Bewegung gegen Widerstand
Um Muskeln und Sehnen besser palpieren zu können, ist es häufig sinnvoll, den Patienten Bewegungen gegen Widerstand durchführen zu lassen. Dadurch werden die Muskelkonturen und Sehnen besser sichtbar.
Beispiel: Beugt der Patient seinen Ellenbogen gegen einen Widerstand am Unterarm, so ist die Sehne des Musculus biceps brachii, die zum Ansatz am Tuberositas radii (eine prominente knöcherne Aufrauung am Radius [Speiche]) führt, in der Ellenbeuge gut palpierbar und tritt bei schlanken Menschen oft gut sichtbar hervor.

Grundsätze der Palpation
- Tastbewegungen müssen langsam ausgeführt werden, um die Genauigkeit der Sensibilität zu erhöhen. Hastige Bewegungen stören die Wahrnehmung.
- Übermäßiger Druck muss vermieden werden. Zu hoher Druck vermindert die Wahrnehmungsfähigkeit des Therapeuten und könnte dem Patienten Schmerzen zufügen.
- Richten Sie den Fokus auf das Ertastete, um die Qualität gut beurteilen zu können.

Merke:
- Neben Inspektion (Betrachtung) und Palpation (Abtasten) gehören zur Anamneseerhebung noch die Auskultation (Abhören) und die Perkussion (Abklopfen) des

Körpers, die jedoch meist von Ärzten durchgeführt werden und in der Ergotherapie seltener Anwendung finden.

- Neben den bereits genannten Strukturen lassen sich auch Leber-, Bauch-, Prostata- und Hodenerkrankungen über eine gezielte Palpation feststellen. Dies wird jedoch von Ärzten und nicht von Ergotherapeuten durchgeführt.
- Nutzen Sie freie Zeit in der Ausbildung, sich selbst und andere Mitstudierende zu palpieren, um die Gemeinsamkeiten und Unterschiede der körperlichen Strukturen (Muskeln, Knochen, Sehnen etc.) zu erkennen.
- Werden beide Hände zum Palpieren eingesetzt, um Organe abzutasten oder eine seitenvergleichende Prüfung durchzuführen, wird dies als bimanuelle Palpation bezeichnet.
- Beim Palpieren darf nur mit wenig Druck gearbeitet werden, um eine bessere Erkennung von Strukturen zu ermöglichen und Patienten keine Schmerzen zuzufügen. Paradoxerweise muss, je tiefer eine Struktur liegt, umso langsamer und sanfter (weniger Druck) palpiert werden.
- Starkes Drücken auf Strukturen verhindert ein gutes Tastgefühl in den eigenen Fingern und verursacht unter Umständen beim Patienten Schmerzen.
- Sollen unbewegliche Strukturen palpiert werden, muss der Therapeut seine Hände über die Struktur bewegen. Ist die Struktur beweglich, hält der Therapeut seine Hand still.
- Auf die Palpation von Nerven bzw. Nervenbündel (Plexus) sollte verzichtet werden, da eine Kompression oder Impingement (schmerzhafte Einklemmung von Weichteilen [Sehnen, Kapselanteile] innerhalb eines Gelenkspaltes) zu Schmerzen und Parästhesien (unangenehme, manchmal schmerzhafte Körperempfindung mit Kribbeln, Taubheit, Einschlafen der Glieder, Kälte- und Wärmewahrnehmungsstörungen) führen kann.

3.4 Funktionsprüfung

3.4.1 Muskelfunktionsprüfung

Die Muskelfunktionsprüfung (auch Muskelfunktionstest oder manueller Muskeltest) ist eine Untersuchungsmethode nach Vladimir Janda, die über die Kraft einzelner Muskeln oder Muskelgruppen, die eine funktionelle Einheit bilden, sowie über das Ausmaß von Läsionen peripherer motorischer Nerven, Auskunft gibt. Sie ist eine wichtige Basis für die motorisch-funktionelle Therapie.
Die Methode wird bei zentralen Schädigungen (z. B. Zustand nach Schlaganfall) mit Lähmungserscheinungen in den Extremitäten, aber auch nach chirurgischen Operationen und traumatischen Ereignissen (z. B. Querschnitt) mit peripherer Nervenbeteiligung, angewendet. Die Kontrolle erfolgt, je nach Einrichtung, im Turnus von 1–2 Tagen, jedoch mindestens einmal pro Woche.
Ziele der Prüfung sind:

- Erstellen eines Innervationsbildes
- Bestimmung der Lagerungsart
- Feststellen des Selbständigkeitspotentiales
- Bestimmung der Therapieinhalte
- Kontrolle der Kraftkonstanz

Für die sichere Bestimmung des Innervationsbildes ist einiges an Erfahrung notwendig. Der Therapeut gibt dem Patienten Anweisung, bestimmte Gelenke zu bewegen. Ist keine Bewegung sichtbar, muss der Therapeut den entsprechenden, für diese Bewegung notwendigen, Muskel palpieren (Abtasten), um eine leichte Kontraktion erspüren zu können. Die Funktionsfähigkeit der Muskulatur wird in Stufen bzw. Graden von 0–5 ausgedrückt. Die Lagerungsart ist abhängig von der vorhandenen bzw. fehlenden Funktion. Das bedeutet, dass Patienten mit spastischer Lähmung anders gelagert werden (z. B. Seitlagerung) als Patienten mit schlaffer Lähmung (z. B. Rückenlage). Ziel der entsprechenden Lagerungen ist es jedoch immer, das Bewegungsausmaß in den Gelenken zu erhalten und Fehlstellungen zu vermeiden. Je nach Muskelfunktion können anhand des Innervationsbildes Rückschlüsse auf das Potenzial der Selbständigkeit gezogen werden. Dies ist wichtig, um eine Zielformulierung vornehmen zu können und den Patienten, Angehörigen und/oder Verwandten eine Zukunftsperspektive aufzuzeigen. Die Therapieinhalte sind ebenfalls abhängig vom Innervationsbild. Je nach Fähigkeiten des Patienten müssen Mobilität, wie z. B. Drehen und Bewegen im Bett, Aufsetzen, Transfer, Aufstehen, Greifen von Gegenständen etc. unterschiedlich trainiert oder angebahnt werden. Die Kontrolle der Kraftkonstanz ist wichtig, um bei Kraftverlust etwaige Sekundärschäden, wie z. B. Ödeme bzw. Hämatome im Spinalkanal, die auf das Rückenmark drücken oder eine Wirbelsäuleninstabilität etc. rechtzeitig zu erkennen und vom Arzt abklären zu lassen.

Bewertung der Muskelkraft

Die Muskelkraft wird während einer physiologischen (korrekten) Muskelbewegung bestimmt. Abhängig vom Innervationsbild wird palpiert, ohne oder mit Schwerkraft, sowie gegen leichten oder normalen Widerstand bewegt. Je nachdem, wie der Patient in der Lage ist, seine Extremität zu bewegen, wird vom Therapeuten der Grad der Muskelfunktion bestimmt und dokumentiert. Die Festsetzung des Wertes ist eine subjektive Einschätzung und erfordert daher einiges an Erfahrung.

Muskelfunktions-/Kraftgrade (nach Habermann & Kolster, 2009)

MuFu-/ Kraftgrad	Abkürzung	Prozent	Funktion
M0	Z (zero)	0 %	Keine Muskelkontraktion spür- oder sichtbar.
M1	T (trace)	ca. 10 %	Muskelkontraktion bei Palpation spürbar, jedoch keine Bewegung möglich.
M2	P (poor)	ca. 25 %	Bewegung des Segments über das ganze Bewegungsausmaß unter Ausschluss der Schwerkraft möglich, jedoch nicht gegen die Schwerkraft.
M3	F (fair)	ca. 50 %	Bewegung über das ganze Bewegungsausmaß gegen Schwerkraft möglich, nicht jedoch gegen Widerstand.
M4	G (good)	ca. 75 %	Bewegung gegen wesentlichen Widerstand möglich.
M5	N (normal)	100 %	Bewegung gegen starken Widerstand möglich. Kraft entspricht schätzungsweise derjenigen vor dem Trauma.

Hinweis:

- Um eine sichere Bestimmung der Grade vorzunehmen, sind weitere Literatur, eine Fortbildung in dieser Methode und einiges an Übung notwendig.
- Die Muskelfunktionsprüfung wird vor allem in der Physiotherapie eingesetzt. Daher finden sich Informationen zu diesem Thema meist in physiotherapeutischen Lehrbüchern.

Merke:

- Die Bewertung der Funktionsfähigkeit einer Muskulatur wird in MuFu-Graden angegeben. Die Abkürzungen bzw. Prozentwerte dienen lediglich der Benennung bzw. Orientierung bei der Bestimmung.
- Parallel zur Bestimmung des MuFu-Grades werden noch weitere Werte wie Gelenkeinschränkungen, Tonusverhältnisse (Hyper-, Hypotonus, Spastik, Klonus), usw. dokumentiert.
- Die Dokumentation des MuFu-Grades ist ein wesentlicher Bestandteil der Evaluation, um den Therapieverlauf zu bewerten.
- Häufig wird bei Lähmungen auch von „Paresegraden" gesprochen. Die Einteilung entspricht der der MuFu-Grade.
- Um eine korrekte Bestimmung der Muskelfunktion zu erhalten, ist es wichtig, dass etwaige Trick- und Ausweichbewegungen des Patienten vom Therapeuten erkannt und unterbunden werden, so dass eine physiologische Muskelbewegung gewährleistet ist.
- Häufig steht das Wort **Bewegungsanbahnung** als Synonym für **Bewegungsförderung**. Dies ist jedoch so **nicht korrekt**, da das Wort „Anbahnen" bedeutet, dass vorher noch keine Bewegung möglich war. Ein Anbahnen von Bewegung ist also nur bei MUFU-Grad 0, also bei einer Plegie möglich. Ab dem Moment, in dem eine Muskelbewegung palpierbar ist, kann nur noch von Förderung gesprochen werden!

3.4.2 Vigorimeter 

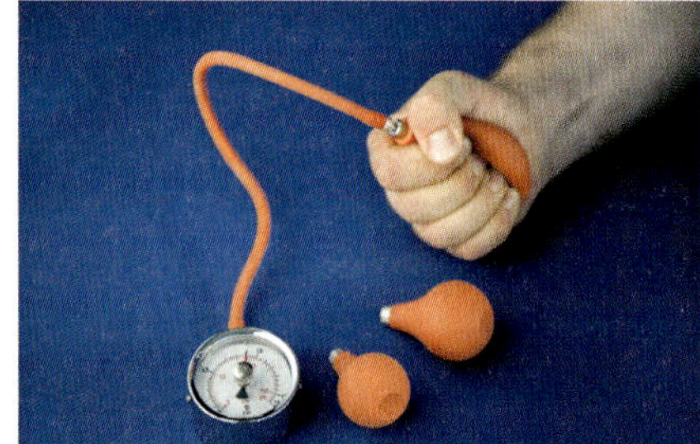

Vigorimeter

Das Vigorimeter ist ein wichtiges Messinstrument im Bereich der medizinischen Diagnostik und wird zur Kraftmessung der Oberen Extremitäten, insbesondere der Hände und Finger eingesetzt. Es besteht aus drei Gummibällen unterschiedlicher Größe, einem Gummischlauch, der an ein Manometer angeschlossen ist; es gehört zu den standardisierten Testverfahren und ist hervorragend für die quantitative Datenerhebung geeignet. Es kommt z. B. bei zentralen Nervenstörungen, Störungen, die durch Erkrankung des Rückenmarks verursacht wurden und bei Störungen des Muskelapparates zum Einsatz und liefert ein präzises Ergebnis über die Muskelkraft des Patienten in Kilopascal bzw. Bar. Welcher Gummiball eingesetzt wird,

ist vom Patienten abhängig. Der große ist für männliche Erwachsene, der mittlere für Frauen und Jugendliche und der kleine für Kinder und Fingerkrafttests geeignet.
Zu Beginn wird auf dem Manometer der rote Zeiger auf null gedreht. Der Patient drückt den Gummiball mit der Hand (oder den kleinen mit den Fingern) so fest wie er kann zusammen. Der schwarze Zeiger dreht sich und zeigt den Druck, den der Patient erzeugt, in kPa bzw. Bar an. Dabei nimmt er den roten Zeiger mit. Wird der Ball losgelassen, geht der schwarze Zeiger zurück auf den Ausgangszustand, während der rote auf dem erreichten Wert stehen bleibt. Dadurch kann das Ergebnis exakt abgelesen und dokumentiert werden. Der Test kann unbegrenzt wiederholt werden. Es sollte vom Therapeuten aber berücksichtigt werden, dass spätestens nach dem dritten Versuch die Kraft des Patienten nachlässt und es so zu Messfehlern kommen kann. Um einen verlässlichen Wert zu erzielen sollte der Test dreimal hintereinander durchgeführt und notiert werden, ohne dass der Patient die Anzeige sieht. Als Endergebnis dokumentieren Sie den Mittelwert der drei Messwerte.

Mittelwert = (Messwert 1 + Messwert 2 + Messwert 3) : 3

Normwerte:

Männlicher Erwachsener	0,8–1,3 Bar
Weibliche Erwachsene	0,7 – 1,2 Bar
Jugendlicher	0,4 – 1,2 Bar
Kinder bis 3 Jahre	ca. 0,12 Bar
Kinder bis 5 Jahre	0,3 – 0,7 Bar
Kinder bis 7 Jahre	0,4 – 0,8 Bar

Indikationsbeispiele für das Vigorimeter sind:
- Zentrale Nervenläsionen, z. B. nach Schlaganfall oder Schädel-Hirn-Trauma
- Postoperative Kontrolle bei neurochirurgischen Eingriffen
- Verletzungen oder Erkrankungen des Rückenmarks, z. B. durch Unfall oder auch bei Multipler Sklerose
- Muskuläre Erkrankungen, die die oberen Extremitäten beeinträchtigen, z. B. Muskeldystrophie
- Postoperative Kontrolle nach handchirurgischen Eingriffen
- Evaluation des Statuserhaltes
- Evaluation der physischen Fitness

Anmerkung für Studierende:
Die Verbesserung der Kraft lässt sich hervorragend in einer Exceldatei dokumentieren und kann von Excel mit dem Menüpunkt „Diagramm erstellen" z. B. automatisch als Punkte- oder Liniendiagramm dargestellt werden.

Beispiel auf der DVD: *001 - Vigorimeter.xlsx*

Messwert 1	Messwert 2	Messwert 3	Datum	Mittelwert in Bar
0,4	0,45	0,3	29.01.2014	0,38
0,5	0,65	0,4	05.02.2014	0,52
0,7	0,55	0,6	12.02.2014	0,62
0,9	0,8	0,7	19.02.2014	0,80
1,1	1	0,85	26.02.2014	0,98
1,2	1,1	0,95	05.03.2014	1,08
1,3	1,2	1,2	12.03.2014	1,23

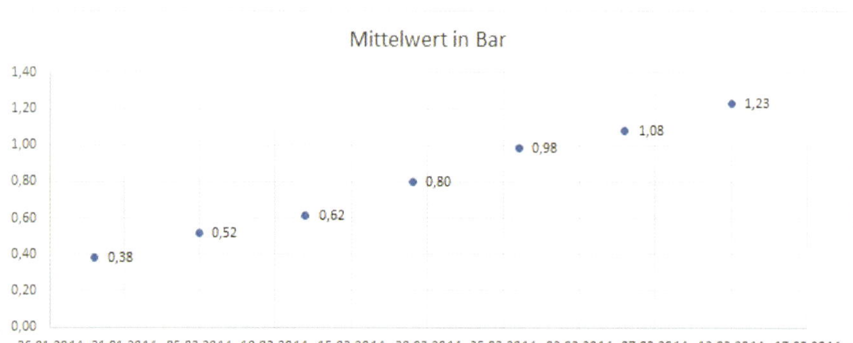

3.4.3 Goniometer   

Das Goniometer dient dem Feststellen der aktiven bzw. passiven Bewegungsausmaße bzw. Bewegungseinschränkungen des Patienten bei schlechter Muskelfunktion (z.B. nach Frakturen oder Z.n. Schlaganfall), Lähmungserscheinungen, Muskel- und Sehnenverkürzungen sowie bei Kontrakturen der Gelenke. Hier ist es wichtig, aktive und passive Messungen getrennt voneinander durchzuführen und schriftlich festzuhalten, da es hier zu erheblichen Unterschieden kommen kann. Dokumentiert werden die Werte in einer vorgegebenen Form nach der Neutral-Null-Methode (siehe Kapitel Neutral-Null-Methode). Das Goniometer ist ein Winkelmesser, der in der Diagnostik zur Messung des aktiven und passiven Bewegungsausmaßes der Gelenke verwendet wird und

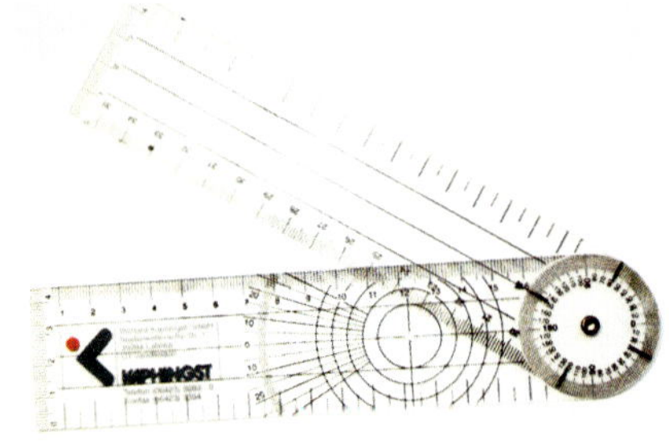

Goniometer

aus zwei beweglichen Schenkeln besteht, die an einem Ende miteinander verbunden sind. An diesem Ende befindet sich eine kreisförmige Skala, die in 360° eingeteilt ist, oder jeweils nach rechts und nach links von 0–180° geht. Sie bewegt sich beim Öffnen und Schließen auf dicken Strichen hin und her.
Liegen beide Schenkel exakt aufeinander, so ist einer der dicken Striche deckungsgleich mit der Null auf der Skala. Bewegt man nun den Schenkel (idealerweise den ohne Striche) nach einer Seite, so kann man an dem Strich, der zuerst die 0 markierte, erkennen, um wie viel Grad sich der Schenkel geöffnet hat.
Da das Goniometer bis zu vier dieser dicken Markierungen hat, muss man sich exakt merken, welcher zu Beginn auf der 0 stand, um keine Messfehler zu erhalten. Die dicken Strichmarkierungen ermöglichen, dass der Winkelmesser zu Beginn der Messung immer auf einer Null steht, auch wenn er zu 90 oder zu 180 Grad, also voll aufgeklappt ist. Die Messungen an den Gelenken erfolgen nach der Neutral-Null-Methode. Entsprechende Messblätter finden Sie als PDF-Datei auf der DVD.
Ablesefehler sind nicht die einzigen, die bei der Messung auftreten können. Wenn Patienten aktiv ihre Gelenke bewegen, schleichen sich Fehler ein, die der Therapeut erkennen muss. Die häufigsten entstehen durch Kompensationshaltungen des Patienten und Verändern der Gelenkachsen bei der Bewegung. Dadurch erreichen die Patienten automatisch und unbewusst ein größeres Bewegungsausmaß.
Soll der Patient z.B. eine Retroversion im Schultergelenk (also eine Bewegung nach hinten) durchführen, so kann es passieren, dass er sich automatisch im BWS Bereich nach vorne beugt (also kompensiert) und somit die physiologische Haltung verlässt, was zu einer falschen Messung führt.
Weiterhin kommt es oft vor, dass der Patient, der im Schultergelenk lediglich eine Abduktion durchführen soll, gleichzeitig eine leichte Außenrotation vollzieht und somit problemlos in der Elevation landet. Durch die Außenrotation wird die Drehachse verändert und führt somit zu falschen Werten. Ohne die Außenrotation würde der Humeruskopf am Akromion anstoßen und zu einem natürlichen Stopp bei ca. 160–180° führen. Der Therapeut kann diese Fehler verhindern, indem er immer auf eine physiologische Körperhaltung des Patienten achtet und bei aktiven Bewegungen des Patienten diese genau mitverfolgt und falls notwendig korrigiert.

Für eine fehlerfreie Messung müssen folgende Grundbedingungen gegeben sein:

- Physiologische Steh-, Sitz- oder Liegeposition
- Keine Veränderung der Drehachsen bei aktiven Bewegungen durch Kompensationsbewegungen
- Eine feste Unterlage beim Liegen und Sitzen (z.B. Bobath Bank bzw. Stuhl ohne Lehne und Rollen!) sowie beim Stehen (Fußboden, bei Bedarf mit harter rutschfester Unterlage). Im Sitzen müssen die Füße ebenfalls gut unterstützt auf einer festen Unterlage stehen, damit der Patient nicht in eine Kompensationshaltung fällt und Muskeltonus aufbaut, der wiederum die Bewegung an anderer Stelle einschränkt.
- Der Patient legt in sitzender Position seine Hände wie ein Schälchen (Handflächen zeigen nach oben) in seinen Schoß. Dadurch wird ein Tonusaufbau im Bereich der Schultern und somit ein Abstützen verhindert.
- Enge Kleidungsstücke können die Bewegung des Patienten einschränken. Idealerweise messen Sie auf der blanken Haut, denn auch zu weite Kleidung kann das Ablesen der Werte durch den Therapeuten beeinträchtigen, da er vielleicht nicht

genau sieht, wo der Drehpunkt des Gelenkes sitzt oder sich durch die weite Kleidung im Bewegungsausmaß verschätzt.
- Für die Erstbefundung sollte eine seitenvergleichende Messung mit der gesunden Seite stattfinden und ebenfalls mit den Normwerten verglichen werden.
- Für den Dokumentationsverlauf sollte die Messung immer von derselben Therapeutin bzw. demselben Therapeuten durchgeführt werden, um sicherzustellen, dass immer an derselben Stelle gemessen wird. Alternativ kann in einer wissenschaftlichen Abhandlung der Messpunkt genau beschrieben werden, z. B. mit Hilfe von Fotos, um die Reliabilität und Validität zu gewährleisten.

Eine Tabelle für Normwerte finden Sie als PDF-Datei auf der DVD.

Anmerkung für Studierende:
Die Verbesserung der Bewegungsfähigkeit lässt sich hervorragend in einer Exceldatei dokumentieren und kann von Excel mit dem Menüpunkt „Diagramm erstellen“ automatisch als Liniendiagramm dargestellt werden.

Beispiel auf der DVD: *002 - Goniometer.xlsx*

Datum	Flexion Ellenbogen re in Grad
29.01.2014	15
05.02.2014	20
12.02.2014	30
19.02.2014	35
26.02.2014	35
05.03.2014	40
12.03.2014	50
19.03.2014	45

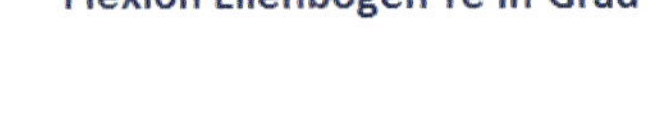

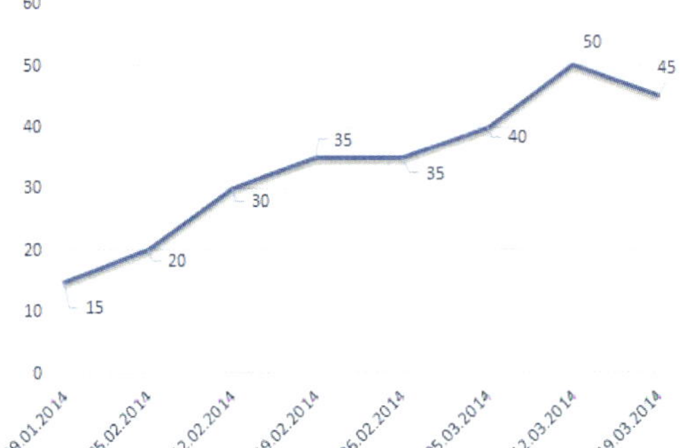

Beispielmessungen an Schulter, Ellenbogen und Hand

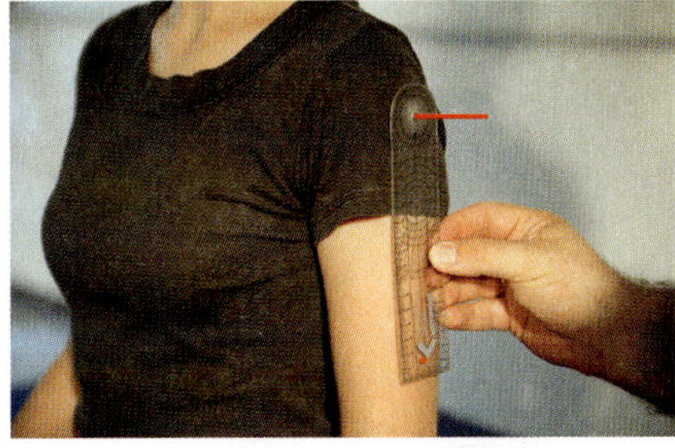

Das Goniometer wird mit dem Mittelpunkt der Skala **immer** an den Drehpunkt der Achse angelegt (hier für Anteversion).

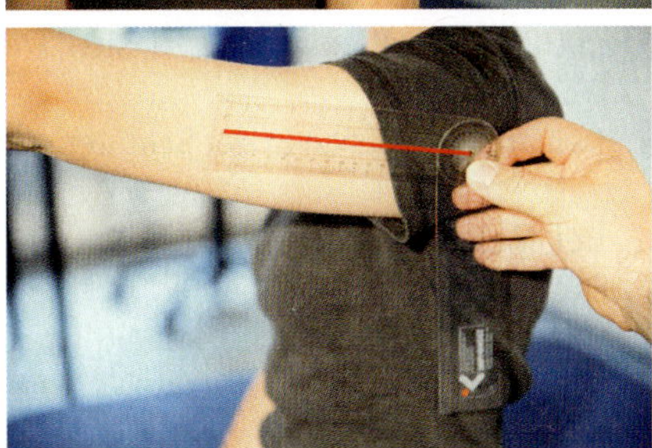

Nachdem der Patient die Bewegung durchgeführt hat, wird ein Schenkel soweit aufgeklappt, bis er die gleiche Stellung hat, wie die Extremität. Es ist auch möglich, dass der Schenkel während der Bewegung mitgeführt wird. Achten Sie darauf, dass die Messlinie des Schenkels in der Mitte der Extremität ist und dass der angelegte, feststehende Schenkel nicht verrutscht, um Messfehler zu vermeiden.

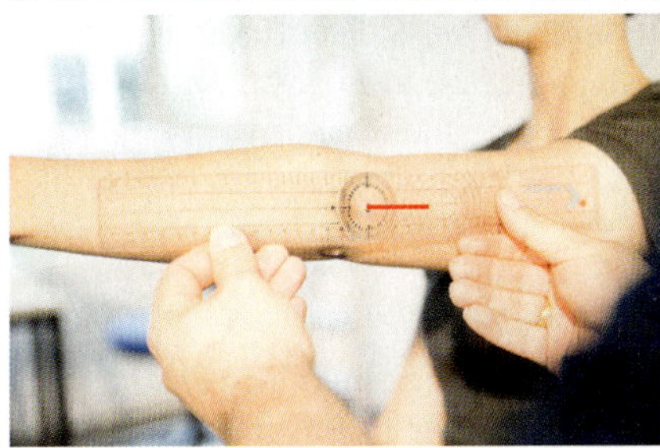

Am Ellenbogengelenk wird für die Flexion ebenfalls der mittlere Drehpunkt an der Außenseite verwendet (hier für Flexion).

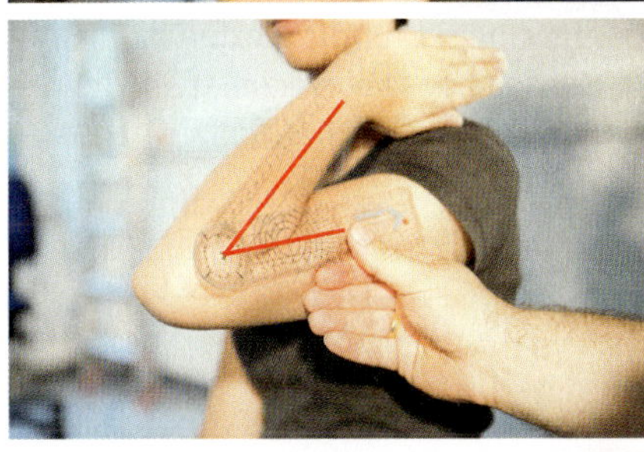

Achten Sie beim Messen wiederum auf die Mitte der beiden Mittellinien.

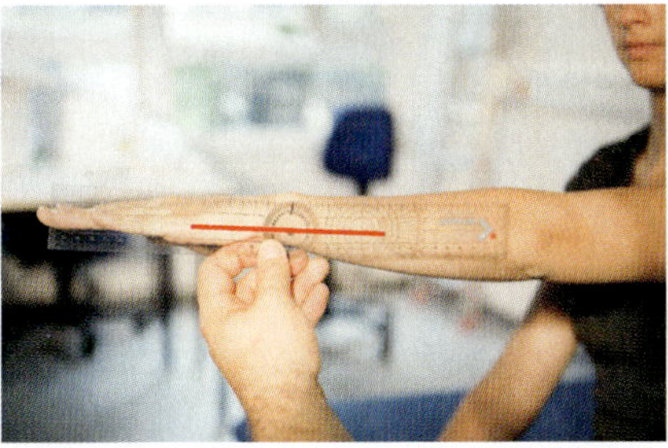

Am Handgelenk wird ebenfalls der mittlere Drehpunkt verwendet.
Vor allem hier werden gerne Fehler gemacht → siehe auch: typische Messfehler.

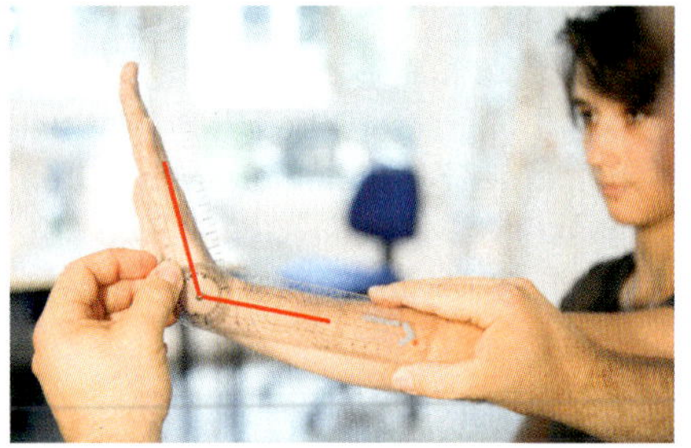

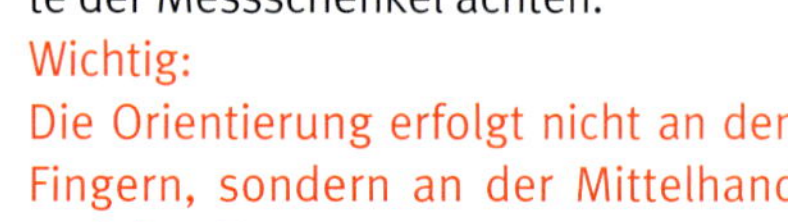

Mitführen des Schenkels oder Anlegen in Endstellung. Wie immer auf die Mitte der Messschenkel achten.

Wichtig:
Die Orientierung erfolgt nicht an den Fingern, sondern an der Mittelhand und dem Unterarm.

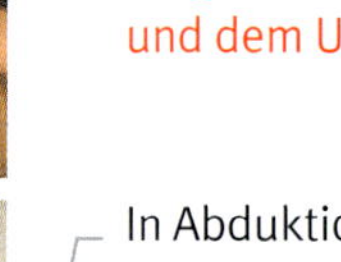

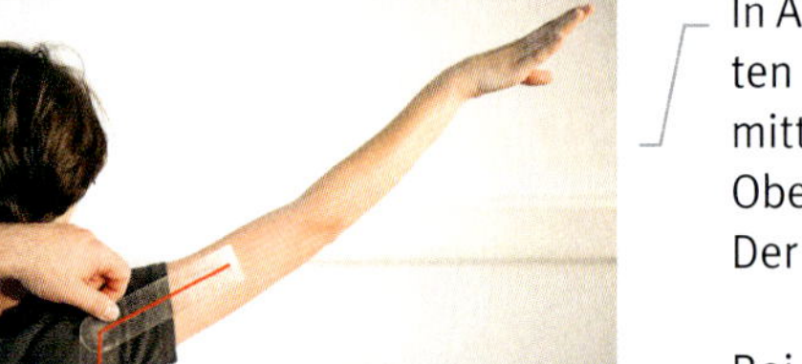

In Abduktion wird das Goniometer hinten an der Schulter angesetzt und die mittlere Messlinie orientiert sich am Oberarm.
Der Drehpunkt sitzt in der Schulter.

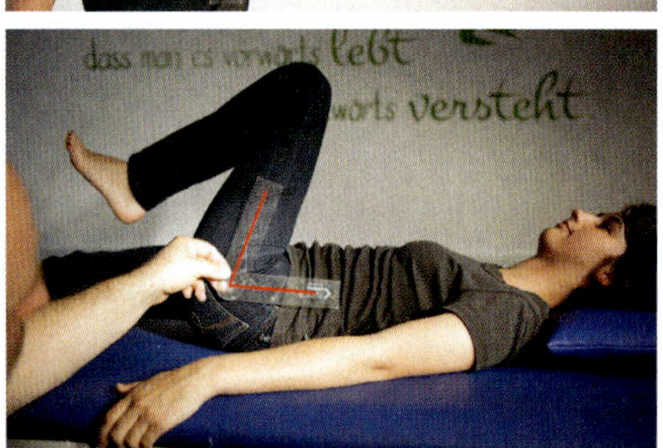

Bei Messungen an der Hüfte ist der Drehpunkt ca. auf Höhe des Trochanters major. Wie immer ist die Mittigkeit der Mittellinien zu beachten. Die horizontale Achse muss exakt horizontal sein, um Messfehler zu vermeiden.
Wichtig: Beim Messen an der Hüfte (hier Elevation) darf nur ein Bein verwendet werden, da sonst Messfehler entstehen können → siehe typische Messfehler.

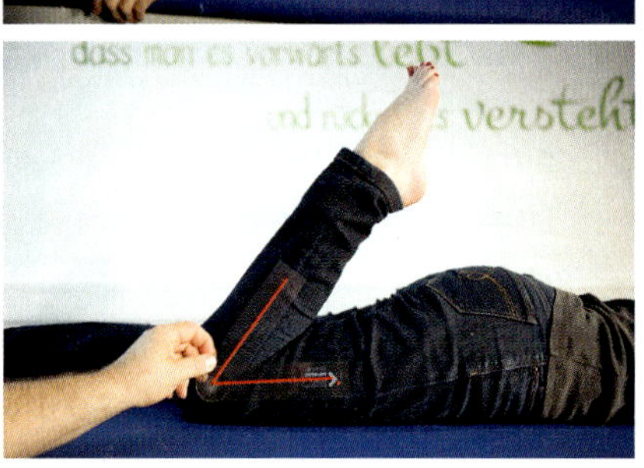

Die Messung am Kniegelenk kann im Stehen oder in Bauchlage erfolgen. Mittelpunkt für die Flexion ist die Außenseite des Kniegelenkes. Achten Sie ebenfalls auf die horizontale Achse!

Typische Messfehler

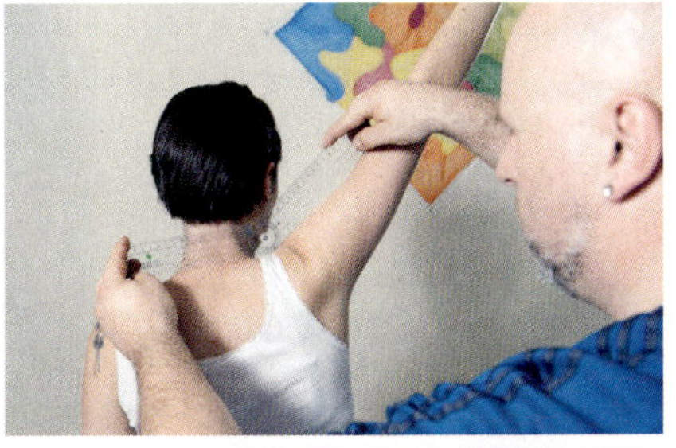

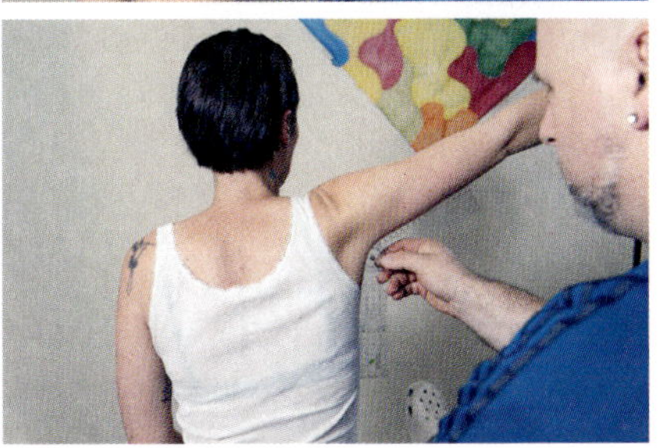

Falsch: Das Goniometer darf nicht oben auf der Schulter oder in der Achselhöhle angesetzt werden!

Richtig: Bei der Abduktion wird das Goniometer hinten an der Schulter angesetzt. Die mittlere Messlinie orientiert sich am Oberarm.

Falsche Verwendung!

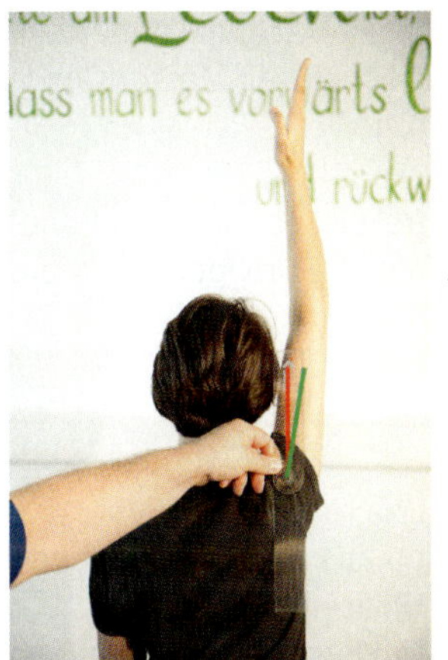

Falsche Verwendung!

Falsch: Wie im Bild zu sehen, orientiert sich der mittlere Messschenkel nach der Abduktion nicht am Oberarm (rot), sondern an den Fingern; außerdem hat der Patient während der Abduktion aus der Neutral-Null-Stellung seinen Arm gedreht (Außenrotation), so dass er ihn höher heben kann.

Richtig: Korrekt wäre es, wenn der Schenkel etwas geneigt wäre, die mittlere Messlinie sich am Oberarm (grün) orientieren und der Arm nicht gedreht würde.
Siehe Exkurs Elevation aus der Abduktion am Ende diese Kapitels.

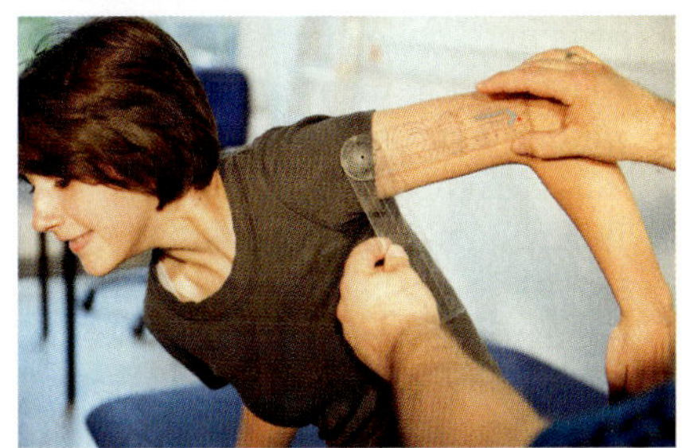

Falsche Messung!

Falsch: Bei der Retroversion in der Schulter kompensieren Patienten häufig durch eine Ventralflexion im oberen Rumpf.

Richtig: Der Rumpf muss beim Messen aufrecht bleiben, um Messfehler zu vermeiden.

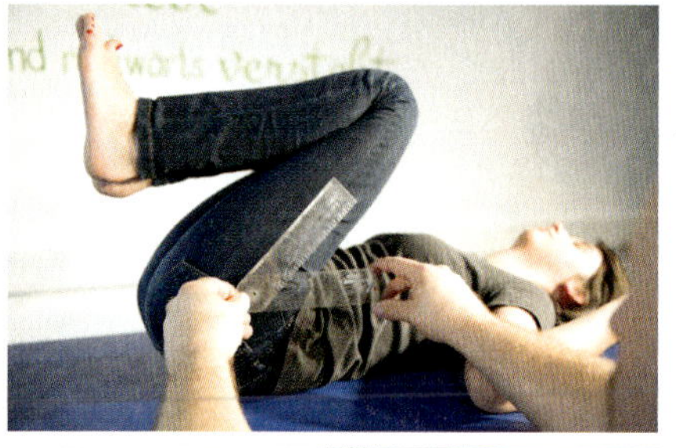

Falsch: Bei Messungen an den Hüften dürfen nicht beide Beine angezogen werden, da es sonst zu einer zusätzlichen Flexion im unteren Rumpf kommt und sich die Messergebnisse dadurch verfälschen.

Richtig: Ein Bein bleibt gesteckt, das andere wird angezogen.
Wichtig: Berücksichtigen Sie, dass festsitzende oder dicke Kleidung die Bewegungsfreiheit in den Gelenken einschränken kann!

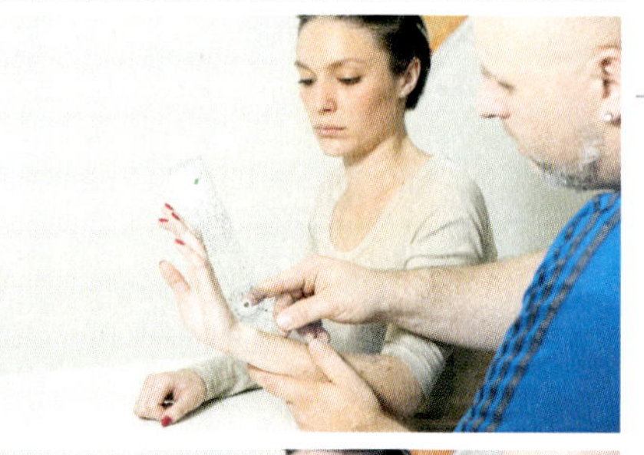

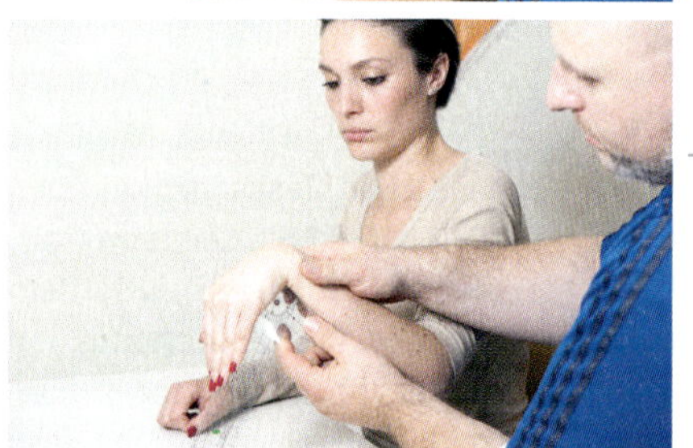

Falsch: Das Goniometer wird von oben auf Hand und Unterarm gelegt oder von unten an Hand und Unterarm gehalten. Bei der darauffolgenden Messung kommt es zu Bewegungseinschränkungen, da das Goniometer die Bewegung beeinträchtigt. Außerdem erhalten Sie bei diesen Messansätzen falsche Winkel.

Richtig: Korrekt ist es, wenn am Handgelenk der mittlere Drehpunkt verwendet wird.

Exkurs Elevation der Schulter über Abduktion

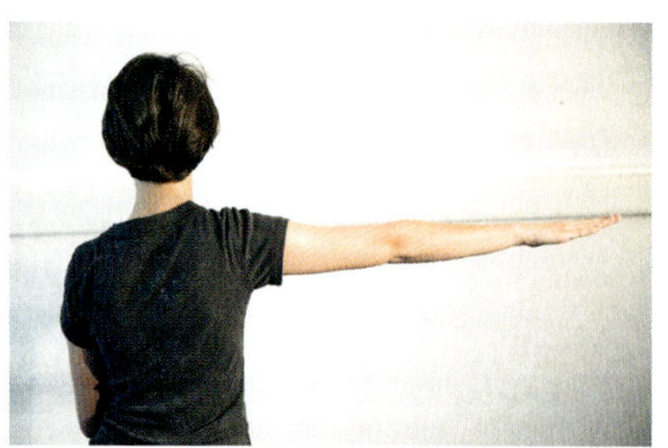

1. Phase: Abduktion

Die Elevation aus der Abduktion verläuft in drei Phasen:
In der **ersten Phase** wird der Arm aus der Neutral-Null-Stellung abduziert, bis sein natürliches Ende erreicht ist. Dass der Arm in dieser Position nicht vollständig in die Elevation gebracht werden kann, liegt daran, dass der Humeruskopf, genauer gesagt das Tuberculum majus am Akromion anstößt und deshalb nicht weiterkann. (Schlanke Menschen haben wegen der fehlenden Muskelmasse meist ein höheres Bewegungsausmaß in der Abduktion.)

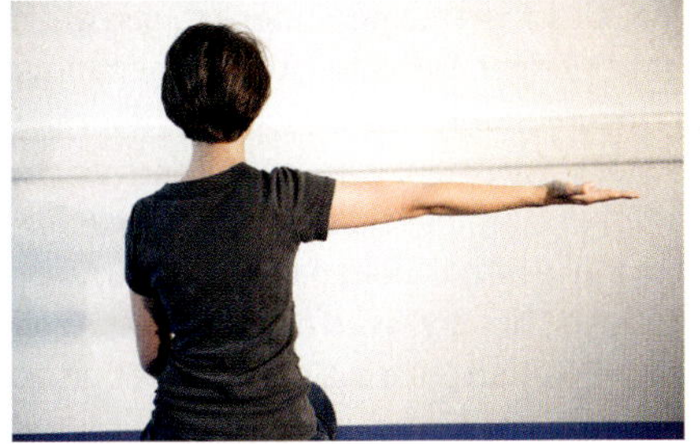

Die **zweite Phase** besteht aus der Außenrotation in der Schulter. Dadurch, dass das Tuberculum majus nach hinten weggedreht wird, ist die natürliche Blockierung aufgehoben.

2. Phase: Außenrotation

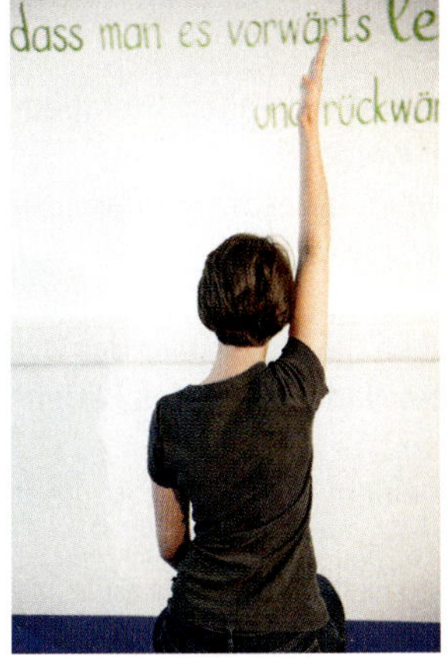

In **Phase drei** wird dann der Arm in die vollständige Elevation gebracht.

3. Phase: vollständige Elevation

3.4.4 Jamar Dynamometer   

Das Jamar Dynamometer ist ein standardisiertes Instrument zur Messung der Handkraft. Es ähnelt in seiner Funktionsweise dem Vigorimeter, ist jedoch weniger flexibel (keine Finger- und Daumenkraftmessungen) einsetzbar. Durch sein versiegeltes Hydrauliksystem und die geeichte Skala ist es jedoch ein sehr genaues Messinstrument, das sich in standardisierten, wissenschaftlichen Untersuchungen seit Jahrzehnten bewährt hat. Die duale Skaleneinteilung zeigt die Ergebnisse in amerikanischen Pfund

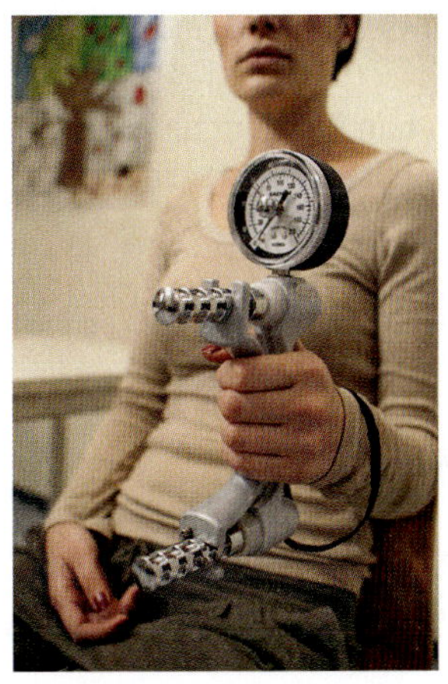

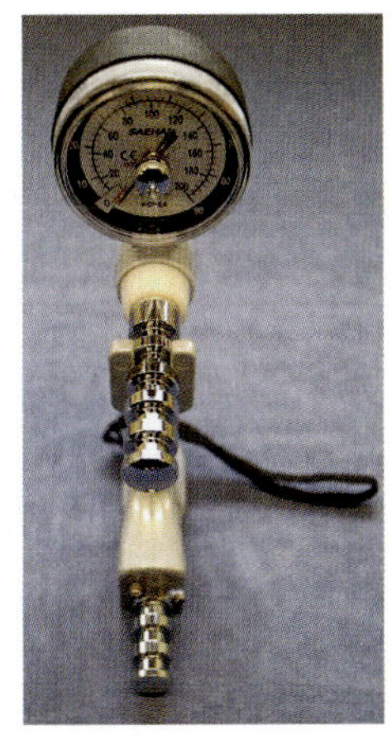

Jamar Dynamometer

(0–200 Pfund) und in Kilogramm (0–90 kg) an. Das Dynamometer besitzt, wie auch das Vigorimeter, einen schwarzen und einen roten Zeiger. Der rote ist die sogenannte Höchststandsnadel, die zur unkomplizierten Dokumentation nach der Durchführung auf dem höchsten Ergebnis stehenbleibt. Das Messinstrument wird isometrisch angewendet (fast ohne sichtbare Bewegung der Griffe) und ermöglicht genaue und wiederholbare Resultate. Der verstellbare Griff kann in fünf Griffpositionen von 35 bis 87 mm platziert werden. Von der „American Society of Hand Therapy" wird für die Messungen die zweite Griffeinstellung empfohlen. In dieser Position lassen sich die Ergebnisse auch mit den deutschen Normwerten vergleichen.

Wissenschaftliche Messung

Zur Gewährleistung der Gütekriterien muss das Messinstrument von allen Therapeuten, bei jedem Durchgang, in der gleichen Weise verwendet werden:

1. Der Zugbügel muss in der Stellung 2 (vom Griff ausgehend) befestigt werden. Dabei ist darauf zu achten, dass dieser nicht schief eingesetzt wird.
2. Stellen Sie die rote Höchststandsnadel auf Null.
3. Geben Sie dem Patienten das Messinstrument, und zeigen Sie ihm, wie er das Dynamometer richtig verwendet. **(Wichtig: Schlaufe um das Handgelenk des Patienten!)**:
    a. Der Patient sitzt in physiologischer Sitzhaltung auf einem Stuhl ohne Armlehnen.
    b. Zu beachten ist, dass die Schulter des Patienten adduziert (am Körper anliegt), der Ellenbogen 90° flektiert und das Handgelenk in Nullstellung (leicht dorsalflektiert) ist. Die zweite Hand liegt mit der Handfläche nach oben locker auf dem Oberschenkel. Während der Durchführung ist eine Dorsalflexion zwischen 0° und 30° sowie eine ulnare Deviation von 0° – 15° im Handgelenk erlaubt. Kompensationsbewegungen, wie z. B. Schulterhochziehen oder Abstützen mit der zweiten Hand, werden vom Therapeuten sofort korrigiert bzw. unterbunden, und die Messung wird wiederholt.
    c. Der Therapeut gibt bei der Durchführung folgende Anweisungen: „Drücken Sie so fest Sie können!", nach ca. 2 Sekunden motiviert er nochmals mit den Worten: „fester! fester!" und nach einer weiteren Sekunde sagt der Therapeut „Entspannen!".
4. Das Ergebnis wird vom Therapeuten dokumentiert. Dabei steht die Nadel meist zwischen zwei Werten. In diesem Fall wird der niedrigere Wert (unterer Strich) verwendet.
5. Die Schritte 2 bis 4 werden entweder mit jeweils ca. 5 min Pause dreimal an der gleichen Hand, oder abwechselnd an beiden Händen mit jeweils kurzer Pause, durchgeführt und die Werte dokumentiert.
6. Anschließend wird aus den 3 Werten der Mittelwert berechnet. Dieser kann dann mit den Normwerten aus der „Tabelle für Normwerte nach Mathiowetz" verglichen werden.

Mittelwert = (Messwert 1 + Messwert 2 + Messwert 3) : 3

Für die Normwerte in der Tabelle gibt es einen Toleranzbereich nach oben und unten, der durch die Werte in der Spalte „Abweichung" dargestellt ist.

Eine Tabelle für Normwerte finden Sie als PDF-Datei auf der DVD
Beispiel: Hat der 20-jährige männliche Patient an der rechten Hand einen Mittelwert, der zwischen 45,6 (54,9 – 9,3) und 64,2 (54,9 + 9,3) liegt, so ist seine Kraft im normalen Bereich.

Anmerkung für Studierende:
Die Verbesserung der Handkraft lässt sich hervorragend in einer Exceldatei dokumentieren und kann von Excel mit dem Menüpunkt „Diagramm erstellen" automatisch z. B. als Punkte- oder Liniendiagramm dargestellt werden.

Ein Beispiel finden Sie auf der DVD unter: ***003 - Jamar Dynamometer.xlsx***

			Rechts	Links
Patient:	Herr X.			
Alter:	42	Normwert:	53	51,2
Geschlecht:	männlich	Toleranz:	9,4	8,5

Rechts

Datum	Messwert 1	Messwert 2	Messwert 3	Toleranz min	Mittelwert in kg	Toleranz max
05.10.2014	38	36	32	43,6	35,3	62,4
10.10.2014	40	42	38	43,6	40,0	62,4
15.10.2014	46	42	38	43,6	42,0	62,4
20.10.2014	48	44	46	43,6	46,0	62,4
25.10.2014	52	48	46	43,6	48,7	62,4
30.10.2014	52	50	48	43,6	50,0	62,4
04.11.2014	54	52	50	43,6	52,0	62,4
09.11.2014	54	52	52	43,6	52,7	62,4
14.11.2014	56	54	53	43,6	54,3	62,4
19.11.2014	57	56	54	43,6	55,7	62,4

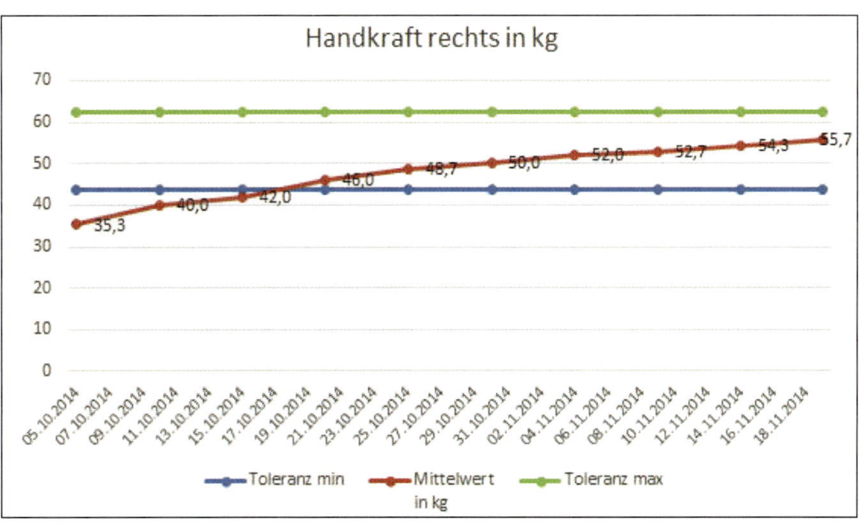

Merke:

- Das Dynamometer sollte mit der Schlaufe am Handgelenk des Patienten befestigt werden, damit es nicht herunterfallen kann und beschädigt wird.
- Das Messinstrument sollte jährlich geeicht werden, um Messfehler auszuschließen.
- Mehr als drei Messungen sind nicht notwendig, um den Mittelwert zu berechnen. Bedenken Sie, dass der Patient mit jedem Versuch an Kraft verliert und sich so die Messergebnisse nach unten verschieben.
- Müssen auf Grund von Messfehlern die Versuche wiederholt werden, sollte idealerweise ca. 5 Minuten gewartet werden, um die Muskulatur auszuruhen.
- Der Seitenvergleich ermöglicht einen ungefähren Wert, den die betroffene Hand im Idealfall erreichen sollte. Es muss allerdings berücksichtigt werden, dass die dominante Hand i. d. R. etwas stärker ist.
- **Wichtig für wissenschaftliche Arbeiten:** Die Werte in der Tabelle zeigen, dass die rechte Hand offensichtlich die dominante Hand ist, inwieweit Linkshänder in der Tabelle eine Rolle spielen, ist unklar. Zur Klärung sollte die Originalliteratur eingesehen werden.

3.4.5 Jamar Pinch Gauge

Das Jamar Pinch Gauge ist ein Instrument zur Messung der Daumen und Fingerkraft. Auch hier handelt es sich um ein geeichtes, versiegeltes Hydrauliksystem, dass für sehr genaue Messungen in standardisierten, wissenschaftlichen Untersuchungen, aber auch in Praxen eingesetzt wird. Die geteilte Skala zeigt die Werte in amerikanischen Pfund (0 – 45 lbs) und Kilogramm (0 – 20 kg) an und besitzt einen schwarzen und einen roten Zeiger. Der rote ist auch hier die sogenannte Höchststandsnadel, die zur unkomplizierten Dokumentation nach der Durchführung auf dem höchsten Ergebnis stehen bleibt.
Kraftmessungen an den Fingern werden mit dem Pinch Gauge in drei unterschiedlichen Griffen vorgenommen.

Jamar Pinch Gauge

- **Zweipunkt-Griff** (Tip Pinch) – Daumenspitze und Zeigefingerspitze (Daumen unten, Zeigefinger oben in der Mulde).

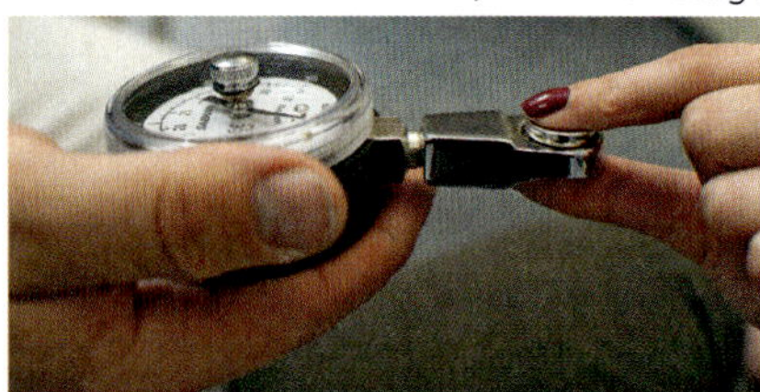

- **Dreipunkt-Griff** (Palmar Pinch) – Daumenspitzenfläche zu Zeige- und Mittelfingerspitzenfläche (Daumen oben in der Mulde, Zeige- und Mittelfinger unten).

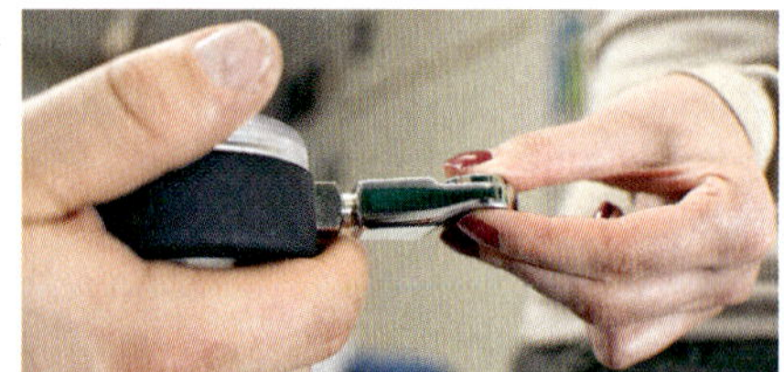

› **Schlüsselgriff** (Key Pinch) **bzw. Lateralgriff** – Daumenspitzenfläche zur lateralen Seite des Zeigefingermittelgliedes.

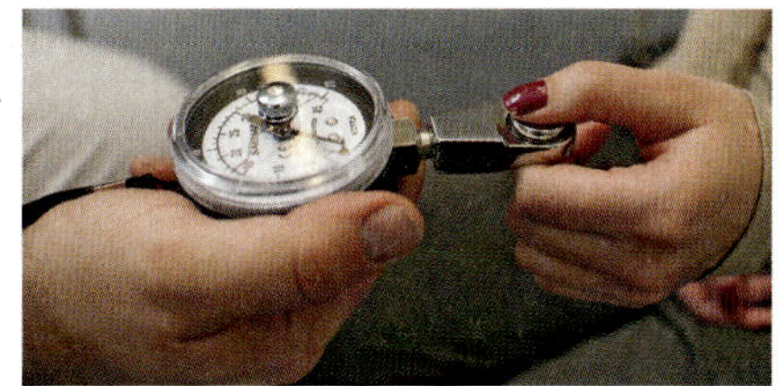

Wissenschaftliche Messungen

Zur Gewährleistung der Gütekriterien muss das Messinstrument von allen Therapeuten bei jedem Durchgang in der gleichen Weise verwendet werden:

Grundstellung für alle Messungen:

1. Stellen Sie die rote Höchststandsnadel auf Null.
2. Geben Sie dem Patienten das Messinstrument, und zeigen Sie ihm, wie er das Dynamometer richtig verwendet. **(Wichtig: Schlaufe um das Handgelenk!)**
   2.1. Der Patient sitzt in physiologischer Sitzhaltung auf einem Stuhl ohne Armlehnen, und die nicht verwendete Hand liegt mit der Handfläche nach oben locker auf dem Oberschenkel.

Messung mit Zweipunkt-Griff (Tip Pinch):

   2.2. Zu beachten ist, dass die Schulter des Patienten adduziert (am Körper anliegt), der Ellenbogen 90° flektiert und das Handgelenk proniert ist. Zur Durchführung legt der Patient seine Zeigefingerspitze von oben in die Mulde. Die Daumenspitze wird von unten an das Pinch Gauge angelegt. Nun drückt der Patient die beiden Fingerspitzen fest zusammen.

Messung mit Dreipunkt-Griff (Palmar Pinch):

   a. Zu beachten ist, dass die Schulter des Patienten adduziert (am Körper anliegt), der Ellenbogen 90° flektiert und das Handgelenk supiniert ist. Zur Durchführung legt der Patient seine Daumenspitzenfläche von oben in die Mulde. Die Flächen von Zeige- und Mittelfinger werden von unten an das Pinch Gauge angelegt. Nun drückt der Patient die drei Finger fest zusammen.

Messung mit Schüssel- bzw. Lateralgriff (Key Pinch):

   b. Zu beachten ist, dass die Schulter des Patienten adduziert (am Körper anliegt), der Ellenbogen 90° flektiert und das Handgelenk supiniert ist. Zur Durchführung legt der Patient seine Daumenspitzenfläche von oben in die Mulde. Die laterale Fläche des zweiten Zeigefingergliedes wird von unten an das Pinch Gauge angelegt. Die restlichen Finger werden zu einer Faust eingerollt. Nun drückt der Patient Daumen und Zeigefinger fest zusammen.

Weiterer Verlauf für alle drei Messungen:

   c. Der Therapeut gibt bei der Durchführung folgende Anweisungen: „Drücken Sie so fest Sie können!“ Nach ca. 2 Sekunden motiviert er nochmals mit den Worten: „fester! fester!“, und nach einer weiteren Sekunde sagt der Therapeut: „Entspannen!“.

3. Das Ergebnis wird vom Therapeuten dokumentiert. Dabei steht die Nadel meist zwischen zwei Werten. In diesem Fall wird der niedrigere Wert (unterer Strich) verwendet.

4. Die Schritte 1 bis 3 werden entweder mit jeweils ca. 5 min Pause dreimal an der gleichen Hand, oder abwechselnd an beiden Händen mit jeweils kurzer Pause, durchgeführt und die Werte dokumentiert.
5. Anschließend wird aus den 3 Werten der Mittelwert berechnet. Dieser kann dann mit den Normwerten aus der „Tabelle für Normwerte nach Mathiowetz" verglichen werden.

Mittelwert = (Messwert 1 + Messwert 2 + Messwert 3) : 3

Für die Normwerte in der Tabelle gibt es einen Toleranzbereich nach oben und unten, der durch die Werte in der Spalte „Abweichung" dargestellt ist.

Eine Tabelle für Normwerte finden Sie als PDF-Datei auf der DVD

Anmerkung für Studierende:
Die Verbesserung der Handkraft lässt sich hervorragend in einer Exceldatei dokumentieren und kann von Excel mit dem Menüpunkt „Diagramm erstellen" automatisch z. B. als Punkte- oder Liniendiagramm dargestellt werden.

Beispiel auf der DVD: ***004 – Pinch Gauge.xlsx***

Auswertung:	Rechts			Links		
Zweipunkt-Griff	Toleranz min	Mittelwert in kg	Toleranz max	Toleranz min	Mittelwert in kg	Toleranz max
01.10.2014	6,3	5,07	9,9	6,4	8,17	9,6
08.10.2014	6,3	5,23	9,9	6,4	8,20	9,6
16.10.2014	6,3	5,70	9,9	6,4	8,27	9,6
24.10.2014	6,3	5,83	9,9	6,4	8,37	9,6
01.11.2014	6,3	6,23	9,9	6,4	8,47	9,6
08.11.2014	6,3	6,63	9,9	6,4	8,20	9,6
16.11.2014	6,3	6,90	9,9	6,4	8,17	9,6
24.11.2014	6,3	7,10	9,9	6,4	8,33	9,6
02.12.2014	6,3	7,40	9,9	6,4	8,47	9,6
09.12.2014	6,3	7,90	9,9	6,4	8,40	9,6

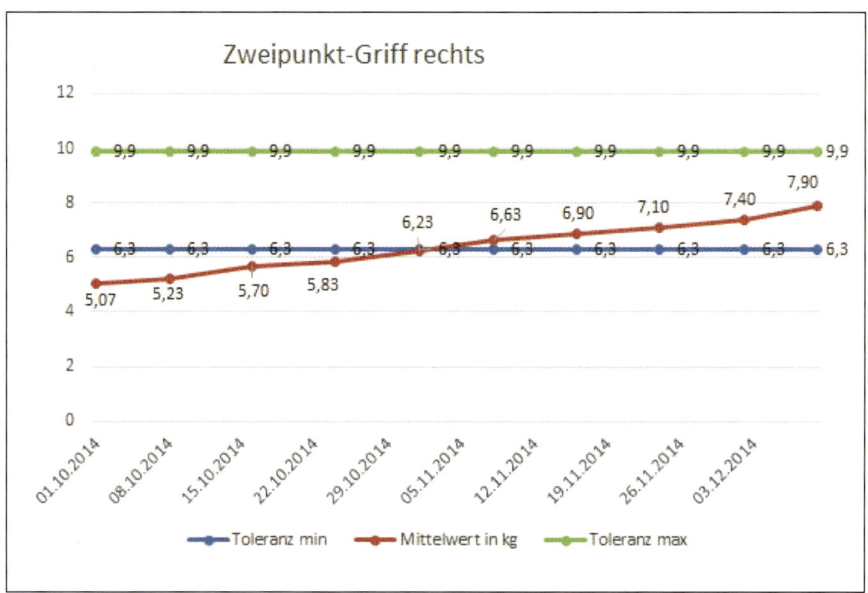

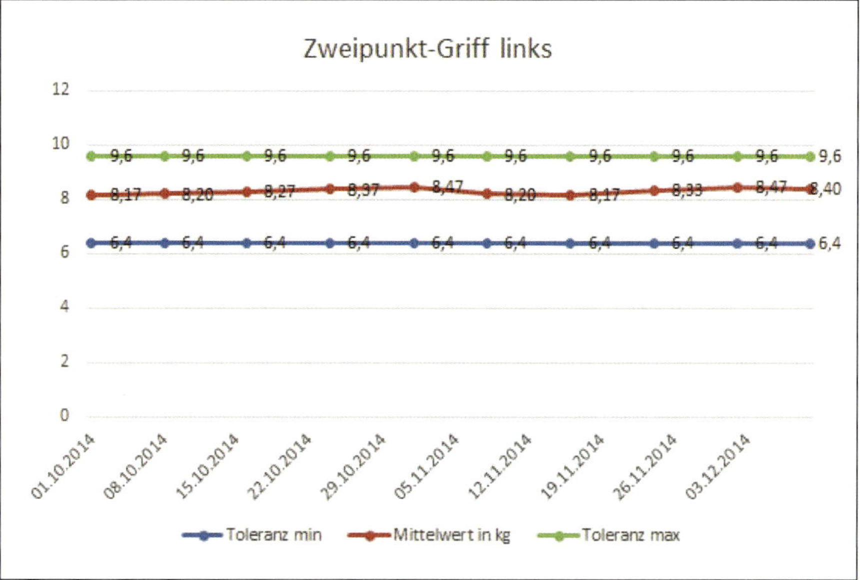

Merke:

- Der stärkste der drei angegebenen Griffarten ist der Lateral- bzw. Schlüsselgriff. Danach folgt der Dreipunktgriff, der etwas schwächer ist, da die Auflagefläche (und Hebelkraft) geringer ist. Der Zweipunktgriff wird hauptsächlich bei feinmotorischen Tätigkeiten eingesetzt.
- Untersuchungen haben ergeben, dass bei einem Dreipunktgriff durchschnittlich ein Wert von 1 kg Druckkraft ausreicht, um einfache Tätigkeiten auszuführen.
- Das Pinch Gauge sollte mit der Schlaufe am Handgelenk befestigt und/oder vom

Therapeuten gehalten werden, damit es nicht herunterfallen kann und beschädigt wird.

- Das Messinstrument sollte jährlich geeicht werden, um Messfehler auszuschließen
- Mehr als drei Messungen sind nicht notwendig, um den Mittelwert zu berechnen. Bedenken Sie, dass der Patient mit jedem Versuch an Kraft verliert und sich so die Messergebnisse nach unten verschieben.
- Müssen auf Grund von Messfehlern die Versuche wiederholt werden, sollte idealerweise ca. 5 Minuten gewartet werden, um die Muskulatur auszuruhen.
- **Wichtig!** Kompensationsbewegungen, wie z. B. Schulterhochziehen oder Abstützen mit der zweiten Hand, werden vom Therapeuten sofort korrigiert bzw. unterbunden, und die Messung wird nach kurzer Pause wiederholt.
- Der Seitenvergleich ermöglicht einen ungefähren Wert, den die betroffene Hand im Idealfall erreichen sollte. Es muss allerdings berücksichtigt werden, dass die dominante Hand i. d. R. etwas stärker ist.

3.4.6 Schmerzempfindungs-Skala

Die Schmerzempfindungsskala ist ein Testverfahren zur Schmerzmessung und -diagnose für Patienten von 16 bis 80 Jahren im akuten und chronischen Bereich (vgl. www.testzentrale.de/programm/schmerzempfindungs-skala.html. Sie ermöglicht die Evaluation einer medikamentösen, psychologischen, physikalisch-therapeutischen und chirurgischen Schmerzbehandlung, sowie einen Krankheitsgruppenvergleich und die Differenzierung des Wahrnehmungs- und des emotionalen Bereichs des Schmerzerlebens sowie eine Therapieverlaufskontrolle. Die kurze Bearbeitungs- und Auswertungsdauer ermöglicht einen problemlosen Einsatz in umfangreicheren, klinischen Untersuchungen.
Die Schmerzempfindungsskala ermöglicht eine Messung und differenzierte Beschreibung der subjektiv wahrgenommenen Schmerzen und besteht aus 24 Items, die sich 5 Teilskalen zuordnen lassen.

Mit Hilfe von zwei Skalen können affektive Merkmale der Schmerzempfindung

- allgemeine affektive Schmerzangabe und
- Schmerzangabe der Hartnäckigkeit

beschrieben, dokumentiert und zu einer Globalskala (SES-affektiv) aufsummiert werden.

In drei weiteren Skalen werden sensorische Aspekte der Schmerzempfindung

- sensorische Schmerzangabe der Rhythmik,
- sensorische Schmerzangabe des lokalen Eindringens und
- sensorische Schmerzangabe der Temperatur

beschrieben. Diese werden ebenfalls aufsummiert und ergeben die Globalskala (SES-sensorisch).
Die beiden Globalskalen (SES-affektiv und SES-sensorisch) müssen getrennt betrachtet werden und sind Ausdruck der jeweiligen empfundenen Schmerzintensität. Das Einsatzgebiet ist vielfältig und beinhaltet Erhebungen für Kopfschmerzen, Rückenschmerzen, rheumatische Schmerzen, Arthrosen, Fibromyalgie, somatoforme Beschwerden, Krebsschmerzen, neurogene Schmerzen etc.

Für die ökonomische Erhebung von umfassenden Studien können drei unterschiedliche Survey-Versionen (vereinfachte Form der Fragebogen), die nach dem jeweiligen Beurteilungszeitraum getrennt sind, verwendet werden. Die Handhabung ist einfach, da sich Instruktionen und Items auf demselben DIN-A4-Bogen befinden und die Zeit der Durchführung ca. 5 min beträgt.
Die Objektivität ist durch eine standardisierte Vorgabe, Auswertungsobjektivität und Interpretationsobjektivität durch genaue Vorschriften im Manual sichergestellt. Die Reliabilität ist durch Item- und Skalenanalysen mit hoher Zuverlässigkeit gewährleistet. Die Validität ergibt sich aus dem umfangreichen Manual, in dem zahlreiche Validierungsbefunde (faktoriell, konvergent, diskriminant, experimentell, gruppenvergleichend, änderungssensitivitätsbezogen) aus einer mehrjährigen Entwicklungs- und Erprobungsphase aufgeführt werden.
Für die Auswertung liegen allgemeine Normwerte, die aus einer Teilnehmerzahl von 1048 Probanden ermittelt wurden, für die beiden Globalskalen sowie für die drei sensorischen Teilskalen vor. Weiterhin stehen spezielle Normwerte für einige Krankheits- und Schmerzlokalisationsgruppen zur Verfügung.

Merke:
- Kontraindikation für die Schmerzempfindungsskala sind mangelnde Deutschkenntnisse. Diese sind wegen der feinen semantischen Abstufung der Schmerzdeskriptoren unumgänglich!
- Für die Durchführung ist ein ruhiger Raum zu empfehlen.
- Die Anwendung kann in Einzeltests oder in Gruppen bis zu ca. 10–12 Personen erfolgen.

3.4.7 Mirroring

Das Mirroring ist eine Screeningtechnik, die im Rahmen der Befunderhebung zur Einschätzung der Tiefensensibilität bzw. Propriozeption eingesetzt wird. Dabei werden zwei Arten des Mirroring unterschieden:

Statisches Mirroring:
Beim statischen Mirroring bewegt der Therapeut den betroffenen Arm des Patienten in eine beliebige Stellung und hält diesen. Der Patient hat von Beginn an seine Augen geschlossen und wird nun aufgefordert, die gleiche Stellung in gespiegelter Form mit seiner gesunden Seite einzunehmen. Die geschlossenen Augen helfen dem Patienten, sich besser auf die Bewegung bzw. erspürte Gelenkstellung zu konzentrieren. Hat der Patient die Gelenkstellung eingenommen, so öffnet er die Augen und vergleicht mit Hilfe des Visus (Augen) beide Gelenkstellungen. Nun korrigiert er bei Bedarf aktiv nach und schließt erneut seine Augen, um die korrigierte Stellung in beiden Armen zu erspüren. Der Therapeut kann zur Verstärkung der Spürerfahrung die Extremitäten millime-

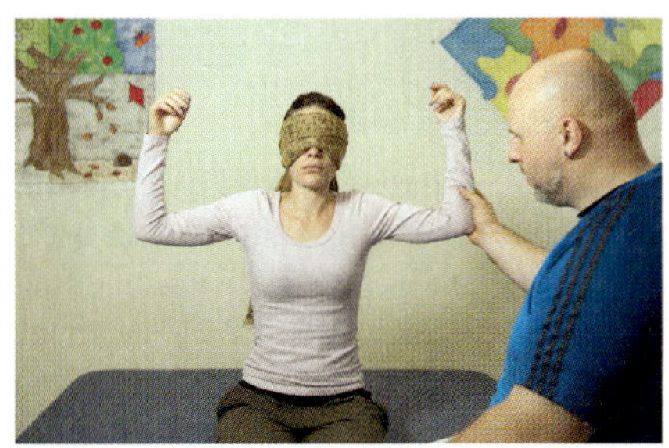

Statisches Mirroring

terweise bewegen. Durch die leichte Lageveränderung werden zusätzliche Impulse an das Gehirn gesendet, die eine Lokalisierung und spätere Integration erleichtern.

Bewegtes Mirroring:
Das bewegte Mirroring ist eine Steigerung der statischen Form. Dabei soll der Patient mit geschlossenen Augen die durch den Therapeut vorgegebene Stellung des betroffenen Armes mit der gesunden Extremität nachmachen und spiegeln. Nun beginnt der Therapeut den betroffenen Arm langsam zu bewegen. Der Patient folgt den erspürten Bewegungen mit geschlossenen Augen. Die Bewegungen des Therapeuten müssen sehr langsam ausgeführt werden, um dem Patienten das Erspüren, Verarbeiten und Spiegeln zu ermöglichen. Bei großen Differenzen können beim Bewegen die Augen offen gelassen werden, um ein inneres Handlungskonzept entwickeln zu können. Die Augen sollten jedoch immer wieder geschlossen werden, um der Entwicklung von Kompensationsstrategien entgegenzuwirken und die Konzentration in Bezug auf Spürerfahrungen zu erhöhen. Sowohl beim statischen als auch beim bewegten Mirroring gewinnt der Therapeut Erkenntnisse darüber, wie ausgeprägt die Störung der Tiefensensibilität bzw. Propriozeption ist. Für die Evaluation können die Abweichungen z. B. mit Hilfe eines Goniometers dokumentiert und später in einer Tabelle verglichen bzw. ausgewertet werden. So ist der Therapeut in der Lage, den Erfolg oder Misserfolg der Behandlung nachzuweisen und im Bedarfsfall darauf zu reagieren.

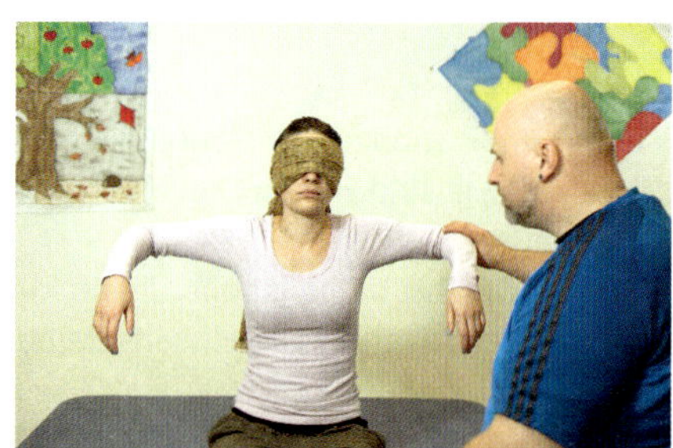
Bewegtes Mirroring

Merke:

- Häufig wird bei Anfängern und Schülern das Mirroring mit dem Begriff „Spiegeltherapie" verwechselt. Mirroring ist eine Technik zur Befunderhebung (Tiefensensibilität bzw. Propriozeption), während die Spiegeltherapie ein therapeutisches Behandlungskonzept für das Sensibilitätstraining (Oberflächen, Tiefensensibilität bzw. Propriozeption) darstellt.
- Beachten Sie, dass vorhandene Störungsbilder (z. B. Neglect, Frakturen etc.) das Mirroring stark beeinflussen können. Dies muss durch den Therapeuten richtig interpretiert werden, um keine falsche Einschätzung der Tiefensensibilität zu erhalten!
- Idealerweise steht der Patient vor einem Ganzkörperspiegel, mit dessen Hilfe er beim Öffnen der Augen seine Gelenkstellung besser überprüfen und korrigieren kann.
- Achten Sie darauf, dass beim bewegen Mirroring der Patient die Bewegung spiegelt und nicht die andere Hand in die gleiche Richtung bewegt!
- Bedenken Sie, dass die visuelle Hilfe zum einen durch entscheidende Informationen ein sehr hilfreiches Instrument zur Korrektur von Missinterpretationen sein kann, zum anderen jedoch von Patienten auch als Kompensationsstrategie genutzt wird und so die Entwicklung der Tiefensensibilität bzw. Propriozeption sowie die Erkennung der taktilen Wahrnehmung verhindert!

› Ist der Patient in der Lage, seinen Arm selbständig zu bewegen, kann das Führen beider Extremitäten durch den Therapeuten eine bessere Verknüpfung der Körperwahrnehmung und Bewegungskoordination bewirken und eine Integration in den Alltag besser umgesetzt werden.

3.4.8 Beweglichkeitsprüfung 

3.4.8.1 Beweglichkeitsprüfung der Wirbelsäule nach Ott (Ott-Zeichen)

Palpieren Sie den Dornfortsatz (Processus spinosus) des Vertebra prominens (7. Halswirbel). Von dort aus messen Sie mit einem Maßband 30 cm nach kaudal und markieren hier mit einem wasserlöslichen Stift einen Punkt. Nun lassen Sie den Patienten sich maximal nach ventral und dorsal beugen und messen jeweils den Bewegungsabstand zwischen Prominent und dem Punkt. Eine Abnahme von ca. 1 cm (dorsal) sowie eine Zunahme der Strecke um 3–4 cm (ventral) ist bei einem erwachsenen Menschen normal.

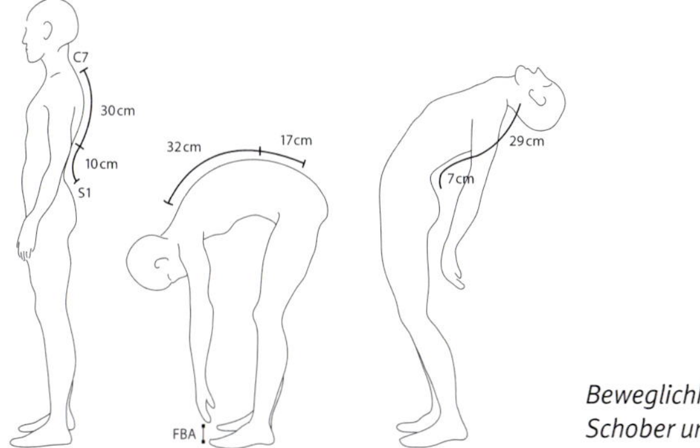

Beweglichkeitsprüfung nach Schober und Ott

3.4.8.2 Beweglichkeitsprüfung der Wirbelsäule nach Schober (Schober-Test)

Es wird ein Punkt 10 cm kranial von S1 markiert. Anschließend erfolgt eine Messung bei maximaler ventraler und dorsaler Beugung. Dorsal ist eine Verkürzung von ca. 1–3 cm und ventral eine Verlängerung um 4–7 cm normal.

3.4.8.3 Finger-Boden-Abstand

Der Normwert bei maximaler Ventalflexion und beidseits maximal extendierten Kniegelenken beträgt zwischen Boden und Finger 0–10 cm.

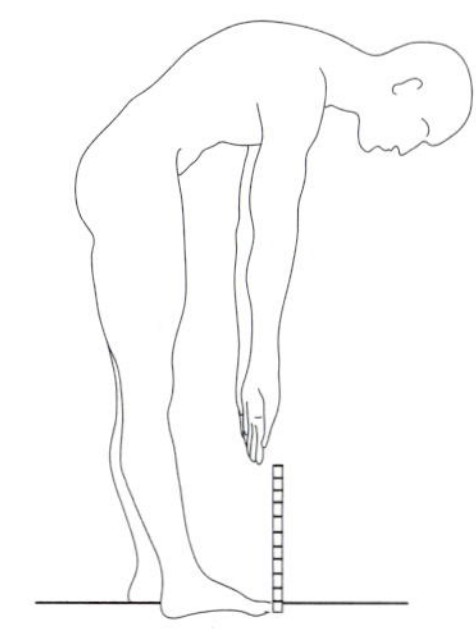

Finger-Boden-Abstand

3.4.8.4 Lasègue

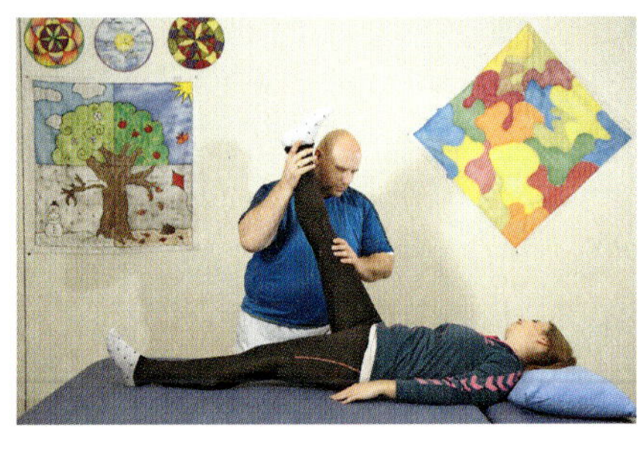

Das Lasègue-Zeichen ist ein nach dem französischen Internisten Ernest-Charles Lasègue (1816–1883) benanntes klinisches Zeichen, das im Rahmen einer neurologischen Untersuchung abgetestet wird. Das Auslösen eines Dehnungsschmerzes im Bereich der Spinalnervenwurzeln der Rückenmarkssegmente L4-S2 und des Nervus ischiadicus kann auf eine Entzündung im Bereich der Nervenwurzel, z. B. im Rahmen eines Bandscheibenvorfalls, hinweisen. Um den Test durchzuführen, wird der Patient aufgefordert, sich flach auf den Rücken zu legen. Das durchgestreckte Bein wird im Hüftgelenk langsam passiv um 90° gebeugt. Ein positives Lasègue-Zeichen besteht, wenn eine Beugung um etwa 45–80° aufgrund von vorher eintretenden Schmerzen in Bein, Gesäß oder Rücken nicht durchführbar ist. Der Winkel, bei dem der Schmerz eintritt, sollte dokumentiert werden.

Neben dem Lasègue-Zeichen kann auch noch das sog. umgekehrte Lasègue-Zeichen getestet werden, bei dem es zu einem Schmerzreiz bei passiver Retroversion des gestreckten Beines im Hüftgelenk kommt. Dies ist ein Dehnungszeichen des Nervus femoralis, das bei einer Kompression der Nervenwurzeln L3 bzw. L4 auftritt.

Zusätzlich zum Lasègue-Zeichen kann noch das Bragard-Zeichen überprüft werden.

3.4.8.5 Bragard-Zeichen

Das Bragard-Zeichen ist nach dem deutschen Orthopäden Karl Bragard (1890–1973) benannt und ist ebenfalls ein klinisches Zeichen, das im Rahmen einer neurologischen oder orthopädischen Untersuchung abgetestet wird. Dabei geht es wie beim Lasègue-Zeichen um einen ursächlichen Nervendehnungsschmerz, der bei einem auf dem Rücken gelagerten Patienten auftritt, sobald das im Kniegelenk gestreckte Bein im Hüftgelenk gebeugt wird und der Fuß passiv dorsal flektiert wird.

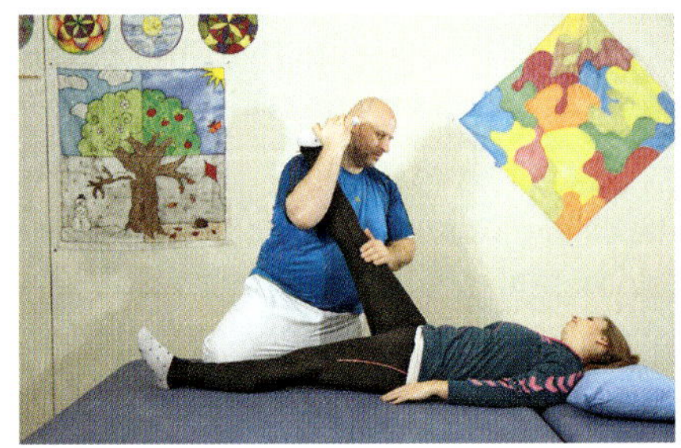

Der Test ist positiv, wenn es zu Schmerzen im untersuchten Bein bzw. Gesäß kommt und weist auf eine Läsion im Bereich der Nervenwurzeln L4-S1 hin, z. B. im Rahmen eines Bandscheibenvorfalls.

3.4.8.6 Hinterhaupt Wandabstand (Flèche-Maß)

Das Flèche-Maß ist ein messbarer Abstand zwischen Okziput (Hinterkopf) und der Wand, an die sich der Patient mit dem Rücken anlehnt. Der Hinterhaupt-Wand-Abstand liefert eine klinische Messgröße in Rahmen der Spondylitis ankylosans (Morbus Bechterew) Diagnostik. Dabei wird der Patient stehend mit dem Rücken an die Wand gelehnt. Liegt keine pathologische Veränderung vor, ist der Patient in der Lage, mit dem

Hinterkopf die Wand zu berühren. Ist dies nicht möglich, stellt dies einen typischen Befund für die Spondylitis ankylosans (Morbus Bechterew) dar.

3.4.8.7 Brudzinski-Nackenzeichen

Das Zeichen wurde nach dem polnischen Kinderarzt Josef Brudzinski (1874–1917) benannt und ist ein klinisches Zeichen im Rahmen einer neurologischen Untersuchung. Es weist auf eine vorliegende Meningitis hin. Zur Prüfung wird der Patient flach auf dem Rücken gelagert. Der Therapeut hält den Patienten im Nacken und beugt dessen Kopf kräftig in einer Ventralflexion. Das Brudzinski-Zeichen ist positiv, wenn der Patient die Knie auf Grund von Schmerzen anzieht.

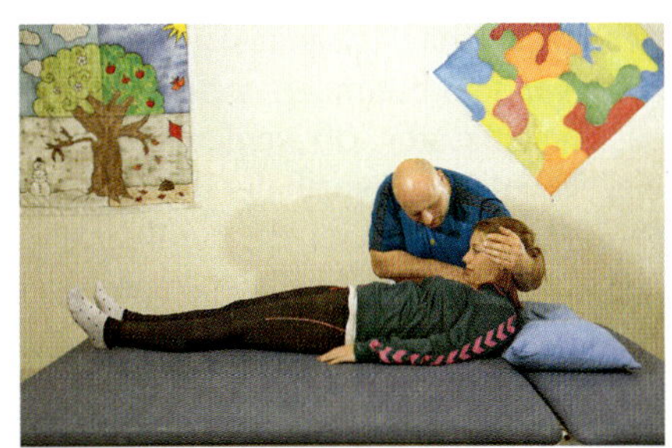

Diese Reaktion resultiert daraus, dass die Beugung des Kopfes einen nach kranial gerichteten Zug auf die dorsalen Anteile der Meningen ausübt. Dieser wird auf die lumbalen Nervenwurzeln übertragen. Das Anziehen des Beines ist eine entlastende Kompensationsbewegung des Patienten, um Schmerzen zu vermeiden.

3.4.8.8 Bath Ankylosing Spondylitis Functional Index (BASFI)

Der BASFI-Test ist ein Messverfahren zur Beurteilung des Krankheitsverlaufs der Spondylitis ankylosans (Morbus Bechterew). In den 1990er Jahren wurde von Ärzten der Rheumaklinik im englischen Bath eine Reihe von Fragebögen veröffentlicht, die inzwischen einen Standard bei der Untersuchung von Morbus Bechterew bilden. Zu diesen gehören:

- der *Bath Ankylosing Spondylitis Disease Activity Index* (BASDAI) zur Erfassung der Krankheitsaktivität,
- der *Bath Ankylosing Spondylitis Functional Index* (BASFI) zur Erfassung der Funktionseinschränkungen (Behinderung bei Alltagsverrichtungen) und
- der *Bath Ankylosing Spondylitis patient Global score* (BAS-G) als Maß für den allgemeinen Gesundheitszustand.

Die Fragebögen werden von den Patienten selbst ausgefüllt und stellen eine subjektive Einschätzung der Krankheitsschwere dar.

Weiterhin gibt es zwei Protokolle zur Quantifizierung der ärztlichen Befunde:

- den *Bath Ankylosing Spondylitis Metrology Index* (BASMI), in dem fünf Beweglichkeitsmaße zu einer Gesamtzahl zusammengefasst werden und
- den *Bath Ankylosing Spondylitis Radiology Index* (BASRI), in dem Röntgenbefunde zu einer Zahl zusammengefasst werden.

Für Ergotherapeuten sind der BASFI und der BASMI am wichtigsten.

Der BASFI dient der Beurteilung der Einschränkungen von Spondylitis-ankylosans-Patienten im Rahmen von Alltagsverrichtungen. Der Fragebogen beschreibt eine Reihe von Alltagsverrichtungen, an denen sich der Grad der Behinderung gut abschätzen lässt. Der günstigste Wert ist 0 und der Schlechteste 10. Forschungen haben ergeben, dass sich viele Spondylitis-ankylosans-Patienten nicht weit entfernt vom günstigen Ende der Skala befinden (vgl. www.bechterew.de/inhalt/morbus-bechterew/messverfahren-zur-beurteilung-des-krankheitsverlaufs). Dadurch kann eine weitere Besserung nur schwer erfasst werden. Schwierigere Alltagsverrichtungen hätten die Aussagekraft erhöht. Der BASFI-Test hat gezeigt, dass ein Fortschreiten der Behinderung durch intensive Rehabilitation, zumindest kurzfristig, vermieden werden kann.

Der BASMI bietet ein Maß für die Einschränkung der Wirbelsäulenbeweglichkeit, die gerade bei Spondylitis ankylosans eine besonders frühe und charakteristische Krankheitsfolge darstellt. Den Test führten englische Forscher 1994 ein, indem sie die Ergebnisse von fünf besonders aussagekräftigen Beweglichkeits-Messungen zu einer Zahl zusammenfassten. Oft werden die Beweglichkeitsmessungen jedoch von den Testern einzeln notiert, weshalb der BASMI nicht dieselbe Verbreitung gefunden hat, wie der BASDAI und der BASFI. Bei der Beurteilung der Reaktion der Wirbelsäulenbeweglichkeit auf Therapiemaßnahmen kann es jedoch durchaus sinnvoll sein, die Messungen zu einer Zahl zusammenzufassen.

3.5 Sensibilitätsprüfung

3.5.1 Zwei-Punkte-Diskrimination 

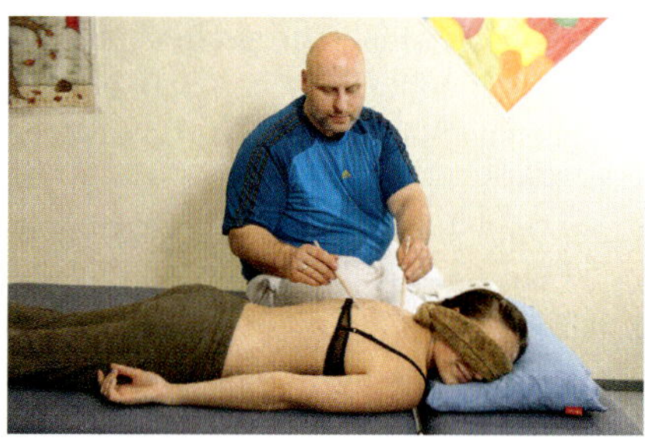

Die Zwei-Punkte-Diskrimination ist ein Testverfahren zur Prüfung der Oberflächen- und Tiefensensibilität. Dabei werden z.B. Diskriminationsstäbe oder eine genormte Diskriminator-Disc verwendet. Wichtig ist bei diesem Test, dass die Prüfung nur mit dem Eigengewicht des Messinstrumentes durchgeführt wird, um einheitliche Messergebnisse zu erhalten. Die Diskriminator-Disc besteht aus unterschiedlich weit auseinanderliegenden Plastikspitzen. Der Abstand ist genormt, kann von der Disc abgelesen und dokumentiert werden. Sie eignet sich gut für den Einsatz an Finger, Hand und Unterarm. Bei Testung der Sensibilität, z.B. am Rücken, sollten die Diskriminationsstäbe zum Einsatz kommen, da hier die Empfindlichkeit nicht sehr hoch ist und die Abstände, die die Disc bietet, zu klein sind. Für die Dokumentation kann der Abstand der Stäbe, z.B. mit Hilfe eines Lineals, zumindest annähernd genau gemessen werden. Das Lineal sollte nicht flexibel sein, da sich durch das Biegen des Lineals auf dem Körper eine größere Distanz ergibt (Messfehler). Weiterhin müssen die Stäbe, wenn mit dem Lineal gemessen wird, möglichst senkrecht gehalten werden, um beim Ablesen die Genauigkeit zu gewährleisten und den Wert gut ablesen zu können. Der Wert wird immer von der Mitte eines Stäbchendurchmessers zur Mitte des anderen gemessen.

3.5.2 Semmes-Weinstein-Monofilamente 

Die Semmes-Weinstein-Monofilamente sind ein standardisiertes Testverfahren zur Prüfung der Oberflächen- und Tiefensensibilität. Sie bestehen aus bis zu 20 Filamenten mit unterschiedlichem Durchmesser. Bei einem Test üben die verschiedenen Durchmesser der Filamente einen jeweils anderen Druck auf die Haut aus, den der Patient erkennen muss. Durch umfangreiche Datensammlung wurde ein Schwellenwert für „normale" Sensibilität ermittelt, der als Ausgangslage für die Messungen dient. Oberhalb dieses Wertes werden die Stimuli nahezu immer, unterhalb selten erkannt. Die Filamentmarkierungen geben nicht den Druck, sondern dessen Logarithmus an. Eine Vergleichstabelle bietet die Möglichkeit, diese Werte in Gramm abzulesen. Gemessen wird die Sensibilität der Hand in Bezug auf leichte Berührungen bzw. tiefen Druck.

Das Testverfahren sollte immer in der gleichen Ausgangsposition und Vorgehensweise durchgeführt werden, um Messfehler zu vermeiden. Als Ausgangsposition sollten folgende Bedingungen berücksichtigt werden:

Patient und Therapeut sitzen an einem Tisch. Der Therapeut sitzt in einem 90°-Winkel zum Patienten auf der Seite der zu testenden Hand. Der Patient nimmt eine bequeme Sitzhaltung ein und legt seine Hand in endgradiger Supination und zur Unterstützung auf ein Handtuch oder eine feste Unterlage. Wichtig ist, dass die Hand gut aufliegt, sowie frei von Schmuck und Kleidung ist, um Nebengeräusche während des Messvorganges zu vermeiden.

Die Vorgehensweise sollte immer wie nachfolgend beschrieben eingehalten werden:

Vor dem Einsatz der Filamente muss der zu testende Bereich identifiziert werden. Die Diagnose des Arztes sowie die subjektiven Aussagen des Patienten bieten erste Hinweise zur Eingrenzung des Areals. Um Vergleichsdaten in Bezug auf den aktuellen Patienten zu erhalten, sollte erst mit der unverletzten Hand begonnen und danach die verletzte Hand untersucht werden. Mit Hilfe eines Narbensticks, Bleistifts oder Wattestäbchens werden die beschriebenen Bereiche geprüft. Dabei wird mit dem Gegenstand langsam und leicht (von proximal nach distal und von radial nach ulnar) vom Bereich der intakten sensiblen Zone in den Bereich der Zone mit Sensibilitätsstörungen gestrichen. Anschließend werden maximal bis zu 5 Punkte im Bereich der gestörten Sensibilität mit einem Kugelschreiber oder Filzstift als späterer Ansatzpunkt der Filamente markiert. Vor dem eigentlichen Einsatz der Filamente wird eine Demonstration mit dem Filament 4,56 am Patienten durchgeführt, die er mit geöffneten Augen verfolgt; er erhält dabei folgende Anweisungen:

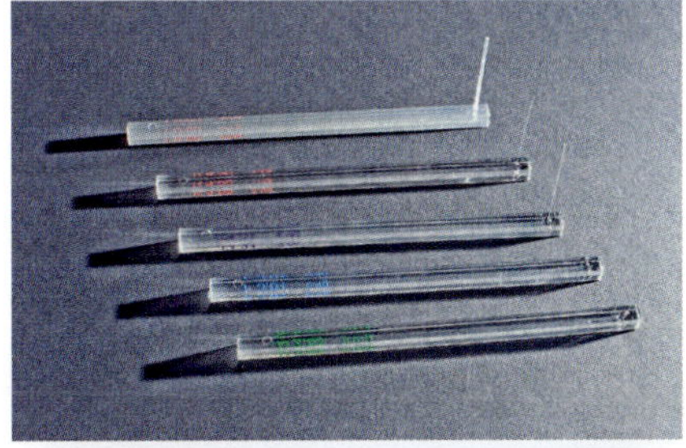

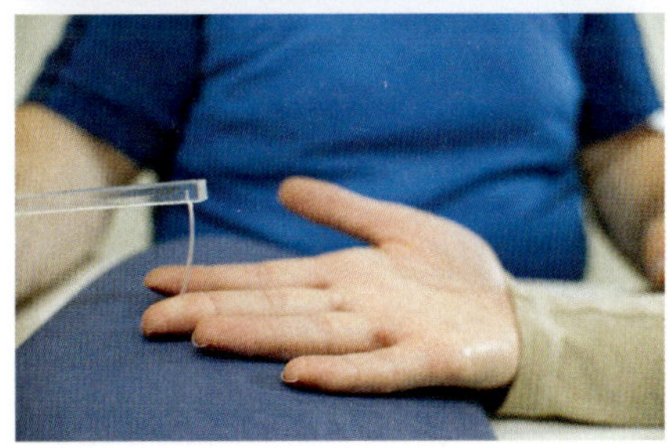

„Ich werde Sie jetzt mit dem Filament leicht berühren. Ihre Aufgabe ist es, mir mit dem Wort ‚Jetzt', oder ‚Ja' mitzuteilen, wenn Sie eine Berührung spüren, oder auch nur glauben, eine Berührung gespürt zu haben. Der Druck wird im

Verlauf des Tests immer geringer und erfolgt in unregelmäßigen Abständen. Seien Sie nicht beunruhigt, wenn Sie keine Berührung mehr spüren, da wir gerade diesen Grenzwert feststellen wollen. Haben Sie noch Fragen? Wenn nicht, schließen Sie jetzt bitte die Augen."

Der Therapeut hält das Monofilament mit dem Faden senkrecht zur markierten Teststelle und lässt es langsam auf einen der aufgezeichneten Punkte herabsinken, bis es sich leicht biegt. Wichtig ist, dass nur das Ende des Testfadens die Haut berührt. Das Filament wird 1,5 – 2 Sekunden lang an dieser Position gehalten und dann wieder angehoben. Das Filament gilt als erkannt, wenn 7 von 8 Berührungen erfolgreich identifiziert wurden. Nach einer korrekten Identifizierung wird ein Filament mit niedrigerer Filamentmarkierung, also mit niedrigerem Druck verwendet. Bei falscher Identifizierung wird das nächst höhere Filament verwendet. Die Testung erfolgt solange, bis eine eindeutige Diskriminationsschwelle festliegt. Das heißt, wenn ein Monofilament noch erkannt wird, das nächste jedoch nicht mehr.

Normwerte – klinische Interpretationsskala der Semmes-Weinstein-Monofilamente (nach Scheepers, Steding-Albrecht, & Jehn, 2011)

Interpretation	Filamentmarkierung	Gramm
Normal	2,36	0,0230
	2,44	0,0275
	2,83	0,0677
Reduzierte, leichte Berührung	3,22	0,1660
	3,61	0,4082
Reduzierte Schutzsensibilität	3,84	0,6958
	4,08	1,1940
	4,17	1,4940
	4,31	2,0520
Verlust der Schutzsensibilität	4,56	3,6320
	4,74	5,5000
	4,94	8,6500
	5,07	11,7000
	5,18	15,0000
	5,46	29,0000
	5,88	75,0000
	6,10	127,0000
Klinisch nicht testbar	6,45	281,5000
	6,65	447,0000

Die Genauigkeit der Messung hängt vom korrekten Umgang mit diesen sensiblen Messinstrumenten ab. Um ein reliables Ergebnis zu erhalten, sollten folgende Punkte beachtet werden: Für die Durchführung sollte ausreichend Zeit zur Verfügung stehen, das Setting sollte einen ruhigen Raum beinhalten, die Filamente sollten nicht mit feuchten Händen berührt und von Sonnenlicht oder Hitze ferngehalten werden (diese verändern möglicherweise die Kalibrierung). Nur die Enden der Filamente dürfen beim Test die Haut berühren. Für eine Desinfektion der Filamentenden sollte kein Alkohol, sondern eine Peroxid-Lösung verwendet werden. Diese sollte jedoch nicht mit dem Stiel in Berührung kommen (vgl. Scheepers, Steding-Albrecht, & Jehn, 2011).
Indikationen für den Einsatz der Filamente sind: Z. n. Schlaganfall, geschlossenes Narbengewebe nach verheilten Hauttransplantationen etc.
Kontraindikationen sind offene Wunden, frisch transplantierte Haut, Augen, extreme Hypersensibilität der Haut usw.

3.5.3 Modalitätentest 

Der Modalitätentest ist ein nicht genormter Test der Sinne. Dabei geht es darum, ein Screening aller vorhandenen Sinne (Sehen, Riechen, Schmecken, Hören, Spüren) durchzuführen und zu prüfen, ob der Patient in der Lage ist, eine mögliche Assoziation zu einem bestimmten, realen Gegenstand herzustellen. Am besten eignen sich dabei Gegenstände aus dem Alltag eines Patienten, die er wiedererkennen soll. Aber auch Sensiparcours für die Füße sind bei Beeinträchtigungen der unteren Extremitäten gut geeignet.
Konkret geht es darum, die Gegenstände z. B. abzutasten und dann die verschiedenen Eigenschaften, wie z. B. weich, hart, rau, glatt, warm, kalt zu erkennen und sofern es sich um einen Gegenstand handelt, diesen zu benennen. Gleiches gilt für die anderen Sinne, wie z. B. beim Riechen an einem Vanillin-Päckchen oder einer Zitrone für z. B. süß und säuerlich, beim Schmecken von Salz und Pfeffer für salzig und scharf, beim Hören von unterschiedlichen Geräuschen, z. B. mit Hilfe eines Hörmemorys und beim visuellen Erkennen von Objekten.
Mit den unterschiedlichen taktilen Reizen können Oberflächen- und Tiefensensibilität getestet und Störungen in der Assoziationsfähigkeit abgeprüft werden.

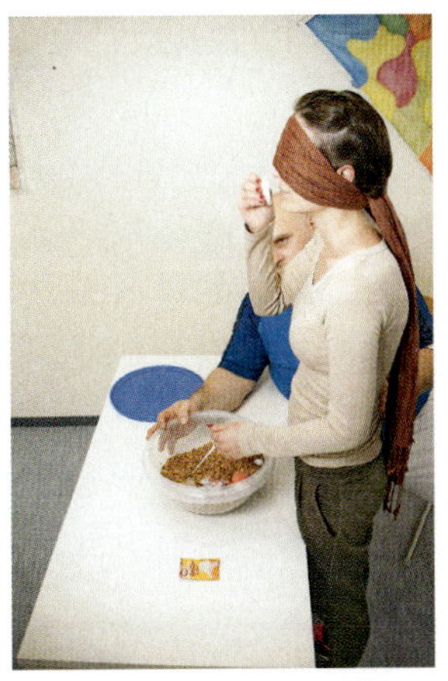

Olfaktorischer Input

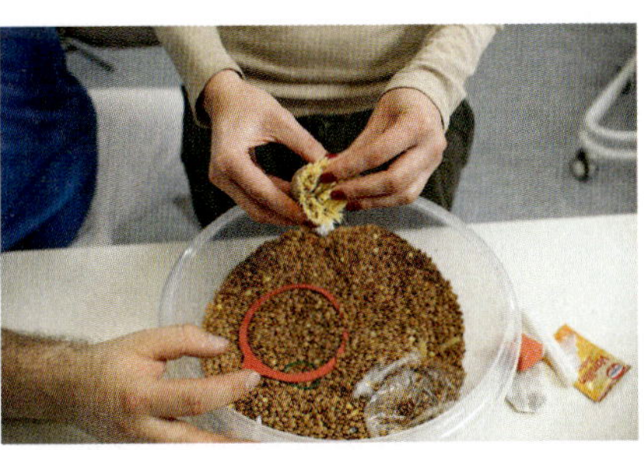

Gegenstände ertasten und erraten

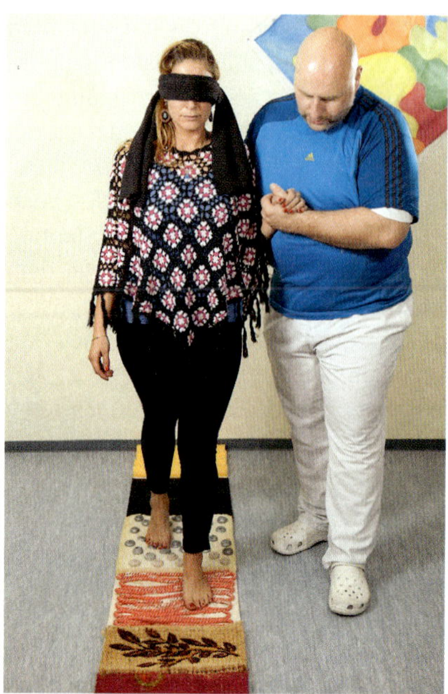

Sensiparcours

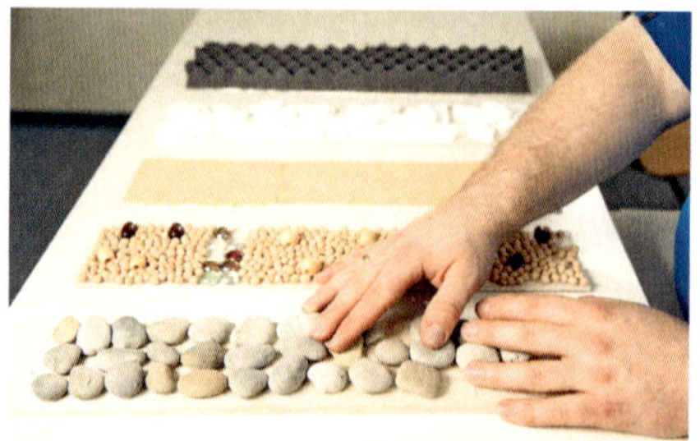

Oberflächen ertasten und erkennen

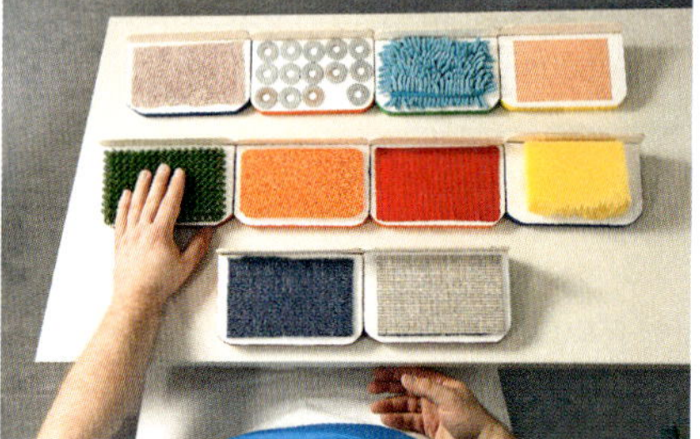

Unterschiedliche Oberflächen ertasten

4. Krankheitsbilder und Ziele der Ergotherapie

4.1 Neurologie

4.1.1 Hirninsulte

Der Schlaganfall ist die dritthäufigste Todesursache weltweit und das häufigste Krankheitsbild in der geriatrischen Rehabilitation. Als Schlaganfall bezeichnet man eine plötzliche Sauerstoff- und Nährstoffunterversorgung von Zellen im Gehirn als Folge eines Gefäßverschlusses (Ischämie) bzw. Zerstörung von Nervenzellen durch eine Einblutung (Hämorrhagie) in das Hirnparenchym (Hirngewebe). Daher wird er in zwei Hauptkategorien unterschieden:

- Ischämischer Insult
- Hämorrhagischer Insult

4.1.1.1 Der Ischämische Insult 

Der Ischämische Insult ist mit ca. 85 % aller Schlaganfälle die häufigste Art unter den Insulten. Er entsteht durch eine plötzliche arterielle Mangeldurchblutung, die meist durch eine Embolie bei arteriosklerotisch veränderten Blutgefäßen verursacht wird. Arteriosklerose ist eine Verengung der Gefäße durch Ablagerungen an den Gefäßwänden. Als Embolie werden Thromben (Blutgerinnsel), Tumorzell-Metastasen, Fettzellen oder Fremdkörper bezeichnet, die mit dem Blutstrom durch die Arterien wandern, an einer verengten Stelle (z. B. bedingt durch Arteriosklerose) hängen bleiben und somit die Blutversorgung nachfolgender Zellen stark einschränken oder sogar verhindern. Solche Verengungen werden als Stenosen oder bei extremen Verengungen als Striktur bezeichnet. Häufig betroffen ist das Versorgungsgebiet der A. cerebri media, die große Teile der lateralen (seitlichen) Flächen von Stirn-, Scheitel- und Schläfenlappen versorgt. Symptome dieses Mediainfarktes sind i. d. R. gesichts- und armbetonte Hemiparesen (Halbseitenlähmungen) und Spastiken in der kontralateralen (gegenüberliegenden) Körperhälfte. Weiterhin können Gesichtsfeldstörungen, Sprachstörungen, Neglect, Apraxien und Gefühlsstörungen auftreten.

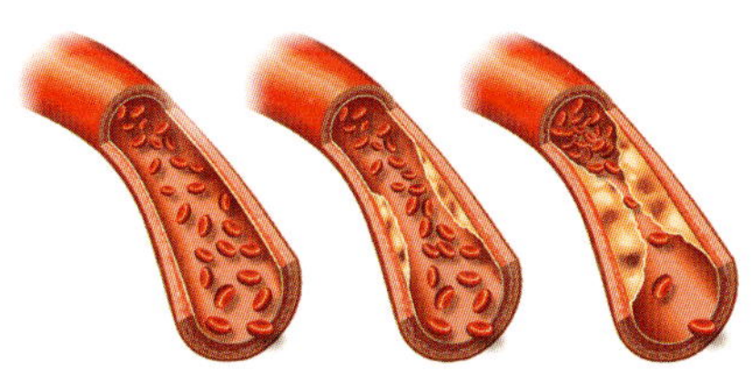

Arteriosklerose © axel kock – Fotolia.com

4.1.1.2 Der hämorrhagische Insult 

Als hämorrhagischer Insult oder Intrazerebrale Blutung (ICB) wird eine Einblutung in das Hirnparenchym (Hirngewebe) bezeichnet. Sie tritt in nur ca. 15 % aller Fälle auf und entsteht durch die Ruptur von Blutgefäßen, z. B. bei einem geplatzten Aneurysma oder z. B. als Folge eines Schädel-Hirn-Traumas (SHT) nach einem Unfall etc. Als Aneurysmen werden angeborene oder erworbene spindel- oder sackförmige Auswölbungen von Arterienwänden bezeichnet. Die häufigsten Ursachen für Einblutungen sind: Arterielle Hypertonie (Bluthochdruck), Arteriosklerose (Ablagerungen an den Gefäßwänden), Gefäßfehlbildungen (z. B. Aneurysma oder Angiom) und gefäßschädigende Prozesse wie Diabetes mellitus, Rauchen, Übergewicht und Bewegungsmangel. Je nach Blutungsstärke (bis zur Massenblutung) können umgrenzte oder weite Teile des Gehirns geschädigt werden.

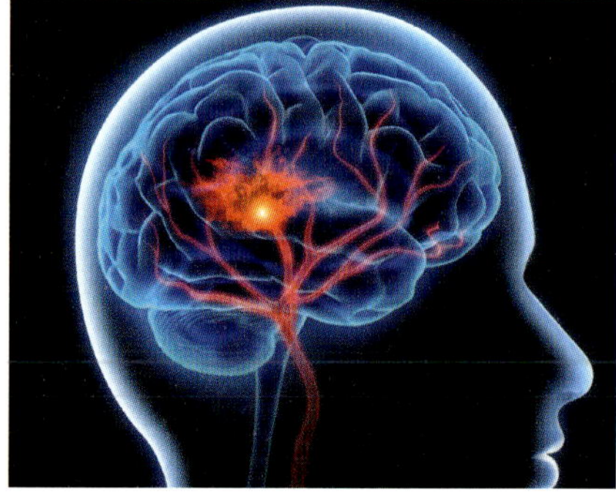

Einblutung in das Gehirn © psdesign1 – Fotolia.com

4.1.1.3 Weitere apoplektische Ereignisse

- Subarachnoidalblutungen (SAB) treten in 5% der Fälle auf. Hierbei handelt es sich um eine Einblutung in den Subarachnoidalraum des Gehirnes, deren Ursache meist eine Ruptur (Riss) eines intrakraniellen (innerhalb des Schädels lokalisiert) Aneurysmas oder Angioms (meist angeborene tumorartige oder entwicklungsbedingte Fehlbildung des Gefäßes) ist.
- Sinus- und Hirnvenenthrombosen (SVT) – Die Hirnvenenthrombose tritt in ca. 4–6% der Fälle auf und bezeichnet einen thrombotischen Verschluss der inneren Hirnvenen (V. cerebri magna, Vv. cerebri basales, Vv. cerebri internae) mit potentieller Stauungsblutung ins Hirnparenchym (Hirngewebe).
- Das Hirnödem kann als Folge von hämorrhagischen Insulten entstehen. Es stellt als Sekundärsymptomatik bei Z. n. (Zustand nach) Insult, aber auch nach anderen Ereignissen wie Hypoxie oder SHT, eine gefürchtete Komplikation dar. Ist die Ödembildung eine Folge der Einblutung, spricht man von einem sog. vasogenen Hirnödem. (Vasogen bedeutet: von (Blut-)Gefäßen ausgehend.) Die Ursache ist die vermehrte Einlagerung von Wasser in das Gehirn als Folge der apoplektischen Schädigung der Blut-Hirn-Schranke oder der Blut-Liquor-Schranke. Die Symptome sind Zeichen der Hirndrucksteigerung durch die Volumenzunahme des Gehirns. Die Hirndrucksteigerung äußert sich u. a. in Kopfschmerzen, Hirnnervenstörungen, Bradykardie (bezeichnet in der Medizin einen Herzschlag unter 60 Schlägen pro Minute beim erwachsenen Menschen → Gegenteil: Tachykardie = Herzrasen), Atemstörungen, Vigilanzstörungen (Bewusstseinsstörungen), Übelkeit, Erbrechen, Müdigkeit, motorischer Unruhe, Stauungspapille (Ödem im Auge an der Verbindungsstelle von Sehnerv und Netzhaut – meist beidseitig), fehlendem Appetit usw. Darüber hinaus kann durch eine massive Hirndrucksteigerung weitere Hirnsubstanz geschädigt werden (Nervenzellen werden gewissermaßen „erdrückt“), was wiederum zu weiterer neurologischer Symptomatik führt. Insbesondere die „Stroke Unit Kliniken“ beschäftigen sich mit der Prophylaxe von Hirnödemen.

4.1.1.4 Folgen von Insulten

Die Folgen eines solchen Insultes können sehr unterschiedlich sein. Je nach Lokalisation können typischerweise folgende Störungen auftreten:

- Halbseitenlähmungen des Gesichtes/Armes/Rumpfes/Beines

- Sensibilitätsstörungen
- Neuropsychologische Symptomatiken
- Psychische Veränderungen

Als Zeichen eines Schlaganfalles können plötzlich, je nach Schweregrad, auch gleichzeitig mehrere Symptome auftreten:

- Sehstörung auf einem oder beiden Augen (evtl. einseitige Pupillenerweiterung), Gesichtsfeldausfall [Unter **Skotom** (von griechisch *skotos* = Dunkelheit) versteht man in der Augenheilkunde einen Teilbereich des Gesichtsfeldes, dessen Sensibilität herabgesetzt ist.], Doppelbilder
- Fehlende Erkennung eines Teils der Umwelt oder des eigenen Körpers (Neglect)
- Schwindel, Übelkeit, Erbrechen, Gangstörung, Gleichgewichts- oder Koordinationsstörung (Ataxie)
- Taubheitsgefühl (Anästhesie)
- Lähmung oder Schwäche im Gesicht (Fazialisparese), Arm, Bein, oder auch in einer ganzen Körperhälfte (Parese/Plegie – z. B. Hemiparese)
- Verwirrung (Delir), Schriftstörung (Dyslexie und Agraphie) oder Sprachstörung, Verständnisstörung, Wortfindungsstörungen (Aphasien)
- stärkster Kopfschmerz ohne erkennbare Ursache bei evtl. entgleistem Blutdruck (Cephalgie, Kephalgie, Kephalalgie, Zephalgie, Cephalaea)
- Schluckstörungen (Dysphagie)
- Orientierungsstörungen (Amnesie = Gedächtnis- und *Orientierungsstörung*)

Grundsätzlich „gibt es nichts, was es nicht geben könnte".

Merke:

- Insult-Schnellcheck mit dem *FAST*-Test
  Auch medizinisch nicht ausgebildete Personen können mit einem einfachen Verfahren testen, ob ein Schlaganfall vorliegt. **FAST** steht als Abkürzung für **F**ace (Gesicht), **A**rms (Arme), **S**peech (Sprache) und **T**ime (Zeit).
  - **Face:** Bitten Sie eine Person zu lächeln. Ist das Gesicht auf einer Seite nach unten gezogen, besteht der Verdacht auf Halbseitenlähmung.
  - **Arms:** Bitten Sie eine Person die Hände nach vorne zu strecken (Anteversion) und dabei die Handflächen nach oben zu drehen (Supination). Bei einer Lähmung können nicht beide Arme gehoben, gehalten und/oder gedreht werden.
  - **Speech:** Die Person soll einen einfachen Satz nachsprechen. Gelingt dies nicht oder klingt der Satz verwaschen, so liegt möglicherweise eine Sprachstörung vor.
  - **Time:** Time is Brain! Je schneller ein Schlaganfall erkannt und behandelt wird, desto höher ist die Chance, Folgeschäden zu minimieren. Wählen Sie schnellstmöglich den Notruf 112 und schildern Sie die Symptome.
- Als medizinisch korrekte Bezeichnungen werden verwendet: Schlaganfall, Insult, apoplektische Ereignisse oder Hirninsult. Begriffe wie Apoplex und Hirnschlag gelten als veraltet.
- Begriffe wie TIA (Transistorische Ischämische Attacke), bei der alle Schlaganfallsymptome nach spätestens 24 Stunden vollständig verschwunden sind und PRIND (Prolongiertes reversibles ischämisches neurologisches Defizit), bei dem sich die Symptome nach wenigen Tagen ebenfalls vollständig aufgelöst haben,

gelten mittlerweile als veraltet. Sie werden mittlerweile als vollwertiger Schlaganfall angesehen. Da sie jedoch im klinischen Bereich nach wie vor vorkommen können, wurden diese hier kurz erwähnt.
- Die Begrifflichkeiten „Anbahnen und Fördern“ werden meist als Synonym für einander oder „Anbahnen“ als Synonym für das Erlernen eines anderen Bewegungsmusters bei bereits bestehender Beweglichkeit eingesetzt. Dies ist jedoch falsch. Eine Bewegung anbahnen bedeutet, dass vorher keinerlei Bewegung vorhanden war, z. B. Plegie (vollständige Lähmung = MuFu 0). Ist bereits auch nur die geringste Bewegung vorhanden (ab MuFu 1) wird nur noch von „Fördern“ gesprochen.

4.1.1.5 Wichtig für die Therapie!

- In den ersten drei Monaten nach einem Schlaganfall (akutes Stadium) ist i. d. R. der größte Umfang der Rückbildung von Symptomen zu erwarten.
- Ab sechs Monaten nach dem Ereignis, d. h. im chronischen Stadium, geht man davon aus, dass Verbesserungen von Funktionen kaum noch spontan erfolgen.
- Bei entsprechender Therapie können sich zumindest leicht betroffene sensomotorische Funktionen jedoch auch noch nach Jahren verbessern, sofern bis dahin keine Komplikationen, wie z. B. eine Spastik oder Kontrakturen, aufgetreten sind.
- Etwa ¾ der Patienten mit Hemiparese werden wieder gehfähig, teilweise jedoch nur mit Hilfe und/oder über kurze Strecken.
- Bei 80 % kehren Funktionen der oberen Extremitäten zurück, allerdings können nur etwa 5 % ihre Arme und Hände wieder uneingeschränkt einsetzen.
- Ca. 80 % aller Schlaganfallpatienten oder Menschen mit anderen Hirnschädigungen leiden an einer Einschränkung der Aufmerksamkeit. Dies kann höhere Hirnleistungen beeinträchtigen und so z. B. das Erlernen von Kompensationsstrategien erschweren.
- 10–15 % führen zu einer vaskulären Demenz, d. h. zu erworbenen Beeinträchtigungen der intellektuellen Funktionen infolge zerebrovaskulärer Erkrankungen. Die Inzidenz nimmt mit dem steigenden Lebensalter zu.
- CAVE! Einschränkungen mentaler Funktionen können gravierende psychosoziale Probleme verursachen!
  - Bemerkt ein Patient bestimmte Schwierigkeiten nicht, kann er Maßnahmen zur Vermeidung von Selbstgefährdung als Schikane empfinden.
  - Gedächtnisstörungen können dazu führen, dass sich Betroffene nach dem Abräumen des Mittagstisches beschweren, weshalb sie nichts zu essen bekommen.
  - Ein akustischer Neglect nach links kann bewirken, dass die Betroffenen nicht reagieren, wenn sie von der betroffenen Seite her angesprochen werden. Ihr Gesprächspartner kann dies bei ungenügender Aufklärung als Beleidigung empfinden.
  - Auch andere neuropsychologische Symptome können z. T. so interpretiert werden, als stellten sich die Betroffenen absichtlich dumm.

Die Therapie bei Schlaganfall beginnt so früh wie möglich, zunächst mit allgemeiner Mobilisation, Lagerung und anderen Maßnahmen zur Vermeidung von Komplikationen. Das weitere Vorgehen kann je nach Bewusstseinszustand des Patienten, Art und Ausprägung der Symptomatik, sehr unterschiedlich sein. Ein weiterer Schwerpunkt der Ergotherapie kann in der Angehörigenarbeit liegen. Angehörige können die Patienten unterstützen und so den Heilungsprozess fördern.

Angehörigenarbeit in der Ergotherapie ist wichtig:

- Familie kann heilsame oder krankmachende Faktoren haben
- Aufklärung der Familie (Wie kann sie den Patienten am besten unterstützen?)
- Psychologische Unterstützung der Angehörigen (deren Sorgen und Nöte)
- Einbinden in die Therapie, dass die Angehörigen aktiv etwas beitragen können
- Angehörige können eine Lobby für Selbsthilfegruppen bilden

4.1.1.6 Das funktionale Reorganisationsprinzip

Einmal geschädigte Hirnzellen können sich nicht regenerieren. Hierzu steht die „Rehabilitation" von Schlaganfallpatienten scheinbar im Widerspruch. Wie wird das Hirn denn dann gesund?

Zur Einsicht ein paar (STARK VEREINFACHTE !) Grundsätze der Arbeitsweise unseres Gehirns:

- In der embryonalen Phase entwickelt sich das Gehirn aus einer gemeinsamen neuronalen Zelldifferenzierung. Gewissermaßen sind also alle Nervenzellen, so unterschiedlich ihr Aufgabenbereich auch sein mag, miteinander „verwandt".
- Ein gesundes Gehirn basiert auf einer **harmonischen Kooperation aller Hirnbereiche**, unabhängig davon, ob es sich um das „intelligente Großhirn" oder den „primitiven Hirnstamm" handelt.
- Dementsprechend führt eine Läsion, – in welchem Hirnbereich sie auch auftritt – immer zu einer Beeinträchtigung oder Störung des GESAMTEN GEHIRNS.
- Die Art und Weise, Störungen zu unterteilen und z.B. von einer Lähmung oder einer Sensistörung zu sprechen, dient lediglich der künstlichen Vereinfachung als Starthilfe für ärztliche, therapeutische oder pflegerische Maßnahmen. Es bedeutet jedoch NICHT, dass tatsächlich nur umgrenzte Gebiete im Gehirn betroffen sind und anderen Hirnbereichen die Läsion „völlig egal" ist.
- Das Gehirn hat ein „Notfallprogramm", das einerseits kleinere Schäden (für eine kurze Zeit) überbrücken kann, andererseits Ressourcen bereitstellt, um größere Schäden zu minimieren oder gar zu beheben.
- Kollateralkreisläufe der Blutgefäße ermöglichen es z.B., Hirngebiete (notfallmäßig) zu versorgen, wenn die Hauptgefäße ausfallen. Außerdem steht ein Potential an Hirnzellen zur Verfügung, das, insbesondere bei richtiger Förderung, im Stande ist, die Arbeit der durch die Läsion „verstorbenen Kollegen" zu übernehmen.
- Dieses Prinzip der „Re-Organisation" von Hirntätigkeit funktioniert jedoch nur optimal, wenn stets beachtet wird, dass es keine noch so winzig kleine Hirnfunktion gibt, die nicht auf das gesamte Gehirn eine Auswirkung hätte. Umgekehrt, und das ist die CHANCE der Therapeuten, können die nicht von der Läsion betroffenen Anteile den betroffenen helfen, sich NEU zu organisieren. Die Betonung liegt auf NEU. Das heißt, dass die Hirnzellen, die nach der Läsion aktiviert werden, sich ganz von vorne neu in das Gesamtgefüge integrieren müssen. Eine Reparatur alter, beschädigter Teile gibt es nicht!!!
- Die Arbeit des Gehirns funktioniert nach dem Prinzip der Aktivierung und der Hemmung. Entwicklungsgeschichtlich sind zunächst zwei Typen von Nervenzellen entstanden: Die, die Reize aufnehmen (afferente Nervenfasern) und solche, die Reaktionen auf die Reize auslösen (efferente Nerverfasern). Dieses „Reiz-Reaktionsprinzip" funktioniert nur auf einfacher Ebene. Wir nehmen ständig Reize aus unserer Umwelt auf und müssten auf diese ständig reagieren. Dies tun wir jedoch nicht. Wir „wählen

aus“, welchem Reiz wir nachgeben und welchem nicht. Dazu befähigt uns ein dritter Nervenzelltyp, der die Reizantwort der efferenten Nerven entweder „erlaubt“ = aktiviert, bahnt oder „untersagt“ = hemmt, – also die Vorgänge steuert. Dieser im Grunde einfache Mechanismus funktioniert in einem Organ mit zig-Milliarden von Nervenzellen. Er befähigt das gesunde Gehirn zur Steuerung aller Lebensvorgänge.

- Dieses Prinzip hat Konsequenzen für eine Hirnschädigung: Nach einer Läsion kommt es zunächst zu einem schockähnlichen Zustand unseres Gehirns. Danach bricht meist ein Chaos aus. Dieses Chaos ist oft dadurch gekennzeichnet, dass mit dem Versuch der Reservehirnzellen, die Arbeit zu übernehmen, die Aktivierung gegenüber der Hemmung überwiegt. Es kommt gewissermaßen zu einem „Übereifer“, einer Hyperreaktion. Diese drückt sich im motorischen Bereich z. B. durch einen Hypertonus der Muskulatur, einer SPASTIK, aus.
- Kurz gesagt, und respektlos formuliert, wir Therapeuten müssen die Hirnzellen in ihrer Reorganisation weniger darin unterstützen, dass sie „reden“, sondern ihnen vor allem zeigen, wie sie „die Klappe halten“.
- Dazu sind sie am ehesten bereit, wenn die Therapieangebote – egal in welchem Bereich, PHYSIOLOGISCH sind, also der gesunden Körperfunktion entsprechen. Dies gilt sowohl für Ruhezustände, z. B. durch physiologische Lagerung und physiologische Ruhereize, als auch für Aktivierungen, z. B. bewegen, Sinneseindrücke verarbeiten und darauf reagieren, kommunizieren usw.

Wie schon eingangs beschrieben, galt der Schlaganfall lange Zeit als Stiefkind der Medizin.
Mit dem (grundsätzlich richtigen) Wissen, dass einmal geschädigte Gehirnzellen nicht mehr regenerationsfähig sind, nahm man an, dass es dementsprechend auch egal war, wann medizinische Versorgung eintrat.
Damit ist es vorbei. Man hat festgestellt, dass gerade die ersten Minuten, die ersten Stunden nach einem apoplektischen Ereignis entscheidend für den Erkrankungsverlauf sind, dass sogar die Insulte der Blutgefäße rückgängig gemacht werden können.
Diese Chance haben Schlaganfallpatienten bis jetzt jedoch nur, wenn sie sofort in Spezialkliniken gebracht werden: in eine STROKE UNIT.
Dort erfolgt ein Wettlauf gegen die Uhr, denn „Time = Brain“.
Eine Chance bilden die bereits beschriebenen „Kollateralkreisläufe“ im Blutgefäßsystem des Gehirns. Ist ein Gefäß verstopft, sucht sich das Blut quasi einen Umweg über eine andere Gefäßverbindung, um das Hirngewebe zu versorgen.
Diese Notlösung erfolgt befriedigend nur über wenige Stunden. Doch wenn es gelingt, das verstopfte Gefäß wieder freizubekommen, dann haben die Medizin und das hirneigene Notfallprogramm hervorragend kooperiert.

Der „Wunderstoff“, der Gerinnsel im Blut auflösen – und damit ischämische Insulte beheben kann, ist ein synthetisiertes Enzym mit dem Namen **„rt-PA“**.
Der Tissue Plasminogen Activator tPA (gewebespezifischer Plasminogenaktivator) wird auch vielfach rtPA abgekürzt. Dabei steht das „r“ für rekombinant und bedeutet, dass die Substanz gentechnisch hergestellt wurde. **Alteplase** ist der Freiname des (rt-PA).
Jedoch keine Wirkung ohne Risiko:

Da dieses Enzym das Blut erheblich verdünnt, kann es bei Patienten, bei denen keine Ischämie, sondern eine Blutung besteht, erheblichen Schaden verursachen und sogar zum Tode führen.
Eine Computertomographie ist also – trotz allen Zeitdrucks – unerlässlich, bevor entschieden werden kann, ob rt-PA eingesetzt wird.
Aber noch ein anderes Problem taucht auf. Die betroffenen Hirnzellen nehmen das apoplektische Ereignis nicht einfach so gelassen hin und warten diszipliniert auf mögliche Rettung, sondern sie geraten schnell in massive Panik und geben diese neurochemisch auch an andere – an sich nicht betroffene Hirnzellen weiter. Diese Panik setzt sich chaosartig fort und die Folge ist, dass durch die Hyperstimulation zusätzliche Hirnzellen den „Erregungstod" sterben. Hier werden sog. Neuroprotektiva eingesetzt. Diese Mittel blockieren vorübergehend die Panik im Gehirn und ermöglichen es den Nervenzellen, über eine bestimmte Zeit auch mit weniger Sauerstoff und Zucker auszukommen. Aber auch eine Senkung des Blutzuckerspiegels oder ggf. des Fiebers hilft, den Energiebedarf des Gehirns möglichst gering zu halten. Hoher Blutdruck ist bei Ischämiepatienten jedoch förderlich, er hilft das Gewebe zu versorgen. Schlimm ist jedoch, dass das Grundprinzip, nämlich Chance durch schnelle Hilfe, immer noch bei zu wenigen Ärzten, Notärzten und Rettungsdiensten bekannt ist. Dieser kleine Ausflug in die Welt der Mediziner macht deutlich, dass auch therapeutische Intervention so schnell als möglich erfolgen muss, um die Panik und die Hilflosigkeit des Gehirns – auch im Hinblick auf Folgeschäden – so gering wie möglich zu halten. Nach diesen Erkenntnissen ist ergotherapeutische Schlaganfallbehandlung, die **erst nach einigen Tagen oder erst im Reha-Bereich angesetzt** wird, schon fast grob fahrlässig!

4.1.1.7 Funktionen in verschiedenen Hirngebieten

Viele Körperfunktionen werden von den Hirnhälften kontralateral gesteuert. Aber auch das Gehirn hat sich mit seinen verschiedenen Gebieten auf Funktionen spezialisiert. Es ist sehr WICHTIG, hier noch einmal darauf hinzuweisen, dass gesunde Funktionen nicht auf eine isolierte Spezialisierung von Hirngebieten beruhen, sondern dass auch hier wieder die ZUSAMMENARBEIT der spezialisierten Gebiete die gesunde Hirnfunktion ausmachen. Die Arteria cerebri media ist ein Blutgefäß, das mit seinen Verästelungen viele Teilbereiche des Gehirns versorgt. Dazu gehören insbesondere weite Teile des Fontal-, Temporal- und Parietallappens. Gerade dieses Blutgefäß ist relativ häufig von ischämischen Insulten betroffen. Entsprechend differenziert sind die Beeinträchtigungen und Störungen.

Anmerkung:
Wenn Sie mit Schlaganfallpatienten arbeiten, sollten Sie in der Lage sein, nach der ärztlichen Diagnose über den Ort der Lokalisation, auf die möglichen Beeinträchtigungen schließen zu können. Am Anfang werden Sie immer wieder in der Literatur nachschlagen müssen, mit der Zeit merken Sie sich dann viele „typische" Lokalisationen. Es ist sicher eine ganz unsinnige „Paukerei", alle Möglichkeiten auswendig können zu müssen. Im ÜBERBLICK stelle ich Ihnen daher typische Funktionen im Versorgungsbereich der A. cerebri media dar. Dies ist keineswegs vollständig und berücksichtigt auch nicht die Versorgungsgebiete der übrigen Arterien. Deshalb sollten Sie sich bitte in der Praxis zusätzlich genauere Informationen einholen!!!

Läsionen des Frontallappens können, je nach genauerer Lokalisation, zu folgenden Symptomen führen:

- Motorische Lähmungen, schlaff oder (später) spastisch, sowohl auf einfachen Ebenen motorischer Kontrolle, wie Kraftdosierung oder Geschicklichkeit, als auch auf höherer Ebene motorischer Kontrolle, z. B. der angemessenen Bewegungen im Umgang mit Gegenständen (Praxien)
- Sprachstörungen in Form der Sprachproduktion
- Beeinträchtigungen in: Persönlichkeit, Sozialverhalten, problemlösendem Denken, Wahrnehmungsbeurteilung, Handlungsplanung
- u. v. m.

Läsionen des Parietallappens können, je nach genauerer Lokalisation, zu folgenden Symptomen führen:

- Sensible Störungen, insbesondere der taktilen, propriozeptiven und kinästhetischen Wahrnehmung
- Störungen des Körperschemas
- Sprachstörungen im Bereich des Sprachverständnisses
- Störungen der räumlichen Orientierung und Konstruktionsfähigkeit
- u. v. m.

Bitte beachten Sie!
Einzelne Qualitäten, wie z. B. Sprache oder räumliche Orientierung, sind unterschiedlich seitendominant. Das heißt, dass zwar in beiden Hirnhälften die Funktionsbereiche angelegt sind, dass sie jedoch unterschiedlich ausdifferenziert wurden.
So ist bei den meisten Menschen die linke Hirnhälfte z. B. sprachdominant, während die rechte Hirnhälfte z. B. in der räumlichen Orientierung differenzierter ist.

Läsionen des Temporallappens können, je nach genauerer Lokalisation, zu folgenden Symptomen führen:

- Verschiedene Funktionen im Bereich des Hörens können beeinträchtigt sein, z. B. die akustische Reizaufnahme, aber auch die Verarbeitung, sowie musikalische Fähigkeiten.
- Die Verarbeitung verschiedener Sehleistungen kann beeinträchtigt sein. Sog. „höhere“ Sehfunktionen. Das (Wieder-)erkennen von Objekten und /oder Gesichtern fällt schwer oder ist ganz unmöglich geworden. Man bezeichnet dies als Agnosie.
- Verschiedene Störungen des Gedächtnisses, auch des verbalen und räumlichen Langzeitgedächtnisses.

4.1.1.8 Depressive Veränderungen beim Z. n. Hirninsult

Den engen Zusammenhang zwischen „Körperfunktionen“ und Psyche habe ich bereits dargestellt. Leider wird bei neurologisch-funktionell orientierten Therapeuten öfter übersehen, dass „Psyche“ nicht nur im Wort „Neuropsychologie“ Berücksichtigung finden muss, sondern dass nicht selten der Schlaganfallpatient neben seinen funktionellen Störungen ganz massive psychische Beeinträchtigungen zeigen kann.
Ätiologisch ist die insultbedingte Depression noch ungeklärt. Es liegt jedoch die Vermutung nahe, dass, da durch das apoplektische Ereignis auch die Neurotransmitter aus dem Gleichgewicht geraten, eine Entgleisung des Neurotransmitters „Noradrena-

lin" neben anderen Transmittern für die Ausbildung einer Depression verantwortlich sein kann.
Hinzu kommt das Konzept einer bestimmten „Vulnerabilität". Der Begriff bedeutet etwa „Verletzlichkeit" und bezeichnet das individuelle Risiko, mit dem ein Mensch an psychischen Störungen erkranken kann.

- Nach diesem Konzept tragen Menschen ein höheres Depressionsrisiko, wenn zum einen der Schlaganfall und seine Folgen als erheblich psychotraumatisches Ereignis erlebt wird und im Konzept des Patienten keine oder nur unzureichende Bewältigungsstrategien vorhanden sind
- und wenn zum anderen die Rehabilitationsbedingungen sehr ungünstig sind, sowohl was die Qualität der Arbeit von Medizinern, Therapeuten und Pflegekräften betrifft, als auch die Veränderung des sozialen Umfeldes zum Negativen.

ERSTE ZEICHEN einer depressiven Veränderung können sein:

- Verschlechterung eines zuvor stabilen Therapiepotentials
- Vegetative Symptome wie Schlafstörungen, Appetitlosigkeit, Gewichtsabnahme
- Nachlassen der Compliance
- Affektlabilität – auch unangemessenes Lachen oder Weinen
- Möglich auch: einige Zeit irrationaler Optimismus über den Krankheitsverlauf, dann Antriebslosigkeit, suizidale Gedanken ...

Das depressive Stimmungsbild ist ernstzunehmen! In starker Ausprägung behindert es erheblich die rehabilitativen Chancen der wichtigen ersten 6 Monate.
Ergotherapeutisch sollte also die funktionell orientierte Schlaganfalltherapie durch Behandlungskonzepte bei depressiven Syndromen ergänzt werden.

4.1.2 Querschnittsyndrome 

Als Querschnittsyndrom bezeichnet man eine Schädigung des Rückenmarks, die eine Leitungsunterbrechung der auf- und absteigenden Bahnen verursacht und so zu sensorischen und motorischen Ausfallerscheinungen führt.
Die Folgen sind, je nach Lokalisation, Lähmungserscheinungen an den unteren und/oder oberen Extremitäten, am Rumpf, sowie der Ausfall von sensiblen und vegetativen Funktionen. Man unterscheidet je nach Höhe und Verletzungsausmaß zwischen Para- und Tetraplegie bzw. -parese.

Funktionelle Anatomie des Rückenmarks
Das Rückenmark befindet sich in der Wirbelsäule, die anatomisch in verschiedene Segmente untergliedert wird:

- 7 Halswirbel (**C 1 – C 7**)
- 12 Brustwirbel (**Th 1 – Th 12**)
- 5 Lendenwirbel (**L 1 – L 5**)
- 5 Kreuzbeinwirbel **(S 1–S 5)**
- 3–5 Steißbeinwirbel

Beim erwachsenen Menschen verläuft das Rückenmark von oben durch die Wirbelkörper bis auf Höhe des 1. Lendenwirbels (L1). Darunter setzen sich die Nervenstränge als sog. „Cauda equina" fort. Das Rückenmark wird durch kleine Bänder (Ligamenta dentata) in seinem Wirbelkanal gehalten. Im unteren Halsmark befindet sich ein Knotenpunkt, aus dem das Armnervengeflecht entspringt (Plexus brachialis). Im Lendenmark befindet sich ein zweiter Knotenpunkt, aus dem das Lenden-Kreuzbeingeflecht entspringt (Plexus lumbosacralis). Auf Querschnitten durch das Rückenmark erkennt man innen die graue Substanz, die aus Zellkörpern und Dentriten besteht und außen die weiße Substanz, die aus auf- bzw. absteigenden Neuronen besteht.

Aufsteigende Nervenbahnen sind sensibel (Afferenzen)
und
absteigende Nervenbahnen sind motorisch (Efferenzen).

Die Ursachen für Querschnittlähmungen sind vielfältig. In 60–70% kommt es bei Unfällen zu Frakturen und Luxationen mit Kompression oder Durchtrennung des Rückenmarks, Erschütterung mit unterschiedlichen Schweregraden (Contusio oder Commotio spinalis) sowie dauerhaften oder reversiblen (vorübergehenden) Einengungen durch Ödeme und Hämatome. Weiterhin können Entzündungen des Rückenmarks (Myelitis), der Rückenmarkshäute (Meningitis) und Abszesse, sowie raumfordernde Prozesse wie Tumore, Syringomyelien (Hohlraumbildung mit unklarer Ursache), vaskuläre Prozesse wie Ischämien, spinaler Insult und Embolien, degenerative Veränderungen der Bandscheiben und Wirbelsäule, perinataler (vorgeburtlich) unvollständiger Schluss der Wirbelsäule (Spina bifida) und Iatrogene (vom Arzt erzeugte) Schäden, wie z. B. Durchtrennung von Gefäßen bei Operationen, die Ursache sein (vgl. Habermann & Kolster, 2009).

Verletzungen der Wirbelsäule

Halswirbelsäule:

- Die Luxationsfraktur ist der häufigste Verletzungsbefund der Halswirbelsäule und befindet sich meistens an C 5/6.
- Der Stauchungsbruch, der sich ebenfalls meist an C 5/6 befindet, bei dem auch nur Teile des Rückenmarks betroffen sein können, führt oft zu einer unvollständigen Lähmung der Extremitäten.
- Eine Verletzung durch extreme Rückbeugung des Halses befindet sich meist an C 4/5 und kommt bei älteren Menschen mit degenerativen Veränderungen der Wirbelsäule (z. B. Osteoporose) vor.

Brust- und Lendenwirbelsäule:

- Auch hier ist die Luxationsfraktur der häufigste Befund an diesem Wirbelsäulenabschnitt, bei dem meist TH 12/L 1 betroffen sind.
- Beim Stauchungsbruch werden die Wirbelkörper komprimiert. Eine Rückenmarkmitbeteiligung ist selten.

Verletzungen des Rückenmarks
Wird das Rückenmark verletzt, kommt es oft zu vollständigen Lähmungen. Dies beinhaltet den vollständigen Verlust aller neurologischen Funktionen unterhalb der Läsion. Hier wird, wie bereits erwähnt, wie folgt unterschieden:

- Paraplegien (Lähmungen der unteren Gliedmaßen) entstehen durch Läsionen in den Bereichen Th1-12, L1-5 und S1-5
- Tetraplegien (Lähmungen aller Gliedmaßen) entstehen durch Läsionen in den Bereichen C1-C7

Durch die Verletzung des Rückenmarks entstehen:

- Motorische Lähmungen, die durch folgende Punkte gekennzeichnet sind:
  - den Verlust von Willkürbewegungen
  - die Erhöhung des Muskeltonus
  - die Steigerung der Eigenreflexe

Der Verlust der oberhalb der Verletzungsstelle gelegenen Kontrollmechanismen (Bahnung und Hemmung) führt zu einer Freigabe der Eigenfunktion, die als **Spastik** bezeichnet wird. Man findet sie bei Lähmungen oberhalb des ersten Lendenwirbels.

- Cauda-equina-Lähmungen entstehen durch Verletzungen der Cauda eqina und sind gekennzeichnet durch:
  - den Verlust von Willkürbewegungen
  - einen schlaffen Muskeltonus
  - Abschwächung oder Verlust der Eigenreflexe

Durch die Läsion ergibt sich eine **schlaffe Lähmung** der Muskulatur.
Mischtypen beider Formen sind möglich.

- Sensible Lähmungen
  – Bei vollständigen Lähmungen sind die aufsteigenden Bahnen, die verschiedene Gefühlsempfindungen leiten, in Höhe der Rückenmarkverletzung unterbrochen. Dadurch wird das Gefühl für Schmerz, Temperatur, Oberflächen- und Tiefensensibilität unterhalb der Verletzungshöhe aufgehoben, bzw. wird langsam schwächer.
  – Gleiches gilt für die Empfindungen der inneren Organe. Vereinzelt können sich vorübergehend „Phantomgefühle“ einstellen.
- Lähmungen des vegetativen Nervensystems
  – Blutgefäße: Kreislauflabilität und arterielle Hypotonie finden sich häufig bei Hals- und oberen Brustmarklähmungen. Es kann zu plötzlichem Abfall des Blutdrucks bis hin zum Bewusstseinsverlust kommen. Im Akutstadium besteht die Gefahr des plötzlichen Herzstillstandes nach der Lagerung!
  – Temperaturkontrolle: Insbesondere Halsmarkgelähmte können nicht oder kaum durch Gefäßerweiterung- oder Verengung bzw. Muskelzittern auf ihre Umgebungstemperatur reagieren.
  – Blase und Mastdarm: Da beide Körperfunktionen stets schwer beeinträchtigt sind, kann die Therapie aus Katheterisierung bzw. Kontinenztraining nach bestimmten Uhrzeiten und manueller Stimulation zur Darmentleerung bestehen.

Weiterhin können bei Verletzungen des Rückenmarks auch unvollständige Lähmungen entstehen, wenn nur ein Teil des Rückenmarksegmentes geschädigt ist.
Formen:

- Akutes vorderes Halsmarksyndrom mit vollständiger motorischer Lähmung, Verlust von Schmerz-, Temperatur- und grobem Berührungsempfinden, aber Erhalt der Sensibilität für die Feinberührung, Gewebeeigen- und Lageempfindung.
- Akutes zentrales Halsmarksyndrom, bei dem eher die oberen Gliedmaßen betroffen sind – weniger die untere Körperregion. Die Lähmung der oberen Gliedmaßen kann schlaff sein! Das Syndrom entsteht meist bei Verletzungen durch extreme Rückbeugung.
- Das Braun-Séquardsche Syndrom ist eine Zerstörung des Rückenmarks nur auf einer Seite, z. B. nach Stichverletzungen. Es kommt zu einer Steigerung oder He-

rabsetzung der Sensibilität für Schmerz, Temperatur und Berührung in Höhe des geschädigten Segmentes. Unterhalb davon kommt es gleichseitig zur nahezu vollständigen Lähmung und auf der Gegenseite zu einer nahezu vollständigen Aufhebung von Schmerz-, Temperatur- und Berührungsempfinden.

- *Cauda equina-Verletzungen* sind meist unvollständig mit unterschiedlicher neurologischer Symptomatik.

Grundsätzliche Therapieziele bei Querschnittverletzungen

PARAPLEGIE (Brust- und Lendenwirbelsäule)

- Erhalt der Muskelkraft und der Beweglichkeit der oberen Extremitäten
- WICHTIG: Muskelfunktionstests !!!
- Transfertraining (nach Bettruhe)
- Selbständigkeit in ADL (Waschen, Anziehen, Toilettentraining [!])
- Rollstuhltraining
- Stehtraining (Mobilisierung)
- Psychosoziale Betreuung (ggf. mit Psychologen/Psychotherapeuten)
- Berufliche Reha, Familie, Freizeit
- Adaptionen im häuslichen Bereich, am Arbeitsplatz, im Auto etc.

TETRAPLEGIE (Halswirbelsäule)

Grundsätzlich gelten die gleichen Therapieschwerpunkte wie bei Paraplegikern, jedoch müssen die zusätzlichen Funktionsausfälle je nach Schädigungshöhe berücksichtigt und die Therapien entsprechend angepasst werden.

Grundsätzlich ist mit folgenden Symptomen zu rechnen bei Lähmungen ab

- C4: Gebrauch der oberen Gliedmaßen ist nur mit Hilfsmitteln möglich, die mit Fremdkraft angetrieben werden
- C5: Die Patienten sind mit unterstützenden Hilfsmitteln in der Lage, einfache ADL Tätigkeiten auszuführen und den Rollstuhl langsam zu bedienen. Transfers und Toilettengang nur mit Hilfe. Für längere Strecken: E- Rollstuhl
- C6: Patienten können greifen und die Hand öffnen, da die Handgelenkstrecker einen passiven Faustschluss ermöglichen. Transfer mit Hilfsmitteln möglich, u. U. auch Toiletten ADL
- C7: Durch die erhaltene Funktion von Fingerstreckern- und -beugern kann auf den Gebrauch von Hilfsmitteln verzichtet werden. Selbständiger Transfer und Rollstuhlgebrauch möglich
- Th1: Volle Funktionsfähigkeit der Arme und Hände. Sog. „hohe Paraplegie". Gleichgewichtsreaktionen jedoch schwach. Hängt vom Leistungsvermögen des M. latissimus dorsi ab. Muskelstärkung wichtig!

Ein besonderes Problem: Die Spastik

Bei Lähmungen im Rückenmark kommt es im Anschluss an den spinalen Schock zu einer **Zunahme der Muskelspannung** der gelähmten Muskulatur bei Versorgungsgebieten **unterhalb der Läsion.** Durch Zerstörung des neuronalen Gewebes auf Läsionshöhe kommt es in diesem Gebiet zur Ausbildung einer schlaffen Lähmung!!! Beuge- und Streckspastiken können nebeneinander auftreten. Wird die Spastik nicht behandelt, droht die Gefahr von Gelenkkontrakturen!!! Die Art der Spastik ist abhängig von reizauslösenden Ursachen im Lähmungsbereich. Trotz ihrer negativen Erscheinung hat die Spastik den Vorteil des Erhalts der Muskelmasse und der Durchblutungsförderung. Gut therapierte Patienten können erlernen, an einem funktionslosen Muskel eine Spastik auszulösen und diese Muskelspannung für die Ausführung von Trickbewegungen zu nutzen, z. B. die Streck-Spastik der Beinmuskulatur zum Transfer.

Merke: Psychische Probleme, Ängste etc. können die Spastik fördern!

Gebiete ergotherapeutischer Intervention

Mobilisation
- In der Akutphase
  - Lagerung (schlaffe Lähmung, Spastik)
  - Vermeidung von Beugekontrakturen
  - Decubitusprophylaxe
  - Kreislaufstabilisierung
  - Athrophieprophylaxe
  - Ggf. Legen der Funktionshand
- Nach der Bettruhe
  - Transfers
  - Rollstuhltraining (Innen- und Außenbereich)
  - Atrophieprophylaxe
  - Muskelaufbau (Armmuskulatur, M. latissimus dorsi ...)
  - Stehtraining

ADL Training
- Waschen
- Anziehen (auch Beratung – Kleidung, Frisur etc.)
- Rasieren, Kosmetik etc.
- Toilettentraining
- Esstraining
- Freizeittraining
- Training im häuslichen und beruflichen Bereich
- Kfz-Training

Angehörigenberatung
- In allen relevanten Angelegenheiten. Auch psychosoziale Betreuung
- Freunde „gehören auch dem Patienten an"!
- Umfang der therapeutischen Schweigepflicht beachten!

Psychosoziale Betreuung
- Gespräche. Zeit für den Patienten
- Offenheit!
- Angstminderung! (Wichtig für Schmerzreduzierung, Spastikhemmung etc.)
- Abnorme psychische Reaktionen erkennen, Manifestierungen beachten
- Manische oder depressive Stimmungslagen in therapeutischen Kontext mit einbeziehen
- Ggf. alternative Therapieangebote machen (Entspannungsübungen, Musik ...)
- Achtsam mit der Intimsphäre umgehen!

Die Funktionshand

Als Funktionshand bezeichnet man eine durch bewusste Verkürzung der Fingerbeugesehnen erzeugte Greif- oder Haltehand. Prinzipiell unterscheidet man zwischen einer aktiven und passiven Funktionshand.

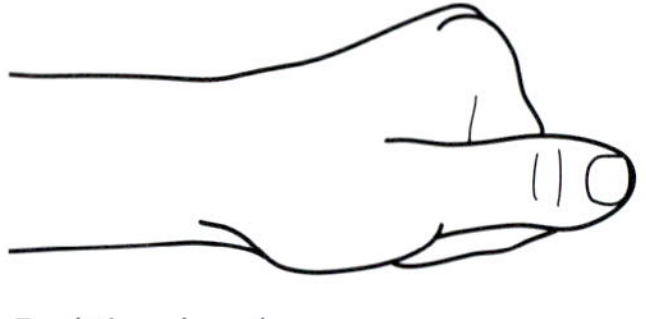

Funktionshand

Aktive Funktionshand

Bei Patienten mit fehlender Fingerfunktion, z. B. Tetraplegie, bei denen aber noch eine Restinnervation in den Muskeln vorhanden ist, kann eine aktive Funktionshand entwickelt werden. Dazu wird die noch funktionierende Armmuskulatur auftrainiert, durch gezielte Lagerung eine kontrollierte Verkürzung der Fingerbeugesehnen hervorgerufen und mit Hilfe von Trickbewegungen eine sog. Greifersatzform ausgebildet.
Bei Tetraplegien mit Schädigungen oberhalb von C5/C6 kommt es zu einem vollständigen Ausfall der Daumen- und Fingermuskulatur mit teilweise bzw. vollständig erhaltener Streckfunktion im Handgelenk durch den M. extensor carpi radialis.

Trickbewegung bei aktiver Funktionshand

Bei passiver Flexion im Handgelenk in Pronationsstellung kommt es auf Grund der Schwerkraft zu einer Öffnung der Hand mit einer leichten passiven Streckung der Finger in den Grundgelenken. Bei aktiver Dorsalflexion schließt sich die Hand in Form eines Faustschlusses. Dabei legt sich der Daumen dem gebeugten Zeigefinger in Form des Lateralgriffes fest an. Dadurch wird eine gezielte Halte- und Greiffunktion ermöglicht. Der Grund für diesen sog. **Tenodeseneffekt** liegt darin, dass sich der gelähmte Muskel der Beugemuskulatur nicht zusammenzieht und deshalb seine Länge konstant bleibt. Beim Überstrecken des Handgelenkes kommt es so zu einer Flexion der Finger.

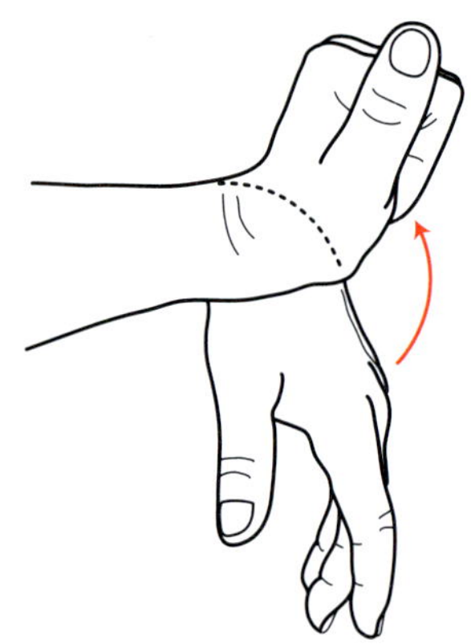

Aktive Funktionshand

Passive Funktionshand

Bei einer vollständigen Tetraplegie unterhalb von C4/C5 sind alle Muskeln, die auf Finger und Handgelenk wirken, gelähmt. Daher wird mittels speziell gefertigter Schienen das Handgelenk in einer 30° Dorsalflexion stabilisiert. Dies wird erreicht, indem die Hände des Patienten vom ersten Tag an in jeder Lageposition (Rückenlage, Seitenlage, Bauchlage) konsequent für mindestens drei Monate gelagert werden und dabei immer wieder auf den Erhalt der Gelenkbeweglichkeit geachtet wird. Das heißt, dass die Lagerung nur für therapeutische Maßnahmen zur Kontrakturprophylaxe (Mobilisation der Gelenke) kurzzeitig aufgelöst werden darf.
Um eine Funktionshand zu erreichen, wird die Hand in Funktionsstellung fixiert. Dazu wird das Handgelenk mittels einer Schiene in 30° Dorsalflexion fixiert, die MCP (Fingergrundgelenke) um 90° flektiert, die PIP (Fingermittelgelenk) ebenfalls um 90° flektiert und die DIP (Endgelenke) in vollständiger Streckung, z. B. mittels Leukofix, strahlenförmig fixiert. Vorher wird in die Handinnenfläche von der Kleinfingerseite her mit

Schlauchband überzogene Mullbinde mit kleinem Durchmesser geschoben. Die Breite der Mullbinde orientiert sich an der Breite des Handtellers in Höhe der MCP des Patienten. Der Durchmesser der Mullbinde muss so gewählt werden, dass die Finger beim Umschließen in Funktionsstellung gebracht werden können. Wichtig ist, dass nach der Fixation die Finger nicht übereinanderliegen und keine Gelenke (mit Ausnahme des Handgelenkes) überklebt werden. Der Daumen wird in vollständig extendierter und adduzierter Form im Bereich des PIP am Zeigefinger fixiert.

Trickbewegung bei passiver Funktionshand

Mit einer passiven Funktionshand, kann ein Faustschluss über eine Supination des Handgelenkes erzeugt werden. Die Pronation bewirkt eine passive Öffnung der Hand. Mit Hilfe der Funktionshand kann so eine Greiffunktion ermöglicht werden, mit der der Patient dann adaptierte Hilfsmittel selbständig verwenden kann.

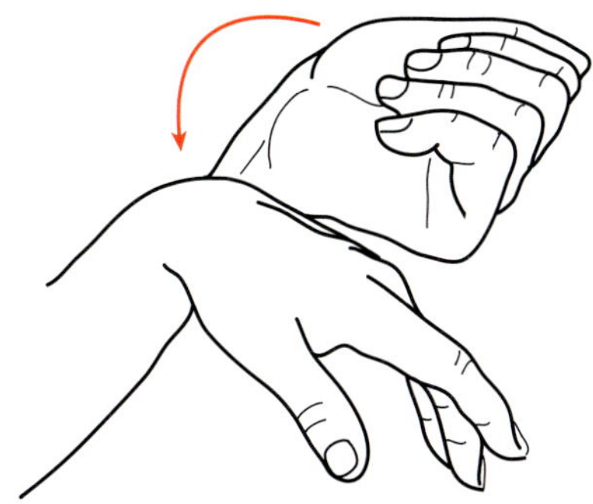

Passive Funktionshand

Mobilisation und Pflege der passiven Funktionshand

- Bei der Mobilisation ist es wichtig, darauf zu achten, dass die Finger niemals bei einer dorsalflektierten Hand aufgedehnt werden, da sonst die Funktion der Haltehand verloren geht!
- Bei Palmarflexion dürfen die PIP- und DIP Gelenke vollständig extendiert werden.
- Das Daumengrundgelenk sollte nicht unkontrolliert durchbewegt werden, da eine gute Stabilität des Daumens eine bessere Funktion ermöglicht.
- Die Handgelenke müssen frei beweglich sein.
- Eine Abduktion der Finger sollte vermieden werden. Lediglich für pflegerische Maßnahmen kann zwischen den Fingern vorsichtig gewaschen werden.
- Die Hand sollte abwechselnd in Pro- und Supination gelagert werden.

Merke:

- Wird die Hand nicht fachgerecht gelagert, bleiben die Finger entweder gestreckt oder es kommt zu einer Verformung in die Krallhand.
- Der Griff mit Hilfe des Tenodeseneffektes ist zwar weder kräftig noch ein echtes aktives Greifen, doch durch die verschiedenen Trickbewegungen ergeben sich vielfältige Griffe und damit die Möglichkeit zum selbständigen Handeln!
- Wie fest ein Faustschluss ist, wird durch das Ausmaß der Verkürzung in den Fingerbeugesehnen bestimmt. Dabei ist auf den Erhalt der Gelenkbeweglichkeit zu achten!

4.1.3 Enzephalomyelitis disseminata – (Multiple Sklerose – MS) 

Die Enzephalomyelitis disseminata (Encephalon [griech.] = das Gehirn. Myelon [griech.] = das Rückenmark. Disseminiert = verstreut – Also eine verstreut herdförmig

auftretende Hirn- und Rückenmarkentzündung) – oder auch Multiple Sklerose, kurz MS genannt, ist eine chronisch-entzündliche Entmarkungserkrankung des zentralen Nervensystems (ZNS) mit weitgehend ungeklärter Genese (Entstehung). Sie ist neben der Epilepsie eine der häufigsten neurologischen Krankheiten bei jungen Erwachsenen. Weltweit ist die MS bei mehr als 2,5 Millionen Menschen diagnostiziert. Interessant ist die statistische Bestätigung, dass die Erkrankungshäufigkeit mit zunehmender geografischer Entfernung zum Äquator zunimmt. In Deutschland leben weit mehr als 130.000 Menschen mit MS und die Diagnoserate steigt jährlich um 2.500 Neuerkrankungen (vgl. Lucas et al. 2011).
Prinzipiell ist zu sagen, dass MS weder ansteckend noch tödlich und keine psychische Erkrankung ist. Vor allem ist anzumerken, dass MS-Patienten nicht zwangsläufig im Rollstuhl enden.
Die Statistik zeigt, dass Frauen doppelt so häufig betroffen sind wie Männer. Der Beginn ist meist zwischen dem 20. und 40. Lebensjahr, selten im Kinder- und Jugendalter. Auch Erstdiagnosen nach dem 60. Lebensjahr sind eher selten. Häufig ist die Krankheit schwer zu erkennen, da der Verlauf und das Beschwerdebild von Patient zu Patient unterschiedlich aussehen können. Man vermutet als Ursache der Entstehung eine genetische Prädisposition. Es bestehen auch Hypothesen, dass als (Mit-)Ursachen eine virale Infektion (*unter anderem durch das Epstein-Barr-Virus und das Humane Herpesvirus 6*) mit langer Inkubationszeit, bestimmte Hygienebedingungen (*Vermutet wird ein Zusammenhang zwischen der frühen Auseinandersetzung des Immunsystems mit Infektionskrankheiten und einer dadurch verminderten Anfälligkeit für die Multiple Sklerose.*), Störungen des Vitamin-D-Stoffwechsels (*Vitamin D entsteht beim Menschen hauptsächlich durch Sonneneinstrahlung in der Haut. Im Kindesalter vermehrt der Sonne ausgesetzt zu sein, sowie erhöhte Vitamin-D-Spiegel im Blut senken das Risiko, später eine MS zu bekommen.*), Intoxikationen durch Umweltgifte (*Für den häufig behaupteten kausalen Zusammenhang der Krankheit mit Umweltgiften gibt es wenig Nachweise.*), Rauchen (*Ob Zigarettenrauchen das Risiko erhöht, MS zu bekommen, wird seit Jahren erforscht. Mittlerweile zeichnet sich klar ab, dass Rauchen vor Erkrankungsbeginn das Risiko steigert. Eine Meta-Analyse ergab eine 1,2- bis 1,5-fache Erhöhung des Erkrankungsrisikos [vgl. Duthel 2014].*), Impfungen (*Ein ursächlicher Zusammenhang von Impfungen – und hier insbesondere der Hepatitis-B-Impfung – und dem Auftreten einer MS ist nicht nachweisbar.*) und eine chronische cerebrospinale venöse Insuffizienz in Frage kommen.

Exkurs zum besseren Verständnis

In vielen Anatomiebüchern wird immer wieder von der saltatorischen Erregungsleitung gesprochen. Dabei wird explizit darauf hingewiesen, dass die Informationen von Ranvierschem Schnürring zu Ranvierschem Schnürring springen und dies wird, mit meist roten Pfeilen, immer schön als Bogen verdeutlicht.

Dadurch entsteht der Irrglaube, dass die Nervenreize außen an den Schwann-Zellen entlangspringen. Dies ist jedoch nicht der Fall. Selbstverständlich verläuft die Reizübertragung innerhalb des Axons. Was die Pfeile symbolisieren sollen, ist, dass die Reizweiterleitung unter der dicken Myelinschicht der Schwann-Zellen extrem schnell verläuft und an den Bereichen, die kaum bzw. keine Isolierung haben (Ranviersche Schnürringe), leicht ausgebremst wird. Daher wird der Begriff „Springen“ hier missverständlich verwendet, denn es ist lediglich ein Abbremsen und schnelles Beschleunigen gemeint, das dann als „Springen“ interpretiert wird.

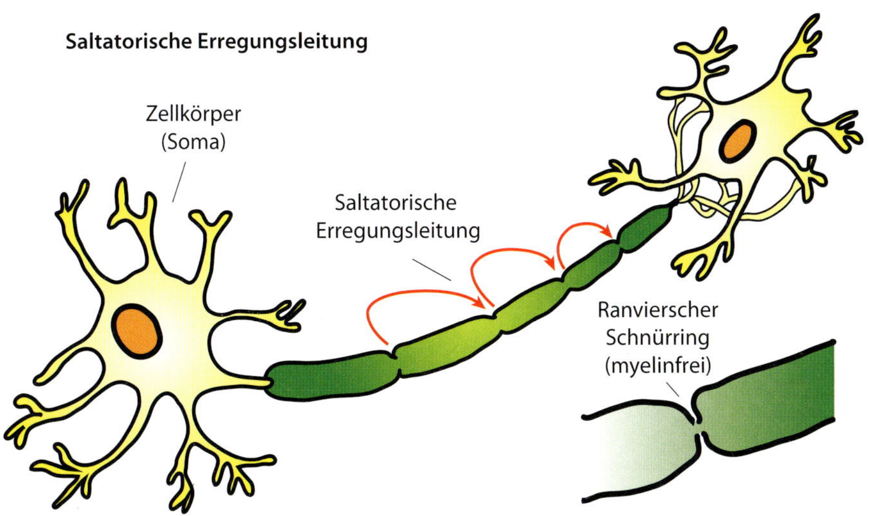

Was passiert bei MS?

Körpereigene Abwehrzellen, d. h. Makrophagen, Granulozyten und T-Lymphozyten, durchdringen die Blut-Hirn-Schranke und greifen die Myelinschicht der Nervenfasern (Oligodendrozyten) an. Auch B-Lymphozyten sind bei der Erkrankung beteiligt. (Als Blut-Hirn-Schranke bezeichnet man die Kapillarwände, die eine selektiv durchlässige Schranke zwischen der Hirnsubstanz und dem Blutstrom bilden. Dadurch wird der Stoffaustausch im ZNS kontrolliert und Stoffe, die nicht ins ZNS gelangen sollen, am Durchtritt gehindert. Fettlösliche Substanzen, wie Nikotin, Alkohol und Blutgase, aber auch Narkotika, können die Blut-Hirn-Schranke per Diffusion passieren und gelangen somit in das Gehirn). Aber nicht nur das ZNS ist betroffen, auch die Myelinschicht der Schwann-Zellen im peripheren Nervensystem werden angegriffen.

Exkurs zum besseren Verständnis:

Die Myelinschicht, die sich um die Axone legt, wird von den sogenannten Gliazellen aufgebaut. Im ZNS übernehmen diese Aufgabe die sog. Oligodendrozyten und im peripheren Nervensystem die Schwann-Zellen. Myelin hat die Aufgabe, die axonalen Segmente zu isolieren und ist bei Vertebraten (Wirbeltieren) die Voraussetzung für die hohe Leitungsgeschwindigkeit von bis zu 200 m/s. Während Oligodendrozyten in der Lage sind, mehrere Axone vollständig zu ummanteln, wickeln sich die Schwann-Zellen immer nur mehrfach um ein Axon. Die Nervenfaser wird dann als markhaltig bezeichnet. Sind sie nur halb oder einfach an die Axone angelagert, spricht man von marklosen Nervenfasern. Die Reizweiterleitung erfolgt bei marklosen Nervenfasern nur mit einer Geschwindigkeit von 0,2–2 Metern pro Sekunde. Dies ist sehr langsam. Daher kommen sie vor allem im Bereich des vegetativen Nervensystems und des sensiblen Anteils des somatischen Nervensystems vor.

Bei einer gesunden Nervenzelle im PNS sind um das Axon viele Schwann-Zellen aneinandergereiht, die als Schutz und Isolationsmantel gegen störende Einflüsse von außen dienen. Dadurch ist eine ungehinderte und schnelle Reizweiterleitung gewährleistet.

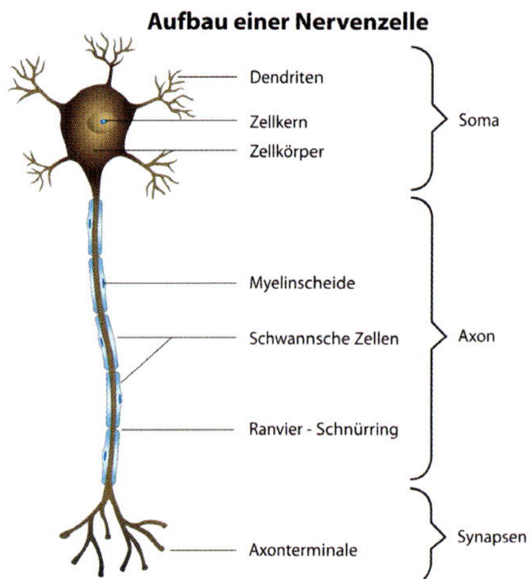

© bilderzwerg – Fotolia.com

Aufbau einer gesunden Nervenzelle

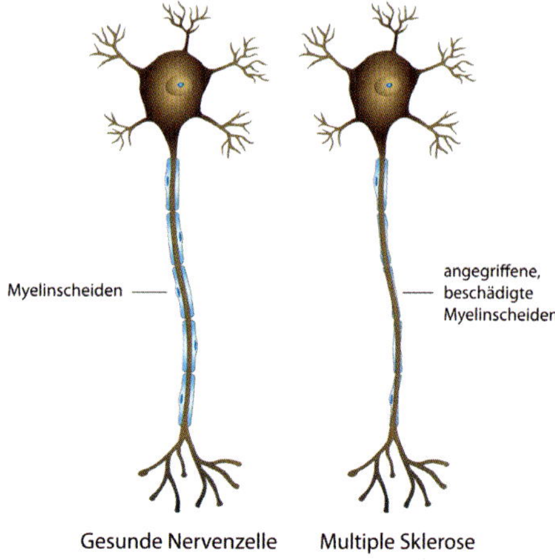

© bilderzwerg – Fotolia.com

Vergleich zwischen einer gesunden und einer beschädigten Nervenzelle

Nervenzellen, die eine beschädigte Myelinschicht haben, können Reize nur sehr langsam und am Ende gar nicht mehr weiterleiten. Dadurch entstehen z. B. die motorischen und sensorischen Defizite, die sich dann u. a. in Ataxien (Koordinationsstörungen) und Parästhesien (Ameisenlaufen) bzw. Anästhesie (Taubheit/Gefühllosigkeit) äußern.
Die Enzephalomyelitis disseminata verläuft in unterschiedlichen Formen. Der Zeitraum, in der die Entzündung auftritt, wird als Schub bezeichnet. Diese Schübe entwickeln sich meist innerhalb weniger Stunden bzw. Tage und klingen nach einiger Zeit wieder ab. Nach der Entzündungsphase kann es zu einer Rückkehr der normalen Funktionen kommen. In jedem Fall kommt es zu einer Vernarbung des beschädigten Nervengewebes (Sklerose) und früher oder später zu Ausfallerscheinungen unterschiedlicher Art und Ausprägung.
Da die Krankheit bei jedem Menschen unterschiedlich verläuft, äußern sich die Symptome ebenfalls in verschiedenen Variationen.

- Mit 30 – 50 % der Fälle treten statistisch am häufigsten als Erstsymptomatik plötzliche Empfindungsstörungen in Armen und Beinen auf.
- Das zweithäufigste Erstsymptom mit ca. 20 % sind insbesondere bei jungen Patienten Sehstörungen.
- Die dritthäufigsten Symptomatiken sind bei Beginn: Störungen der Muskelfunktion (Kraftverlust, Lähmungserscheinungen und Muskelsteifigkeit), Koordinations- sowie Gleichgewichtsstörungen.
- In selteneren Fällen treten viszerale Störungen wie Harnverhalten, Harninkontinenz und Drangblase sowie Dysarthrien (Sprechstörungen), die sich in einer undeutlichen, verwaschenen Sprache äußern, auf.

In späteren Verläufen kommt es bei 50 – 90 % der betroffenen Personen zu folgenden Symptomen in absteigender Reihenfolge der Häufigkeit:

- Gangstörungen mit unterschiedlich starker Ausprägung auf Grund von Spastizitäten (krampfhafte Erhöhung der Muskelspannung)

- Kraftverlust sowie sensorische Störungen, insbesondere in den unteren Extremitäten. Dies führt zu starken Unsicherheiten beim Gehen und Stehen
- Kognitive Störungen: Nachlassen von Merkfähigkeit, Konzentration und (!) Entscheidungsfähigkeit
- Viszerale Störungen mit unterschiedlicher Ausprägung bei der Blasen- und Darmentleerung
- Bulbäre Störungen: Dysphagie (Schluckstörung), Verschlucken, erschwertes Schlucken
- Läsionen der mimischen Muskulatur
- Schnelle Ermüdungserscheinungen
- Sehstörungen
- Nystagmus (bezeichnet die unkontrollierbaren, rhythmischen Bewegungen eines Organs, üblicherweise jedoch der Augen, so dass unter Nystagmus in der Regel ein *Augenzittern* verstanden wird)
- Sexuelle Störungen: Potenz-, Sensibilitätsstörungen, Verlust der Libido
- Dysarthrien (Sprechstörungen)
- Bewegungsstörungen in Form von Ataxie und Spastik, weitere Koordinationsstörungen
- Psychische Störungen bei schweren Verläufen
- Affektive Störungen: Affektlabilität, Euphorie, Depressionen

Die Phasen der Entzündungen (Schübe) verlaufen bei jedem Patienten in unterschiedlicher Form. Daher lässt sich keine Vorhersage über den individuellen Verlauf treffen. In vielen Fällen verläuft die Erkrankung gutartig, und Krankheitszeichen, die anfänglich auftreten, bilden sich nahezu alle weitgehend zurück. Dadurch bleiben die Störungen oft relativ gering und beeinträchtigen den Patienten nur in geringem Maße.

Nur in unter 5 % der Fälle aller Erkrankten führt der Krankheitsverlauf innerhalb weniger Jahre zu schweren Behinderungen.

Wie die Krankheit verläuft, lässt sich oft erst nach vielen Jahren feststellen. Hierfür gibt es eine sog. 5-Jahres-Faustregel. D. h., dass der Grad der Behinderung 5 Jahre nach Krankheitsbeginn etwa 75 % desjenigen nach 10 bis 15 Jahren entspricht.

In der Medizin werden die Verlaufsformen in unterschiedliche Typen eingeteilt. Dabei werden drei Haupttypen genannt: Der rein schubförmige Verlauf, der primär schubförmige, dann chronisch progrediente Verlauf und der primär chronische Verlauf. Es ist jedoch davon auszugehen, dass es weit mehr Verlaufstypen gibt.

Die nachfolgende Darstellung ist ebenfalls eine idealisierte Zusammenstellung der möglichen Verläufe:

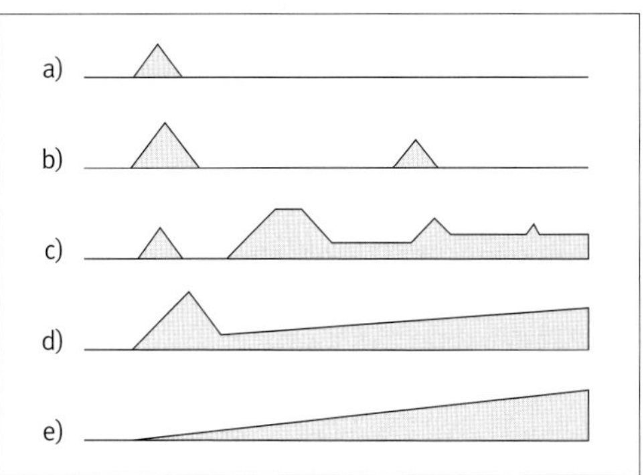

Die unterschiedlichen Verlaufsformen der MS

a) Monosymptomatische Verlaufsform mit einem Schub (z. B. Opticusneuritis), die ohne weitere Symptome verläuft und wahrscheinlich häufigste Verlaufsform der MS ist. Möglich ist auch der benigne Verlauf, bei dem nur alle paar Jahre oder erst nach einem Jahrzehnt wieder ein neuer Schub auftritt.
b) Schubförmiger Verlauf mit zwei oder mehr Schüben ohne Übergang in das chronisch-progrediente Stadium.
c) Primär schubförmige, dann chronisch-progrediente Verlaufsform: Sie beginnt mit einem Schub mit völliger Remission (dauerhaftes Nachlassen von Krankheitssymptomen). Alle weiteren Schübe bilden sich nur noch unvollständig zurück, und es kommt zu einer stufenweisen Zunahme der Krankheitssymptome.
d) Sekundär chronischer Verlauf, der mit einem Schub beginnt, der sich nicht vollständig zurückbildet und weiteres langsames Fortschreiten der Erkrankung.
e) Primär chronischer Verlauf mit schleichendem Beginn und langsam zunehmender Symptomatik ohne eindeutige Schübe.

Schmerzen:

› Durch die Krankheit: Trigeminusneuralgie, Schmerzen in den Extremitäten
› Als Folge der Krankheit: durch Harnwegsinfektion, Spasmen
› Infolge der Behinderung: Rückenschmerzen durch geschwächte Muskeln und schlechte Haltung beim Sitzen/Stehen/Gehen, Schmerzen durch degenerative Veränderungen in den Gelenken, durch Osteoporose, Läsionen der peripheren Nerven
› Idiopathisch bedingt

Es wird deutlich, dass es sich um eine vielgestaltige Erkrankung handelt. Insbesondere die Mitbeteiligung der psychischen Strukturen, sowohl kausal als auch reaktiv, spielt bei der Behandlung von MS Patienten eine entscheidende Rolle. Die ergotherapeutische Behandlung setzt ein hohes Maß an Einfühlungsvermögen, Fachkompetenz und Kreativität voraus.

Therapie

Die Multiple Sklerose ist bislang nicht heilbar. Das Ziel aller therapeutischen Maßnahmen ist es, die Unabhängigkeit des Patienten in Alltagstätigkeiten zu erhalten und die beste erreichbare Lebensqualität zu gewährleisten.

Behandlungsziele sind u. a.:

› Erarbeiten einer Basis des Vertrauens für Patient und Angehörige (Aufklärung der Angehörigen über die Krankheit und mögliche Folgen)
› Statuserhalt der vorhandenen Funktionen
› Größtmögliche Restitution bzw. Kompensation der verlorengegangenen Funktionen
› ADL-Training mit entsprechenden Adaptionen
› Selbsthilfetraining, d. h. Körperpflege, Haushaltsführung, Essen u. ä.
› ggf. häusliche Veränderungen mit größtmöglicher Unabhängigkeit von fremder Hilfe (!) (Beratung, Tipps, Tricks, Ausschalten von Gefahrenquellen)
› Hilfsmittelversorgung (Hilfsmittel- und Rollstuhlabklärungen)
› Funktionelles Training (Üben von Funktionen mit und ohne Bezug zu realen Situationen), Muskelkräftigung, Erlernen und Einüben von neuen Fertigkeiten, Strategien entwickeln, Kräfteökonomie

- Berufliche Reha
- Freizeitgestaltung
- Psychische Unterstützung
- Spastizitätshemmung
- Sensibilitätstraining
- Kognitives Training (Gedächtnis, Merkfähigkeit, Abstraktionsfähigkeit, Umstellfähigkeit, Konzentration, Wahrnehmung, Denken etc.)
- Handwerkliches, kreatives Tätigsein als Ausdrucksmöglichkeit und feinmotorisches Training
- Beratung bei Freizeitgestaltung, Hobbys, Aufrechterhaltung sozialer Kontakte.

Das wichtigste Ziel in der Behandlung ist, gemeinsam mit dem Patienten individuelle Lösungen und Strategien zu erarbeiten, die ein Höchstmaß an Selbstständigkeit ermöglichen und eine optimale Lebensqualität erhalten. Besonders wichtig ist es, eine interdisziplinäre Zusammenarbeit mit anderen behandelnden Therapeuten und Ärzten anzustreben.

Symptomatische Therapie

Spastiken

Spastische Tonuserhöhungen der Muskulatur entstehen durch entzündliche Herde in der Pyramidenbahn. Sie können Schmerzen oder ein Spannungsgefühl verursachen. Durch Immobilität im Zuge der Schonhaltung kommt es zu Folgeerkrankungen wie Muskel- und Gelenkkontrakturen, Fehlstellungen und Immobilität, die wiederum zu Schmerzen führen. Mittels des Bobath-Konzeptes lässt sich dabei die tonisch erhöhte Muskulatur inhibieren (hemmen) und detonisierte Muskulatur und Bewegungskoordination aktivieren bzw. fazilitieren (bahnen).

Schmerztherapie

Schmerzen können bei MS-Patienten vielfältige Ursachen haben. Die direkt durch Entzündungsherde verursachte Trigeminusneuralgie, die anfallsweise auftritt, kann medikamentös behandelt werden. Auch chronische Schmerzen in den Extremitäten, die vermutlich durch Herde im Rückenmark entstehen, werden durch die MS selbst verursacht und können ebenfalls medikamentös behandelt werden. Schmerzen können auch indirekt durch eine spastische Tonuserhöhung der Extremitäten oder Harnwegsinfekte verursacht sein. Die Therapie richtet sich in diesen Fällen nach der jeweiligen Ursache.

Sprech- und Schluckstörungen

Sprech- und Schluckstörungen können zu einer erheblichen psychischen Belastung der Patienten führen. Akut im Rahmen eines Schubes entstandene Störungen werden mittels der Schubtherapie behandelt. Bleiben die Beschwerden bestehen, kommen hauptsächlich logopädische Maßnahmen zum Einsatz. Bei ausgeprägten Schluckstörungen können auch eine parenterale Ernährung und die Anlage einer PEG (Perkutane Endoskopische Gastrostomie – ein künstlich, von außen angelegter Zugang zum Magen zur Ernährung des Patienten) notwendig werden. Ziele hierbei sind eine ausreichende Nahrungszufuhr und das Vermeiden von Aspirationspneumonien.

Ataxien

Ataxie (griechisch ataxia = Unordnung, Unregelmäßigkeit) ist ein Oberbegriff für verschiedene Bewegungskoordinationsstörungen und sie äußert sich in unkontrollierten, meist überschüssigen Bewegungen. Tritt diese nur an einer Körperhälfte auf, wird sie Hemiataxie genannt. Ataxien können sowohl nach Schädigung der zentralen, als auch der peripheren Nerven entstehen.

Ansätze zur Behandlung ataktischer Bewegungsstörungen

Die Zuordnung der Zuständigkeit von Hirnarealen ist nicht fixiert, sondern ein Leben lang flexibel. Dies bedeutet, dass durch Stimulation Hirnareale aktiviert und vergrößert werden können. Es erfolgt ein „Lernen" im engeren Sinne.

Kernfrage ergotherapeutischer Behandlung: Wie schaffe ich es, die Anteile, die noch O. K. sind, zu aktivieren, damit über diese physiologische Aktivierung weiteren Hirnzellen zur Plastizität verholfen wird? Hierzu ist es wichtig Folgendes zu wissen:

- Teile der ataktischen Störungen sind (durch Misserfahrung, Unsicherheit) *erlernt*!
- Sie können mit therapeutischer Unterstützung *wieder verlernt* werden.
- Das Gehirn des Patienten ist auf Therapieerfahrungen angewiesen!
- Achten Sie auf ein physiologisches Setting.

4.1.4 Hyperton-Hypokinetisches Syndrom (Mb. Parkinson)

Die Fortbewegung im aufrechten Gang ist eine der bemerkenswertesten Erfindungen der Evolution. Sie ermöglichte es uns, die Vorderfüße zu einem hochspezialisierten Werkzeug zu entwickeln – den Händen – und ist das Hauptcharakteristikum der menschlichen Bewegung. Der menschliche Organismus ist in seiner Bewegung bzw. seiner Beweglichkeit an das perfekte Zusammenspiel von Gehirn, Neurotransmittern, Knochen, Gelenken, Muskeln, Nerven, Blutgefäßen etc. gebunden. Kleinste Veränderungen bzw. Läsionen in diesen Bereichen, können enorme Auswirkungen auf das gesamte Bewegungsausmaß des Menschen haben. Der menschliche Körper ist auf Bewegung angewiesen. Bewegungslosigkeit oder Bewegungsarmut führt stets zu einem Teufelskreis, der die Bewegungsfähigkeit noch weiter einschränkt, z. B. Kontrakturen, Muskelabbau, Fettaufbau → Übergewicht etc. Ein übertriebenes Maß an Bewegung führt zu einem späteren Zeitpunkt, durch erhöhten Verschleiß, ebenfalls zu verminderter Mobilität. Ein ausgewogenes Maß an Bewegung ist also zu bevorzugen, zumal Bewegung einen erheblichen Einfluss auf das Älterwerden und die Entwicklung des Menschen hat. Bereits die gesunde Entwicklung eines Kindes steht in enger Abhängigkeit zu seiner Bewegung, und die individuelle Konstitution eines Menschen bestimmt sein persönliches „normales Level" an Bewegungsfreudigkeit. Selbst die Art der ausgeführten Bewegungen (schnell, langsam, kräftig, bedächtig etc.) hängen individuell von der Konstitution und dem Charakter eines Menschen ab. Neben der körperlichen Beschaffenheit ist ein weiterer nicht zu unterschätzender Faktor die psychische Gestimmtheit. Bei Kindern ist dies noch in sehr ursprünglicher Form zu beobachten. Der Ausdruck von Freude ist bei ihnen an intensive Bewegungen gebunden. Weiterhin bestimmen soziokulturelle Einflüsse unser „Leben in Bewegung". Je nach sozialem Status und Kultur bewegt man sich (z. B. Fahrrad) oder lässt sich bewegen (z. B. Automobil).

Der ältere Mensch erfährt auf Grund von Materialverschleiß zunehmend Bewegungseinschränkungen. Weiterhin kommt es zu Einbußen im Bereich der Sinnesorgane, von

denen vor allem das verminderte Sehen und Hören die Bewegungsfreiheit enorm einschränken. Durch Erkrankungen (z. B. Osteoporose, chronische Polyarthritis, Muskeldystrophien, Deformierungen, Stoffwechselerkrankungen und neurologische Erkrankungen) kommt es zusätzlich zu Bewegungseinschränkungen.
Ein neurologischer Erkrankungstyp greift besonders multipel in die Bewegungsfähigkeit des Menschen ein und zeigt auf dramatische Weise die enge Verknüpfung zwischen Bewegung und Befindlichkeit: Das Hyperton-Hypokinetische Syndrom oder auch idiopathisches Parkinson-Syndrom (IPS) bzw. Mb. Parkinson genannt.
Das Hyperton-Hypokinetische Syndrom ist eine Erkrankung des extrapyramidalmotorischen Systems (EPS). Als EPS wird neuroanatomisch eine Gruppe von Nervenzellgebieten im Bereich des Stammhirns zusammengefasst, die für die Regulierung von unwillkürlichen Bewegungen verantwortlich sind. Außerdem regeln sie die Grundspannung in der Muskulatur und steuern das „affektive Ausdrucksverhalten" des Menschen, das sich verbunden mit verschiedenen Stimmungen über Mimik, Gestik, Körperhaltung usw., darstellt. Die wichtigsten Kerngebiete des EPS sind der Streifenkörper, der Linsenkern, der geschweifte Kern, der blasse Kern und die schwarze Substanz (Substantia nigra). Das EPS ist das entwicklungsgeschichtlich ältere Bewegungssystem. Den jüngeren Teil stellt das pyramidale System (PS) dar und bezeichnet die Gesamtheit der absteigenden, efferenten Leitungsbahnen im Gehirn, die in der Großhirnrinde entspringen. Ca 80 % aller Fasern kreuzen auf der Höhe der Medulla oblongata bei ihrem Austritt ins Rückenmark zur anderen Seite (Pyramidenkreuzung).
Das pyramidale System leitet willkürliche Bewegungsimpulse als Hauptgrundlage für gezielte und differenzierte Feinmotorik. Beide Bewegungssysteme stehen in so enger Verbindung zueinander, dass man eigentlich nicht von zwei verschiedenen Systemen bei der harmonischen ganzheitlichen Funktion von Bewegung sprechen kann. Jedoch lassen bei Läsionen recht typische Störungsbilder klinisch den Schluss auf Beeinträchtigungen im einen und/oder anderen System zu.
Abzugrenzen ist das Hyperton-Hypokinetische Syndrom als spezifizierte Alterserkrankung von anderen „Parkinsonoiden Erkrankungsbildern", die unterschiedliche Ursachen haben (z. B. als Nebenwirkung von Neuroleptika im Bereich der Psychiatrie, nach Schädel-Hirn-Traumen [Boxer!], bei Tumoren oder dementiellen Prozessen). Erstmals beschrieb 1817 James Parkinson eine Krankheit, die lange unter dem Namen „Schüttellähmung" bekannt war. Dabei handelte es sich um eine Form, bei der Erbfaktoren, wenn auch nur untergeordnet, eine Rolle spielen. Später fand man heraus, dass sich eine Form des Parkinsonsyndroms speziell bei älteren Menschen entwickelt, die vermutlich auf hirnsklerotische Prozesse zurückzuführen ist. Pathologisch anatomisch findet man eine Degeneration und zahlenmäßige Verringerung von Nervenzellen in der Substantia nigra. Diese Nervenzellen sind an Dopamin verarmt. Dopamin ist ein Neurotransmitter, der Bewegungen und psychische Prozesse in Form von Stimmungsaufhellern steuert.
Die Bewegungsstörungen bei Erkrankungen des EPS werden als „Athetosen" bezeichnet. Neben der „rigiden Athetose" („Rigor"), die durch Bewegungsmangel gekennzeichnet ist, gibt es die „choreatrische Athetose", die sich durch unwillkürliche, rasche, kurze Bewegungen bei eher hypotoner Muskulatur ausdrückt und die dystone Athetose die sich in übersteigerten Ausdrucks- und Mitbewegungen äußert.

Unterschieden werden 4 Typen des idiopathischen Parkinson-Syndroms:

- Der seltene monosymptomatische Ruhetremor
- Der Tremor-dominate Typ, bei dem der Tremor am auffälligsten und störendsten ist
- Der akinetisch-rigide Typ, bei dem primär die Akinese und der Rigor im Vordergrund stehen (Tremor kann vorhanden sein)
- Der Äquivalenztyp, bei dem Rigor, Tremor und Akinese etwa in gleicher Intensität ausgeprägt sind.

Das Parkinsonsyndrom ist durch sog. „Leitsymptome" beschrieben. Sie kennzeichnen durch die Häufigkeit ihres Auftretens die Erkrankung. Ich werde im Folgenden die Klinik dieser Leitsymptome beschreiben und danach auf die individuelle Bedeutung für den alten Menschen mit einigen Beispielen eingehen.

Als Leitsymptome gelten:

- Rigor
- Tremor
- Akinese
- Bradyphrenie
- verschiedene vegetative Dystonien

Der **Rigor** bezeichnet einen gleichförmig erhöhten Muskeltonus, der als Steifigkeit empfunden wird. Beim passiven Bewegen eines Armes oder Beines hat man das Gefühl, als ob man gegen einen Widerstand bewegen würde, der als wächsern bezeichnet wird (ähnlich dem Umbiegen einer weichen Wachskerze, die sich biegen lässt ohne zu brechen, jedoch einen Widerstand entgegensetzt). Außerdem spürt man in Gelenknähe kein fließendes, sondern eher ruckartiges Nachgeben in die Bewegung (ruckartiger Bewegungsablauf), was als Zahnradphänomen beschrieben wird. Dieses Zahnradphänomen ist gut beim liegenden Patienten zu beobachten, der seinen Kopf auf ein Kissen legen soll: Dies geht unglaublich langsam auf Grund des extrem erhöhten Tonus der Nackenmuskulatur, die sich nicht „entspannen" kann. Die Beobachtung wurde schon als „physiologisches Kissen" beschrieben, da der Eindruck entsteht, der Kopf des Patienten ruhe bereits auf einem (unsichtbaren) Kissen.
Der **Tremor** macht sich beim charakteristisch vollausgebildeten Parkinson-Bild durch ein feinschlägiges Zittern in Ruhe bemerkbar. Ca. 10 % aller Patienten mit Parkinsonsyndrom sind jedoch tremorfrei. Er kommt durch die rasch wechselnde, Innervation der Antagonistenmuskulatur zu Stande und macht sich besonders deutlich an den Händen und am Kopf bemerkbar. Der Tremor reduziert sich im Schlaf und bei gezielten, willkürlichen Bewegungen. Bei Aufregung, Angst, großer Freude etc. verstärkt er sich jedoch („Pillendreher- oder Geldzählphänomen"). Er ist also „emotional intensitätsabhängig". Differentialdiagnostisch ist der „senile Tremor" zu beachten, der dem parkinsonoiden Tremor ähnelt, jedoch fehlen dem Patienten alle weiteren Leitsymptome des Parkinson-Syndroms.
Die **Akinese** ist eine Bewegungseinschränkung mit Verlangsamung aller Bewegungsabläufe. Insbesondere die unwillkürlichen Bewegungsabläufe sind stark verlangsamt und reduziert oder können fast völlig fehlen. Dies macht sich besonders beim Mitschwingen der Arme während des Gehens bemerkbar: Die Arme hängen nicht locker an der Seite, sondern werden im Ellenbogen angewinkelt körpernah gehalten. Auch der Richtungswechsel in der Bewegung ist erschwert: das oft mit „Start-Stopp- oder On/Off-Symptomatik" bezeichnete Phänomen erschwert es dem Patienten, unmittel-

bar in seiner Bewegung anzuhalten oder sie bei auftretenden Hindernissen entsprechend zu verändern. Der Kopf kann meist nur mit Schultern und Rumpf gemeinsam gedreht werden. Der Gang ist bei angewinkelten Armen und leicht angewinkelten Knien kleinschrittig (schlurfender Gang). Die Füße werden schlecht vom Boden angehoben und kleinste Bodenunebenheiten können ein Hindernis darstellen. Insbesondere auch deshalb, weil der Betroffene nicht wie ein Gesunder durch ausgleichende Schritte beim Kippen sein Gleichgewicht wieder herstellen kann, und so besteht eine erhöhte Sturzgefahr. Das Aufstehen ist erschwert. Auch Mimik und Gestik sind von der Akinese betroffen: der verminderte Lidschlag hat Folgen für die Befeuchtung des Auges, bei Freude kann kaum mehr gelächelt werden, geschweige denn, richtig gelacht. Kaubewegungen sind verlangsamt. Die Schrift ist mikrografisch, ausholende Bewegungen sind nicht mehr möglich. Auch die Sprache wird leise, langsam, monoton und in der Sprachmelodie eintönig.
Unter **Bradyphrenie** versteht man die Verlangsamung und Dehnung der psychischen Abläufe. Insbesondere herabgesetzt ist die schnelle Anpassung an wechselnde Situationen. Dazu gehören auch fremde Personen und eine fremde Umgebung. Ferner lassen sich häufig (reaktive) depressive Verstimmungen beobachten. Zu beachten ist, dass mit Parkinson keine Intelligenzminderung einhergeht. Zwar wird vereinzelt beschrieben, dass das Parkinson-Syndrom Einschränkungen der intellektuellen Leistungen zur Folge haben kann (wie etwa bei der Demenz), jedoch ist dies meist eine Fehlinterpretation als Folge des verlangsamten Denk- und Bewegungsprozesses. Es können jedoch durch die Symptomkette hervorgerufene Rückzugstendenzen des Patienten auf Gebieten der emotionalen, sozialen und intellektuellen Auseinandersetzung sekundär als ein sog. „aus der Übung kommen" zu intellektuellen Leistungseinbußen führen.
Vegetative Dysregulationen weisen Symptome wie starke Schweiß- und Talgsekretion auf, die zum klinischen Bild des „Salbengesichtes" führen. Aber auch Hypersalivation (vermehrter Speichelfluss), gekoppelt mit verminderter Mundmotorik, Kreislaufregulationsstörungen (orthostatische Dysregulation), Obstipation (Verstopfung), nachlassende Potenz und Libido (erektile Dysfunktion), Dranginkontinenz und Temperaturregulationsstörungen, die besonders an heißen Tagen lebensbedrohliche Folgen haben können, gehören zum Bild des Parkinson-Syndroms.

Befunderhebung (nach Habermann & Kolster, 2009)
Die Befunderhebung bei Parkinson-Patienten sollte sich vor allem auf den ADL-Bereich konzentrieren, da hier die meisten Einschränkungen zu erwarten sind. Aber auch die physischen, kognitiven und affektiven Komponenten sollten nicht vergessen werden.

Methoden der Befunderhebung:

- Beobachtung der Alltagssituationen
- Befragung des Patienten
- Befragung der Angehörigen
- Spezielle Tests/Überprüfung von Symptomen (COMP, AMPS, ADL-Teil der UPDRS etc.)

Leitfragen der Befunderhebung bei Parkinson

- Welche Tätigkeiten benötigt der Patient im Alltag?
- Wie gut können die benötigten Tätigkeiten z. Zt. ausgeführt werden?
- Welche Performance-Komponenten ver- oder behindern im Moment die benötigten Tätigkeiten? (Defizite)

- Welche Ressourcen hat der Patient? (Was kann er noch? Wo liegen seine Stärken?)
- Können Umweltfaktoren beeinflusst oder genutzt werden, um Tätigkeiten zu begünstigen oder zu ermöglichen?
- Werden bereits Hilfsmittel für bestimmte Tätigkeiten verwendet, und wie kommt der Patient damit zurecht?

Performance-Komponenten
Zu den physischen Performance-Komponenten, die Parkinson-Patienten einschränken, gehören: Tremor, Rigor, Akinese, kleinschrittiger Gang (Festination), posturale Instabilität, Start-Stopp-Schwierigkeiten, Freezing, körperliche Veränderungen die zu Steifheit und Einschränkung der Beweglichkeit führen, Dyskinesien, Dystonien, Kontrakturen, Schmerzen, Sensibilitätsstörungen, vegetative Symptome (Obstipation [Verstopfung], Hypersalivation [vermehrter Speichelfluss] etc.), Ataxien, Sprech- und Schluckstörungen, sowie Fatique (Erschöpfungs-) Syndrom.
Zu den kognitiven Performance-Komponenten gehören: Gedächtnisstörungen, Aufmerksamkeitsstörungen, Problemlösungs- und Umstellschwierigkeiten, motorische und deklarative Gedächtnisprobleme, Orientierungsprobleme im Bereich der räumlich-konstruktiven, räumlich-visuellen und räumlich-topographischen Funktionen, medikamentös induzierte Halluzinationen, Verwirrtheit, illusionäre Verkennung und Steigerung der Libido, Apraxien und Blickparese.
Die affektiven Performance-Komponenten beschränken sich auf: sozialen Rückzug, depressive Verstimmungen sowie stressinduzierte und emotional intensitätsabhängige Symptomatiken.

Ergotherapeutische Intervention (nach Habermann & Kolster, 2009)
Folgende Maßnahmen sind für die Parkinsontherapie indiziert:

- **Förderung des Selbstmanagements**
  Wissen über die Möglichkeit, Umweltfaktoren zu modifizieren, Fähigkeit Probleme zu analysieren und Problemlösungen zu entwickeln, Wissen über den Einsatz von Hilfsmitteln zur Erleichterung der Tätigkeiten etc.
- **Delegieren von ADL-Tätigkeiten**
  Haushaltshilfen, die Einkäufe und Haushaltstätigkeiten erledigen, damit Patienten mehr Freizeit haben und die Krankheit nicht den Tagesablauf bestimmt
- **Erarbeiten von Kompensationsstrategien**
  - Einüben von auditiven Hinweisen: z. B. beim Gehen zählen oder ständig „rechts-links“ sagen oder vor dem Aufstehen „Los“, „Jetzt“ oder „Hopp“ sagen.
  - Verbale Instruktionen: Z. B. beim Anziehen eines Kleidungsstückes den jeweiligen Schritt vorsagen (zuerst durch den Therapeuten und wenn hilfreich, später vom Patienten selbst).
  - Visuelle Hinweise: Z. B. das Steinmuster eines Gehweges nutzen, um zu laufen, beim Schreiben liniertes Papier einsetzen, Beobachtungen von Bewegungen bei anderen Personen als Impuls, um das Gleiche zu tun (z. B. Gabel zum Mund führen).
  - Propriozeptive Hinweise: Z. B. beim Aufstehen durch mehrmaliges Vor- und Zurückwippen Schwung holen.
  - Taktile Hinweise: Z. B. einen „Klaps“ auf die Schulter als Impuls zum Aufstehen. (Dies kann nicht vom Patienten selbst durchgeführt, sondern nach vorheriger Absprache von Therapeuten und Angehörigen eingesetzt werden.)

- Imagination: Z. B. Vorstellen von nicht vorhandenen Hindernissen, über die der Patient steigen muss, um das Laufen zu erleichtern oder eine Musik, nach deren Takt der Patient läuft. Hierfür sind i. d. R. alle auditiven und visuellen Hinweisreize geeignet.
- Handlungsplanung: Konzentration auf die bevorstehende Aktivität, z. B. vor dem Ausführen einer Handlung die einzelnen Teilschritte in Gedanken mehrmals durchgehen.
- Vereinfachen von komplexen Handlungen: Durch das Zerlegen von komplexen Handlungen (z. B. Umdrehen im Bett oder Trinken aus einer Tasse) in einzelne Teilschritte können auch schwierige Handlungsketten gemeistert werden.
- Vermeiden von Dual-Task-Aufgaben: Das gleichzeitige Ausführen von mehreren Handlungen sollte vermieden werden, z. B. gehen, dabei etwas tragen und sprechen.

- **Antizipation von Alltagssituationen / Rollenspiele**
  Rollenspiele sind oft hilfreich, um bestimmte Alltagssituationen in einem geschützten Rahmen zu analysieren, Problemlösungsstrategien zu entwickeln und zu üben. Weiterhin besteht die Möglichkeit, anderen die Krankheit zu erklären und sich Standardantworten für verschiedene Situationen bereitzulegen. Auch in Stresssituationen, in denen sich unterschiedliche Symptomatiken zeigen, können vorher Problemlösungsstrategien, wie z. B. Entspannungsübungen, entwickelt werden. Für alle Aktivitäten sollte immer genügend Zeit eingeplant werden, da Zeitnot ein zusätzlicher Stressfaktor ist. Werden alle Punkte berücksichtigt, so wirkt sich dies positiv auf das Selbstbewusstsein des Patienten aus.
- **Therapiemethoden zur Beeinflussung von Performance-Komponenten**
  Besonders Tremor, Rigor und Akinese lassen sich nicht, oder nur wenig, durch physikalische Maßnahmen positiv beeinflussen. Daher muss meist auf Strategien zurückgegriffen werden. Beim Tremor kann der Patient durch bestimmte Strategien, wie z. B. Trinkgefäße nur halbvoll machen, bei Armaktivitäten auf eine möglichst große Unterstützungsfläche achten etc., Problemen vorbeugen. Beim Rigor kann nur durch passive Mobilisation und aktive Übungen versucht werden, ein größeres Bewegungsausmaß zu erreichen bzw. das bestehende zu erhalten. Die Akinese ist zumindest in den ersten Jahren der Erkrankung meistens durch Medikamente zu beeinflussen. Mittlerweile wird aber davon ausgegangen, dass durch physikalische Therapiemaßnahmen die Akinese positiv beeinflusst werden kann, um die Bewegungsfähigkeit zu erhalten. Der effektive Einsatz der oberen Extremitäten im Alltag kann durch frühzeitiges Üben, z. B. von handwerklichen Tätigkeiten, Geschicklichkeitsspielen (z. B.: Tischtennis, Wii Sports, Computerspiele, Spielkarten mischen und austeilen etc.) gefördert werden. Durch Gehtraining und das Überwinden von Bewegungsblockaden durch Hilfsmittel, z. B. Anti-Freezing-Stock oder Laserpointer als visueller Schrittmacher etc., kann die posturale Stabilität, die Mobilität positiv beeinflusst und die Sturzgefahr reduziert werden. Dystonien können oft durch Gewichtsmanschetten, Entspannungsübungen, Vergrößerung der Unterstützungsfläche etc. beeinflusst werden. Kognitive und psychische Komponenten (z. B. Depressionen) können fast ausschließlich medikamentös beeinflusst werden.

- **Therapiemethoden zur Förderung der Alltagsbewältigung**
  Im Bereich der Mobilität kann Folgendes eingesetzt werden: Gehtraining, im Bett drehen, Aufstehtraining, um die Ecke gehen (beim Abbiegen um die Ecke soll sich der Patient vorstellen, um eine große Kurve zu gehen, um das Sturzrisiko zu minimieren). Um die eigene (körperliche) Versorgung zu gewährleisten, sollten folgende Tätigkeiten beübt werden: Anziehtraining, Ess- und Trinktraining, Körperhygiene, Einkauftraining, Verwendung öffentlicher Verkehrsmittel, Schreibtraining, Haushaltsführung.
- **Adaption der Umwelt**
  In diesem Bereich berät der Therapeut den Patienten im Rahmen der Veränderung des Wohnraumes. Hierbei geht es darum, den Patienten über mögliche Stolperfallen (z. B. Teppiche, Stufen etc.) und Erleichterungen (Treppenlifter, Barrierefreiheit etc.) zu informieren und mit dem Patienten Problemlösungsstrategien für nicht veränderbare Umweltbedingungen (z. B. Treppen in Mehrfamilienhäusern ohne Aufzug) zu entwickeln. Außerdem ist der Therapeut im Rahmen der Hilfsmittelberatung und -versorgung zuständig. Dies ist nicht immer einfach, da die Probleme und Schwierigkeiten sehr individuell sind. Hier sollten verschiedene Hilfsmittel getestet und verwendet werden und für schwierige Situationen entsprechende Adaptionen oder Ersatzlösungen gefunden werden.

Merke:

- Das Hyperton-Hypokinetische Syndrom (Mb. Parkinson) wird häufig, auf Grund des ähnlichen Klanges, mit dem Hypoton-Hyperkinetischen Syndrom (Chorea Huntington) verwechselt, das ebenfalls eine Erkrankung des EPS ist, sich durch eine hochgradige Degeneration des Corpus striatum, Bewegungsunruhen, Grimassieren, Zuckungen, schwere psychische Veränderungen auszeichnet und nach 12–15 Jahren mit einer schweren geistigen Behinderung und körperlichem Siechtum mit dem Tod endet.
- Ist absehbar, dass Patienten krankheitsbedingt ihre Freizeit- und Sozialaktivitäten nicht oder nicht eingeschränkt ausüben können, sollte frühzeitig nach einem Ersatz gesucht werden.
- Die Art der Dokumentation und Evaluation ist von den Therapiezielen abhängig. Sie bestimmen die Faktoren, die dokumentiert und ausgewertet werden. Für die Erfassung stehen zahlreiche Instrumente und Methoden zur Verfügung, z. B. COMP, AMPS, ADL-Teil der UPDRS, Beobachtung und Einstufung der Performance-Komponenten etc.

4.1.5 Neglect

Der Neglect ist eigentlich ein Krankheitsbild aus der Neuropsychologie, wird aber im motorisch funktionellen Bereich oft mitbehandelt. Er ist eine Sonderform der Agnosie (Erkennensstörung – von griech. agnosia = Unkenntnis) und bezeichnet eine Störung der **Aufmerksamkeit** in Bezug auf eine Seite der Körperhälfte, des Raumes und/oder der Objekthälfte. Dieses Krankheitsbild tritt häufig bei einer Läsion im Parietallappen der Hirnrinde als Folge von Hirninsulten in Form von Ischämien oder Blutungen der Arteria cerebri media auf. Die Neglectsymptomatik tritt nahezu immer in Kombination mit einer Hemiparese und Aufmerksamkeitsdefiziten auf. Wie bei der Hemiparese bzw.

Hemiplegie ist beim Neglect als Folge eines Hirninsultes ebenfalls die kontralaterale (gegenüberliegende) Seite betroffen. Die Informationen, die von der betroffenen Seite in das Gehirn gelangen, werden dabei nahezu vollständig ignoriert. Dies erschwert die Rehabilitation der Motorik und/oder Sensorik in der betroffenen Körperhälfte zusätzlich.

Phasen der Awareness bei Neglectpatienten (modifiziert nach McGlynn & Schacter, in: Habermann & Kolster 2009, 463):

Phasen	Erläuterung	Patientenaussagen
Globale Unawareness	Nichterkennen/Leugnen des Erkranktseins (aller Störungen)	„Mir geht es eigentlich gut. Ich weiß nicht genau, warum ich im Krankenhaus bin, meine Frau braucht wohl mal eine Auszeit."
Unawareness	Nichterkennen/Leugnen des Erkranktseins (des Neglectes) Überraschte Reaktion auf Demonstration des Defizits durch andere	„Ich habe bis auf die Lähmung keine Probleme, aber die Rollstühle sind ganz schlecht zu bedienen, und das Krankenhaus ist chaotisch gebaut, darum komme ich beim Fahren nicht zurecht."
Informelle Awareness	Patient benennt sein Defizit verbal. Dies hat jedoch keine Auswirkung auf seine Handlungen.	„Meine Therapeutin sagt immer, ich habe einen Neglect." Kurz nach dieser Aussage fährt der Patient mit dem Rollstuhl gegen einen Türrahmen und kann diesen ohne Hilfe nicht umfahren.
Auftauchende Awareness	Das Defizit wird im Moment eines Versagens wahrgenommen.	„Gerade bin ich wieder an einem Türrahmen hängengeblieben und Herr Klaus musste mich befreien." „Jetzt habe ich den Eingang zur Ergotherapie wieder nicht gefunden, weil ich zuerst rechts gesucht habe."
Vorausschauende Awareness	Der Patient ist sich des Defizits zunehmend bewusst und beginnt, es im Alltag zu berücksichtigen sowie Strategien zu entwickeln.	„Ich weiß nicht, ob ich pünktlich in der Therapie sein werde, weil ich mich noch oft verfahre." „Mein Arm rutscht häufig vom Rollstuhltisch. Bitte sagen Sie mir, wenn dies wieder passiert."
Vollständige Awareness	Das Defizit wird vollständig wahrgenommen, die Konsequenzen werden realisiert und die daraus resultierende Handlung ist angemessen.	„Ich habe einen Neglect auf der linken Seite, da kann es passieren, dass ich etwas übersehe, deshalb muss ich meinen Kopf immer nach links drehen, um alles zu sehen."

Bekannter ist der linksseitige Neglect nach Rechtshirnläsionen, da sich diese oft sehr stark auf das alltägliche Leben auswirken und dieses erheblich beeinträchtigen. Bei Läsionen der linken Hirnhälfte kommt es oft zu räumlich-perzeptiven, räumlich-kognitiven, räumlich-konstruktiven und zeitlichen Orientierungsstörungen.
Der rechtsseitige Neglect (nach Linkshirnläsionen) tritt zwar mindestens genauso oft auf, wird aber häufig nicht erkannt. Schädigungen der linken Hemisphäre verursachen meist eher eine Aphasie (Sprachstörung), Dyslexie (eingeschränkte Lesefähigkeit) und Apraxie (Handlungsplanungs- und Bewegungskoordinationsstörung), die die Diagnostik des Neglectes extrem erschweren. Zu bemerken ist, dass nicht exakt die Hälfte des Raumes (90°) vom Patienten abgeschnitten ist bzw. nicht erkannt wird, sondern die Erkennensstörung meist etwas in den nichtbetroffenen Raum hineinreicht (teilweise insgesamt bis ca. 102°). D. h., dass auf der gesunden Seite die Erkennung im Blickfeld zur Mitte hin um bis zu ca. 12° eingeschränkt sein kann.
Der Neglect gehört zu den schwer therapierbaren Erkrankungen. Dies liegt daran, dass der Patient Reize aus dem betroffenen Halbraum ignoriert und in schwereren Fällen gleichzeitig eine Unawareness (Unwissenheit) zeigt. Unawareness bezeichnet die Unfähigkeit eines Patienten, die Auswirkungen einer Erkrankung oder eines Symptomes auf seine Lebensgestaltung in angemessener Weise zu erkennen. Bei der ausgeprägtesten Form der Unawareness (globale Unawareness) spricht man von einer Anosognosie. Zu bemerken ist, dass Unawareness nicht an den Neglect gebunden ist und auch bei anderen neurologischen Schädigungen auftreten kann. Sie ist allerdings einer der häufigsten und für die Therapie relevantesten Begleitsymptome. Der Erfolg einer Neglecttherapie hängt entscheidend von der Awareness des Patienten ab. Die Rückbildung des Neglectes und die Phasenentwicklung der Awareness verändern sich im Laufe der Therapie unabhängig voneinander. Dabei kann sich die Unawareness von der globalen Unawareness bis hin zur vollständigen Awareness entwickeln. Häufig entwickeln Neglectpatienten mit globaler Unawareness nach einiger Zeit im Rahmen der Therapie eine Awareness für die Aktivitätsstörungen in Alltagssituationen, jedoch nicht für die ursächliche Funktionsstörung und deren Folgen. Das bedeutet, dass z. B. vom Patienten erkannt wird, dass er Probleme im Umgang mit dem Rollstuhl hat, jedoch nicht erklären kann, warum. Erst wenn der Patient eine Awareness entwickelt (Phase der auftauchenden Awareness), ist er in der Lage aktiv an der Therapie des Neglectes mitzuarbeiten und die Ursachen der Störung zu bemerken bzw. diese auf sich selbst zu beziehen.

Ein weiterer erschwerender Faktor, der im Zusammenhang mit dem Neglect auftreten kann, ist die sog. Extinktion (Auslöschung). Das bedeutet, dass bei einer simultanen Reizzuführung auf beiden Seiten des Patienten (z. B. das gleichzeitige Berühren beider Arme) zur Auslöschung des Reizes auf der betroffenen Seite führt. Bei isolierter Reizzuführung über die betroffene Seite ist die Extinktion bei intakten sensorischen Leistungen unauffällig. Die Auslöschung kann sich auf alle Sinnesmodalitäten beziehen und sich sogar cross-modal (modalitätsübergreifend) auswirken. Das bedeutet, dass z. B. beim Überqueren einer Straße ein akustischer Reiz eines sich nähernden Autos von der betroffenen Seite durch einen visuellen Reiz in Form eines sich nähernden Autos von der nicht betroffenen Seite ausgelöscht wird.
Der Neglect kann in verschiedene Bereiche eingeteilt werden, die jedoch voneinander abhängen:

- Art der betroffenen Sinnesmodalität (visuell, akustisch, somatosensorisch etc.)
- Art des Handlungsraumes (personenbezogen, peri-personal und extrapersonal)

Einteilung des Neglects nach Sinnesmodalitäten (vgl. Frömmelt & Lösslein 2010, 209):

Übersicht über die am häufigsten auftretenden Neglectphänomene	
Visueller Neglect (sehen)	Der Patient sucht mit seinen Augen und mit Hilfe von Kopfbewegungen die nicht betroffene Körperhälfte bzw. den Raum der nichtbetroffenen Seite ab. Hat der Patient bereits Krankheitseinsicht, ist zu beobachten, dass er durch Drehen des Kopfes zur betroffenen Seite versucht, auch den Raum der betroffenen Seite zu explorieren. Beim Schreiben, Lesen, Zeichnen, Essen etc. werden die Reize von der betroffenen Seite ignoriert. Somit kommt es z. B. zum Auslassen von Wörtern beim Lesen oder zu halbfertigen Zeichnungen oder halbleergegessenen Tellern. Der Patient ist davon überzeugt, dass er nichts vergessen hat. Beim Gehen oder Rollstuhlfahren stößt der Patient am Türrahmen auf der betroffenen Seite an und kann sich nicht erklären, warum er nicht weiterkommt.
Auditiver Neglect (Hören)	Der Patient reagiert nicht auf auditive Reize von der kontraläsionären (betroffenen) Seite oder lokalisiert diese falsch. Dies bezieht sich sowohl auf Umgebungsgeräusche als auch auf Sprache. Er reagiert nicht oder verspätet und wendet sich zur ipsiläsionären (nichtbetroffenen) Seite, wenn er von der betroffenen Seite aus angesprochen wird. Sprechen mehrere Personen, so wendet er sich, unabhängig davon wer gerade spricht, der Person zu, die am weitesten auf der nichtbetroffenen Seite steht.
Somatosensorischer Neglect (Körperwahrnehmung)	Berührungs- oder Schmerzreize (z. B. Kälte, Hitze, Druck etc.) von der kontraläsionären Seite werden komplett ignoriert oder an der falschen Stelle lokalisiert (Allästesie). Es besteht eine erhöhte Gefährdung, wenn der Patient im Rollstuhl seinen betroffenen Arm unter dem Tisch einklemmt oder beim Herunterfallen seiner Hand die Finger sich in den Speichen verfangen.
Olfaktorischer Neglect (Riechen)	Werden bei einem Geruchstest die Reize nur dem Nasenloch der betroffenen Seite zugeführt, so werden diese ignoriert. Bezogen auf den Alltag, ist dies jedoch nicht relevant, da sich Gerüche gleichmäßig im Raum verteilen und diese dann vom Nasenloch der gesunden Seite aufgenommen und dann erkannt werden.
Imaginations- oder repräsentationaler Neglect (Vorstellung)	Werden Patienten gebeten, die Augen zu schließen und einen ihnen bekannten Raum (z. B. eigenes Wohnzimmer, Krankenhauszimmer etc.) aus einer bestimmten Perspektive zu beschreiben, ist auffällig, dass kaum Details von der betroffenen Seite erwähnt werden. Bittet man den Patienten dann, sich gedanklich auf die gegenüberliegende Seite zu stellen und den Raum dann nochmals zu beschreiben, so kann es sein, dass plötzlich die fehlenden Details genannt werden, da sich diese Raumhälfte nun gedanklich auf der ipsiläsionären Seite befindet.
Motorischer Neglect (Bewegung)	Da Patienten auf der betroffenen Seite oft eine Hemiparese haben, wirkt sich diese Art von Neglect besonders erschwerend auf die Therapie aus. Hier wird der Arm bei bilateralen Aktivitäten wie z. B. dem Halten eines Tabletts, dem Schieben eines Einkaufswagens

Übersicht über die am häufigsten auftretenden Neglectphänomene (Fortsetzung)	
	etc. nicht oder nur wenig eingesetzt. Dies ist in diesem Fall nicht alleine auf die Hemiparese zurückzuführen und erschwert die Förderung der Motorik auf der betroffenen Seite enorm. Auffällig ist auch, dass z. B. der Arm beim Gehen nicht mitschwingt, sondern lediglich herunterhängt.

Einteilung nach dem Handlungsraum:

Übersicht über die Einteilung nach dem Handlungsraum	
Personaler Neglect	Der personale Neglect bezieht sich auf den Körper des Patienten und bezeichnet die Unfähigkeit des Patienten, seine kontraläsionäre Seite zu erkennen. Er ignoriert die Existenz seiner Gliedmaßen auf der betroffenen Seite und behauptet z. B. es sei der Arm einer anderen Person und sie habe ihn dorthin gelegt. Bei Aktivitäten des täglichen Lebens, z. B. Rasieren, Haarekämmen, Auflegen von Make-up etc., wird die kontraläsionäre Seite ignoriert.
Räumlicher Neglect (peripersonaler Neglect)	Patienten, die im Raum auf der betroffenen Seite nicht auf Reize reagieren, haben einen räumlichen Neglect. Der peripersonale Neglect bezieht sich auf die Unaufmerksamkeit im Bereich des Greifraumes.
Räumlicher Neglect (extrapersonaler Neglect)	Der extrapersonale Neglect betrifft den Raum außerhalb des Greifraumes. Die Patienten ignorieren z. B., wenn jemand, der im betroffenen Halbraum steht, winkt oder dem Patienten etwas zuruft.

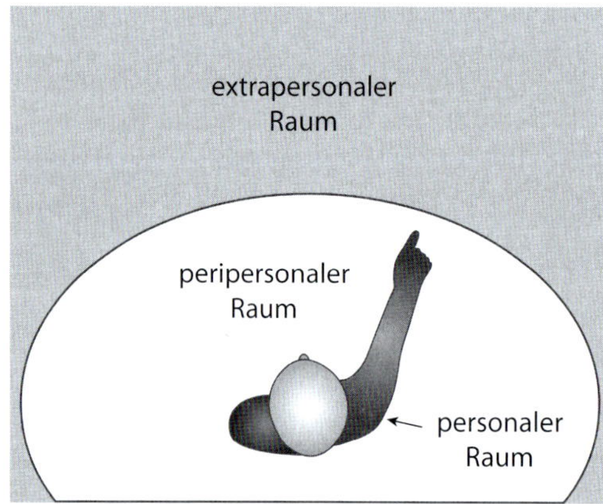

Verschiedene Raumsektoren (nach: Robertson & Halligan, 1999)

Merke:

› Meist beinhaltet ein extrapersonaler auch einen peripersonalen und personalen Neglect. Jedoch gibt es auch Fälle, die zwar einen räumlichen Neglect aufweisen, jedoch keinen personalen Neglect zeigen.

- Der räumliche Neglect kann sich in Bezug auf die Intensität unterscheiden. D. h., ein Patient kann einen voll ausgeprägten peripersonalen, aber nur einen leichten extrapersonalen Neglect aufweisen.
- Die Bereiche der Sinnesmodalitäten und des Handlungsraumes sind nicht getrennt zu betrachten, sondern hängen voneinander ab. So bezieht sich der visuelle Neglect sowohl auf den peripersonalen als auch auf den extrapersonalen, der somatosensorische auf den personalen, der Imaginations Neglect auf den peripersonalen und auf den extrapersonalen Raum etc.
- Mehrere Neglectsymptome können sich überlagern. D. h., dass sowohl ein visueller als auch ein auditiver Neglect gleichzeitig zu einem somatosensorischen Neglect bestehen können, was die Therapie enorm erschwert.
- Therapieerschwerend wirkt sich das Extinktionsphänomen auch beim motorischen Neglect aus, da bei bilateralen Übungen (zwei gegenüberliegende Extremitäten werden gleichzeitig verwendet), bedingt durch die Auslöschung, die Verwendung der betroffenen Seite nicht oder nur vermindert zum Einsatz kommt. Die Extinktion macht sich exakt in dem Moment dadurch bemerkbar, dass der Patient auf der betroffenen Seite nicht mehr auf bereits vorhandene motorische Fähigkeiten zugreifen kann, sobald gleichzeitig die nichtbetroffene Seite aktiv wird. Dies ist vor allem bei Alltagstätigkeiten der Fall. In isolierten Übungen besteht dagegen keine Auffälligkeit. Daher ist der mangelnde Einsatz nicht auf die Parese zurückzuführen.
- Als Cueing bezeichnet man eine nonverbale (durch Handzeichen) oder verbale (durch Sprache) Hilfestellung, bei der dem Patienten durch den Therapeuten gezielt Hinweise gegeben werden, um ihn bei der Problemlösung zu unterstützen. Die Intensität der Hinweise bzw. Fragestellungen werden im Misserfolg immer weiter gesteigert und im Extremfall in Form einer klaren Handlungsanweisung formuliert. Die Steigerung für das Zähneputzen könnte z. B. so aussehen (Patient nimmt die Zahnbürste in die betroffene Hand und sucht etwas): „War da noch etwas?" – „Was benötigen Sie, um den nächsten Schritt durchführen zu können?" – „Suchen Sie die Zahnpasta-Tube?".
- Bedenken Sie, dass der Neglect, bedingt durch die täglichen Probleme und Misserfolge, für die der Betroffene keine Erklärung hat, sich ebenfalls auf die Psyche auswirkt! Daher ist es wichtig, behutsam mit dem Patienten umzugehen und viel Verständnis entgegenzubringen. Weiterhin sollten Angehörige aufgeklärt und über den Therapiestand informiert werden, damit keine Missverständnisse entstehen, die sich negativ auf Therapie und Familie auswirken.

Ausprägung des Neglects

Der Neglect wird in drei Kategorien der Ausprägungsintensität eingeteilt:

- Ausgeprägter Neglect
- Neglect in Rückbildung
- Restneglect

Im Laufe der Rückbildung reduzieren und verändern sich die Symptome. Dadurch ist eine stetige Verbesserung der Handlungsfähigkeit gegeben. Wichtig ist, dass die Therapie ständig an die Fähigkeiten angepasst werden muss, um einen weiteren Aufbau der Fähigkeiten und Abbau der Symptome zu gewährleisten.

Der ausgeprägte Neglect zeichnet sich dadurch aus, dass Patienten lediglich Reize aus dem Raum der gesunden Seite erkennen, in diesem Bereich suchen bzw. explorieren und auch nur dort Handlungen ausführen. Die betroffene Seite ist für die Patienten nicht existent, was eine automatische Nichtbenutzung der Extremitäten zur Folge hat und dadurch eine bestehende Therapie der Hemiplegie erschwert. Beim ausgeprägten Neglect sind meist mehrere Sinnesmodalitäten betroffen. Der Patient weiß nicht, dass er eine betroffene Seite hat und ist dadurch auch nicht in der Lage diese zu finden. Oft empfinden Patienten die betroffene Seite als fremd bzw. als nicht zu sich gehörig. Beim ausgeprägten visuellen Neglect führt der Patient lediglich Kopf- und Augenbewegungen zur gesunden Seite hin durch. Beim auditiven werden Geräusche oder Sprache, die von der betroffenen Seite kommen, der nichtbetroffenen Seite zugeordnet. Dies kann häufig zu Verwirrungen führen, da der Patient, der von der kontraläsionalen Seite her angesprochen wird, seinen Gesprächspartner auf der ipsiläsionalen Seite sucht, jedoch nicht findet und dafür keine Erklärung hat. Viele Patienten mit ausgeprägtem Neglect sind stark verunsichert, da sie sich vieles nicht erklären können. Dadurch entstehen Angst- und Ablehnungsgefühle gegenüber der betroffenen Seite.

Befindet sich der Neglect in Rückbildung, spricht man von Minderbeachtung einer Körper- bzw. Raumhälfte. Dieser äußert sich dadurch, dass Extremitäten, Gegenstände und Personen nur sehr schwer eingesetzt oder nach einigem Suchen gefunden werden. Bei einigen Patienten ist das Verständnis für eine zweite existierende Raumseite bereits vorhanden (ab informeller Awareness), die ihnen nicht oder nur schwer zugänglich ist. Andere Patienten haben keine Awareness, beziehen jedoch die betroffene Seite in Handlungen automatisch mit ein. Mit eintretender Verbesserung der Neglectsymptomatik macht sich eine zunehmende Exploration und Handlungsfähigkeit auf der kontraläsionalen Seite bemerkbar. Handlungen im betroffenen Raum, die häufig geübt werden, zeigen bessere Ergebnisse als neue Aufgaben. Darüber hinaus können Alltagsleistungen abhängig von der Tagesform schwanken.

Ein Restneglect bleibt bei nahezu allen Patienten bestehen. Die Symptome bilden sich nur selten komplett zurück. Die Problematik besteht darin, dass dies oft von Ärzten nicht erkannt wird, da bei Tests oft keine Unauffälligkeiten auftreten. In alltäglichen Situationen (Straßenverkehr, Haushalt etc.), in denen komplexere Handlungen vorkommen, die sich durch simultane Anforderungen an beide Körper-/Raumseiten auszeichnen, machen sich jedoch noch teilweise sogar gefährliche Detailvernachlässigungen oder das Extinktionsphänomen bemerkbar. Patienten mit Restneglect sind sich ihrer betroffenen Seite bewusst. Manchmal kommt es jedoch vor, dass bedingt durch die Extinktion, die vorhandenen Funktionen nicht abgerufen werden, ohne dass dies vom Patienten bemerkt wird. Erst nach ausgeführter Handlung realisieren die Patienten einen Fehler. Sie bemerken, dass etwas umgestoßen wurde bzw. heruntergefallen ist, oder dass sie sich verletzt haben. Dies kann zu Verunsicherung und einer daraus resultierenden verminderten Benutzung führen und sich dadurch negativ auf die Therapie auswirken.

Befunderhebung

Die Befunderhebung bezieht sich auf eine differenzierte Prüfung, wann und unter welchen Bedingungen Neglectphänomene auftreten und welche Auswirkungen diese auf die Handlungsfähigkeit des Patienten haben.

Die Diagnostik erfolgt in der Regel durch das Beobachten von Alltagssituationen und modalitätsspezifischen Tests. Für die Beobachtung eignen sich besonders Tätigkeiten, bei denen die kontraläsionale Körper- bzw. Raumseite einbezogen werden muss, um einen Erfolg zu erziehen. Dies ist besonders bei ADL-Tätigkeiten wie Waschen, Kämmen, Anziehen, Essen und dessen Zubereitung gegeben. Aber auch die Kommunika-

tion bei der Kontaktaufnahme, Sitzen, Stehen, Gehen sowie die Position im Bett bzw. Rollstuhl sind von Relevanz.
Für die Befunderhebung soll der Patient zunächst selbständig eine Aufgabe lösen. Misslingt dies, wird ihm z. B. durch Cueing gezielt Unterstützung geboten. Beobachtet und dokumentiert wird nach folgenden Leitfragen:

Leitfragen der Befunderhebung bei Neglect (nach Habermann & Kolster, 2009) modifiziert nach Klaus:

- Wann und unter welchen Bedingungen (z. B. Alltag) treten die Neglectphänomene auf?
- Welche Neglectphänomene treten auf und wie stark sind sie ausgeprägt?
- Gibt es Gewichtungen in den Modalitäten (z. B. somatosensorisch, visuell, auditiv etc.)?
- In welcher Phase der Awareness befindet sich der Patient aktuell?
- Besteht ein Extinktionsphänomen?
- Unter welchen Bedingungen und in welcher Qualität ist der Patient am eigenen Körper handlungsfähig?
- Unter welchen Bedingungen und in welcher Qualität ist der Patient im betroffenen Raum handlungsfähig?
- Welche Aktivitäten des Patienten werden durch den Neglect eingeschränkt?
- Wie ist die Auswirkung auf die Partizipation (Teilnahme an der Umwelt)?
- Wie groß ist die Selbst- bzw. Fremdgefährdung des Patienten?
- Wie gut ist das Wissen der Angehörigen bzw. Bezugspersonen über das Störungsbild und dessen Auswirkung?

Für die Befragung können vorgefertigte, strukturierte Interviews wie z. B. die *Catherine Bergego Scale* verwendet werden, um eine gute Einschätzung der Awarenessphase zu bekommen und ggf. eine Differenzialdiagnostik zu anderen neurologischen Defiziten wie z. B. der Hemianopsie zu erstellen.
Eine Befragung der Angehörigen bezüglich des Alltages kann ebenfalls Aufschluss über die Alltagsbeeinträchtigungen geben. Hierfür kann z. B. ein von *Neumann, Neu* und *Kerkhoff (2007)* entwickelter Beobachtungsbogen für räumliche Störungen verwendet werden, da er effektiv und zeitsparend ist und bereits empirisch erprobt wurde.
Die klassische Befunderhebung bei Neglect erfolgt meist modalitätenspezifisch. Jedoch sind diese Tests nicht immer valide, da bei verschiedenen Aufgaben mehrere Sinne eingesetzt werden. Z. B. beim Zeichentest werden sowohl der Visus als auch die Motorik getestet. Bei Problemen kann dieser Test alleine keinen Aufschluss über den Neglect geben, ihn jedoch eingrenzen. Für die Durchführung der Tests sollte immer eine möglichst reizarme Umgebung mit neutralem Licht von oben gegeben sein, um ablenkende oder beeinflussende Faktoren zu minimieren. Die Diagnostik der Extinktion wird im modalitätenspezifischen Test durch eine doppelt simultane Stimulation (gleichzeitiges Zuführen von Reizen auf beiden Seiten) durchgeführt. Bei positivem Test sollte auch die crossmodale Extinktion (z. B. akustischer Reiz wird durch visuellen Reiz ausgelöscht) getestet werden.
Bei der Befundung der visuellen Exploration sowie der Zeichen-, Lese- und Schreibfähigkeit, sollte vor dem Patienten genau mittig ein Blatt der Größe DIN A4 oder A3 liegen. Der Patient verwendet für die Durchführung der Tests die nichtbetroffene Hand.
Zur Befunderhebung können z. B. folgende Tests verwendet werden:

- Linien halbieren (Halbieren von ca. 20 cm langen Linien)

- Durchstreichtests (Durchstreichen von kurzen Linien in unregelmäßiger Anordnung)
- Albert-Test (Finden und Durchstreichen von kleinen Linien bzw. Markieren von kleinen Sternen auf einem Blatt)
- Abzeichnen geometrischer Figuren oder Gegenstände (Abtesten von Größenverzerrungen oder Weglassen von Details bzw. einer ganzen Seite)
- Bildbeschreibung (Befundung der Bildexploration des Patienten mit den Augen sowie seiner Beschreibung und eine für ihn ergebende Sinnhaftigkeit)
- Fingerfolgetests (Befundung, ob der Patient in der Lage ist, mit seinen Augen den Bewegungen der Fingers des Therapeuten zu folgen)
- Lesetests (Testen der Lesefähigkeit z. B. mit einem eingerückten Lesetext)
- Schriftproben (Testen auf die Einhaltung des Zeilenanfangs, doppelt geschriebene Buchstaben, das Verwechseln von Buchstaben etc.)
- Tischtest (Alltagsnahe Befundung über visuelle und motorische Explorationsversuche)
- Extinktionstest (Prüfen des Phänomens durch gleichzeitiges Zuführen von visuellen Reizen auf beiden Seiten)
- etc.

Die **Befundung des somatosensorischen Neglects** erfolgt über das Testen der Oberflächen- und Tiefensensibilität. Wichtig ist dabei, dass der Patient in der Lage ist, die Reize zu erkennen, sie lokalisieren und differenzieren zu können. D. h., er sollte zuerst erkennen, dass er überhaupt berührt wird, danach wo genau der Berührungspunkt ist und ob er z. B. die Berührung mit einer Feder und einem Schleifpapier unterscheiden kann. Führen Sie die Befundung regelmäßig durch und achten Sie darauf, dass die Stimulation nur auf einer Seite stattfindet und Nebengeräusche vermieden werden, um ein mögliches Extinktionsphänomen auszuschließen. Spürt der Patient auf der betroffenen Seite nichts oder treten während der Berührungen Allästhesien (Reize, z. B. Berührung, Schmerz oder Temperatur werden nicht am Ort der Einwirkung, sondern an einer anderen Stelle lokalisiert) auf, so besteht ein Verdacht auf einen somatosensorischen Neglect.

Bei der **Befundung des motorischen Neglects** müssen zwei Bereiche beobachtet werden. Zum einen die motorische Exploration der nichtbetroffenen Körperhälfte bzw. des Raumes sowie die Exploration auf die betroffene Seite, und zum anderen die Art des Einsatzes der oberen und unteren Extremitäten auf der betroffenen Seite. Die Beurteilung orientiert sich an der Qualität der motorischen Exploration und wie reibungslos die Bewegungen auf beiden Seiten stattfinden. Achten Sie darauf, ob plötzlich Funktionen nicht mehr vorhanden oder Fähigkeiten nicht mehr abrufbar sind (Extinktionsphänomen). Beim Gehen ist auffällig, dass der Arm nicht oder nur wenig mitschwingt.

Eine **Befundung des auditiven Neglects** erfolgt bei geschlossenen Augen. Der Patient soll Geräusche erkennen, die vom Therapeuten mit Hilfe von Gegenständen (Glocke, Rassel, Zimbel, usw.) an verschiedenen Stellen im Raum erzeugt werden. Die Aufgabe des Patienten ist, zu bewerten, welche Gegenstände er hört und wo sich diese im Raum befinden. Besteht ein akustischer Neglect, so sind die Geräusche vom Patienten schwer zu lokalisieren oder werden im nichtbetroffenen Raum vermutet. In seltenen Fällen kommt es zu einem völligen Ausbleiben der Reaktion bei Geräuschen aus dem Raum auf der betroffenen Seite. Ein mögliches Extinktionsphänomen sollte ebenfalls durch unilaterale und bilaterale akustische Reize abgetestet werden.

Ziele der Neglectherapie in der phasenbezogenen Therapie (nach Habermann & Kolster, 2009, 482):

Therapiephase	Therapieziele
1. Phase: Erarbeiten einer informellen Awareness und eines Verständnisses dafür, dass eine Seite vom Neglect betroffen ist.	Der Patient soll verstehen: – dass es außerhalb seines Erlebens bzw. seiner Welt noch weitere Reize gibt, die für ihn relevant sind, – dass die Störung, die er in seinem Alltag erlebt, mit diesen Reizen zu tun haben kann, – dass er bedingt durch einen Schlaganfall eine Störung hat, die zur Vernachlässigung der betroffenen Körper-/Raumseite führt.
2. Phase: Interesse am Geschehen auf der betroffenen Körperseite und im betroffenen Raum finden und die Aufmerksamkeit gezielt dahin richten.	Der Patient soll verstehen: – was ihm einen Hinweis auf die Existenz dieser Seite geben kann, – wodurch er erkennen kann, dass jetzt gerade wieder etwas Wichtiges auf der betroffenen Seite passiert, – dass er besser im Alltag zurechtkommt, wenn er die bisher vernachlässigten Reize in seine Handlungen einbezieht. – Der Patient soll die betroffene Körper-/Raumseite zunächst mit, später ohne Unterstützung finden.
3. Phase: Selbständiges Einbeziehen der betroffenen Körper-/Raumseite in Handlungen und Erarbeiten einer vorausschauenden Awareness.	Der Patient soll: – dort zunächst oberflächlich, später sorgfältig und differenziert explorieren, – in der betroffenen Raumseite zunächst mit, später ohne Unterstützung handeln, – Möglichkeiten zur Erfolgskontrolle erlangen, – die beachtete und die vernachlässigte Raumseite zu einem Gesamtraum zusammenfügen, in dem beide Teile (annähernd) gleich wichtig sind, – vorausschauende Awareness und damit eine Kenntnis seiner spezifischen Probleme entwickeln und stabilisieren.
4. Phase: Erarbeiten einer vollständigen vorausschauenden Awareness und eines daraus resultierenden selbständigen Handelns.	Der Patient soll: – sich seiner betroffenen Körper-/Raumseite durchgehend bewusst sein, – durch die gelernten Strategien und Handlungsschemata in der Lage sein, Schwierigkeiten ohne Hilfsperson selbständig zu überwinden, – auch in Stresssituationen mit Parallelanforderungen angemessen und umsichtig handeln.

Die **Befundung des Imaginationsneglects am eigenen Körper** erfolgt durch Beobachten von ADL-Tätigkeiten oder das freie Zeichnen eines Menschen. Im ADL-Bereich kommt es z. B. beim Haarekämmen, Rasieren, Waschen, Anziehen etc. zu einer Vernachlässigung der betroffenen Seite. Beim freien Zeichnen eines Menschen ist auffällig, dass es auf der nichtbetroffenen Seite zu einer Anhäufung von Details bzw. zu

einer Überzeichnung der Linien kommt, während die betroffene Seite nicht, mit fehlenden Details oder nur sehr unvollständig gezeichnet wird (Crowding).
Bei der **Befundung des Imaginationsneglects im Raum** werden vom Patienten einfache symmetrische Figuren wie z. B. eine Uhr, Blume, ein Haus, Rechteck, Quadrat etc. gezeichnet. Besteht eine Störung, so wird die Zeichnung auf der betroffenen Seite nicht oder nur in Ansätzen gezeichnet. Weiterhin kann ein bekannter Raum des Patienten mit geschlossenen Augen aus einer bestimmten Blickrichtung beschrieben werden. Danach soll der Patient sich gedanklich auf die gegenüberliegende Seite stellen und diesen erneut beschreiben. Auffällig ist, dass auf der betroffenen Seite immer wenig Details genannt werden.

Therapie

Die Therapie des Neglects gestaltet sich je nach Art der Betroffenheit und Ausprägung als schwierig. Dies ist abhängig davon, wie hoch die Awareness des Patienten ist und ob bzw. wie stark evtl. Extinktionsphänomene auftreten. Im Vordergrund einer Neglecttherapie steht nicht vorrangig, dem Patienten unter allen Umständen klar zu machen, dass eine betroffene Seite existiert, sondern dem Patienten Sicherheit und Selbstvertrauen zu geben. Die Förderung der Awareness ist zu Beginn einer Therapie absolut essentiell, um ein Verständnis des Patienten für seine Situation zu erreichen. So lange der Patient nicht einsieht, dass etwas nicht stimmt, hat es keinen Sinn ihn mit der betroffenen Seite zu konfrontieren. Daher wird eine Neglecttherapie in 4 Phasen unterteilt (s. S 116 f.).

Allgemeine Maßnahmen

Die allgemeinen Maßnahmen dienen vorrangig dazu, dem Patienten Sicherheit und Wohlbefinden zu vermitteln und dadurch eine Steigerung der Awareness zu erreichen. Dazu gehört auch, den Patienten bei der Kontaktaufnahme von der nichtbetroffenen Seite her anzusprechen und die Erkennung durch Berührungsreize auf der gesunden Seite zu erleichtern. Leider wird noch immer in vielen Büchern propagiert, dass der Patient ausschließlich von der betroffenen Seite aus angesprochen wird, das Bett mit der gesunden Seite zur Wand gestellt und der Nachttisch bzw. die Eingangstür auf der kontraläsionalen Seite sein müssen. Diese Maßnahmen sind aus ethischen Gründen nicht nachvollziehbar, da der Patient so von seiner erkennbaren Umwelt abgeschnitten wird und sich isoliert fühlt. Diese Unsicherheit führt zu einer erhöhten Aggressivität, Ablehnung, Frustration und dazu, dass der Patient glaubt, schlecht behandelt zu werden und somit zu einer Senkung seiner Compliance. Die Ruhephasen im Bett sollen der Erholung dienen und den Patienten keinem weiteren Stress aussetzen. Deshalb ist es sinnvoll, einige allgemeine Maßnahmen zu berücksichtigen:

- Einrichten des Patientenzimmers
  - Der Bettnachbar und die Tür sollten sich im nichtbetroffenen Raum befinden.
  - Nachttisch, Blumen, Bilder, Getränke etc. sollen ebenfalls auf der ipsiläsionalen Seite sein.
  - Die betroffene Seite kann aus Erholungsgründen reizarm gestaltet werden.

- Sicherheitsmaßnahmen
  - Die Notfallklingel muss **immer** auf der gesunden Seite liegen.
  - Das Bettgitter sollte vor allem in der ersten Zeit immer hochgezogen sein.

- Rollstühle sollten mit einem Therapietisch versehen sein, auf dem der betroffene Arm gelagert werden kann.
  - Rollstühle sollten mit einem Speichenschutz ausgestattet sein, um herunterhängende Arme und Hände zu schützen.
  - Treppen sollten mit einem Schutzpfosten oder Gitter gegen Rollstühle gesichert sein.
  - Keine Benutzung von elektrischen Rollstühlen

- Lagerung des Patienten
  - Besprechen von Seitlagerungen mit dem Patienten, da er sich sowohl auf der betroffenen als auch auf der nichtbetroffenen Seite unsicher fühlen könnte.
  - Einsatz von Lagerungsmaterial, um die nichtbetroffene Seite des Patienten zu stimulieren (bei Seitlage auf der betroffenen Seite), um eine Begrenzung und damit ein Sicherheitsgefühl beim Patienten zu erreichen
  - Bei Besuch sollte der Patient aufgesetzt oder auf der betroffenen Seite gelagert werden, um eine bessere Übersicht über den Raum zu haben.
  - Lagerung des betroffenen Armes zur Vermeidung von Sekundärsymptomatiken (Ödembildung, subluxierte Schulter etc.).
  - Eine Lagerung auf der gesunden Seite wird von vielen Patienten als angenehm empfunden und ist daher als Schlafstellung indiziert.

- Aufsetzen und Transfer des Patienten
  - Aufsetzen über die gesunde Seite ist für den Patienten angenehmer und nachvollziehbarer.
  - Beim Transfer über die nichtbetroffene Seite soll der Patient selbst mithelfen.
  - Wird der Patient aufgestellt, so soll er über die gesunde Seite Gewicht übernehmen.

- Kommunikation mit dem Patienten
  - Der Therapeut beschreibt dem Patienten verbal die nächste Therapiehandlung.
  - Begrüßen und Ansprechen immer zuerst von der ipsiläsionalen Seite evtl. mit Körperkontakt.
  - Bei bestehender Awareness ist eine Kommunikation über die Mitte auf die betroffene Seite hin indiziert.
  - Um Überforderungen zu vermeiden, sollten Gespräche aus dem kontraläsionalen Raum erst erfolgen, wenn der Patient selbständig in diesen Bereich exploriert.
  - Beim Einsatz von Co-Therapeuten befindet sich die instruierende Person immer auf der gesunden Seite.

- Angehörigenarbeit
  - Aufklären der Angehörigen über die Krankheit und ihre Auswirkungen
  - Herstellen von Verständnis und Akzeptanz für die Krankheit
  - Hinweisen auf Störungen bei Alltagshandlungen, Gefahren und der psychischen Belastung für Patient und Angehörige
  - Aufzeigen von Verhaltensstrategien und Veränderungen
  - Gespräche über Sorgen und Nöte

- Therapeutisches Setting
  - Reizarme Umgebung beim Durchführen von Tests
  - Anpassen der Lichtverhältnisse mit hoher Beleuchtung der betroffenen Seite (z. B. durch Lampen, Fenster mit Sonnenlicht etc.) zur Lenkung der Aufmerksamkeit auf die betroffene Seite
  - Einsetzen von auffälligem Therapiematerial in hellen Farben auf der betroffenen Seite des Patienten zur Steigerung der Aufmerksamkeit
  - Verwenden von Eyecatchern (z. B. Leuchtarmbändchen, neonfarbenem Handschuh, blinkende Gegenstände, Goldkettchen bzw. Ringe etc.) auf der betroffenen Seite zur Anregung der aktiven Exploration in den kontraläsionalen Raum durch „Neugier"

Behandlung in den einzelnen Phasen

1. Phase
In der ersten Phase steht die Herstellung der Awareness im Vordergrund. Von einer Anbahnung motorischer Fähigkeiten ist zu diesem Zeitpunkt abzuraten, da der Patient die betroffene Seite nicht kennt und dies daher zu einer Überforderung führen würde. Der Patient muss zuerst ein Verständnis für die „verlorengegangene" Körperhälfte bzw. den Raum entwickeln. Therapeutische Übungen auf der kontraläsionalen Seite haben keinen Sinn, wenn der Patient die Übung nicht versteht. Um möglichst viele Ressourcen zu aktivieren, ist es sinnvoll, mit Alltagsgegenständen (Besteck, Rasierern, Waschlappen etc.) und -handlungen (Brötchenschmieren, Rasieren, Kämmen etc.) zu beginnen. Oft entstehen in den Alltagshandlungen plötzlich sog. Schlüsselsituationen, in denen der Patient erkennt, dass etwas, das gerade da war, plötzlich weg ist, da es nunmehr im betroffenen Raum liegt. Es kann auch sein, dass der Patient mit seinem Rollstuhl an der Tür hängenbleibt und nicht weiterkommt oder Personen im Raum sprechen, ohne dass er sie sieht, dies aber erkennt. Diese Momente sind bei der Neglecttherapie besonders wichtig, da nun sowohl eine erhöhte Aufmerksamkeit als auch eine hohe Compliance des Patienten besteht, um das Problem zu lösen. Der Therapeut gibt dem Patienten durch Cueing verbale Hinweise oder führt den Patienten zum vermissten Objekt. Durch diese sog. „AHA-Erlebnisse" kehrt allmählich das Verständnis für die betroffene Seite zurück. Wichtig ist in dieser Phase, behutsam mit dem Patienten umzugehen, um ihn nicht zu überfordern.

2. Phase
Die zweite Phase beschäftigt sich vorrangig mit der Vertiefung des Patientenwissens über sein Störungsbild. Die therapeutische Arbeit erfolgt weithin mit Alltagsgegenständen in Alltagshandlungen. In Schlüsselsituationen führt der Therapeut den Patienten durch ein Cueing in gestaffelter Intensität an das Problem heran. Dabei werden zuerst viele Hinweise gegeben und später nach und nach reduziert, um eine aktive Exploration des Patienten zu fördern, ohne ihn zu überfordern. In dieser Phase ist es nicht vorrangig das Ziel, dass der Patient selbständig Handlungen ausführt, sondern dass er die Reize aus dem betroffenen Raum erkennt.

3. Phase
Bei Patienten mit multimodalem (mehrere Bereiche betreffendem) Neglect sollte der Schwerpunkt im sensomotorischen Bereich liegen, um vorrangig das Verständnis für

die betroffene Körperhälfte zurückzugewinnen, bevor in den Raum exploriert wird. Im Speziellen geht es darum, Berührungen zu erkennen und deren Lokalisierung zu verbalisieren. Erst dann ist es relevant, mit welchem Gegenstand der Patient berührt wird und woran er dies erkennt.
Weiterhin kann in dieser Phase die erarbeitete Explorationsfähigkeit vertieft und zusätzlich zu den Alltagssituationen auf spezielle therapeutische Konzepte und Therapiemedien zurückgegriffen werden. Ziel ist es, wie in Phase 2, eine Verbesserung der Handlungskompetenzen durch Alltagshandlungen, wobei aber nun verstärkt auf Handlungen im kontraläsionalen Raum Wert gelegt wird. Der Patient soll ebenfalls eine vorausschauende Awareness entwickeln, um mögliche Gefahren wieder einschätzen zu können und präventiv darauf zu reagieren. Vielen Patienten hilft auch das Verbalisieren von Handlungsschritten vor der Tätigkeit (Selbstinstruktion), bei denen eingeübte Schritte vor der Ausführung laut und später leise vorgesagt werden. Nach der Therapie kann der Patient reflektieren, was gut gelaufen ist, wo er Schwierigkeiten hatte und worauf er beim nächsten Mal achten muss.

4. Phase

In der vierten Phase ist die Awareness bereits so hoch, dass der Patient in der Lage ist, seine Handlungen eigenständig zu reflektieren, Probleme in Handlungen zu erkennen und Probleme selbständig zu beseitigen. Er setzt gegebenenfalls selbständig seine eingeübte Selbstinstruktion ein und erkennt Gefahrensituationen, die er durch langsame Handlungen überwindet. In dieser Phase steht das Erwerben von neuen Handlungsroutinen im Vordergrund.

Funktionsbezogene Therapie

Zu den Alltagssituationen werden (nach Habermann & Kolster, 2009) auch spezielle Therapiekonzepte zur Neglectbehandlung eingesetzt. Wichtig ist, dass meistens erst eine entsprechende Awareness des Patienten aufgebaut sein muss, damit die Therapiekonzepte greifen. Prinzipiell lassen sich diese jedoch schon sehr früh einsetzen.

Im sensomotorischen Bereich:

- Präaffolter: Eine sehr basale Form der Stimulation, mit großflächigen, variierenden Berührungen durch die Hände des Therapeuten.
- HoDT: Die handlungsorientierte Diagnostik und Therapie setzt ihren Schwerpunkt in der Selbstwahrnehmung des Patienten sowie der Erkennung seines Körpers, seiner Handlungsfähigkeiten und Defizite.
- RPMS: Die Repetitive periphere Magnetstimulation erzeugt durch schmerzfreie afferente Ströme auf der betroffenen Seite eine somatosensorische Stimulation.
- PANat: (auch Johnston-Konzept) ist eine durch Druckbandagen (Splints) erzeugte taktile und propriozeptive Stimulation zur Förderung der Bewegungsfähigkeit.
- Perfetti: Aufmerksamkeits- und Wahrnehmungsförderung durch gezielte Bewegungsübungen (Voraussetzung: auftauchende Awareness).
- Bobath: Konzept u. a. zur Förderung der motorischen Alltagshandlungen und der Awareness.
- Taktile Exploration: Erkennen von abstrakten Formen und Alltagsgegenständen unter Ausschluss des Visus mit der betroffenen Hand zur Förderung der differenzierten Erkennung.
- Forced use: Erzwingen der Benutzung der betroffenen Seite durch Fixierung der

gesunden Hand am Rumpf oder Tragen in einer Armschlinge (Voraussetzung: vorausschauende Awareness).

- Nackenstimulation nach Karnath: Stimulation der kontraläsionalen Nackenmuskulatur durch Vibrationsimpulse zur Förderung der Explorationsleistung in den betroffenen Raum.

Im visuellen Bereich:

- Papier-Bleistift-Aufgaben: Lösen von visuellen Suchaufgaben zur Förderung der Awareness.
- Suchaufgaben per OHP/Beamer: Vergrößerung der Fläche für Suchaufgaben zur Steigerung der Schwierigkeit mit Hilfe von Overheadprojektor oder Beamer.
- Trainingssoftware: Förderung der visuellen Explorationsleistungen durch spezielle Trainingssoftware (z. B. Cogpack, Rigling, Rehacom, OK-Neglect etc.).
- Exploration in Alltagssituationen: Übungen zum Suchen und Erkennen von Objekten im Raum (Voraussetzung: auftauchende Awareness).
- Bildbeschreibung: Übungen mit speziellen Bildvorlagen, die nur durch das Explorieren beider Bildhälften einen Sinn ergeben.
- Training von Leseleistung: Durch den Einsatz von Hilfsmitteln, wie spezielle Lineale, Zeilennummerierungen etc. soll die Lesefähigkeit trainiert werden. (Voraussetzung: auftauchende Awareness besser vorausschauende Awareness).
- Optokinetische Verfahren: Bewegung von wiederkehrenden Reizen in eine Richtung am PC, denen der Patient folgen und dort kurzfristig verweilen soll.
- Prismenbrille: Greifübungen unter Verschiebung des Sichtbereiches um 10° zur ipsiläsionalen Seite. Dadurch erfolgt eine automatische Überanpassung nach kontraläsional. Die Therapie wird als unangenehm empfunden und die Wirkung hält nur ca. 3 Tage an.
- Hemibrille: Abdecken des ipsiläsionalen Auges bzw. der ipsiläsionalen Blickfelder beider Augen zur Förderung der Exploration in den betroffenen Raum. Beide Verfahren sind für die ergotherapeutische Intervention allerdings ungeeignet.

Im auditiven Bereich:

- Lokalisationsübungen mit geschlossenen und mit geöffneten Augen: Übungen zum Richtungs- und dichotischen Hören (das Hören von gleichzeitig dargebotenen, aber seitenunterschiedlichen Hörsignalen) (Voraussetzung: vorausschauende Awareness).
- Auditive Trainingssoftware: Einsatz spezieller Test- und Trainingssoftware zur Förderung der Lokalisation von Geräuschen (Voraussetzung: vorausschauende Awareness).

Im mentalen Bereich:

- Imaginationsübungen: Training der Detailwiedergabe auf der kontraläsionalen Seite durch spezielle Imaginationsübungen, z. B. zum Beschreiben eines Raumes mit geschlossenen Augen und unterschiedlichen Perspektiven.

Alltagsbezogene Therapie

In der alltagsbezogenen Therapie werden die Aktivitäten des täglichen Lebens eingesetzt, um die Awareness und die Motorik zu fördern. Hierzu gehören z. B.:

- Waschen, Kämmen, Anziehen, Essen

- Mobilität (Aufsetzen, Aufstehen, Gehen)
- Übungen zur Orientierung am eignen Körper und im Raum
- Kochen, Putzen, Tischabwischen
- Einkaufen gehen
- Freizeitbeschäftigungen und Hobbys
- Übungen aus dem Berufsleben zur Wiedereingliederung
- etc.

Die Übungen müssen immer an die jeweiligen Ressourcen unter Einbeziehung der Defizite angepasst und geübt werden.

Therapie des Extinktionsphänomen

Ist der Neglect erfolgreich therapiert, so bleibt oft als letztes Restsymptom das Extinktionsphänomen zurück. Dies liegt oft daran, dass es nicht erkannt und nicht mit den Neglect- oder sensomotorisch üblichen Therapieverfahren mitbehandelt wird. Der Grund für das häufige Übersehen ist, dass die meisten Übungen unilateral (einseitig) sind, beim Patienten aber die bihemisphärische Integration beeinträchtigt ist und die Extinktion nur bei komplexeren Tätigkeiten auftritt, in denen Reize von beiden Seiten verarbeitet werden müssen. Vor allem im Alltag ergeben sich durch das Extinktionsphänomen Gefahren (z. B. Straßenverkehr bei crossmodalem Neglect). Deshalb ist es extrem wichtig, das Phänomen separat zu befunden und zu therapieren.
Um die Extinktion erfolgreich zu therapieren, muss die Behandlung auf das Störungsbild abgestimmt sein. Es ist wichtig zu wissen, unter welchen Reizeinflüssen das Phänomen auftritt, und ob unimodal (z. B. beim gleichzeitigen Arbeiten mit beiden Händen) oder crossmodal (z. B. ein visueller Reiz von rechts löscht die Existenz des erkannten linken auditiven Reizes aus). Das Ziel der Therapie ist, dass die betroffene Seite auch dann aktiv bleibt, wenn Reize gleichzeitig von der nichtbetroffenen Seite kommen. Sind z. B. bestimmte Bewegungen auf der betroffenen Seite möglich, aber bei bilateralen Aktionen nicht abrufbar, so ist es wichtiger, die Extinktion durch bilaterale Handlungen zu therapieren, als weiter unilateral die Motorik zu fördern.
Prinzipiell besteht die Annahme, dass es auch bei ausgeprägten Extinktionsphänomenen eine Reizschwelle gibt, bei der der Patient trotzdem beide Seiten erkennen kann. Daher muss zuerst dieses Reizniveau ermittelt werden. Um dies durchführen zu können, muss der Patient zuerst auf der betroffenen Seite die ausgewählten Aufgaben sicher durchführen bzw. die Reize sicher spüren und erkennen können. Im nächsten Schritt werden starke Reize (z. B. intensive Spürreize) auf der betroffenen und leichte auf der nichtbetroffenen Seite gegeben. Wichtig ist, dass der Patient sich auf die Reize von beiden Seiten konzentriert und beide gleichzeitig spüren kann. Zur Überprüfung, muss der Patient Feedback geben, wann er die Reize erkennt, wann nicht und woran er erkennt, dass der Reiz ausgelöscht wurde. Im Laufe der Therapie werden die Reize auf der kontraläsionalen Seite langsam gesenkt oder auf der anderen Seite erhöht. Die Aufgabe des Patienten ist es, genauer zu beurteilen, wann er die Reize spürt und wann diese ausgelöscht werden, um so die Aufmerksamkeit verstärkt auf die betroffene Seite zu lenken, sowie die gleichzeitige Erkennung von Reizen auf beiden Seiten zu fördern. Die Aufgaben müssen so modifiziert sein, dass auch ggf. crossmodale Extinktionsphänomene behandelt werden.
Durch die Selbstreflexion des Patienten, die entsprechenden Rückmeldungen durch Erfolge, und durch das Aufzeigen der Extinktion bei ihrem Auftreten, wird die Entwick-

lung der Awareness positiv beeinflusst und kann auf den Alltag übertragen werden. Achten Sie darauf, dass die Aufgaben immer individuell an den Patienten angepasst sind und unter Einbeziehung der Ressourcen an den Defiziten gearbeitet wird.
Zur Festigung der vorausschauenden Awareness und Kompensation seiner Defizite, kann mit dem Patienten die Selbstinstruktion geübt und in Alltagssituationen angewendet werden.

Merke:

› Fälschlicherweise wird der Neglect oft als Wahrnehmungsstörung bezeichnet. Wahrnehmung ist im engeren biologischen Sinne der Prozess der Aufnahme und Verarbeitung von sensorischen Informationen bzw. Reizen durch die Sinnesorgane (z. B. Augen, Ohren, Mund, Nase etc.). Das heißt also, bei einer Wahrnehmungsstörung ist das jeweilige Sinnesorgan betroffen. Dadurch werden dann keine oder falsche Informationen an das Gehirn weitergegeben. Da bei einem Neglect jedoch nicht die Sinnesorgane, sondern das Gehirn betroffen ist, kommen die richtigen Informationen an, und es besteht ein Problem der Verarbeitung in Form der Erkennung im Gehirn und nicht der Wahrnehmung durch die Sinnesorgane.

› Häufig wird der visuelle Neglect mit einer Hemianopsie (halbseitigem Gesichtsfeldausfall) verwechselt. Allerdings ergeben sich einige Unterscheidungsmerkmale.

Unterscheidungsmerkmale zwischen visuellem Neglect und Hemianopsie
(modifiziert nach Kerkhoff, in: Habermann & Kolster 2009, 462)

	Visueller Neglect	Hemianopsie
Schädigungsgebiet	Meist parietotemporal, selten frontal	Parietal und okzipital
Störungsmodalität	Verarbeitungsstörung/Repräsentationsstörung (visuell, akustisch, sensomotorisch, supramodal)	Visuelle Wahrnehmungsstörung durch Schädigung der Sehbahn
Exploration	Findet spontan in vernachlässigtem Bereich nicht statt	Gestört, kann aber kompensiert und trainiert werden
Linien halbieren	Beim Linienhalbierungstest erfolgt eine Verschiebung zur nichtbetroffenen Seite	Beim Linienhalbierungstest kommt es bedingt durch eine Überkompensation zu einer leichten Verschiebung zur anoptischen Seite
Kopfhaltung	Drehung des Kopfes und Hinwendung zur gesunden Seite	Schräghaltung und Drehung des Kopfes zur anoptischen Seite
Raumorientierung	Störungen am eigenen Körper und/oder Raum in Bezug auf ADL-Tätigkeiten	Irritationen bei aktiver Bewegung im Raum

	Visueller Neglect	Hemianopsie
Hindernisse	Anstoßen an Hindernissen, wenn diese auf der betroffenen Seite liegen	Übersehen von Hindernissen meist nur in der Frühphase und in Spontansituationen
Straßenverkehr	Starke Gefährdung durch Vernachlässigung und ggf. Extinktion	Probleme durch Verlangsamung
Lesen	Vom Patienten nicht bemerkte Lesestörung durch Übersehen von Textbestandteilen auf der betroffenen Seite und ohne Sinnkontrolle	Leseprobleme durch Verlangsamung trotz Kompensation. Kontrolle der Sinnhaftigkeit des gelesenen Textes ist vorhanden

	Visueller Neglect	Hemianopsie
Awareness	Anfangs häufig fehlendes Störungsbewusstsein, das sich nur schwer erarbeiten lässt	Das Störungsbewusstsein ist meist vorhanden bzw. lässt sich schnell erarbeiten
Extinktion	ja	nein
Abzeichnen	Beim Abzeichnen fehlt der Teil auf der betroffenen Seite oder ist unvollständig bzw. in der Größe verzerrt	Häufig problemloses Abzeichnen ggf. Übersehen von einzelnen Elementen
Freies Zeichnen (aus dem Gedächtnis)	Ähnliche Fehler wie beim Abzeichnen	Problemlos
Zeichnen allgemein	Hineinzeichnen (crowding = die Schwierigkeit, aus einer Vielzahl von visuellen Informationen einzelne herauszufiltern und zu interpretieren)	Kein Hineinzeichnen
Perimetrie (verschiedene Methoden, die dazu geeignet sind die Größe des Gesichtsfeldes eines Patienten zu bestimmen)	Cueing (Geben von Hinweisen oder klaren Handlungsanweisungen in Problemsituationen durch den Therapeuten) verbessert die Ergebnisse der Perimetrie	Keine Veränderung der Perimetrie durch Cueing
Reaktionszeit visuell	Zur betroffenen Seite erhöht	Nach Training zur betroffenen Seite reduziert

Merke:

- Die Therapie der Awareness und die Therapie des Neglects sind nicht das Gleiche. Die Awareness ist immer die Voraussetzung für die Therapie des Neglects!
- WICHTIG: **Stress** verstärkt die Neglectsymptomatik! Daher sollte die Therapie in einem stressfreien Umfeld und behutsam durchgeführt werden.

- Um Erfolge in der motorischen Förderung zu erzielen, ist es sinnvoll, vom Bekannten zum Unbekannten zu arbeiten. D. h., dass sich Handlungen, die im Alltag oft durchgeführt wurden und bei denen sich bereits Routinen entwickelt haben, besser zur Förderung der Motorik eignen, als Aufgaben, die der Patient nie oder selten durchgeführt hat. Suchen Sie deshalb Handlungen aus, die vom Patienten im Privat- oder Berufsleben häufig durchgeführt wurden und setzen Sie diese angepasst auf die jeweiligen Ressourcen und Defizite am Patienten ein.

4.1.6 Periphere Nervenläsionen

Das Nervensystem wird grob in zentral und peripher aufgeteilt. Das periphere Nervensystem beginnt ab dem Austritt der motorischen, sensiblen sowie autonomen Nervenfasern aus dem Rückenmark (Vorderhorn – motorisch, Hinterhorn – sensibel, Seitenhorn – vegetativ). Werden die peripheren Nerven beschädigt, kommt es je nach Lokalisation zu unterschiedlichen vegetativen, motorischen und/oder sensorischen Ausfällen oder Störungen.

Ursachen für periphere Nervenläsionen können sein:
- scharfe Verletzungen (intraoperative Durchtrennung eines Nervs, Injektions-, Stich- oder Schnittverletzungen)
- stumpfe Verletzungen (Kompression oder Zerrung des Nervs)
- Amputation von Gliedmaßen (traumatisch und operativ)
- Druckläsionen durch Hämatome oder Abszesse
- chronische Nervenkompression (z. B. Karpaltunnelsyndrom)
- exogene oder toxische Schädigungen (z. B. langer Alkoholmissbrauch oder Nervengifte)
- erregerbedingte Nervenschädigungen: Neuroborreliose, Lepra, Herpesviren, HIV-Infektionen
- thermische Schädigung (Frostschäden, Blitz-Elektrotrauma)
- metabolische Nervenschäden (z. B. Diabetes mellitus)
- autoimmunologische Erkrankungen (z. B. Encephalomyelitis disseminata [MS])
- idiopathische Nervenschäden
- etc.

Einzelne Nervenstränge können sich zusammenschließen und bestehen oft aus motorischen, sensiblen und häufig vegetativen Nervenfasern. Daher kommt es bei peripheren Nervenläsionen zu einem parallelen Auftreten unterschiedlicher Symptome, wie z. B. schlaffer Lähmung, gestörter Oberflächen- und Tiefensensibilität sowie zu vegetativen Störungen in unterschiedlicher Intensität. Je nach Lokalisation und je nachdem wie viele Nerven betroffen sind, kommt es zu unterschiedlichen Syndromen. Die Störung der Oberflächen- und Tiefensensibilität kann wegen der sensiblen Zonenüberlappung benachbarter Nerven variabel sein, und die vegetativen Störungen können sich je nachdem, wie viele vegetative Nervenfasern betroffen sind, unterschiedlich äußern. Außerdem kann es zu Reflexausfällen, gelegentlichen Schmerzen bzw. schmerzhaften Parästhesien kommen. Bei kompletter Schädigung (z. B. Durchtrennung) kommt es auch zu kompletten motorischen und sensiblen Ausfällen im Versorgungsgebiet des betroffenen Nervs. Partielle (unvollständige) Nervenläsionen sind durch unvollständige Ausfälle gekennzeichnet.

Bei vegetativen Störungen auf Grund von kompletter Schädigung kommt es häufig zu zyanotischer Hautblässe, Hauttemperaturabfall, Anhidrose, Haarausfall, Nageldeformierungen und knochendystrophischen Erscheinungen. Bei partieller vegetativer Schädigung treten Hautrötung, Hauttemperaturanstieg, Hyperhidrose und vermehrtes Haar- und Nagelwachstum auf.
Nervenkompressionen sind häufig durch Sensibilitätsstörungen (Hypästhesie, Parästhesie), Muskelschwäche, passagere (nur vorübergehend auftretende) Lähmung, Störungen der Vasomotorik (kontraktions- und relaxationsbedingte Lumenänderung der Blutgefäße, d. h. der „Bewegungen" der Gefäße) und Störungen der Schweißsekretion gekennzeichnet.
Das Ausmaß der Ausfälle hängt also vom Schweregrad der Nervenläsion ab. Im klinischen Alltag hat sich eine **Unterteilung in drei Grade** bewährt:

- **Neurapraxie:** Axon und Hüllstrukturen sind erhalten. Es kommt zu einer passageren (nur vorübergehend auftretenden) Funktionsstörung, die z. B. durch Quetschung oder Dehnung eines Nervs verursacht wird.
- **Axonotmesis:** Axon ist unterbrochen, aber Hüllstrukturen sind vollständig erhalten. Es liegt eine Durchtrennung eines Nervenzellfortsatzes bzw. eines Nerven bei Erhaltung der Kontinuität seiner Hüllstrukturen (Markscheide, Endoneurium, Perineurium, Epineurium) vor.
- **Neurotmesis:** Axon ist unterbrochen, Hüllstruktur ist teilweise oder vollständig unterbrochen. Es besteht eine weitgehende Durchtrennung des Nervs, bei dem das Axon und auch die Myelinscheide unterbrochen sind. Die bindegewebigen Hüllstrukturen (Perineurium, Epineurium) können teilweise erhalten oder im Extremfall ebenfalls durchtrennt sein.

Die Neurapraxie ist die schwächste Form einer Nervenverletzung. Sie bildet sich in der Regel innerhalb weniger Stunden bis Tage vollständig zurück. Die schwerste Form ist die Neurotmesis, bei der es distal der Läsion zu einer Degeneration des Axons kommt. Der proximale Axon-Stumpf bildet einen Wachstumskegel aus und versucht, wieder Anschluss an sein Innervationsgebiet zu finden.

Ergotherapeutische Intervention:
Motorische Ausfälle werden durch den Einsatz unterschiedlicher Medien, Methoden und Hilfsmittel bestmöglich auftrainiert. Verbesserungen der Motorik werden mithilfe von passiver Mobilisation und aktiven Bewegungs- sowie Kräftigungsübungen erreicht. Zur Unterstützung der Muskulatur und Schonung der Gelenke ist auch oft der Einsatz von passiven bzw. aktiven Schienen indiziert.
Bei sensorischen Ausfällen wird durch den Einsatz vielfältiger Medien und Methoden versucht, die Oberflächen- und Tiefensensibilität wieder herzustellen.

Folgende therapeutische Maßnahmen werden angewendet:

- Therapie nach Bobath (u. a. Regulation des Muskeltonus)
- Therapie nach Perfetti (Wiedererlernen motorischer Fähigkeiten)
- Therapeutisches Führen (Anbahnen und Fördern notwendiger Handlungen zum Wiedererlernen motorischer Fähigkeiten durch gezieltes Führen)
- ADL- und Selbsthilfetraining (Durchführen von Nahrungszubereitung, Toiletten- und Anziehtraining sowie Belastungserprobung)
- Hilfsmittelberatung (Einsatz von Hilfsmitteln, um Alltagstätigkeiten zu unterstüt-

zen und eine größtmögliche Mobilität zu gewährleisten)
- Angehörigenberatung (Unterstützungsmöglichkeiten aufzeigen)
- Sensibilitätstraining (Rückgewinn bzw. Normalisierung der taktilen Reizempfindungen)
- Schreibtraining (graphomotorische Grundkompetenzen wiedererlangen)
- Schienenversorgung (für Gelenkschutz und Unterstützung der Motorik)

Merke:
- Als Nerv bezeichnet man eine Ansammlung von vielen nebeneinanderliegenden Nervenfasern (Axone), die von einer Bindegewebshülle umschlossen sind. Nerven können sich aufteilen oder mit anderen verbinden und sowohl afferente (sensible), efferente (motorische) als auch vegetative Nervenfasern enthalten.
- Bei peripheren Nervenläsionen, die die Motorik betreffen, kann es etwa 3 – 4 Wochen nach der Läsion zu erkennbaren Muskelatrophien kommen.
- Zu beachten ist, dass zuerst eine Verbesserung in den proximalen (körpernahen) Muskeln eintritt. Daher sind diese vorrangig zu therapieren.
- Durch die passive Mobilisation bleibt das Bewegungsausmaß der Gelenke erhalten.

4.2 Orthopädie

4.2.1 CRPS (Typ I)

Das komplexe regionale Schmerzsyndrom (Complex regional pain syndrome, CRPS) ist auch unter den heute i. d. R. nicht mehr verwendeten Synonymen „Morbus Sudeck, Sudeck Krankheit, Sudeck‘sche Dystrophie, Sudeck-Dystrophie, Sudeck-Syndrom, Algodystrophie, Sympathalgie, Sympathische Reflexdystrophie (SRD), Reflex Sympathetic Dystrophy Syndrome (RSD)“ bekannt.

Ätiologisch (ursächlich) wird es in Typ I (CRPS, das nach Trauma oder Immobilisation einer Extremität auftritt, jedoch ohne spezifische Nervenschädigung) und Typ II (CRPS, das nach einer Nervenverletzung auftritt, aber nicht notwendigerweise auf den Ort der Verletzung beschränkt ist) eingeteilt und gehört zu den neurologisch-orthopädisch-traumatologischen Erkrankungen.
Epidemiologisch (Ursachen und Folgen von gesundheitsbezogenen Zuständen) kommt es nach distalen Radiusfrakturen bei ca. 7–37 %, nach peripheren Nervenverletzungen bei ca. 2–5 % und nach sonstigen Frakturen bei ca. 1–2 % zur Entstehung von CRPS.

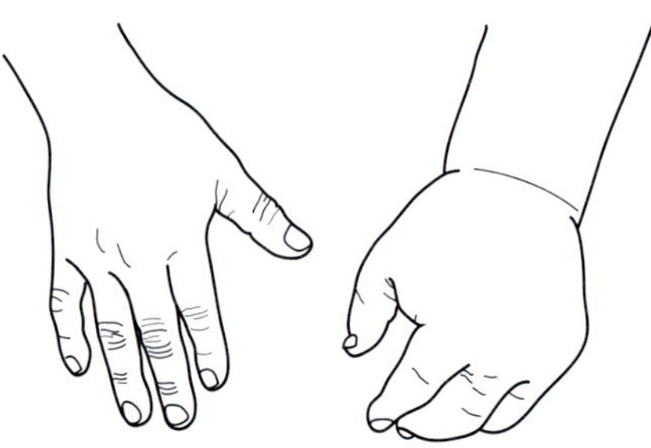

CRPS an der linken Hand

Beim CRPS Typ I liegt eine Algodystrophie *(= schmerzhafte Organstörung)*, oft auch als sympathische Reflexdystrophie oder **Sympathalgie** bezeichnet, in ausgeprägter Form vor. Zu einem CRPS kann es nach jeder noch so geringen Arm- oder Beinverletzung, aber auch spontan (= von alleine, ohne erkennbare Ursache) kommen. Die Pathogenese (= Krankheitsentwicklung) ist noch weitgehend unbekannt. Es äußert sich als Entzündung eines Teils des Bewegungsapparates nach Verletzungen, Nervenläsionen oder Operationen.

Die Betroffenen klagen über einen heftigen, diffusen Brennschmerz, der einer Kausalgie (= Schmerzen nach Nervenverletzung) ähnelt. Dabei besteht häufig eine Hyperästhesie (= gesteigerte Empfindlichkeit), die sich bis hin zu einer Allodynie (= Berührungsschmerzen schon bei leichter, normalerweise nicht schmerzhafter Berührung) entwickeln kann. Bedingt durch eine Zirkulationsstörung sind die betroffenen Bereiche meist livide (bläulich, blassblau, fahl) verfärbt und ödematös (= krankhafte Ansammlung von Flüssigkeit aus dem Gefäßsystem im Gewebe) verändert. Dazu kommt oft eine erhöhte Schweißneigung der betroffenen Partie und eine Versteifung der beteiligten Gelenke. Betrachtet man die Art der Gewebeveränderung, so könnte man an eine lokal begrenzte vegetative (= der Entwicklung und Erhaltung des Organismus dienender Stoffwechsel) Entgleisung denken. Eine besonders starke Beeinträchtigung des täglichen Lebens entsteht, wenn die Erkrankung im Bereich der Hand auftritt. Durch die starken Schmerzen und Ödeme ist die Hand zumindest im ersten Stadium in Ihrer Funktion stark eingeschränkt. Dadurch kommt es im Alltag häufig zu einer Behinderung und damit zumindest teilweise zur Invalidität. Im Bereich der unteren Extremität *(= Bein)* tritt CRPS bevorzugt im Bereich des Fußes auf. Seltener sind die Hüfte oder das Knie betroffen.

Voraussetzung für das Krankheitsbild ist eine vegetative (= das unwillkürliche Nervensystem betreffende) und psychische (!) Disposition.

Allgemeine Symptome:

Sensorische Störungen:

- Brennender Ruheschmerz
- Überempfindlichkeit bei Berührung (Hyperästhesie)
- Extreme Empfindlichkeit bei leichtesten Berührungen (Allodynie)

Motorische Störungen:

- Muskelschwäche beding durch eine Muskelatrophie
- Bewegungseinschränkungen der Gelenke (meist bedingt durch Schmerzen und Ödembildung)
- Bewegungsstörungen (Tremor)
- unwillkürliche Muskelzuckungen (Myoklonien)

Autonome Störungen:

- Wasseransammlungen im Gewebe (Ödeme)
- Starke Schweißbildung (Hyperhidrose)
- Temperaturveränderung der Haut (zunächst Überwärmung, dann Unterkühlung)

Trophische Störungen:

- Veränderungen der Haut (zunächst rötlich, dann bläulich, Salbenhaut (eine fettglänzende Haut, die durch eine vermehrte Sekretion der Talgdrüsen entsteht, trockene Haut)
- Unnatürlich starke Behaarung
- Nagelwuchs (zunächst verstärkt, dann vermindert)

Im fortgeschrittenen Stadium kommt es zu Knochenschwund (Osteoporose) und spontaner Gelenkversteifung (Ankylose). Im Endstadium kommt es zu einem wahrnehmbaren Gewebeschwund (Atrophie) bzw. einer wahrnehmbaren, degenerativen Veränderung von Gewebe bzw. Körperteilen (Dystrophie).

Verlauf:
Vom medizinischen Standpunkt aus ergeben sich drei Stadien, deren Symptome sich aber generell überschneiden und so im realen Bereich nur schwer zu trennen bzw. klar erkennbar sind:

1. **Stadium** bzw. Akutes Stadium
   - Dauer bis zu 3 Monate, in Einzelfällen aber auch erheblich länger
   - Im Vordergrund stehen Schmerzen, auch in Ruhe, Schwellung infolge eines Ödems (= krankhafte Flüssigkeitsansammlung) und hochgradige Funktionseinschränkung.
   - Die Haut ist rötlich/bläulich verfärbt und teigig verändert sowie überwärmt.

2. **Stadium** bzw. Chronisches/**Dystrophisches** (= durch Mangel- oder Fehlernährung bedingte Störungen und Veränderungen einzelner Körperteile betreffendes) Stadium
   - Dauer bis zu 6 Monate, nicht selten auch erheblich länger
   - Das Gewebe atrophiert *(= schwindet, bildet sich zurück)* und die Schwellung geht zurück. Schmerzen lassen nach und die Temperatur im betroffenen Körperbereich ist herabgesetzt.

3. **Stadium** bzw. Stadium der Atrophie (Rückbildung)
   - ab 6 Monate nach Krankheitsbeginn, teilweise aber auch erst nach 12–15 Monaten einsetzend
   - Knochen und Weichteile sind atrophiert *(= haben sich zurückgebildet)*, auch die Muskeln, beteiligten Gelenkkapseln sind geschrumpft. Es besteht eine deutliche Bewegungseinschränkung.
   - Die Haut ist dünn, blass, beteiligte Knochen sind entkalkt (seitenvergleichendes Röntgenbild!).

Merke:
- Oft wird noch ein **4. Stadium** (chronisches Stadium) erwähnt, das durch Störungen des Immunsystems, generalisierte Ödeme und den Wechsel von Hypotonie und Hypertonie gekennzeichnet ist.
- Obwohl ab dem 2. Stadium die Schmerzen nachlassen und die Schwellung zurückgeht, ist dies dennoch eine Verschlechterung der Krankheit, da das Gewebe nun in einen pathologischen (krankhaften) Zustand übergeht und dies unbehandelt zu einer dauerhaften Schädigung und Bewegungseinschränkung führen kann.
- Die Therapie sollte bereits im 1. Stadium und nach Rücksprache mit dem Arzt unter Verabreichung von Analgetika (Schmerzmittel) beginnen.
- Patienten neigen dazu, ihre betroffene Extremität, z. B. den Arm, abzulehnen und zu ignorieren bzw. ihn zu verstecken. Da dies aber die Erkrankung noch verstärkt, ist es aus ergotherapeutischer, psychosozialer Sicht notwendig, dass der Patient sich aktiv mit seinem betroffenen Körperteil auseinandersetzt. Dies kann z. B. dadurch erreicht werden, dass der Patient in der Therapie seinen betroffenen Bereich pflegt. Eine Möglichkeit ist es, den Bereich, soweit für den Patienten aus schmerzender Sicht erträglich, einer Körperpflege zu unterziehen. Beispiele hierfür sind: Waschen, Eincremen, Rasieren, Nägelschneiden und -feilen sowie bei Frauen, die Nägel zu lackieren etc.
- Niemals in den Schmerz hineinarbeiten, sondern schmerzarme aktive Bewegungen durchführen lassen.

- Der psychische Faktor, der die Erkrankung noch verstärkt, ist nicht zu unterschätzen. Daher ist es sehr wichtig, dass der Patient seine betroffene Extremität nicht ignoriert, sondern sich positiv mit ihr auseinandersetzt. Unterstützt werden kann dies durch Kombinationen aus positiven sensorischen Empfindungen in den betroffen Bereichen und Imaginationsübungen. Z. B. soll sich der Patient mit geschlossenen Augen einen Tag am Meer vorstellen, bei dem der Wind über die Haut streicht und Wellen die Haut berühren. Dabei bläst der Therapeut leicht über die Haut und benetzt sie mit Wasser. Dabei ist immer auf die Schmerzgrenze des Patienten zu achten! Die Erlebnisse sollen angenehm und nicht schmerzhaft sein! Der Patient soll sich wohlfühlen und positive Erfahrungen mit der betroffenen Extremität machen.

Behandlungsansätze
Prinzipiell sollten in der schmerzhaften Phase nur aktive Übungen (ohne Medien) durchgeführt werden! Später kann zusätzlich der Einsatz von Medien (Ton, Knetmasse, etc.) und passiven Therapien erfolgen, wie z. B. das Ausstreichen von Ödemen (von distal nach proximal) und passive Mobilisation der angrenzenden Gelenke, die auf Grund von Fehlbelastungen durch Kompensation schmerzen. Ziel ist es, die Muskulatur zu erhalten und Bewegungseinschränkungen zu vermindern. In der chronischen Phase kann die Förderung des Kraftaufbaus auch durch dynamische Schienen unterstützt werden. Weiterhin sollten Adaptionen wie z. B. Griffverdickungen und sonstige Hilfsmittel, die das alltägliche Leben erleichtern, zur Anwendung kommen. Spezielle Wärme- oder Kälteanwendungen (wie z. B. heiße Rolle oder Kältespray) sowie aktive und passive Bewegungen in den Schmerz hinein sind kontraindiziert und führen zu einer Verschlechterung des Krankheitsbildes!

Akutes Stadium:
- Gesteigerte Stoffwechselfunktion
- Entzündungszeichen
- Normale oder hypotone Muskulatur
- Gelenkbeweglichkeit durch Spontan- und/oder Belastungsschmerz eingeschränkt

Exkurs Entzündungszeichen:
1. Rötung = lat. *rubor*
2. Überwärmung = lat. *calor*
3. Schwellung = lat. *tumor*
4. Schmerz = lat. *dolor*
5. eingeschränkte Funktion = lat. *functio laesa*

Therapie
- Lagerung in Funktionsstellung
- Versorgung mit Einhänderhilfen
- Schützen der Hand vor starken thermischen Einflüssen
- Zirkulationsförderung durch grobmotorische, bilaterale Bewegungen (Vorsicht vor Schmerzschub !!!)
- Nur aktiv bewegen lassen! Schmerzgrenze beachten!
- **Psychologische Betreuung**

Chronisches Stadium:
- Stoffwechsel manchmal gesteigert, manchmal herabgesetzt
- Haut geringer durchblutet
- Trophische Störungen (Nägel rissig)
- Atrophischer Muskelschwund

Therapie

- Aktive Mobilisation ohne zusätzliche Schmerzreize an schräger Ebene
- Mit verdickten Griffen arbeiten
- Dynamische Faustschlussübungen
- Isolierte Bewegungsübungen für das Handgelenk
- Funktionelle Spiele
- Therapiekitt
- Bilaterales Malen
- Medien mit unterschiedlichen Oberflächen
- Schwämme, die im Wasser ausgedrückt werden
- Arbeiten mit Ton

Atrophisches Stadium:

- Stoffwechselminderung
- Haut ist normal gefärbt oder blass
- Dauermuskelatrophie

Therapie

- Medien wie in Stadium 2, aber unter verstärktem Einsatz von Widerständen und unter Verlängerung der Therapiezeiten
- ggf. Arbeitsplatzadaptionen im Rahmen von beruflicher Reha bei Chronifizierung

4.2.2 Kontrakturen

Üblicherweise denkt man bei Kontrakturen zuerst an das Kontrahieren (Zusammenziehen) von Muskeln bei Bewegung. Der Begriff hat zwar mit Muskeln und Sehnen zu tun, ist aber im pathologischen (krankhaften) Sinne gemeint. Eine Kontraktur ist eine dauerhafte Verkürzung von Muskeln, Sehnen und Bändern auf Grund von Inaktivität, d. h. Nichtbenutzung, die in den betroffenen Bereichen zu Einschränkungen in der Beweglichkeit führt. Diese Erscheinung ist häufig im klinischen und geriatrischen Bereich (z. B. Altenheimen, Palliativstationen, Wachkomastationen etc.) zu finden, da hier die Patienten lange bzw. dauerhaft im Bett liegen, aber auch nach Knochenbrüchen an den Extremitäten, die lange ruhiggestellt wurden und es durch die mangelnde Mobilität zu Kontrakturen kommt.
Kontrakturen können angeboren sein, als Folge einer Lähmung (z. B. nach einem Schlaganfall – Grund ist hier ebenfalls Immobilität), durch Narbenschrumpfung (z. B. Fingerbeugekontrakturen), aber auch durch Lagerungsfehler (Spitzfußstellung) sowie Therapiefehler (mangelndes passives Durchbewegen) bei langen Liegezeiten usw., entstehen.

Grundsätze der Behandlung

- Ein Gelenk nie länger als unbedingt notwendig ruhigstellen oder fixieren
- Freie Gelenke täglich im vollen Bewegungsausmaß durchbewegen

Befundaufnahme

- Messen des aktiven und passiven Bewegungsausmaßes
- Schmerzen und Kraftminderung beachten
- Ggf. mit Arzt absprechen (z. B. bei Hauttransplantationen)

Behandlung

- Beginn (sofern möglich) mit aktiver Mobilisation
- Unterstützende (assistive) Bewegung (z. B. mit einem Helparm oder mit Hilfe des Therapeuten, der die betroffene Extremität durch Halten unterstützt)
- Bewegung gegen äußeren Widerstand (Sorgfältig dosieren! Ausweichbewegungen vermeiden, Bewegungen langsam und konzentriert durchführen lassen!)
- Bewegungen gegen äußeren Widerstand mit Ausnutzung der groben Kraft
- Passive Gelenkmobilisation nur, wenn aktive bzw. assistive Mobilisation erfolglos oder nicht ausreichend ist
- Zur Mobilisation eignen sich Knetübungen, entsprechende Handwerkstechniken, Qui-Gong Kugeln, Sensibäder u. v. m.
- Therapeutische Dehnlagerungen sowie das angemessene Beschweren von Extremitäten mit Hilfe von Gewichten (z. B. Kirschkernsäckchen etc.) zum Aufdehnen von Verkürzungen

Eine Sonderform der Kontrakturen ist die Dupuytren-Kontraktur. Sie wurde vom franz. Chirurgen Dupuytren als spezielle Erkrankung beschrieben und stellt eine Schrumpfung der Palmarfaszie des M. palmaris longus dar. Die Krankheit verläuft sehr langsam. Vererbung, Alter (ab 50 Jahre) und Geschlecht (Männer haben sie häufiger als Frauen) spielen bei der Ätiologie eine Rolle. Es kommt zu einer Umwandlung der kollagenen Fasern der Faszie in ein narbiges Gebilde. Das Gewebe fixiert sich an Knochen und Bändern. Der Versuch, im Anfangsstadium gegen die Beugung zu strecken, steigert die Kontraktur noch mehr. Bevor die Beugung sichtbar wird, können ein dumpfer Schmerz, Prickeln oder Gefühllosigkeit die Prodromalphase kennzeichnen. In einer Zeitspanne von Wochen, Monaten oder sogar Jahren, kommt es zu Beugekontrakuren der Langfinger. Man hat Versuche unternommen, die Dupuytren-Kontraktur mit Röntgenstrahlen zu behandeln und so das Zellwachstum zu verhindern. Die erfolgreichste Methode ist jedoch die Operation. Das gesamte Narbengewebe wird entfernt. Die operierte Hand ist mit äußerster Vorsicht zu behandeln, weil das verbliebene Gewebe sehr dünn ist. Diese Patienten sind mit entsprechender Disposition CRPS gefährdet!

Ergotherapeutische Behandlung

- Die Behandlung fängt in der Regel 10 Tage post op an.
- Die Behandlung erfolgt in vier Phasen:
  - Übung der Mittel- und Distalgelenke
  - Faustschlussübungen
  - Übungen der Grundgelenke
  - Passive Streck- und Beugeübungen, evtl. mit Schiene

Medien:

- Therapieknete
- Ton
- Sensibad
- Papier falten
- Drucken mit flachen Stempeln
- Weben
- Steckspiele
- Peddigrohr mit Rundholz etc.

Merke:

- Bei starker Kontraktur in den Fingern, zu Beginn nichts in die Hohlhand nehmen lassen! – Erst manuell aufdehnen!
- Bei der dupuytrenschen Kontraktur wird nach der Operation in der Therapie eine Narbenbehandlung durchgeführt.
- Griffe gut polstern!
- Stets Reaktionen auf Mobilisation wie Schwellungen, Rötungen, Schmerzen etc. beachten!
- Alles was nicht benutzt wird, wird vom Körper langsam abgebaut. D.h., werden Muskeln und Gelenke nicht bewegt, so kommt es zu Muskelschwund und Sehnenverkürzungen sowie zum Schluss zu einem versteiften Gelenk. (Bestes Beispiel ist ein gebrochener Arm, bei dem nach sechs Wochen der Gips entfernt wird. Die Muskulatur hat sich hier bereits stark zurückgebildet und die Sehnen sind leicht verkürzt.)
- Immobilität ist die häufigste Ursache für Kontrakturen!
- Passives Durchbewegen ist das Therapiemittel der Wahl, um Kontrakturen vorzubeugen! Es baut zwar keine Muskelkraft auf, sorgt aber für eine Dehnung der Muskeln und Sehnen und für die Bildung von Gelenkschmiere (Synovia) in den Gelenken und somit für den Erhalt des Bewegungsausmaßes.
- Muskelaufbau kann aber nur durch aktive Übungen erfolgen!
- Am HÄUFIGSTEN ist die Beugekontraktur. Sie entsteht durch Verkürzung der an der Beugeseite gelegenen Muskeln.
- Seltener sind Gelenksteifen in Streck- oder Abduktionsstellungen.
- Aber auch in allen anderen Gelenkstellungen können Kontrakturen entstehen – meist nach langer Ruhigstellung.

4.2.3 Arthrosen  

Die Arthrose (Arthrosis deformans) gehört zu den orthopädischen Erkrankungen des Alters und bezeichnet eine Degeneration des Knorpelgewebes mit sekundärer Knochenläsion und entzündlich bedingter Schrumpfung der Gelenkkapsel. Sie zählt zu den häufigsten Erkrankungen des Bewegungsapparates. Statistisch gesehen sind bei den über 60-Jährigen ca. 80 % der Weltbevölkerung von Arthrose betroffen und bereits 50 % aller 30-Jährigen besitzen degenerative Veränderungen in den Gelenken. Prozentual gesehen sind nach neueren Erkenntnissen Frauen und Männer etwa gleichermaßen betroffen.

Strukturelle Veränderungen in den Gelenken sind nicht generell als pathologisch anzusehen. Klinische Symptome zeigen sich erst, wenn zusätzlich zu den Knochen- und Knorpeldegenerationen eine Entzündung der Synovia (Synovitis) entsteht. Als Hauptursache für Arthrose gilt die mechanische Abnutzung des Knorpelgewebes, der Menisken und Sehnen auf Grund langjähriger Überbelastung. Entzündliche Faktoren sind als sekundär anzusehen.

Idiopathische (ohne eine fassbare Ursache) Arthrosen werden als primäre Arthrosen bezeichnet. Hier ist die Ursache meist genetisch bedingt.

Bei einer Vorschädigung des Knorpelgewebes, z.B. durch eine Gelenkflächenfraktur (Bruch), Arthritis (Gelenkentzündung), angeborene Fehlstellungen, langjährige Adipositas (Übergewicht), metabolische Erkrankungen (z.B. Gicht), entzündliche Gelenkerkrankungen (z.B. chronische Polyarthritis) etc. spricht man von einer sekundären Arthrose.

Die häufigsten Arthrosen sind in absteigender Reihenfolge:

- Facettenarthrosen oder Spondylarthrose (Arthrose der kleinen Wirbelgelenke im hinteren Bereich der Wirbelsäule)
- Gonarthrose (Kniegelenkarthrose)
- Coxarthrose (Hüftgelenkarthrose)
- Talocruralarthrose (Sprunggelenkarthrose)
- Hallux rigidus (Arthrose des Großzehengrundgelenkes)
- Rhizarthrose (Daumensattelgelenkarthrose)
- Herbeden-Arthrose (Arthrose der Finger**end**gelenke)
- Bouchard-Arthrose (Arthrose der Finger**mittel**gelenke)
- Arthrosen in anderen Gelenken

Weitere Arthrosen:

- Omarthrose (Schultergelenksarthrose)
- Radiokarpalarthrose (Arthrose des Handgelenks)
- Hallux valgus (Fehlstellung des ersten Zehs, die häufig mit der Arthrose im Großzehengrundgelenk [Hallux rigidus] kombiniert ist)
- Kubitalarthrose (Arthrose des Ellenbogengelenkes)
- Retropatellararthrose (Arthrose der Kniescheibengleitfläche)

Gesundes Schultergelenk

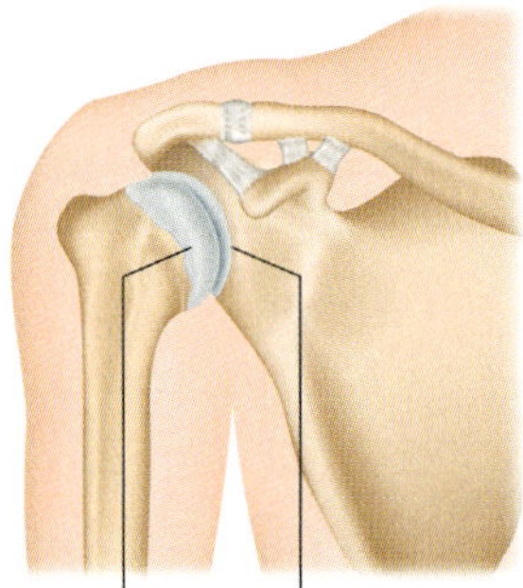

Schulter mit Arthrose

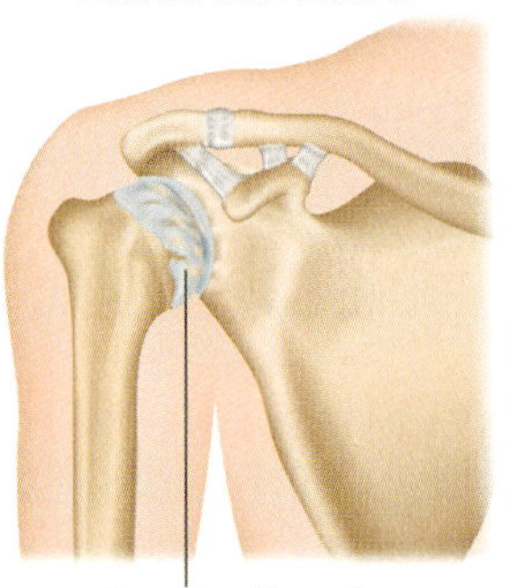

Schulterarthrose, Omarthrose

Die Pathogenese (Entstehung und Entwicklung einer Krankheit mit allen daran beteiligten Faktoren) der Arthrose ist ein multifaktorielles (von vielen Faktoren abhängiges) Geschehen. Es kommt zu einem Missverhältnis zwischen Belastbarkeit und Belastung des Gelenkknorpels. Durch die Überbelastung kommt es zu einer Abnutzung und Ausfaserung des Knorpels. Die Knorpelabriebe verursachen zusammen mit den freiwerdenden Enzymen eine Entzündung der Synovialis (Gelenkschleimhaut) und somit eine Zerstörung des Knorpelgewebes mit anschließendem Übergriff auf den Knochen, die eine Sklerosierung (Strukturverdichtung) und Osteophyten (strukturelle Veränderungen in Form von knöchernen Ausläufern am Rand des Knochens) an Knochen des Gelenkes verursacht. Im späteren Verlauf kommt es zu Fehlstellungen in den Gelenken und daraus resultierenden Fehlhaltungen und -belastungen, Muskeltonusveränderungen mit schmerzbedingten Kompensationshaltungen und weiteren Abnutzungen in anderen Gelenken, bedingt durch die falsche Haltung, die zu Polyarthrosen führen.
Hauptsymptome bei Arthrose sind:

- Schwellungen an den betroffenen Gelenken
- Muskelverspannungen, meist aufgrund einer kompensatorischen Fehlhaltung
- Schmerzen in den Gelenken und in der Muskulatur
- Zunehmende Fehlstellungen der betroffenen Gelenke
- In fortgeschrittenen Stadien kommt es zur Funktions- und damit zur Bewegungseinschränkung der betroffenen Gelenke

Es gibt verschiedene Einteilungen der Arthrosestadien.
Auf der Basis des Röntgenbilds werden die verschiedenen Stadien nach **Kellgren und Lawrence** eingeteilt.

Stadium	Symptome
I	– keine Beschwerden (oft Zufallsbefund beim Röntgen) – Oberfläche des Knorpels ist noch erhalten und glatt – Erweichung des Knorpels
II	– bereits ein entzündlicher Prozess im Gange – Schmerzen bei Bewegung – Die Schmerzen sind jedoch nicht permanent und zum Teil auch ohne Medikamente in den Griff zu bekommen
III	– werden auch als **manifeste Arthrosen** bezeichnet – über einen langen Zeitraum mittlere bis starke Entzündungsreaktionen – Stärke der Beschwerden in den betroffenen Gelenken – intensive medikamentöse und physikalische Behandlung des Patienten notwendig – Bewegungseinschränkungen und Funktionsverminderung der betroffenen **Gelenke**

Eine gängige Klassifikation der Arthrosestadien, die besonders im Bereich der Kniegelenksarthrose Anwendung findet, ist die **Outerbridge Klassifikation I-IV.**

Stadium	Symptome
I	– keine Beschwerden (oft Zufallsbefund beim Röntgen) – Oberfläche des Knorpels ist noch erhalten und glatt – Erweichung des Knorpels
II	– Der Knorpel wirkt aufgefasert und rau, evtl. mit kleineren Rissen
III	– deutliche Schäden und Einrisse am Knorpel – der darunter liegende Knochen *(subchondraler Knochen)* nicht sichtbar
IV	– komplette Knorpelschicht betroffen – der darunterliegende Knochen kommt zum Vorschein

Quelle: https://www.dr-gumpert.de/html/arthrosestadien.html

Ergotherapie bei Arthrosen
Neben den allgemeinen Maßnahmen (z. B. Gewichtsreduktion), medikamentösen Therapien (z. B. Schmerz- und Entzündungshemmer), konservativer orthopädischer Therapie (z. B. Schuheinlagen, Gehhilfen) und operativer orthopädischer Therapie (z. B. Endoprothesen = künstlicher Gelenkersatz) kommt die physikalische Therapie (z. B. Physiotherapie und Ergotherapie) zum Einsatz.
Behandlungsziele:

- Förderung der Durchblutung in der Muskulatur und dem gelenkumgebenden Gewebe
- Linderung des Schmerzes

- Verminderung entzündlicher Prozesse
- Vermeidung von Kontrakturen
- Steigerung der Bewegungsfähigkeit in den betroffenen Gelenken

Ergotherapeutische Intervention:

- Passive Mobilisation der Gelenke (Siehe DVD → Film → Gelenkmobilisation)
- Aktive Mobilisation der Gelenke durch gymnastische Übungen (Siehe DVD → Therapie → Übungen gegen Handarthrose.pdf)
- Kräftigung der Muskulatur durch aktive Übungen ohne Gewicht!
- Patientenschulung zur Erlernung gelenkschonender Bewegungen und Haltungen
- Einsatz von Schienen zur Ruhigstellung, Schmerzlinderung sowie Funktionsverbesserung und zum Funktionserhalt
- Wärmebehandlung bei nicht entzündeten Gelenkstrukturen zur Förderung der Durchblutung und als Vorbereitung für aktive Übungen (Heizdecken, Fango, Infrarotlampe, Wärmebäder etc.)
- Kältebehandlung von entzündeten Gelenken. Achten Sie auf Unterkühlung! Das Eis darf nie mit der Haut direkt in Verbindung kommen. Wickeln Sie es in ein dünnes Frottee-Handtuch zum Schutz der Haut oder verwenden Sie eine milde Kühle in Form von in Kunststoffbeuteln eingefrorenem Mehl. Gelegentlich kann auch Kryotherapie zum Einsatz kommen
- Beschaffung und Anpassung von Hilfsmitteln (Gehhilfen, Alltagshilfen etc.)
- Anpassung der Wohnung (Barrierefreiheit, Treppenlifter, Stolperfallen entfernen, etc.)
- Ergonomische Anpassung des Arbeitsplatzes (höhenverstellbarer Tisch und Stuhl, Greifraummodifikation, PC-Arbeitsplatz einrichten etc.)

Merke:

- Der Begriff Polyarthrose (Poly = viel, mehrere) bezeichnet ein gleichzeitiges Bestehen von Arthrosen in mehreren Gelenken.
- Bei Hand und Finger kann während der Mobilisation eine leichte Traktion (Zug) an den Gelenken erfolgen. Dies fördert die Bildung der Synovia (Gelenkflüssigkeit)
- Die Bouchard-Arthrose (Arthrose der proximalen Interphalangealgelenke [PIP]) ist seltener als die Heberden-Arthrose (Arthrose der distalen Interphalangealgelenke [DIP]). Sie kann aber als sog. Fingerpolyarthrose gemeinsam mit einer Heberden-Arthrose auftreten.
- Es gibt zwei Faktoren, die bei der Entwicklung von degenerativen Gelenkerkrankungen eine wichtige Rolle spielen. Dazu gehören Bewegungsmangel und Übergewicht. Beide begünstigen die Entstehung und beschleunigen den Fortschritt der Krankheit.
- Arthrosen werden so lange wie möglich, neben den allgemeinen Maßnahmen, konservativ, medikamentös und physikalisch behandelt. Erst in den Spätstadien wird ein operativer Eingriff mit einer der folgenden Verfahren vorgenommen:
  - Synovektomien (Entfernen der Innenhaut der Gelenkkapsel)
  - Umstellungsosteotomien (operative Durchtrennung eines Knochens mit Neuausrichtung zur Korrektur von Fehlstellungen)
  - Arthrodese (Versteifung eines Gelenkes)
  - Endoprothese (künstlicher Gelenkersatz)
- Wichtig: Bei degenerativen und destruktiven Gelenkerkrankungen dürfen die Gelenke niemals starkem Drücken oder Vibrationen (z. B. Vibrax®, zur Lockerung der

Muskulatur und Förderung der Durchblutung) ausgesetzt werden, da dies die Degeneration bzw. Destruktion fördert!

› Wichtig zu wissen! Eine heiße Rolle ist keine Form der Wärmeanwendung. Hier kommt heißer Wasserdampf zum Einsatz, der zwar kurzfristig ein Wärmegefühl erzeugt, durch die Ablagerung des Wasserdampfes auf der Haut jedoch schnell zur Auskühlung der Haut und somit des Gelenkes führt (Prinzip des Schwitzens zur Kühlung des Körpers). Dadurch ist es als Vorbereitung (Aufwärmen) für eine Bewegungsübung des Gelenkes kontraindiziert!

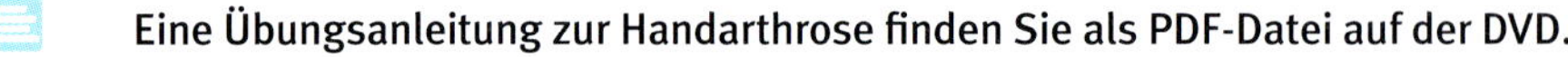

Eine Übungsanleitung zur Handarthrose finden Sie als PDF-Datei auf der DVD.

4.3 Chirurgie/Traumatologie

4.3.1 Verbrennungen

Als Verbrennung bezeichnet man eine Schädigung des Gewebes durch Einwirkung von Hitze oder UV-Strahlung (Sonnenbrand) auf die Haut. Die häufigsten Verbrennungen entstehen durch Kontakt mit offenem Feuer, heißen Flüssigkeiten oder Gasen (Verbrühungen), Berühren von erhitzten Oberflächen (z. B. Ofen, Herd, etc.), (stark-)stromführenden Leitern (Stromkabel) und Reibung (z. B. beim Abseilen ohne Handschuhe).
Die Freisetzung von Entzündungsmediatoren (körpereigene Stoffe, die eine Entzündungsreaktion des Körpers einleiten oder aufrechterhalten) verursacht Kapillarlecks (eine erhöhte Permeabilität [Durchlässigkeit] von Kapillaren und Venolen), die wiederum zu einer Ödembildung führen. Bei schwereren Verbrennungen verliert der Organismus, bedingt durch die fehlende Haut, Flüssigkeit. Sind die Verbrennungen großflächig, kommt es zu einem Volumenmangelschock. Weiterhin kommt es zu einer Entzündung der Haut und einer Freisetzung von Toxinen durch das nekrotische Gewebe in die Blutbahn, die die Organe direkt schädigen. Bei weniger als 5 % verbrannter Körperoberfläche besteht bei einem ansonsten gesunden Menschen eine gute Prognose. Sind 5–20 % geschädigt, kann es bereits zu schwereren systemischen Auswirkungen (Dysregulation und Funktionsstörung aller Organsysteme), bedingt durch den exsikkotischen Prozess (Dehydratation) und zu Komplikationen bei der Behandlung kommen. Bei mehr als 20 % besteht höchste Lebensgefahr. Die Behandlung muss intensivmedizinisch und in einer Burn-Unit (speziell für Verbrennung ausgestattetes Krankenhaus) erfolgen!
Die Einteilung der Schädigung erfolgt entweder in Grade oder in Prozent der verbrannten Körperoberfläche.

Einteilung in Grade:

Schädigungsgrad	Geschädigtes Gewebe	Schmerzempfindung	Folgen und Heilung
Grad 1	***Epidermis*** *(oberste, verhornende Haut, die gefäß- und nervenfrei ist)*	leichte Schmerzen bis schmerzhaft	Ödem und Erythem (Rötung, infolge einer Hyperämie) sowie Heilung mit Schuppung in Tagen bis Wochen.

Schädi-gungsgrad	Geschädigtes Gewebe	Schmerzempfindung	Folgen und Heilung
Grad 2 a	*Dermis* (*Lederhaut)*	starke Schmerzen	Hautanhangsgebilde (Haare, Nägel, Talg-/Schweißdrüsen etc.) erhalten. Ödem und Erythem sowie Blasenbildung. Haut am Blasengrund hochrot. Die Heilung erfolgt ohne Narbenbildung in Wochen und kann mit Pigmentstörungen einhergehen.
Grad 2 b	*Dermis* (*Lederhaut)*	starke Schmerzen	Hautanhangsgebilde (Haare, Nägel, Talg-/Schweißdrüsen etc.) teilweise zerstört. Ödem und Erythem sowie Subepidermale Blasen; Haut am Blasengrund weiß, teilweise nekrotisch. Die Heilung erfolgt ohne Narbenbildung in Wochen und kann mit Pigmentstörungen einhergehen.
Grad 3	***Subcutis*** *(unterhalb der Lederhaut gelegene Schicht, die vor allem aus lockerem Bindegewebe und Fettgewebe besteht)*	keine bis nur geringe Schmerzen, da die Rezeptoren zerstört wurden	Weiß-schwarze Haut mit Nekrosen bis auf die Subcutis. Hautanhangsgebilde komplett zerstört. Die Heilung erfolgt mit Narbenbildung. Bei größeren Flächen muss eine Hauttransplantation durchgeführt werden. Bei der Heilung kann es zur Keloidbildung (überschießendem Wachstum von Fibroblasten, durch die ein gutartiger Tumor entsteht) kommen.
Grad 4	***Knochen und Muskeln***	keine Schmerzen, da die Rezeptoren inkl. Muskeln und Knochen zerstört wurden	Irreversible Schädigung aller Hautschichten und darunterliegenden Knochen/Faszien, Verkohlung.

Einteilung in Prozent der verbrannten Körperoberfläche:
Die Einteilung erfolgt durch die 9%-Regel. Dabei wird der Körper wie folgt bewertet: Kopf und Hals (9%), Arme (je 9%), Rumpf vorne (18%) – d.h., je 9% für die linke und rechte Körperhälfte auf der Vorderseite, Rumpf hinten (18%) – entsprechend der Vorderseite, Beine – Vorder- bzw. Rückseite (je 9%), Handfläche inkl. Finger und Genitalbereich (je 1%).
Bei Kindern ist das Verhältnis zwischen oberer und unterer Körperoberfläche noch verschoben. Das bedeutet, dass bei Neugeborenen bereits 21% der Körperoberfläche auf den Kopf entfallen und je nur 1/3 auf den Rumpf und Beine.
Eine weitere Möglichkeit, das Ausmaß einer Verbrennung (besonders bei Kindern und Säuglingen) einzuschätzen, besteht darin, die Größe der Handfläche des Betroffenen zugrunde zu legen. Diese entspricht ca. 1% seiner Körperoberfläche.

Ergotherapeutisch relevante Folgen:

- Narbenbildung mit wesentlichen Einschränkungen der Funktion großer Gelenke bei mittelschweren und schweren Verbrennungen
- Funktionelle Defizite durch Nervenschädigung nach einem (Stark-)Stromunfall
- Sensorische Defizite durch Nervenschädigung nach einem (Stark-)Stromunfall
- Verlust von Gliedmaßen als Folge der Verbrennung
- Konditions- und Kraftverlust durch Gewebe- und/oder Nervenschädigungen

Ergotherapeutische Intervention:

- Haut- und Narbenbehandlung
- Förderung der Selbständigkeit durch ADL-Training
- Hilfsmittelversorgung wie Rollstuhl, Unterarmgehstützen oder Kompressionskleidung
- Ödembehandlung
- Kontrakturprophylaxe durch aktive und passive Mobilisation der betroffenen Gliedmaßen
- Förderung der Kraft und Ausdauer
- Wasch- und Anziehtraining, sofern notwendig (z. B. Umgang mit Kompressionskleidung)
- Stumpfversorgung bei Amputation
- Gleichgewichtstraining bei Beinamputationen
- Unterstützung bei der beruflichen und sozialen Wiedereingliederung, z. B. durch Vermittlung von Kontakten zum Reha-Berater und Berufshelfer, Anpassung des Arbeitsplatzes oder Angehörigenberatung
- Schienenversorgung
- Sensibilitätstraining

4.3.2 Schädel-Hirn-Trauma (SHT)

Als Schädel-Hirn-Trauma bezeichnet man jede Schädelverletzung mit Hirnbeteiligung. Diese kann als Einzelverletzung und als Kombination mit anderen Verletzungen, auch als Polytrauma (wovon mindestens eine Verletzung lebensbedrohlich ist), auftreten.
Man unterscheidet:
Gedecktes SHT, wenn keine Hautwunde über dem knöchernen Schädel besteht, bzw. keine Verbindung einer Wunde zum Gehirn.
Offenes SHT: immer eine Wunde über der Fraktur und verletzter Dura. Dabei Gefahr der Infektion. Besonders gefährlich sind frontobasale Schädelverletzungen durch Gewalteinwirkung auf Stirn und Gesichtsschädel.
Stumpfe Gewalteinwirkung verletzt den Schädel breitflächig. Die Dura bleibt trotz Deformierung oder Fraktur des knöchernen Schädels unverletzt.
Scharfe Gewalteinwirkung führt zum Aufplatzen der Kopfhaut, Fraktur des Schädeldaches mit Eröffnung der Dura und zur Verletzung des Gehirns. Es resultiert eine Hirnwunde, die kontaminiert ist.
Primäre traumatische Schäden sind die unmittelbaren oder direkten Folgen mechanischer Gewalteinwirkung. Sie entstehen im Augenblick der Traumatisierung, sind immer herdförmig und oft contre-coup (Kontusion des Hirngebietes, das dem traumatisierten Hirngebiet gegenüber liegt, durch kurzfristige, starke Beschleunigung des Gehirns)
Sekundär traumatische Schäden sind die Folgen von Hypoxie, ischämischem Zellun-

tergang, Hirnödem u. a. Diese Schäden können auch nach einem freien Intervall auftreten.

ICP Intrakranieller Druckanstieg (Hirndruck) (ICP = intracranial pressure)
Das Gehirn schwillt nach einer traumatischen Einwirkung an. Da der umgebende Schädel jedoch starr-knöchern ist, kann sich der Hirndruck erhöhen, was ebenfalls zu Schädigungen, oftmals schlimmeren, als die durch das Trauma selbst ausgelösten Schädigungen, führen kann.
Leitsymptom für einen erhöhten Hirndruck ist neben Kopfschmerz und Erbrechen eine Stauungspapille (Ödem im Gewebe der Sehnervpapille), die mittels eines Augenspiegels (Funduskopie) diagnostiziert werden kann. Treten diese Symptome zusammen auf, spricht man von einer **„*Hirndruck-Trias*"**.
Grundsätzlich müssen Patienten mit erhöhtem Hirndruck intensivmedizinisch überwacht werden.
Medikamentös wird mit Glukocortikoiden und Diuretika behandelt, die eine abschwellende Wirkung haben.
Je nach Ursache kann eine Ableitung der Gehirnflüssigkeit mittels einer externen Ventrikeldrainage erforderlich sein. In schweren Fällen wird ein Stück Schädelknochen zur Druckentlastung entfernt (Dekompressionskraniektomie).

Klassifikation des SHT
Früher erfolgte eine Einteilung in drei Schweregrade, die sich an der Dauer der Bewusstlosigkeit, der Rückbildung der Symptome und den Spätfolgen orientierte. Seit neuestem wird das Schädelhirntrauma über die Glasgow-Coma-Scale eingeteilt. Mit der Glasgow-Coma-Scale werden Bewusstseinsstörungen klassifiziert. Die maximal zu erreichenden Punkte sind 15, der minimale Punktwert beträgt 3.
Man unterteilt das Schädel-Hirn-Trauma über die Glasgow-Coma-Scala (GCS):

- leichtes SHT: GCS 15–13
- mittelschweres SHT: GCS 12–9
- schweres SHT: GCS 8–3

Das **leichte SHT** (*commotio cerebri* oder **Gehirnerschütterung**) ist eine gedeckte Hirnverletzung ohne Bewusstlosigkeit bzw. mit Bewusstlosigkeit bis zu 15 Minuten. Sie heilt in ca. 5 Tagen vollständig aus. Die Patienten zeigen in der Regel lediglich eine retrograde Amnesie und Übelkeit.
Das **mittelschwere SHT** (*contusio cerebri* oder **Gehirnprellung**), ebenfalls ohne Mitbeteiligung der Dura, führt zu einer Bewusstlosigkeit länger als 15 Minuten. Spätfolgen sind von der Lokalisation der Hirnschädigung abhängig.
Das **schwere SHT** (*compressio cerebri* oder **Gehirnquetschung**): Bewusstlosigkeit länger als 30 Minuten, verursacht durch Einklemmung des Gehirns durch Blutungen, Ödeme oder ähnliche Vorgänge.
Die Einteilung ist sehr schematisch. Z. B. tritt bei einer traumatischen Verletzung des Frontalhirns nicht unbedingt eine Bewusstlosigkeit auf, sie kann aber trotzdem zu einer dauernden Schädigung führen (Frontalhirnsyndrom).

Symptome
Es gilt zu beachten, dass sich einige der genannten Symptome teilweise deutlich *nach* dem Trauma entwickeln können. Dies wird als Latenz oder Latenzzeit (Zeitraum zwischen Auftreten des Traumas und des Symptoms) bezeichnet:

- Bewusstseinsstörung, evtl. mit zunehmender Eintrübung
- Kopfschmerzen
- Schwindel und Gleichgewichtsstörungen
- Schielen
- Pupillendifferenz (unterschiedlich große Pupillen)
- Übelkeit und Erbrechen
- Bewusstlosigkeit
- Erinnerungslücken (Amnesie)

Therapie
Die Therapie sollte so früh wie möglich einsetzen.
Zu den ersten Verfahren gehört das Training von Grob- und Feinmotorik, das Beüben des Gleichgewichts und ggf. der Abbau von krankhaften Bewegungsmustern. Des Weiteren unterstützt der Ergotherapeut den Patienten in der Koordination und Umsetzung von Sinneswahrnehmungen und der sensorischen Integration.
Parallel zu der motorisch-funktionell ausgerichteten Therapie wird der Patient neuropsychologisch behandelt. Häufig steht das Gedächtnistraining im Vordergrund, aber auch Handlungsplanung, (Wieder-) Erkennen von Gegenständen und räumliche Orientierung können Therapieinhalte sein.
Einen großen Raum nimmt das Trainieren von Alltagsaktivitäten ein.
Nach Frontalhirnsyndrom können die kognitiven Funktionen gestört sein, sowie Verhaltensauffälligkeiten auftreten. Dazu können gehören: Entscheidungsunfähigkeit, Hang zu Perseverationen, kein „Multitasking" mehr möglich, motorische (auch sprechmotorische) Verlangsamung, depressive Züge, „Pseudodemenz", allerdings auch: „Pseudopsychopathien", die mit Ideenflucht, Halluzinationen, paranoiden Wahnvorstellungen und Hyperaktivität einhergehen können. Hier finden psychosoziale Behandlungsverfahren ihre Anwendung.

4.3.3 Apallisches Syndrom

Das Apallische Syndrom ist ein neurologisches Krankheitsbild, das durch schwerste Schädigung des Gehirns hervorgerufen wird. Dabei kommt es zu einem funktionellen Ausfall der gesamten Großhirnfunktion, wobei auch der Thalamus oder die Formatio reticularis betroffen sein können, während Funktionen von Zwischenhirn, Hirnstamm und Rückenmark erhalten bleiben. Die Patienten sind oft komatös, jedoch mit einem Wach-Schlafrhythmus. Oft müssen sie künstlich beatmet und ernährt werden. Zu Beginn zeigen die Patienten starke Muskelzuckungen (Myoklonien), was fälschlicherweise durch Angehörige oftmals als ein „gutes Zeichen" bewertet wird. In den ersten Wochen weisen Schwitzen, Tachykardie und erhöhter Blutdruck auf eine Entgleisung des vegetativen Nervensystems hin.
Nach einigen Wochen kann es zu einer mehr oder weniger zufriedenstellenden Erholung der Hirnfunktionen kommen oder die Patienten zeigen einen „permanent vegetative state". Dieser ist gekennzeichnet durch Wachheit tagsüber, die Patienten haben die Augen geöffnet, ohne jedoch Blickkontakt aufzunehmen, und sie zeigen schablonenhafte Bewegungsmuster. Oftmals bildet sich eine Tetraspastik aus.
Ergotherapeutisch ist das Freihalten der Gelenke durch passives Durchbewegen, kreislaufunterstützende Maßnahmen durch Aufsetzen/Aufstellen des Patienten und

Anbahnen einer basalen Kommunikation durch basale Stimulation, sowie ein 24 Stunden-Management im Therapie-Pflege-Assessment erforderlich.

4.3.4 Amputationen 

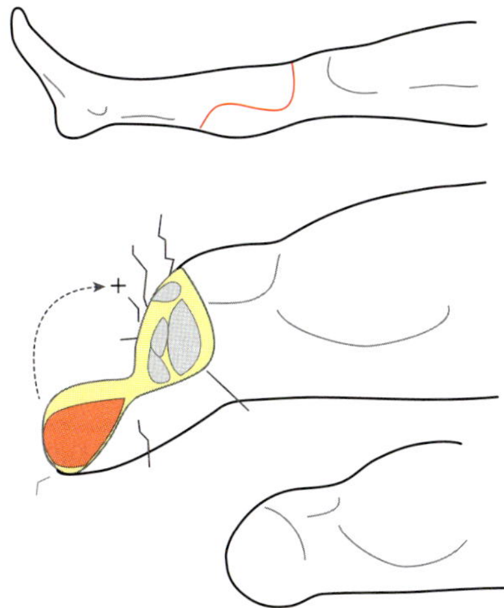

Als Amputation bezeichnet man die Abtrennung eines Körperteils (z. B. Finger, Hand, Arm, Fuß, Bein etc.), die unterschiedliche Ursachen haben kann:

› **Chirurgischer Eingriff,** z. B. wenn das betroffene Körperteil nicht wiederhergestellt oder erhalten werden kann und/oder eine Gefahr durch nekrotisches (abgestorbenes) Gewebe für den Patienten besteht.
› **Trauma,** z. B. wenn als Folge eines Unfalls Gliedmaßen abgetrennt werden.
› **Fehlbildungen,** z. B. Amniotisches-Band-Syndrom (stark klebende, fibröse Bänder schnüren während der Schwangerschaft Körperteile des ungeborenen Kindes ab).

Bei Resektion (operative Entfernung) größerer Körperteile (vor allem Hand und Bein) kommt es zu erheblichen Beeinträchtigungen im täglichen Leben. Statistische Schätzungen ergeben, dass jährlich ca. 40.000 – 60.000 Amputationen an den unteren Extremitäten und ca. 10.000 an den oberen Extremitäten vorgenommen werden. Der häufigste Grund für Amputationen an den Beinen ist mit 80 % die arterielle Durchblutungsstörung, deren Ursache oft Diabetes mellitus und hoher Nikotinkonsum sind. Finger, Hand- und Armamputationen sind meist Folge eines Unfalls. Weitere Gründe für Amputationen können Tumore, Infektionen, aber auch genetische Fehlbildungen (z. B. eine 11. Zehe) sein.

Allgemeine Ergotherapeutische Behandlungsziele:

› Stumpfabhärtung/Stumpfpflege
› Verhinderung von Kontrakturen
› Kräftigung der oberen Extremitäten bei Amputation im Bereich der unteren Extremitäten
› Gleichgewichtsreaktionsschulung bei Amputationen größerer Gliedmaßenbereiche
› Kreislaufstabilisierung
› Psychische Bewältigung der Amputation
› Akzeptanz der Prothese
› Größtmögliche Selbständigkeit und Unabhängigkeit
› Rollstuhltraining, z. B. bei beidseitigen Beinamputationen
› Soziale und berufliche Rehabilitation

Allgemeine Behandlungsziele bei Amputationen

- STUMPFABHÄRTUNG/STUMPFPFLEGE
  - Massagen von distal nach proximal mit Frotteehandtuch, Bürsten ... (Wundheilung)
  - Wechselbäder (warm/kalt)
  - Cremen und Pudern des Stumpfes
  - Stumpfwickeln. Um eine konische Form für eine Prothesenversorgung zu erreichen und um besser auf Ödeme und Narbengewebe eingehen zu können, wird der Stumpf meist zu Beginn mit Bandagen gewickelt. Später kann dann vom Patienten, sofern notwendig, ein Kompressionsstrumpf angelegt werden.
- VERHINDERUNG VON KONTRAKTUREN
  - In den Armen sind die Beuger stärker als die Strecker! Das „Gegengewicht" des amputierten Körperteils fehlt.
  - Extensionsübungen in den oberen Extremitäten
  - Dehnlagerungen der Gelenke, z. B. mit Hilfe eines Sandsackes bzw. einer Manschette
  - Bei Unterschenkelamputationen muss das Kniegelenk beweglich bleiben!
  - Trainieren der „Strecker", Kräftigung der Adduktoren
- GLEICHGEWICHTSSCHULUNG
  - Rumpfstabilität ist allererste Voraussetzung!
  - Sitzen an der Bettkante, auf dem Stuhl, auf dem Hocker, freier Sitz etc.
  - Arbeiten an hochgehängten Werkstücken (sitzend und stehend)
  - Ballspiele
  - Steckspiele mit Gewichtsverlagerung
- PSYCHISCHE BEWÄLTIGUNG
  - Gespräche – Patient muss sich mit der Situation aktiv auseinandersetzen!
  - Patient soll die Stumpfversorgung möglichst schnell selbst übernehmen
  - frühzeitiges Kompetenztraining bringt psychische Stabilisierung
  - Angehörigenberatung – Was wird sich im Leben verändern bzw. wie können Angehörige den Patienten unterstützen

- AKZEPTANZ DER PROTHESE
  - Vitale Indikation für die Reha!
  - gute Versorgung, kompetente Beratung, Ästhetik
- SELBSTSTÄNDIGKEIT UND UNABHÄNGIGKEIT
  - ADL-Training, Hilfsmittelversorgung wie Duschklappsitz, Haltegriffe, rutschfeste Unterlagen, Lifter für beidseitig Amputierte, Rollator, Unterarmgehstützen, Angehörigenberatung, selbständige Prothesenpflege
  - Prothesenanziehtraining – Schlauchstrumpf über gepuderten Stumpf ziehen, Band durch Ventilloch, Stumpf in Schaft, Ventil schließen, Vakuum schaffen, zum Ausziehen Ventil öffnen
- ROLLSTUHLTRAINING
  - Übliches zum Rollstuhltraining. Bei Rollstühlen müssen die Radachsen nach hinten versetzt sein (sonst besteht Kippgefahr)!
- BERUFLICHE UND SOZIALE REHA
  - Arbeitsplatz, Haushaltshilfe, Wohnung (behindertengerecht) Selbsthilfegruppen, Außenaktivitäten, Reisen

Ergotherapie bei Amputationen der unteren Extremität

Mögliche Komplikationen am Stumpf:

- Druckstellen, Wundscheuern, Durchblutungsstörungen
- Neurome (knollige Aufreibungen an Nervenenden – sehr schmerzhaft)
- Kausalgien (= brennende Schmerzen als Folge der OP-bedingten Schädigung der Nerven)
- Kontrakturen durch falsche Lagerung und mangelnde Mobilisation als Beuge- und Abduktionskontraktur im Hüftgelenk
- Phantomschmerzen (sprechen selbst auf stärkste Analgetika und Sedativa nicht an)
- Wundheilungsstörungen und Infektionen
- Knochenwucherungen (Exostosen) am Stumpfende
- Thrombosen

Hilfsmittelversorgung:

- Rollstühle
  - für die Anfangszeit
  - bei beidbeinig amputierten Patienten
  - bei schlechter Prognose zur Wiedererlangung der Gehfähigkeit mittels Prothese

Merke:

- Rollstuhltransfer und Mobilität im Rollstuhl für Innen- und Außenbereich müssen trainiert werden.
- Kräftigung der Muskulatur der oberen Extremitäten und des Rumpfes
- Phantomschmerz ist ein häufig vorkommendes Phänomen nach Amputationen. Dabei verspüren Patienten Schmerzen bzw. Jucken an Stellen des nicht mehr vorhandenen Körperteils. Durch Verabreichung von Medikamenten und den Einsatz der Spiegeltherapie lassen sich die Beschwerden teilweise lindern.

Prothesen:

- Die Prothesenversorgung soll so rasch wie möglich erfolgen, wenn der Stumpf:
  - schmerzfrei
  - gut durchblutet
  - frei beweglich ist
  - und eine verschiebbare Haut aufweist.
- Muskulatur am Stumpf soll konisch atrophiert sein!
- Prothesenanpassung durch gute Orthopädiemechaniker!

WICHTIGSTE Prothesenarten für untere Extremität:

- Unterschenkelprothese mit oder ohne Fußgelenk
- Oberschenkelprothese (Gangprothesen), Kniegelenk arretierbar für Stand und frei beweglich während Schwungphase des Beines.

Prothesenarten OBERE EXTREMITÄT

- Individuell angepasste Formen, je nach Amputationshöhe und Erforderlichkeit z. B. Schmuckprothesen mit nachgebildeter Hand
- Funktionsprothesen mit Zangen etc.

Merke:

- Die psychische Akzeptanz der Prothese fällt im Bereich der oberen Extremitäten noch schwerer, da sie dem Patienten weitaus mehr auffällt und eine größere Beeinträchtigung des täglichen Lebens darstellt!
- Der Nachteil aller Prothesen (Ausnahme „open end“ Prothesen): **keine Sensibilität**
- Prothesen gelten als Hilfsmittel und werden von den Krankenkassen inkl. Zubehör bezahlt.

Sonstiges:

- CHIRURGISCHE VERSORGUNG
  - Deckung des Stumpfes mit Resthaut. Amputation an DIPs, PIPs oder Grundgelenken
  - Wenn Daumengrundgelenk mit Röhrenknochen noch vorhanden, kann für Greiffunktion der Spalt zwischen Daumen und Zeigefinger noch vertieft werden.
  - Wenn der Daumen ganz amputiert ist, kann ein Langfinger angesetzt werden.
    - (Problem: Wird möglicherweise vom Patienten nicht als Daumen akzeptiert.) Daher wird oft auch der große Zeh verwendet. Er ähnelt mehr dem Daumen als ein Finger.
- PSYCHISCHE KOMPONENTE
  - Schockierendes Erlebnis auch bei geringfügiger Amputation
  - Patient schämt sich über verstümmelte Hand
  - Frage der beruflichen Reha (Kann der Patient wieder in seinem alten Beruf arbeiten?)
  - Sensitivitätsverlust bei Fingerprothese (Auge-Hand Kontrolle!!!)

Funktionelle Behandlung:

Die funktionelle Behandlung sollte ca. 3 Wochen nach der Amputation beginnen. Dazu gehören:

- Stumpftraining
  - Desensibilisierung (sehr schmerzempfindlich!)
  - Sensibilisierung für Greiffunktionen in den oberen Extremitäten
- Gelenkmobilisation
  - Sorgfältiges und vorsichtiges Üben, da bei zu großer Spannung frische Wunden wieder aufreißen können.
  - Im Vordergrund stehen je nach Amputationstyp Faustschluss und Oppositionsübungen mit aktiver und passiver Beweglichkeit und Therapieknetübungen.
- Krafttraining
  - Notwendig selbst bei kleinen OPs, da der kräftige Faustschluss aufgrund einer Muskelatrophie nach der Operation durch Ruhigstellung und Schonhaltung vermindert ist.

4.3.5 Frakturen und Gelenkverletzungen 

Definition

Als Fraktur bezeichnet man eine Zusammenhangstrennung des Knochens, die bei direkter oder indirekter Gewalteinwirkung sowie bei wiederholter Überlastung, aber auch ohne erkennbare Ursache, zu zwei oder mehreren Fragmenten führt. Prinzipiell werden Brüche in traumatische und pathologische Frakturen untergliedert. Jedoch gibt es auch noch weitere Unterteilungen, z. B. in offene und geschlossene Frakturen, Anzahl der Fragmente, Lokalisation, Vollständigkeit (komplett bzw. inkomplett) usw. Die offenen und geschlossenen Frakturen werden oft noch in Grade eingeteilt, die die Schwere der Weichteilverletzungen, also des umgebenden Gewebes (Muskeln, Sehnen, Haut, sowie Nerven und Gefäße bis hin zur totalen Amputation) angeben.

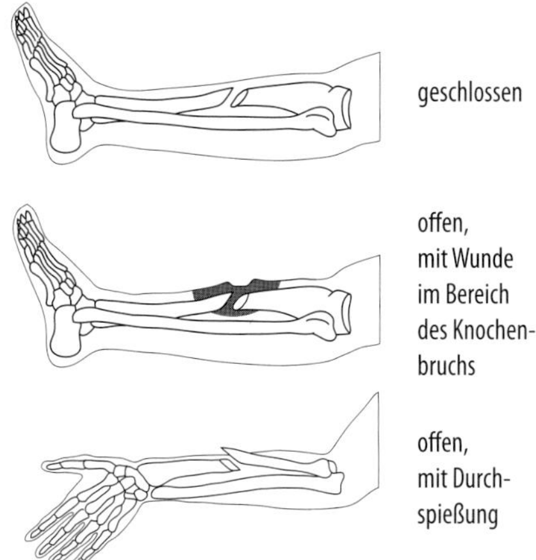

Traumatische Frakturen

Traumatische Frakturen entstehen meist nach direkter oder indirekter Gewalteinwirkung bei einem Sturz, Unfall, Schlag oder Stoß, aber auch nach wiederholter Überbelastung, bei der der Knochen teilweise oder vollständig bricht. Die Überlastungsfraktur wird auch Ermüdungsfraktur bzw. Stressfraktur genannt. Die Ermüdungsfraktur entsteht schleichend aufgrund von Mikrotraumen durch Biegebelastung über längere Zeit.
Die Art der Fraktur hängt ab von:

- Größe und Form des verursachenden Gegenstandes
- Aufprallgeschwindigkeit des Gegenstandes oder Körpers
- Richtung der einwirkenden Kraft
- sowie der Skelettlokalisation

Pathologische Frakturen

Als pathologische Frakturen bezeichnet man Brüche, die ohne äußerlich erkennbare Ursache auftreten.
Die häufigsten Ursachen für die pathologische Fraktur sind:

- Osteoporose
- Primäre Knochentumoren
- Knochenmetastasen
- Endokrine Erkrankungen
- Entzündliche Knochenveränderungen (z. B. Osteomyelitis)

Merke:

- Frakturen im Kindesalter laufen oft unkomplizierter ab. Dies liegt daran, dass die Knochenhaut (Periost) bei Kindern noch sehr weich ist und bei einer Fraktur diese nicht oder nur an der Konvexseite einreißt. Man spricht bei diesem Biegungsbruch auch von einer sog. Grünholzfraktur, weil der Bruch an einen geknickten, frischen, grünen Zweig erinnert. Komplizierter wird es allerdings bei einer Fraktur, bei der die Epiphysenfuge betroffen ist, da es hier zu Wachstumsstörungen kommen kann.
- Als Torsionsfraktur bezeichnet man einen Bruch, der meist großen Röhrenknochen durch Verdrehung.
- Als Abscherfraktur bezeichnet man einen Bruch, der durch Schub- oder Scherkräfte ausgelöst wird.

- Eine Abrissfraktur ist ein Bruch, bei dem ein Knochenfragment durch starken Zug an einer im Knochen verankerten Sehne aus dem Knochen herausgerissen wird.
- Die traumatischen und pathologischen Frakturen erfahren die gleiche ergotherapeutische- / orthopädische Behandlung.

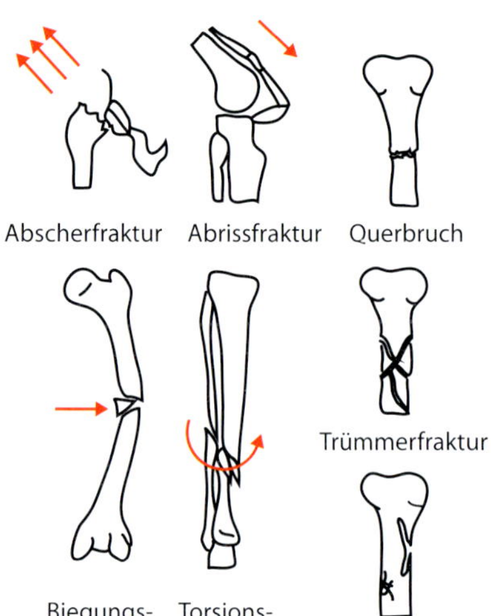

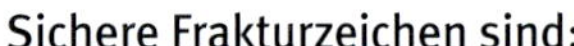

Sichere Frakturzeichen sind:

- sichtbare Fraktur in einer offenen Wunde (offener Bruch)
- grobe Fehlstellung (Frakturdislokation)
- abnorme Beweglichkeit (pathologische Beweglichkeit)
- hör- und fühlbares Knistergeräusch bei Reibung von Fragmenten (Krepitation)

Unsichere Frakturzeichen sind:

- Schmerz
- Funktionsausfall bzw. Bewegungseinschränkung
- Hämatom
- Schwellung
- Erwärmung

Nach einer Fraktur können folgende mögliche Komplikationen auftreten:

- Infektion – vor allem bei offenen Brüchen
- keine achsengerechte Heilung
- Knochenmarkvereiterung
- Gefäßverletzung
- Nervenschädigung
- Kontraktur durch Fehlhaltung oder zu lange Ruhestellung
- Pseudarthrose
- verzögerte Knochenheilung

ferner:

- Wachstumsstörungen bei Kindern, wenn die Epiphysenfuge betroffen ist
- CRPS Dystrophie (siehe **C**omplex **R**egional **P**ain **S**yndrome)

Prinzipien der Frakturbehandlung:

- Reposition (Richtigstellung der Knochen und Fragmente)
- Retention (Ruhigstellen einer Fraktur, z. B. mit Gips)
- Rehabilitation (Wiederherstellung der körperlichen Funktionen)

Gelenkverletzungen

Gelenkverletzungen entstehen fast immer durch äußere Gewalteinwirkung. Dabei kann es zu Verstauchungen, über Verrenkungen, bis hin zum Gelenkbruch kommen.

Bei einer Distorsion (Verstauchung) entsteht durch Gewalteinwirkung eine vorübergehende Verschiebung oder Trennung der Knochen im Bereich des Gelenkes. Dies führt zu einer Überdehnung der Gelenkkapsel und zu evtl. Verletzungen an Bändern und Blutgefäßen. Die Folgen sind ein Anschwellen des betroffenen Gelenkes sowie verminderte Bewegungsfreiheit und Schmerzen.

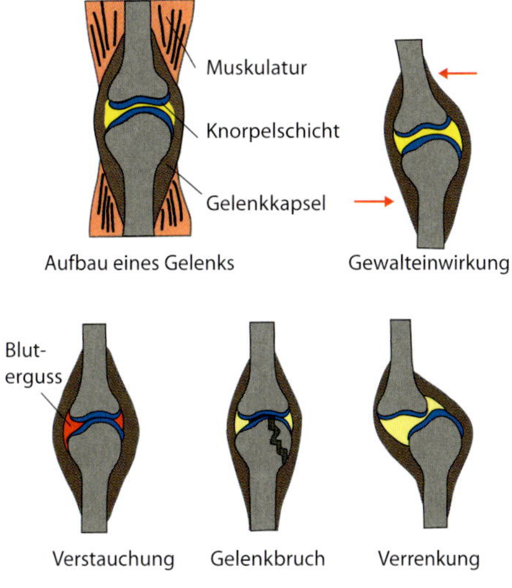

Eine Luxation (Verrenkung) bezeichnet eine Verschiebung von Gelenkkopf und Gelenkpfanne durch starke Gewalteinwirkung. Dabei kommt es meist zur Verletzung der Gelenkkapsel. Anzeichen dafür sind eine deutliche Fehlstellung mit starken Schmerzen und Bewegungsunfähigkeit des betroffenen Gelenkes.

Gelenkbrüche sind i. d. R. immer eine Indikation für Operationen. Dabei werden dann je nach Schweregrad die Knochenteile mit Hilfe von Schrauben, Nägeln und Platten fixiert. Im Extremfall muss ein neues, künstliches Gelenk eingesetzt werden.

Ergotherapeutische Behandlung bei Frakturen

Ergotherapeuten kümmern sich meist schwerpunktmäßig um die Rehabilitation bei Frakturen der oberen Extremität, da die Wiedererlangung und Förderung der Hand- und Armfunktionen ihr Spezialgebiet ist. Jedoch sollte bemerkt werden, dass auch die unteren Extremitäten von Ergotherapeuten behandelt werden. Denn die Prinzipien der Mobilisation gelten natürlich ebenso für Frakturen der Beine und Füße. Eine Besonderheit ist, wenn die Füße zu besonderen Aufgaben eingesetzt werden (wie etwa bei contergangeschädigten Menschen). Hier fällt das Training der Feinmotorik im Fuß ebenfalls speziell in den Aufgabenbereich der Ergotherapie.

Behandlungsmaßnahmen:

- Mobilisation
- Spezielles Schulterprogramm
- Spezielles Handprogramm
- Ggf. Sensitraining bei Nervenschädigungen
- Ggf. Selbsthilfetraining, wenn eine völlige Ausheilung der Fraktur nicht zu erwarten ist bzw. ein neues Frakturrisiko verringert werden soll.

Mit der ergotherapeutischen Behandlung wird meist eine Woche nach dem akuten Ereignis begonnen. Oft trägt der Patient i. S. der Retention einen Gips oder eine Gipsschiene. Hier sind aktive Bewegungsübungen der gesamten Extremität geeignet (insbesondere bilaterale Übungen). Des Weiteren sollte eine Gelenkmobilisation im Bereich der Gliederkette stattfinden und anschließend ein Hochlagern der betroffenen Extremitäten zur Förderung des venösen und lymphatischen Abflusses erfolgen.

Nach Gipsabnahme erfolgt in der ersten Woche die Behandlung wie unter Gips.

Ab der zweiten Woche (nach Gipsabnahme) werden Hand- und Armfunktionen unter steigenden Anforderungen trainiert. Hierzu gehören Vorbeugen bzw. Behandeln von Schwellungen durch Hochlagern, Streichungen, Bürsten, ggf. Wickeln etc. zur Förderung des venösen und lymphatischen Abflusses, sowie Faustschluss- und Fußstreckungsübungen gegen langsam steigenden Widerstand.
Ab der ca. vierten Woche (nach Gipsabnahme), und erst wenn keine Schwellungen vorhanden sind, kann mit passiven und aktiven Übungen zum Muskelaufbau und Bewegungstraining begonnen werden. Bis zu diesem Zeitpunkt sind Übungen, die mit Erschütterungen oder Drehbewegungen verbunden sind, zu vermeiden!
Geeignete Mittel sind:

- Funktionelle Spiele
- Übungen mit Therapieknete
- Tonarbeiten, Salzteigformen
- Peddigrohrarbeiten
- Arbeiten an schräger Ebene
- ADL Training, ggf. mit adaptierten Hilfen

4.4 Rheumatologie

4.4.1 Arthritis

Die Arthritis ist im allgemeinen Sinne eine entzündliche Erkrankung der Gelenke. Abzugrenzen ist die Arthritis von der Arthrose, da bei Arthrosen eine degenerative Veränderung nicht in erster Linie durch entzündliche Prozesse verursacht wird, sondern hauptsächlich durch Fehlbelastung, die erst in späteren Stadien eine Entzündung in den Gelenken hervorruft.
Eine Arthritis kann durch mehrere Faktoren ausgelöst werden. Diese können sein:

- **Bakteriell** (Infektion durch offene, tiefe Wunde oder über den Blutkreislauf, z. B. nach Infektionen etc.)
- **Chemisch** (Säuren, Toxine [Gifte], entgleiste Enzyme [z. B. Pankreatitis (Entzündung der Bauchspeicheldrüse)], [Auto-]Allergene [Antikörper greifen das Gelenk an] etc.)
- **Thermisch** (zu viel Wärme, Kälte, Infrarot-Strahlung etc.)
- **Mechanisch** (Überbelastung durch Druck oder Reibung, Verletzung der Gelenkflächen, Fremdkörper, z. B. Stoffwechselprodukte wie Harnsäurekristalle)

Kennzeichnende Symptome der Arthritis sind:

- **Entzündungszeichen**: Rötung, Überwärmung, Schwellung, Schmerz und Funktionseinschränkung
- **Gelenkerguss** (pathologische Ansammlung von einer Flüssigkeit innerhalb eines Gelenks)
- **Gelenkempyem** (Eiteransammlung in einem Gelenk, z. B. bei bakterieller Arthritis)

Exkurs Entzündungszeichen:

1. Rötung = lat. Rubor
2. Überwärmung = lat. Calor
3. Schwellung = lat. Tumor
4. Schmerz = lat. Dolor
5. eingeschränkte Funktion = lat. Functio laesa

Die Arthritis kann je nach Ursache oder nach der Anzahl der betroffenen Gelenke unterteilt werden.
Nach Ursache:
- **akut** (plötzlich eintretende Gelenkentzündung)
- **subakut** (Entwickung innerhalb einiger Tage)
- **chronisch** (Erkrankungsdauer von mehr als 12 Monaten)

Nach Anzahl der betroffenen Gelenke:
- Monarthritis (Entzündung von nur einem Gelenk)
- Oligoarthritis (gleichzeitige Entzündung von 2–4 Gelenken)
- Polyarthritis (gleichzeitige Entzündung von 5 oder mehr Gelenken)

Ergotherapie bei Arthritis
Befunderhebung:
- Sichtbefund (Schwellungen, Deformitäten, Allgemeinzustand)
- Tests (Kraft, Ausdauer, Belastbarkeit, Beweglichkeit der Gelenke)
- Anamnese (Schmerzen, Schubverlauf und Intervalle, Krankheitswissen und Krankheitsverarbeitung, eingesetzte Hilfsmittel, Gelenkschutz und Schienen), Fähigkeiten zur Selbstversorgung im Berufs- und Privatleben, soziales Umfeld, Unterstützung durch Familienmitglieder und/oder Verwandte/Bekannte, Hindernisse im Berufs- und Privatbereich, bisherige Therapien, Operationen)

Mögliche Befundinstrumente sind z.B. Befundbögen für Arthritis, Health Assessment Questionnaire, Funktionsfragebogen Hannover (FFbH), ADL-Fragebogen, DASH-Fragebogen usw.
Behandlungsplanung:
Bei der Behandlungsplanung ist auf folgende Punkte Rücksicht zu nehmen:
- Schmerzen
- Aktuelle Belastbarkeit des Patienten
- Stadium der Erkrankung
- Ausprägung der Deformitäten
- Persönliche Ziele und Wünsche des Patienten

Therapie:
In der Therapie können je nach Stadium folgende Behandlungen durchgeführt werden:
- Ruhigstellung der Gelenke mit Hilfe von Lagerungsschienen
- Hochlagern entzündeter Gelenke
- Wärmebehandlung zur Förderung der Durchblutung des umgebenden Gewebes (z.B: warme Kies-, Sand- oder Paraffinbäder, Heizdecken etc.) **WICHTIG! Nur in den entzündungsfreien Phasen einsetzen!**
- Kältebehandlung durch Gelkissen, eingefrorene Mehlpackungen, gekühlten Raps oder Linsenbäder etc. zum Abbau von Schwellungen, Anheben der Schmerzgrenze etc.
- Funktionelle Therapie zur Mobilisation der Gelenke, Vermittlung von Eigenübungen und Beüben des gelenkschonenden Einsatzes der wiedererlangten Bewegungsfähigkeiten im Alltag. (Auf Schmerzen und Bewegungseinschränkungen Rücksicht nehmen!)

Merke:

- Die Endung „-itis“ weist immer auf eine Entzündung hin.
- Wichtig: Bei degenerativen und destruktiven Gelenkerkrankungen dürfen die Gelenke niemals starken Vibrationen (z. B. Vibrax®, zur Lockerung der Muskulatur und Förderung der Durchblutung) eingesetzt werden, das dies die Degeneration bzw. Destruktion fördert!
- Eine Therapie erfolgt immer unter Verwendung der Ressourcen, unter Berücksichtigung der Defizite.
- Gegen Schmerzen kann der Arzt entsprechende Analgetika (Schmerzmittel) und entzündungshemmende Mittel (z. B. Kortison) verordnen.
- Bei bakteriellen Infektionen werden Antibiotika vom Arzt verordnet.
- Bei Autoimmunerkrankungen kommen Immunsuppressiva zur Unterdrückung der körpereigenen Abwehr zum Einsatz.

4.4.2 Chronische Polyarthritis (Rheumatoide Arthritis)  

Die Chronische Polyarthritis (CP) oder auch Rheumatoide Arthritis genannt, ist eine von über 450 Erkrankungen des rheumatischen Formenkreises, die sich in Ätiologie (Lehre der Ursachen), Verlauf und Pathophysiologie (Lehre von den krankhaft veränderten Körperfunktionen, sowie ihrer Entstehung und Entwicklung) zum Teil stark unterscheiden. Sie ist die häufigste entzündlich-systemische Bindegewebserkrankung mit überwiegender Manifestation an den Gelenken. Zusätzlich können **innere Organe** betroffen sein: (*Herz* → Perikarditis [Herzbeutelentzündung], Herzklappenveränderung, *Lunge* → Pleuritis [Brustfellentzündung], Lungenfibrose [Erkrankung des Lungengewebes durch verstärkte Bildung von Bindegewebe zwischen den Lungenbläschen (Alveolen) und den umgebenden Blutgefäßen], Rheumaknoten in der Lunge, *Leber* → erhöhte Leberenzyme, *Nieren* → Glomerulopathie [Oberbegriff für eine große Gruppe von Nierenerkrankungen], *Gefäße* → vorzeitige Arteriosklerose [eine Systemerkrankung der Schlagadern (Arterien), mit Ablagerungen von Blutfetten, Thromben, Bindegewebe und in geringeren Mengen auch Kalk in (und nicht an) den Gefäßwänden]), **Weichteile** [Muskulatur mit ihren Sehnen, Bändern, das Fettgewebe und das Bindegewebe], **Schleimbeutel**, **seröse Häute** [mit gefäßlosem Gewebe bekleidete Haut, die die Wände von Körperhöhlen und die darin liegenden Organen überzieht, z. B. im Bauchfell, Brustfell und im Herzbeutel] und die **Augen** → Skleritis [Lederhautentzündung], Keratoconjunctivitis sicca [Hornhautentzündung durch verminderte Tränenflüssigkeit]).

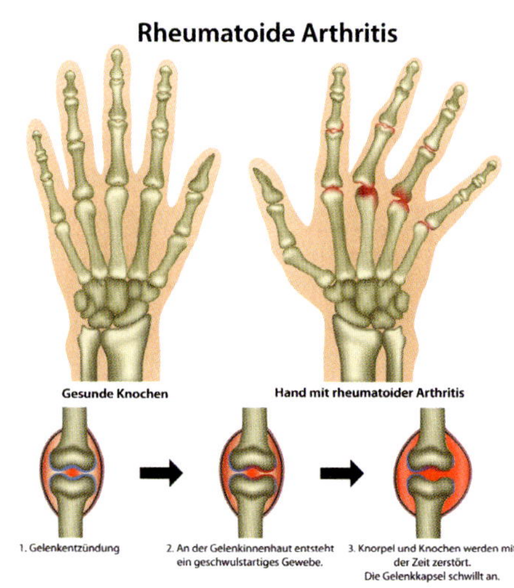

© bilderzwerg – fotolia.com

Die Ätiologie ist weiterhin unklar. Nachweisbar ist jedoch eine genetische Disposition. Als Krankheitsauslöser gelten *extrinsische* (von außen einwirkende) Faktoren, wie bakterielle oder virale Infekte.
Die CP ist eine schubweise verlaufende, *chronische* (sich langsam entwickelnde und lange andauernde) *progrediente* (voranschreitende) Entzündung der *Synovialis* (Gelenkschleimhaut), die zu Gelenkdestruktionen (Gelenkzerstörung) und letztendlich zur *Invalidität* (eine dauernde Beeinträchtigung der körperlichen und/oder geistigen Leistungsfähigkeit aufgrund von Krankheit oder Gebrechen) führen kann.

Folgende Gelenke sind i. d. R. betroffen:

- Handgelenk (Articulatio composita)
- Fingergrundgelenk (Articulationes metacarpophalangeae) auch Metacarpophalangealgelenk oder „MCP" abgekürzt
- Fingermittelgelenk → (interphalangeales proximales) auch proximales Interphalangealgelenk oder „PIP" abgekürzt
- Zehengrundgelenke (Articulationes metatarsophalangeae) auch Metatarsophalangialgelenke oder „MTP" abgekürzt
- Ellenbogen- und Schultergelenke

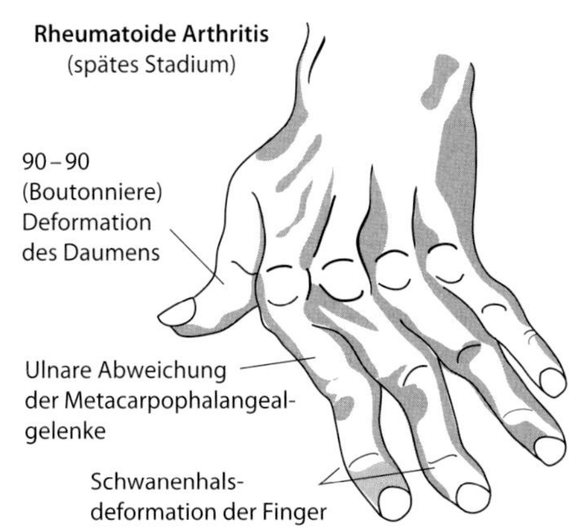

Weltweit sind etwa 0,5–1 % der Bevölkerung betroffen. In Mitteleuropa und in Deutschland geht man davon aus, dass ca. 1–1,5 % der Bevölkerung im Laufe ihres Lebens an CP erkranken. Frauen sind statistisch dreimal häufiger betroffen als Männer. Es gibt leichte, aber auch schnell voranschreitende Verlaufsformen, die bei jedem Dritten zur Invalidität führen. Die Krankheit tritt i. d. R. zwischen dem 35. und 50. Lebensjahr auf, kann aber vereinzelt auch früher oder später auftreten.

Vor dem Ausbruch der eigentlichen Erkrankung besteht häufig ein sog. *Prodromalstadium* (Phase im Verlauf einer Krankheit, in der uncharakteristische Vorzeichen bzw. Frühsymptome auftreten), bei dem es zu *unspezifischen Symptomen* (Anzeichen, die zwar auf das Vorliegen einer Erkrankung hinweisen, aber keine Aufschlüsse über ihren Charakter, ihre Ursache oder ihre Lokalisation zulassen) kommen kann.
Zu den unspezifischen Symptomen gehören:

- Abgeschlagenheit
- vermehrtes Schwitzen
- *subfebrile* (erhöhte Körpertemperatur im Zwischenbereich von 37,5°C bis 37,9°C, die noch nicht als Fieber zu deuten ist) Temperaturen
- zeitweise Gelenkschmerzen und -schwellungen
- Kraftverlust beim Anheben von Gegenständen

Nach einiger Zeit (Wochen/Monate) folgt dann die typisch symmetrische, periphere Arthritis an Handgelenken, Fingergrund-, Fingermittelgelenken und/oder Zehengrundgelenken mit folgenden Symptomen:

- Schmerzhafte Bewegungseinschränkung durch Entzündungen an Gelenken und extraartikulären Strukturen
- Schwellungen
- Morgensteifigkeit von mehr als 1 Stunde
- Druckschmerz
- Querdruckschmerz an den Fingergrundgelenken (Gänslen-Zeichen)
- Abbau der Muskulatur (Atrophie) in den betroffenen Bereichen, v.a. der Handbinnenmuskulatur
- Bildung von Rheumaknoten an den Streckseiten der Gelenke von Ellenbogen und Fingergelenken (in 20% der Fälle)

In einigen Fällen können folgende Strukturen ebenfalls beeinträchtigt sein:

- Halswirbelsäule (HWS) → Es kann zu einer Lockerung des Lig. transversum bzw. einer Arrosion (Zerstörung von gesunden Geweben oder Organen durch maligne Tumore oder Entzündungen von angrenzenden Geweben) des Dens axis kommen, was eine Kompression des Rückenmarkes zur Folge hat und damit zu weiteren Symptomen führt.
- Karpaltunnelsyndrom (Nervenkompressionssyndrom des Nervus medianus im Bereich der Handwurzel)
- Raynaud-Syndrom (Gefäßerkrankung, die mit Vasospasmen [krampfartige Engstellung eines Blutgefäßes] und Minderdurchblutung an den Fingern oder Zehen einhergeht)

Folgende Diagnosekriterien werden bei der CP zugrunde gelegt:

- Morgensteifigkeit von mindestens 1 Stunde über mindestens 6 Wochen
- Gelenkentzündung (Arthritis) in mindestens drei Gelenkbereichen über mindestens 6 Wochen
- Arthritis der Hand- und Fingergelenke über mindestens 6 Wochen (Schmerzen und Schwellung von Handwurzel-, Fingergrund- und Mittelgelenken)
- Symmetrische Gelenkschwellungen eines Gelenkbereiches auf beiden Körperhälften über mindestens 6 Wochen
- Rheumaknoten (treten nur in 20% der Fälle auf)
- Rheumafaktoren (im Blut – sind jedoch alleine kein sicheres Zeichen)
- Typische radiologische Veränderungen (Röntgenbilder) der Hände durch gelenknahe Osteoporose und/oder Erosionen (Defekt der Haut, Schleimhaut oder Kornea, der nur das Epithel betrifft und nicht die tieferen Gewebeschichten)
- Die Diagnose ist gesichert, wenn mindestens 4 der 7 Kriterien erfüllt sind

Die Folgen der chronischen Polyarthritis sind (nach Koesling & Bollinger Herzka 2008):

- Eine Mitbetroffenheit der Schleimbeutel führt zu deren Entzündung (Bursitis).
- Muskelsehnen und -scheiden sind ebenfalls mitbetroffen und es kommt zu einer Sehnenscheidenentzündung (Tendovaginitis).

- In fortschreitenden Stadien kommt es auf Grund von Gelenkdestruktion mit (Sub-) Luxationen zu folgenden Finger- und Fußgelenkdeformationen:
  - **Ulnardeviation** (Die Finger und Hand beugen sich in Richtung Elle.) – Für die Kraftübertragung in den Fingern sind die Ligamenta collateralia (Ligg. Collateralia) „Seitenbänder" zuständig. Sind diese beeinträchtigt, so verliert die Beugesehne ihre gelenknahe Aufhängung. Daraus folgen eine Luxation des MCP nach palmarproximal und ein Zug der tiefen Beugesehnen in Richtung ulnar sowie Kraftverlust und Verlust der Fähigkeit des vollständigen Faustschlusses.
  - **Schwanenhalsdeformität** (Die Fingermittelgelenke sind überstreckt und die Endgelenke gebeugt.) – Neben einer Lockerung der palmaren Platte und der Verkürzung der Musculi interossei (Mm. Interossei) „Zwischenknochenmuskeln" sind die Ursachen multifaktoriell (vielfältige Ursachen). Im Metacarpophalangealgelenk (MCP) besteht eine Flexion, im proximalen Interphalangealgelenk (PIP) entsteht eine Hyperextension und im distalen Interphalangealgelenk (DIP) eine kompensatorische Flexion. Ein vollständiger Faustschluss ist nicht möglich und der Spitzgriff ist erschwert.

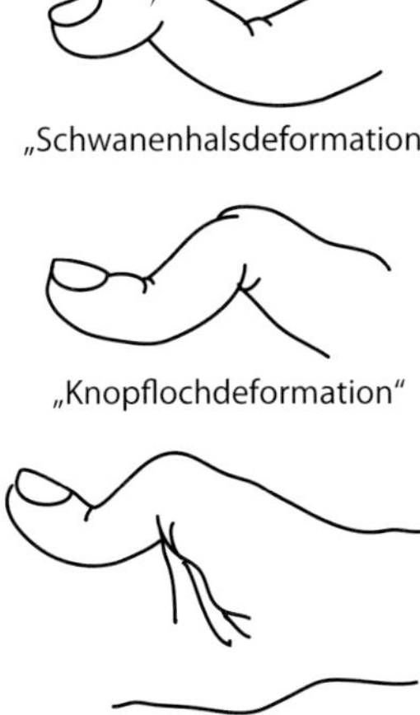

„Schwanenhalsdeformation"

„Knopflochdeformation"

90°/90°-Deformation des Daumens („Schusterdaumen")

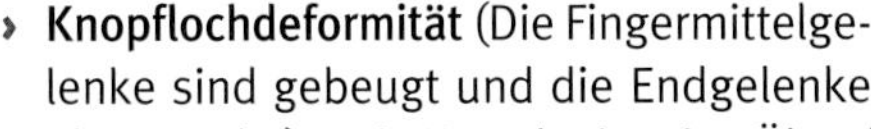

  - **Knopflochdeformität** (Die Fingermittelgelenke sind gebeugt und die Endgelenke überstreckt.) – Die Ursache ist eine Überdehnung bzw. ein Reißen des mittleren Extensorenzügels. Dadurch rutschen die lateralen Zügel nach palmar ab und wirken als Flexoren auf das proximale Interphalangealgelenk (PIP). Als Kompensation der Flexion im PIP entsteht eine Extension im MCP und DIP-Gelenk.
  - **Ninety-Ninety-Deformität** bzw. **Schusterdaumen** (Das Daumengrundgelenk zeigt eine Beugekontraktur von 90 Grad, während das Daumenendgelenk um 90 Grad übersteckt ist.) – Ist die Zugrichtung der Sehne des M. extensor pollicis longus „langer Daumenstrecker" verändert und die Gelenkkapsel gelockert, entsteht eine Subluxation (eine unvollständige Ausrenkung eines Gelenkes) des MCP DIG. I (Daumengrundgelenk). Als Folge gleitet die Sehne nach ulnar ab und wirkt auf das Grundgelenk wie ein Flexor. Dadurch entstehen eine Hyperextension im Interphalangealgelenk (IP) sowie eine Einschränkung der Abduktion im Daumen und eine Verstärkung der Ulnardeviation der Finger.
  - **Hammerzehen** (Überstreckung im Zehengrundgelenk mit Beugung des proximalen Interphalangealgelenkes (PIP) und einer Überstreckung des distalen Interphalangealgelenkes (DIP)) – Die Hammerzehe wird durch das Tragen von sehr engen und geschlossenen Schuhen über einen langen Zeitraum hinweg zusätzlich begünstigt. Eine weitere Art der Deformation ist die Krallenzehe (überstrecktes Grundgelenk mit gebeugtem Mittel- und Zehenendgelenk). Betroffen sind sowohl bei der Hammer- als auch bei der Krallendeformation eine

oder mehrere der Zehen 2–4. In der großen Zehe entsteht meist parallel dazu ein sog. Hallux valgus (Schiefstand der großen Zehe).

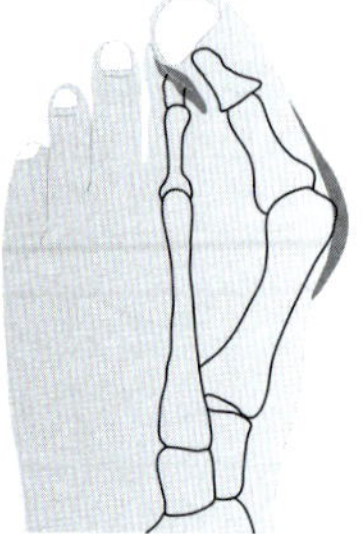

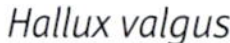
Hallux valgus

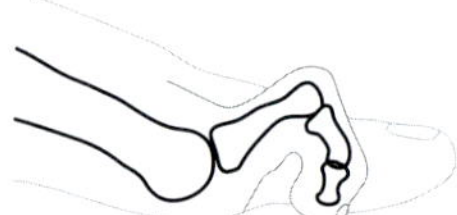
Krallenzehe

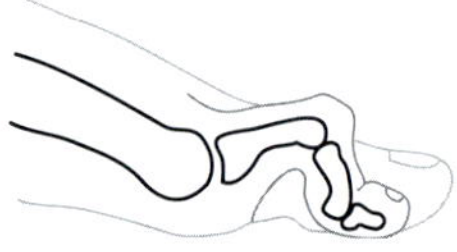
Hammerzehe

- Folgende Symptome können im Handgelenk auftreten:
  - **Bajonettstellung** – (palmare Subluxation im Handgelenk mit Stufenbildung) Durch eine Subluxation der Karpalknochen nach palmar entsteht eine erhebliche Instabilität im Handgelenk. Die Handwurzelknochen gleiten nach palmar ab. Dadurch sind Greiffunktion und -kraft eingeschränkt. Es besteht auch die Gefahr einer Sehnenruptur. Abstützbewegungen mit Dorsalflexion (Dorsalextension) fördern das palmare Abgleiten der Handwurzelknochen.
  - **Radialdrift / Handskoliose** (Verschiebung der Karpalknochen nach ulnar, dadurch Abweichung der Mittelhandknochen nach radial) – Durch eine Verschiebung der Karpalknochen nach ulnar, weicht die Mittelhand nach radial ab. Als Kompensation ziehen die Finger nach ulnar.
  - **Caput-ulnae-Syndrom** – (Ruptur der Strecksehnen, beginnend am Kleinfinger, später bis zum Mittelfinger reichend, als Folge einer entzündungsbedingten Zerstörung des Ulnarkopfes) – Auf Grund einer Verschiebung des distalen Radius in Richtung palmar ist der Ulnarkopf dominierend. Dadurch gleitet die Sehne des M. extensor carpi ulnaris nach ulnopalmar. Die Folgen sind der Verlust der Ulnarabduktion und eine Verstärkung des Radialdriftes der Mittelhand sowie die steigende Gefahr einer Sehnenruptur durch Destruktion des Ulnarkopfes.

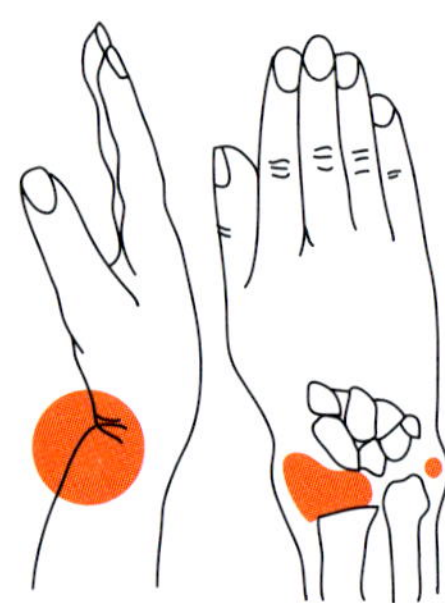
Bajonettstellung

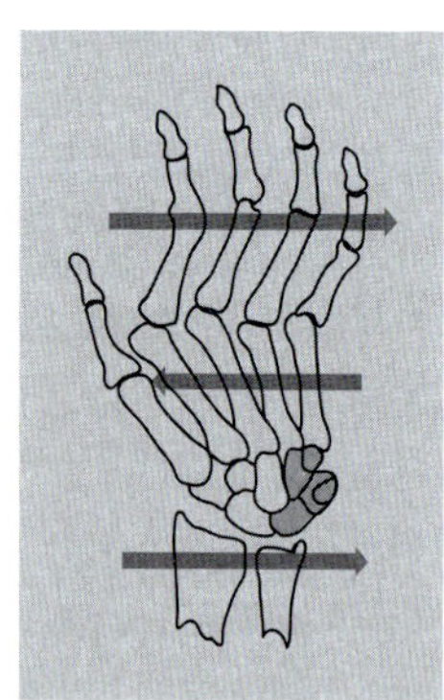
Radialdrift/Handskoliose

- Am Ellenbogen können schon in frühen Stadien endgradige Supinationseinschränkungen und Beugekontrakturen auftreten. Dies wird durch synovitische Schwellungen verursacht, die die endgradige Bewegung mechanisch behindern und durch eine Luxation des Radiusköpfchens, bei aktiver Flexion in Supination und Instabilität des Lig. anulare radii (Ansatz des M. biceps brachii)
- An der Schulter kommt es in frühen Stadien zu Kapsel- und Muskelkontrakturen, zu Schwächen der Flexoren und Subluxation des Humeruskopfes nach ventral, zur Subluxation nach kranial, bei der die Abduktion durch Knorpelschäden eingeschränkt ist und zur Schwächung der Rotatorenmaschette, was zu einer Veränderung des Humeroscapularrhytmus (Bewegungsverhältnis zwischen Humerus und Scapula) führt. In der Schulter sind die Flexion (Anteversion/Elevation), der Schürzen- und der Nackengriff eingeschränkt.

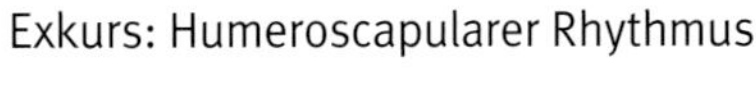

Exkurs: Humeroscapularer Rhythmus

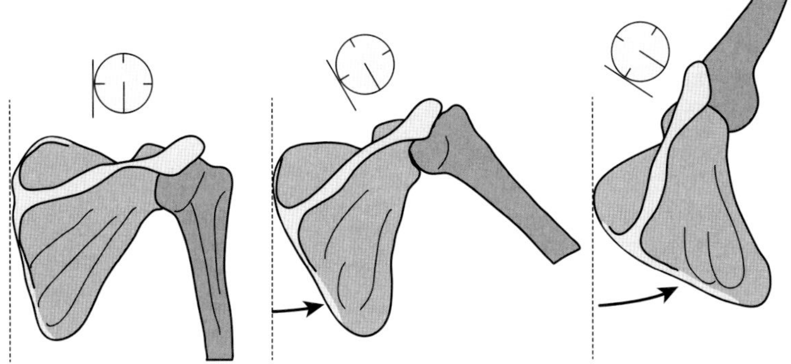

Humeroscapularer Rhythmus

Im Schultergelenk (Glenohumeralgelenk) artikuliert der Oberarmknochen (Caput humeri) mit der Gelenkfläche (Cavitas glenoidalis) des Schulterblatts (Scapula). Im physiologischen Zustand bewegt sich bei einer Abduktion im Glenohumeralgelenk der Oberarmknochen (Humerus) und das Schulterblatt (Scapula) im Verhältnis von 2:1. D. h., dass bei der Abduktionsbewegung der Humerus im Vergleich zur Scapula den doppelten Weg zurücklegt. Wird der Arm auf 90 Grad abduziert, bedeutet das, dass die Bewegung des Humerus 60 Grad und die der Scapula 30 Grad beträgt. Da beide zusammen in die gleiche Richtung wirken, addiert sich das gesamte Bewegungsausmaß. Unter dem Humeroscapularen oder Scapulohumeral Rhythmus versteht man also ein Zusammenspiel der beiden Bewegungskomplexe des Schultergürtels miteinander.

Je nachdem wie weit die chronische Polyarthritis fortgeschritten ist, werden rheumatische Erkrankungen in sog. Stadien eingeteilt (Tabelle S. 152):

Die vier Stadien der rheumatoiden Arthritis

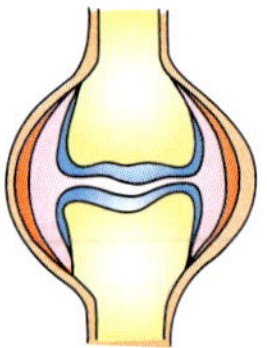

1. Gelenkentzündung mit Flüssigkeitsansammlung und Schwellung.

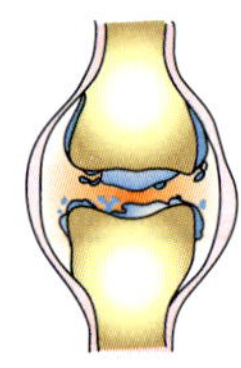

2. Der Gelenkkorpel beginnt sich aufzulösen.

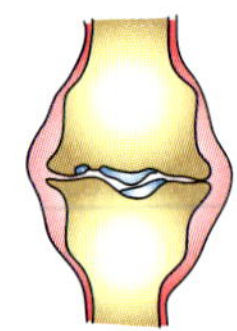

3. Weitgehend zerstörter Gelenkknorpel und beginnender Knochenumbau. Das Gelenk wird instabil.

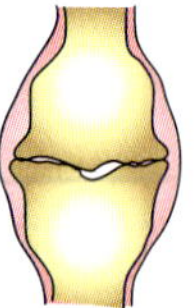

4. Fortgeschrittene Gelenkzerstörung und Versteifung (Ankylose) des Gelenks.

Ergotherapie bei chronischer Polyarthritis

Funktionelle Therapie mit Schwerpunkt auf die oberen Extremitäten

- Assistive (teilaktive) und aktive Mobilisation der Gelenke
  - darf nur in schubfreien Phasen angewendet werden
  - muss achsengerecht sein
  - Gegenstände müssen gelenknah gegriffen werden, um Hebelwirkungen zu vermeiden
  - Gegenstände nur großflächig greifen, um den Druck auf die einzelnen Gelenke zu vermindern
  - Übungen dürfen nur gegen leichten Widerstand erfolgen
  - dient vorrangig der Kräftigung der Muskulatur und somit dem Schutz des Gelenkes
  - Fördert die Kräftigung der Muskulatur und kann so den Fehlstellungen entgegenwirken
  - fördert physiologische Bewegungsmuster
  - fördert die Greiffunktion
  - erhält und fördert die Bewegungskoordination
- Passive Mobilisation der Gelenke
  - dehnt bereits entstandene Kontrakturen (Verkürzung von Muskeln und Sehnen) auf
  - reguliert den Muskeltonus
  - fördert/erhält das Bewegungsausmaß in den Gelenken

Wärmeanwendungen in Form von Heizkissen, Paraffin-, Erbsen-, Linsen-, Kies- oder Sandbädern haben folgende Wirkung:

- Förderung der Durchblutung
- Senkung den Muskeltonus‘
- Anheben der Schmerzgrenze
- Förderung der Muskel- und Sehnendehnbarkeit

Kälteanwendungen sind bei Entzündungsprozessen und in den Schubphasen zu empfehlen. Sie haben folgende Auswirkungen:

- Senkung und Regulation des Muskeltonus‘
- Linderung des Schmerzes
- Anheben der Schmerzgrenze
- !!Cave!! – Auf Unterkühlung achten!

Stadium	Allgemein	Röntgen-befund	Kleine Gelenke	Große Gelenke	Ergothera-peutische Maßnahmen
I	Keine Einschränkung bei ADL und Berufstätigkeit	Evtl. gelenknahe Osteoporose	Deformität kann aktiv korrigiert werden	Gelenk kann gegen Widerstand ohne Schmerzen und Einschränkungen flüssig bewegt werden	Aktive und passive Bewegungstherapie zur Vorbeugung von Fehlstellungen
II	Trotz Schmerzen nur kleine funktionelle Einschränkungen	Zusätzlich beginnende Knorpel- und Knochendestruktion	Deformität kann passiv korrigiert und aktiv gehalten werden	Gelenk kann gegen Eigenschwere (mit Schmerzen) flüssig bewegt werden	Aktive, assistive und passive Bewegungstherapie zur Korrektur der Fehlstellungen und Wiederherstellung verloren gegangener Funktionen
III	Bedeutende Schwierigkeiten im ADL-Bereich, mehr als 50 % Arbeitsunfähigkeit	Zusätzlich beginnende Subluxation und Fehlstellung	Deformität kann passiv korrigiert, aber NICHT aktiv gehalten werden	Gelenk kann nur noch unter Aufhebung der Eigenschwere flüssig bewegt werden – ansonsten Zahnradphänomen	Aktive, assistive und passive Bewegungstherapie zur Wiederherstellung der Funktionsfähigkeit
IV	Vollständig auf Hilfe angewiesen, 100 % arbeitsunfähig, an Bett und Rollstuhl gebunden	Gelenkzerstörung und -deformierung, Gelenkluxation und Ankylosen (Gelenkversteifung)	Deformität kann auch passiv nicht mehr korrigiert werden	Gelenk kann auch bei Entlastung nicht mehr flüssig bewegt werden	Assistive und passive Bewegungstherapie zur Wiederherstellung der Funktionsfähigkeit und zum Erhalt der Unabhängigkeit

Stadieneinteilung nach Steinbrocker, Seyfried und Klaus (vgl. Koesling / Bollinger Herzka 2008)

Behandlung von Deformitäten

Bei Ulnardeviation besteht die Hauptindikation in der physiologischen Ausrichtung der Hand in Mittelstellung durch aktives Beüben der Radialduktion im Handgelenk. Dadurch wird die Radialinnenmuskulatur gestärkt und die Deformation verringert. Zusätzlich können Bandagen (Siehe Kapitel: Bandagen zur Gelenkkorrektur) und Anti-Ulnar-Deviations-Spangen bei Alltagshandlungen getragen werden.

Bei Schwanenhalsdeformität können aktive Fingerübungen, wie z. B. die kleine-Faust-Übung (Vollständige Flexion von PIP und DIP bei Nullstellung bzw. Extension des MCP) durchgeführt werden. Des Weiteren können sog. Schwanenhalsringe und Schienen die Hyperextension in den PIP-Gelenken verhindern.

Bei Knopflochdeformität kann die Handbinnenmuskulatur durch aktive Übung des Lumbrikalgriffes, Flexion des DIP-Gelenkes gestärkt werden. Eine Hyperextension in den MCP-Gelenken ist bei aktiver, assistiver und passiver Mobilisation zu vermeiden und kann ggf. mit einem Bunnel-Brettchen inhibiert (gehemmt) werden. Auch der Einsatz von Griffverdickungen ist hier kontraindiziert, da sie die Hyperextension fördern. Indiziert ist der Einsatz von Lagerungsschienen mit MCP-Flexion und Dreipunkt-PIP-Extensionsschienen.

Bei der Ninety-Ninety-Deformität (Schusterdaumen) können aktive Flexionsübungen im IP-Gelenk bei gestrecktem MCP-Gelenk (z. B. Spitzgriff ohne Widerstand) durchgeführt werden. Dabei ist eine Hyperextension des IP-Gelenkes zu vermeiden. Adaptionen sollten wegen der verminderten Abduktion des Daumens einen geringen Greifumfang haben. Der Einsatz einer entsprechenden Daumenschiene mit freiem IP-Gelenk ist indiziert.

Bei Deformitäten im Handgelenk ist ein achsengerechtes Arbeiten (Unterarm und Hand bilden eine möglichst gerade Linie), z. B. durch Unterlagern des Handgelenkes beim Auflegen des Armes wichtig. Aktive Übungen der Hand sollten in Null-Stellung bzw. leichter Flexion (10 -20 Grad) erfolgen. Ist das Gelenk instabil, so darf bei der Mobilisation keine Dorsalflexion über 20 Grad erfolgen. Der Einsatz von stabilisierenden Bandagen und Schienen in leichter Flexionsstellung ist der Mobilität im Handgelenk vorzuziehen, da auf das Handgelenk beim Arbeiten auch gegen leichten Widerstand enorme Kräfte einwirken.

Bei Einschränkungen im Ellenbogen sollten Flexions- und Extensionsübungen in Nullstellung durchgeführt werden. Übungen in Supination sind zu vermeiden, da dies zur zusätzlichen Belastung des Ellenbogengelenkes führt. Körpernahes Arbeiten führt zu einer Entlastung der Ellenbogengelenke. Bei vorhandenen Beugekontrakturen muss die Bewegungseinschränkung durch Hilfsmittel (langer Schuhlöffel, Strumpfanzieher, Kamm und Bürste mit langem Stiel, abgewinkeltes Besteck etc.) kompensiert werden. Die funktionellen Einschränkungen durch die Beugekontrakturen können evtl. durch passives Mobilisieren und vorsichtiges Aufdehnen verbessert werden.

Bei Einschränkungen in der Schulter sind ein knorpelschonendes Aufdehnen der Kontrakturen und Übungen zur Muskelkräftigung, insbesondere der Flexoren und Rotatoren zur Förderung der Stabilität, indiziert. Zur Schonung der Schultergelenke sind ein entsprechendes Verhalten und Kompensationsbewegungen indiziert. Dazu gehören das großflächige Aufstützen auf die Unterarme beim Aufstehen, das Abstützen der Ellenbogen auf einer Unterlagen, z. B. beim Zähneputzen, Rasieren, Waschen etc., der Einsatz von beiden Händen auch bei leichteren Gegenständen, das Unterstützen des einen Armes durch das Führen mit dem zweiten, körpernahes Arbeiten, Adaptionen in Körperhöhe (Bewegungen über 90 Grad vermeiden) und häufig verwendete Gegen-

stände innerhalb des Greifraumes unterzubringen. Beim Anziehen ist die betroffene Seite zuerst zu bekleiden, beim Ausziehen zuerst die gesunde Seite zu entkleiden.
Bei einer postoperativen Behandlung sind der Operationsbericht und ggf. die Rücksprache mit dem Operateur wichtig. In der Regel sind folgende Maßnahmen indiziert:

- Behandlung der Schwellungen durch Kühlen, Hochlagern und/oder Ausstreichen der Extremitäten von distal nach proximal
- Vermeidung von Kontrakturen und Bewegungseinschränkungen durch frühzeitige passive, assistive und aktive Mobilisation aller nicht ruhiggestellten Gelenke
- Spezielle Behandlungsmaßnahmen bei Nerven- und Sehnenverletzungen
- Anfertigung von statischen Lagerungs- oder dynamischen Funktionsschienen
- Passive, assistive und/oder aktive Mobilisation des betroffenen Gelenkes nach Rücksprache mit dem behandelnden Arzt
- Narbenbehandlung, Mobilisation und (De-)Sensibilitätstraining des Narbengewebes

Eine Anleitung zum richtigen Aufstehen bei CP finden Sie als PDF-Datei auf der DVD

Merke:

- Die CP ist eine chronisch-entzündliche Systemerkrankung, die durch Synovialitis (Entzündung der inneren Kapselschicht [Gelenkinnenhaut])zur Arthritis (Gelenkentzündung), Bursitis (Schleimbeutelentzündung) und Tendovaginitis (Sehnenscheidenentzündung) führt.
- Fakultativ kann es zu extraartikulären (außerhalb der Gelenkkapsel eines Gelenks gelegenen) Symptomen kommen.
- Der schubweise Verlauf kann zu Gelenkdestruktionen und Invalidität führen.
- Aktive Faustschlussübungen des Patienten dürfen nicht mit Gegenständen durchgeführt werden, die durch unkontrolliertes Kneten die Fehlstellungen fördern. Dazu gehören z. B.: Schaumstoffbälle, Knetbälle, Therapieknete, Ton etc.
- Bei Übungen ist die Schmerzgrenze zu beachten.
- Während einer Schubphase darf das betroffene Gelenk nicht belastet werden!
- Bandagen und Schienen in Null- bzw. Funktionsstellung sollten so früh wie möglich eingesetzt werden. Sie fördern die Stabilität, korrigieren Fehlstellungen und fördern die Handfunktion sowie die Greifkraft.
- Hilfsmittel in Form von Adaptionen sowie Griffverdickungen (nicht bei Knopfloch- und 90-90-Deformität) einsetzen, um die Gelenke zu schonen.
- Die Mobilisation fördert die Bildung von Gelenkflüssigkeit (Synovia), dient dem Schutz der Gelenke und dem Erhalt des Bewegungsausmaßes.
- Ein kräftiger Spitzgriff gegen Widerstand ist zu vermeiden, da er die (Sub-)luxation der Grundgelenke fördert!
- Eine Krafteinwirkung in Richtung der Fehlstellungen, z.B. durch Ausüben von Druck beim Schneiden oder Öffnen von Flaschen und Gläsern muss vermieden und durch den Einsatz von Hilfsmitteln (z.B: Griffverdickungen [nicht bei Knopfloch- und 90-90-Deformität], Öffnungshilfen etc.) kompensiert werden.
- Auch die unteren Extremitäten müssen von Ergotherapeuten mit einbezogen werden. Hierfür sind ebenfalls passive Mobilisation sowie assistive und aktive Übungen durchzuführen.
- Auch hier gilt der Grundsatz: Der Patient muss zwischen den Therapieeinheiten selbst aktive Übungen unter Einhaltung der Gelenkschutzregeln durchführen. Er-

gotherapie einmal die Woche reicht nicht aus, um Fortschritte zu erzielen!

- Der Patient muss bei alltäglichen Tätigkeiten ebenfalls die Gelenkschutzregeln beachten!
- Zu beachten ist, dass der Patient nur so viele Hilfsmittel einsetzen darf, wie er wirklich benötigt. Hilfsmittel wie Stielverlängerungen, Winkelvorrichtungen, Greifzangen etc. sind erst indiziert, wenn Bewegungseinschränkungen oder schmerzhafte Bewegungen kompensiert werden müssen.
- Wichtig: Bei degenerativen und destruktiven Gelenkerkrankungen dürfen die Gelenke niemals starkem Drücken oder Vibrationen (z. B. Vibrax®, zur Lockerung der Muskulatur und Förderung der Durchblutung) ausgesetzt werden, da dies die Degeneration bzw. Destruktion fördert!
- Wichtig zu wissen! Eine heiße Rolle ist keine Form der Wärmeanwendung. Hier kommt heißer Wasserdampf zum Einsatz, der zwar kurzfristig ein Wärmegefühl erzeugt, durch die Ablagerung des Wassers auf der Haut jedoch schnell zur Auskühlung der Haut und somit des Gelenkes führt (Prinzip des Schwitzens zur Kühlung des Körpers). Dadurch ist es als Vorbereitung (Aufwärmen) für eine Bewegungsübung des Gelenkes absolut kontraindiziert!

4.4.3 Spondylitis ankylosans (Morbus Bechterew) 

Bei der Spondylitis ankylosans (versteifende Wirbelsäulenerkrankung) handelt es sich um eine chronisch progrediente (lang anhaltende und/oder bleibende Erkrankung, in deren Verlauf die Symptome zunehmen und/oder zusätzliche Symptome entstehen) Arthritis (Gelenkentzündung) im Bereich der Wirbel- und Iliosakralgelenke (Kreuzbein-Darmbein-Gelenke) mit Ankylose (Einsteifung) der Wirbelsäule im späteren Verlauf. Statistisch gesehen sind ca. 0,1–1% der Weltbevölkerung, ca. 0,5 % in Westeuropa und im Schnitt jeder 200. Deutsche betroffen. Im Verhältnis ist die Anzahl der Erkrankungen bei Männer 3-mal höher als bei Frauen. Die Spondylitis ankylosans gehört zu der Gruppe der Spondyloarthritiden, also Erkrankungen des Achsenskeletts, den Autoimmunerkrankungen und zu den rheumatoiden Erkrankungen, bei denen keine Rheumafaktoren im Blut nachgewiesen werden können (seronegative Arthritiden). Genetisch ist jedoch in 90–96% aller Fälle eine Disposition durch ein HLA-B27 (spezielle Eiweiße aus der Gruppe der Humanen-Leukozyten-Antigene [HLA] die statistisch

Normale Wirbelsäule

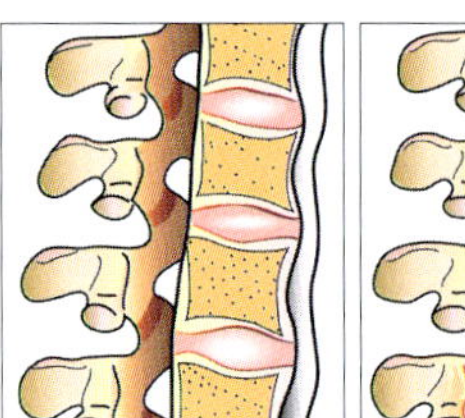

Bechterew Frühstadium mit Entzündungen

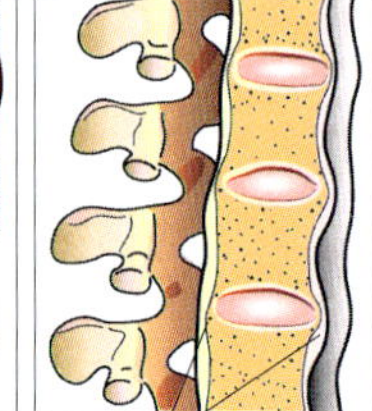

Bechterew Spätstadium mit Knochenbrücken

Entzündungen führen zu Verknöcherungen

Knochenbrücken

betrachtet auf spezielle rheumatische Gelenkentzündungen und Autoimmunerkrankungen schließen lassen) positives Erbmerkmal nachzuweisen. Das HLA-System ist Teil der Immunabwehr. Ein positiver Wert heißt nicht, dass es zwingend zu einem Ausbruch von rheumatischen Erkrankungen kommt, sondern nur, dass eine genetische Disposition für diese Erkrankungen besteht. Als Auslöser für Mb. Bechterew wird eine fehlerhafte Reaktion des Immunsystems diskutiert, die durch bakterielle Infektionen (Durchfallerreger wie Yersinien, Salmonellen oder mit bestimmten Erregern von Harnröhrenentzündungen wie Chlamydien) entsteht. Der Beginn der Krankheit liegt zwischen dem 15. und 40. Lebensjahr und verläuft in Schüben mit unregelmäßig langem Stillstand.

Neben den charakteristischen, aber nicht immer gleichzeitig auftretenden Krankheitszeichen wie

- Rückenschmerzen im thorakolumbalen Übergang (Übergang von der Brustwirbelsäule zur Lendenwirbelsäule) durch Spondylitis (Entzündungen in der Wirbelsäule)
- Gesäßschmerzen, die zwischen rechts und links wechseln, Klopf- und Verschiebeschmerzen im Bereich der Iliosakralgelenke durch Sakroiliitis (Entzündung in den Kreuzbein-Darmbein-Gelenken), die besonders nachts und in den frühen Morgenstunden auftreten und Schmerzen im unteren LWS-Bereich, die belastungsunabhängig sind
- zunehmenden Bewegungseinschränkungen der Wirbelsäule in den befallenen Strukturen durch Kapsel- und Knorpelverknöcherung

kann es zu weiteren Symptomen kommen. Z.B.:

- Bewegungseinschränkung in der Lendenwirbelsäule und schmerzhafte Ausstrahlung in die Oberschenkel
- Besserung bei Bewegung und Verschlimmerung bei Ruhe (bei den viel häufigeren nicht entzündlichen Rückenleiden ist es umgekehrt)
- Morgensteifigkeit länger als 30 Minuten
- Andauern der Beschwerden über mehr als 3 Monate
- Unsymmetrische Arthritis in den mittleren und großen peripheren Gelenken (z. B. Hüftgelenk, Kniegelenk) – seltener sind Hand-, Finger- oder Zehengelenke betroffen. Gelenkdestruktionen sind ebenfalls selten
- Schmerzen im Schambein
- Schmerzen über dem Brustbein und Einschränkung der Brustkorbdehnung ohne erkennbare Ursache
- Schmerzen durch Entzündung der Sehnenansätze (Enthesitis), oft im Bereich der Fersen
- In ca. 40% der Fälle entsteht eine einmalige oder wiederholte Entzündung der Regenbogenhaut des Auges (Iritis)
- Entzündungen der Schleimhaut des Dickdarms (Colitis ulcerosa)
- In seltenen Fällen können auch die inneren Organe (z. B. Niere und Herz) beteiligt sein
- Eindeutige Besserung durch ein nicht-steroidales (cortisonfreies) entzündungshemmendes Medikament innerhalb von 48 Stunden und Wiederkehr der Schmerzen nach Absetzen des Medikaments
- Abnahme der Schmerzen im späteren Verlauf durch Durchbauung der knöchernen Strukturen

Im fortschreitenden Verlauf ergeben sich u. a. folgende Einschränkungen:

- Bewegungseinschränkungen beim Laufen, die durch ein kleinschrittiges Gangbild

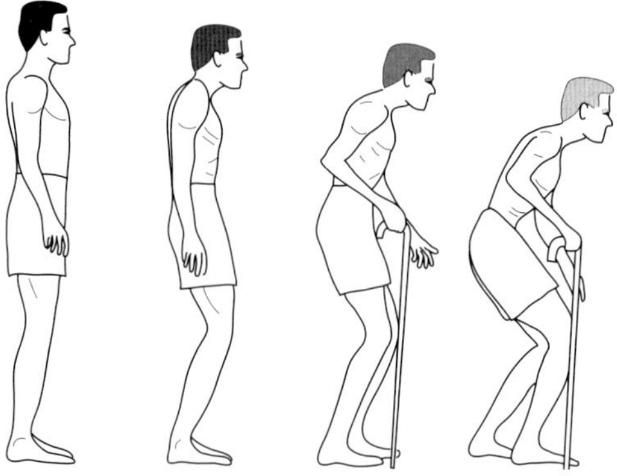

Entwicklung der Körperhaltung bei Spondylitis ankylosans

mit außenrotierten Hüftgelenken gekennzeichnet sind
- Eingeschränkte Atmung durch mangelnde Thoraxentfaltung mit kompensatorischer Bauchatmung
- Typische Körperhaltung: Hyperlordose in der HWS (Rückneigung des Kopfes zur Blickfeldvergrößerung), Hyperkyphose in der BWS, vorgewölbtes Abdomen, verminderte LWS-Lordose mit Streckstellung in den Hüftgelenken und leichter Flexion der Kniegelenke. Dadurch ergibt sich eine Veränderung des Körperschwerpunktes.

Wichtig für die Therapie:
Die Auswirkungen auf zielgerichtete Aktivitäten und die Teilnahme am täglichen Leben können durch die Schmerzen und die Bewegungseinschränkungen stark beeinträchtigend sein. Dies bezieht sich auf den Beruf, den häuslichen Alltag, Freizeitsport und die Teilnahme an gesellschaftlichen Ereignissen, bei denen langes Sitzen oder Stehen erforderlich sind. Hier kann es zu Einschränkungen kommen. In Bezug auf die Selbstversorgung (Anziehen, Schuhe binden, Bücken, Tragen schwerer Lasten, Holen von Gegenständen aus dem oberen Fach eines Schrankes etc.) kann es durch die Bewegungseinschränkungen zur Minderung der Lebensqualität kommen.

Ergotherapeutische Diagnostik:
- Beweglichkeitsprüfung der Wirbelsäule nach Ott (Ott-Zeichen) → Siehe nichtstandardisierte Testverfahren
- Beweglichkeitsprüfung der Wirbelsäule nach Schober (Schober-Test) → Siehe nichtstandardisierte Testverfahren
- Finger-Boden-Abstand → Siehe nichtstandardisierte Testverfahren
- Neutral Null Methode → Siehe standardisierte Testverfahren – Goniometer
- Lasegue Zeichen → Siehe nichtstandardisierte Testverfahren
- Bath Ankylosing Spondylitis Functional Index (BASFI) → Siehe nichtstandardisierte Testverfahren
- Bath Ankylosing Spondylitis Disease Activity Index (BASDAI) → Siehe nichtstandardisierte Testverfahren
- Bath Ankylosing Spondylitis patient Global score (BAS-G) → Siehe nichtstandardisierte Testverfahren

Ergotherapeutische Behandlung:
Im Fokus der Therapie steht die Behandlung der versteiften Wirbelsäule. Die jeweiligen Maßnahmen orientieren sich am Fortschritt der Krankheit. Das bedeutet, dass je nach verfügbaren Ressourcen des Patienten ein Programm für Bewegung der Wirbelsäule und Kräftigung der Rückenmuskulatur entwickelt werden muss. Dem Patienten muss gezeigt werden, wie er Hebelkräfte im Alltag einsetzen (Griffverlängerung, körpernahes Arbeiten etc.) und Schwerkraft ausschalten (rutschige Unterlagen etc.) bzw. nutzen kann (in Seitlage werden die Beine zuerst über die Bettkante geschoben). Das Eigengewicht der Beine kann zum leichteren Aufsetzen an die Bettkante genutzt werden etc.). Lange Aktivitäten im Stehen und/oder Sitzen müssen vermieden werden. Schlafen sollte der Patient auf einer sehr harten Matratze, idealerweise in Rückenlage, sowie ohne Kopfkissen und ohne Unterlagerung der Knie. Dies dient der Kontrakturprophylaxe in der Wirbelsäule, insbesondere der HWS, sowie der Vermeidung von Beugekontrakturen. Zur Kompensation von bereits bestehenden Bewegungseinschränkungen sollte der Patient Hilfsmittel in Anspruch nehmen, um die alltäglichen Aktivitäten möglichst selbständig durchführen zu können. Dazu gehören z. B. Griffverlängerungen an Kämmen und Bürsten, Greifzangen, z. B. für am Boden liegende Objekte, Strumpfanzieher, Rollatoren, Gehstöcke, Unterarmgehstützen, Sitzerhöhungen usw. Weiterhin sollten entsprechende Übungen zur Entspannung und Schmerzverarbeitung durchgeführt werden. Dazu gehören u. a. die Schulung der Selbstwahrnehmung (z. B. Feldenkrais), physiologisches Bewegungs- und Koordinationstraining (richtiges Stehen, Gehen und Greifen), Progressive Muskelrelaxation (Tiefenmuskelentspannung) und Autogenes Training.

Merke:
› Wichtig: Bei degenerativen und destruktiven Gelenkerkrankungen dürfen die Gelenke niemals starken Vibrationen (z. B. Vibrax®, zur Lockerung der Muskulatur und Förderung der Durchblutung) ausgesetzt werden, das dies die Degeneration bzw. Destruktion fördert!

4.4.4 Fibromyalgie Syndrom 

Das Fibromyalgie Syndrom wurde früher unter der Kategorie des Weichteilrheumas zusammengefasst. Neueren Erkenntnissen zu Folge fehlen jedoch die typischen rheumatischen Kriterien wie Entzündungen und Gewebsdestruktionen.
Die Übersetzung von Fibromyalgie als „Fasermuskelschmerz“ erklärt bei weitem nicht ausreichend das Krankheitsbild.
Das Fibromyalgie Syndrom (FMS) kann als funktionelles somatisches Syndrom klassifiziert werden.
Lange Zeit war das FMS eine häufig verkannte Erkrankung, inzwischen ist die Diagnosestellung leitlinienbasiert. (http://www.awmf.org/leitlinien/detail/ll/041-004.html)

Klinisch werden sogenannte „Tenderpoints“ diagnostiziert, die auf das Vorhandensein eines FMS hinweisen, sofern diese über einen Zeitraum von mindestens 6 Monaten kontinuierlich bestehen.

Lokalisation der Tenderpoints:

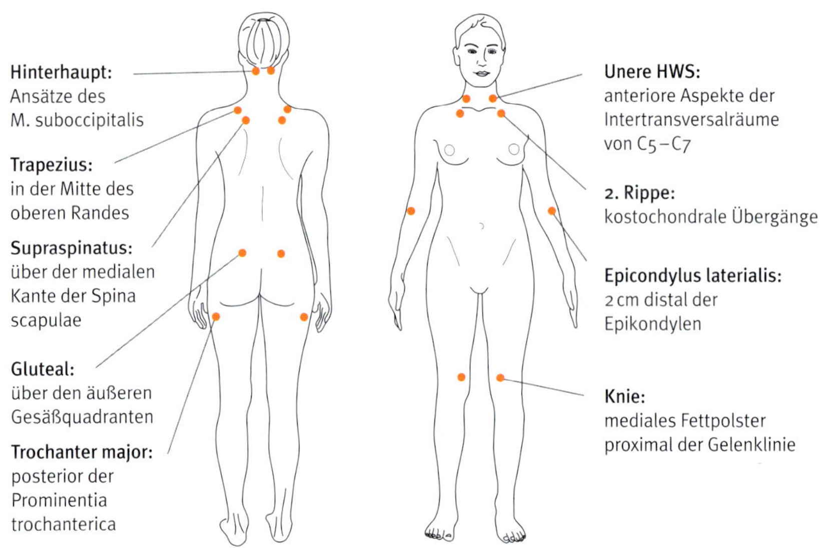

Jedoch ist das FMS weit mehr.
Neben der Druckschmerzhaftigkeit der „Tenderpoints" gehören unter anderem rasche Erschöpfbarkeit, Konzentrationsstörungen, Durchfall, Antriebsminderung, Restless-Legs-Syndrom (unwillkürliches Zucken, Missempfindungen und Schmerzen meist in den Beinen), Reizbarkeit, Sodbrennen, Schwindel, Stimmungsschwankungen u. v. m. zu den Symptomen.
Risikofaktoren sind neben genetisch bedingten entzündlich rheumatischen Erkrankungen auch psychische Faktoren wie Misshandlungen, sexueller Missbrauch und affektive Störungen.
Zur Pathophysiologie gehört auch eine veränderte zentrale Schmerzwahrnehmung.

Patienten mit FMS haben eine hohe Krankheitslast. Sie haben eine geringere Lebensqualität und höhere psychologische Beschwerden.

Therapeutische Behandlung:
Für die Ergotherapie relevant ist dabei die Beeinträchtigung der Alltagsfunktionen.

Auf Grund der multiformen Symptome gehört die Ergotherapie neben der Physiotherapie und der Psychotherapie zur Methode der Wahl.
Des Weiteren benötigt der FMS Patient:
Medikamentöse Therapie (z. B. trizyklische Antidepressiva und Schmerzmedikamente) sowie Ernährungsberatung.

In der Ergotherapie steht an erster Stelle die Alltagsbewältigung.
Da die FMS zu erheblichen Einbußen führt, ist der erste Schritt die Rückbesinnung auf die persönliche Wertschätzung und die persönlichen Ressourcen.

Viele an FMS erkrankte Patienten haben die Persönlichkeitstendenz zum extremen Altruismus, bei dem die Belange und das Wohlergehen anderer Menschen als wichtiger erachtet werden als die eigenen Bedürfnisse.

Die körperlichen und psychischen Einschränkungen belasten die Patienten sehr in der Angst „nicht mehr genug zu sein".

Neben den Schmerzen beeinflusst das chronische Erschöpfungssyndrom den Alltag der FMS Patienten erheblich. Bereits geringe Anstrengungen, wie das Zubereiten von Essen, können zu erheblicher Erschöpfung führen.
Ein weiterer Schwerpunkt der Ergotherapie ist daher das „Fatigue Management", bei dem der Patient lernen soll, Energie raubende Aktivitäten zu meiden.
Eingesetzt werden Tages- und Wochenprotokolle zur Einschätzung von energie- und kräfteschonender Alltagsgestaltung.
Dabei spielen Ruhepausen eine erhebliche Rolle. Die Patienten werden angeleitet, auch in der Stadt und an unruhigen Arbeitsplätzen „Inseln der Ruhe" zu finden und (!) diese auch zu nutzen. Schon kurze Pausen können etwas Energie für die nächste Aufgabe schaffen. Bewährt hat sich „Powernapping", eine Methode mit kurzen Schlafpausen (ca. 3 Minuten) im Zustand von Erschöpfung – oft im „Mittagstief" – um sich Erholung zu verschaffen. Ruhepausen sollen vor Eintritt der Erschöpfung eingelegt werden und unbedingt in die Planung von Aktivitäten mit einbezogen werden.
Im Fatigue Management achtet der Patient auf den möglichst effektiven Einsatz des Körpers. Dazu gehört beispielsweise die ergotherapeutische Rückenschule (physiologisches Sitzen, achsengerechtes Arbeiten, Heben und Tragen usw.), aber auch die Nutzung von Rolltreppe und Fahrstuhl, Trolleys und Rucksäcken.
In Form von „Aktivitätsinseln" lernt der Patient, sich seine Arbeitsumgebung so zu gestalten, dass möglichst alle erforderlichen Objekte im nahen Umgebungsumfeld sind, um unnötige Wege zu vermeiden.
Kräfte sollen eingeteilt werden. Zur Planung eines Energie sparenden Alltags gehört auch, Prioritäten zu setzen und bisherige Bewältigungsstrategien kritisch zu überdenken.
Hilfsmittelberatung und -versorgung ist ein weiterer Schwerpunkt der Ergotherapie bei FMS. Neben der Versorgung mit Geh- und Bewegungshilfen gehören auch Adaptionen am Arbeitsplatz und zu Hause zu den Aufgaben der Ergotherapie.
Dazu zählen beispielsweise vertikale Mäuse und „Ergorest" Armauflagen am Computerarbeitsplatz.
Multifunktionsöffner schaffen eine Entlastung für schmerzende Hände. Empfehlenswert sind auch Griffverdickungen und speziell adaptierte Werkzeuge. Zur Unterstützung der Mobilität sind Gehstöcke, Rollatoren und Rollstühlen geeignet.

Passive Mobilisation der Gelenke fördert die Körperwahrnehmung und gleicht muskuläre Dysbalancen aus.
Assistive (teilaktive) Bewegungen, z. B. zur Aufhebung der Eigenschwere mit Hilfe des Helparms, verbessern die Beweglichkeit des Patienten.
Aktive Bewegungen gegen leichten Widerstand sowie Halteübungen mit leichtem Gewicht fördern die Greiffunktionen.

Massagen mit Igelbällen, Massageringen, Bürsten und dergleichen sowie Sensibilisierungsbäder (bspw. mit Raps) können Entlastung bei Schmerzen in den Extremitäten bringen.
Zur Behandlung von Konzentrationsstörungen bietet sich kognitives Training an.

Bei allen ergotherapeutischen Maßnahmen müssen der Genuss, die Langsamkeit und die Entspannung im Vordergrund stehen.

4.5 Innere Medizin

4.5.1 Ödeme

Als Ödem wird eine Ansammlung von Flüssigkeit im interstitiellen Raum (Zwischenraum zwischen Organen, Geweben oder Zellen) bezeichnet, das sich durch Austritt aus dem Gefäßsystem gebildet hat. Im klinischen Alltag ist damit eine Schwellung eines Gewebes mit erkennbarer Flüssigkeitsansammlung in der Subkutis (Unterhaut, die vor allem aus lockerem Bindegewebe und Fettgewebe besteht), z. B. Hand- oder Beinödeme oder Flüssigkeitsansammlungen in bestimmten Organen (Hirn-, Lungenödem), gemeint. Abgegrenzt wird das Ödem vom sog. Erguss, bei dem sich die Flüssigkeit in einer präformierten (vorgeformten) Körperhöhle ansammelt, z. B. Pleuraerguss (Erguss in das Rippenfell).

Die Einteilung von Ödemen kann unterschiedlich erfolgen (vgl. Ostendorf et al., doccheck flexikon, 2014):

- nach Pathogenese
  - Kolloidosmotisches Ödem (fehlende Wiederaufnahme von Gewebeflüssigkeit im venösen Schenkel des Gefäßsystems durch die Erniedrigung des Gefäßdrucks)
  - Hydrostatisches Ödem (verstärkte Infiltration von Flüssigkeit aus dem Gefäßsystem ins umgebende Gewebe durch die Erhöhung des hydrostatischen Gefäßdrucks oder die Zunahme des Blutvolumens)
  - Mechanisches Ödem (Abflussbehinderung der infiltrierten Gewebeflüssigkeit durch das Lymphsystem)
  - Entzündliches Ödem (Zunahme der Gefäßpermeabilität durch entzündungsbedingte Mediatorsubstanzen [Bezeichnung für Botenstoffe, die an einer Zielstruktur (in der Regel einer Zelle) biochemische Reaktionen auslösen])
- nach Lokalisation
  - Generalisiertes Ödem (tritt am ganzen Körper auf, z. B. hormonell bedingt)
  - Regionales Ödem (betrifft nur eine Körperregion, z. B. Arm, Bein usw.)
  - Perifokales Ödem (Ödem, das im gesunden Gewebe um einen Krankheitsherd herum auftritt, z. B. bei Tumoren, Abszessen, Blutungen und nach Bestrahlungen)
  - Intrazelluläres Ödem (innerhalb der Zelle)
  - Extrazelluläres Ödem (außerhalb der Zelle)
- oder nach Verlauf
  - akutes Ödem
  - chronisches Ödem
  - latentes Ödem

Ursachen für generalisierte Ödeme:

- Herz- oder Niereninsuffizienz
- Koronare Herzkrankheit
- Lebererkrankungen (z. B. Leberzirrhose nach Alkoholabusus)
- Schilddrüsenunterfunktion (Hypothyreose)
- Unterernährung/Eiweißmangel (z. B. Hungerödem)
- Medikamente (z. B. Kortison, Antidepressiva oder Calciumantagonisten [Kalziumkanalblocker, die zur Behandlung von Bluthochdruck, koronarer Herzkrankheit und Herzrhythmusstörungen eingesetzt werden])
- Arterielle Hypertonie (Bluthochdruck)
- hormonell (z. B. bei Frauen während der Schwangerschaft oder Menstruation)
- etc.

Ursachen für regionale Ödeme:

- langanhaltende Belastung durch ausschließliches Sitzen oder Stehen (orthostatisches Ödem)
- lymphatische Abflussstörungen
- Bewegungsmangel (Inaktivitätsödem – oft bei Plegie im Z. n. Schlaganfall)
- Tumore und Bestrahlung
- venöse Abflussstörungen
- Thrombosen
- Allergien
- Infektionen: Bei Entzündungen erhöht sich ebenfalls die Durchlässigkeit der Blutgefäße
- Rechtsherzinsuffizienz (verursacht häufig Beinödeme)
- etc.

Das regionale Ödem äußert sich oft durch eine sichtbare Schwellung eines meist lokal begrenzten Gewebes, z. B. in Armen und/oder Beinen. Je nach Erkrankung können aber auch Augenlider, Kinn, Wangen, Lippen und Zunge etc., wie z. B. beim Quincke-Ödem (idiopatisch, akut auftretende, schmerzlose Schwellung der Subkutis) und/oder innere Organe betroffen sein. Ein Ödem lässt sich i.d.R. bereits beim Sichtbefund auf Grund der Schwellung erkennen. Drückt man das betroffene Gewebe ein, so bleibt kurzzeitig eine Eindellung der Haut sichtbar. Bei bestimmten Krankheitsbildern, wie z. B. CRPS, Z. n. Schlaganfall etc. sind Ödeme keine Seltenheit. Hier muss bei der Behandlung auf Kontraindikationen (CRPS → Schmerz) geachtet werden.

Ergotherapeutische Intervention:

- Lagerung der Hand über Herzhöhe, möglichst in jeder Lage (Liegen, Sitzen, Stehen)
- Aktive Bewegungsübungen (sofern möglich), vor allem in den betroffenen Extremitäten
- Kompressionsverbände
- Anziehen von Kompressionsstrümpfen oder -handschuhen
- Bürsten (mit weichen Borsten), Massagen, Ausstreichungen, Blackroll-Behandlungen
- etc.

Ein Beispiel für das therapeutische Vorgehen bei Ödemen finden Sie im Kapitel Ödembehandlung.

Merke:

- Beim Bürsten, Massieren, Behandeln mit der Blackroll® oder Ausstreichen von Ödemen muss immer von distal nach proximal gearbeitet werden!
- Wichtig ist, nicht zu viel Druck auszuüben, da ansonsten die Lymphbildung zusätzlich angeregt werden könnte.

4.5.2 Dekubitus

Ein Dekubitus (von lat. *decubare* = liegen) ist eine schlecht und langsam heilende, lokal begrenzte Schädigung der Haut und/oder des darunter liegenden Gewebes, der i.d.R. über knöchernen Vorsprüngen wie Hinterkopf, Stirn, Ohrmuschel, Dornfortsätzen der Wirbelsäule, Schulterblatt, Epikondylen der Knie- und Ellbogengelenke, Rippen, Kreuz-, Steißbein, Gesäß, Trochanter major, Beckenknochen, Kniescheiben, Fersen und Zehen und als Folge von kompressiv-ischämischen Gewebeläsionen durch länger andauernden Druck, Scherkräfte (z.B. gegeneinander Verschieben von Gewebeschichten durch schlechte Lagerung oder Herunterrutschen im Bett), Reibung oder (intrinsische) Risikofaktoren, wie div. Krankheiten (z.B. Diabetes mellitus) oder Nikotinabusus entsteht. Die Ausbildung eines Dekubitus erfolgt innerhalb von 1–2 Stunden, wobei sich erste Gewebeveränderungen (z.B. Rötungen) bereits nach 30 Minuten erkennen lassen. Er gilt nicht als eigenständige Krankheit, sondern wird meist durch langes Liegen und Bewegungsmangel verursacht. Die Einteilung kann in Grade und/oder Stadien erfolgen.

Einteilung nach Schweregrad (EPUAP 2010)

Stadium	Symptome
I	Nicht wegdrückbare, umschriebene Rötung bei intakter Haut, gewöhnlich über einem knöcheren Vorsprung. Der Bereich kann schmerzempfindlich, verhärtet, weich, wärmer oder kälter sein als das umgebende Gewebe.
II	Teilzerstörung der Haut – bis zur Dermis – die als flaches, offenes Ulkus mit einem rot- bis rosafarbenen Wundbett ohne Beläge in Erscheinung tritt. Es kann sich auch als intakte oder offene/rupturierte, serumgefüllte Blase darstellen.
III	Teilzerstörung der Haut – bis zur Dermis – die als flaches, offenes Ulkus mit einem rot- bis rosafarbenen Wundbett ohne Beläge in Erscheinung tritt. Es kann sich auch als intakte oder offene/rupturierte, serumgefüllte Blase darstellen.
IV	Totaler Gewebsverlust mit freiliegenden Knochen, Sehnen oder Muskeln. Beläge und Schorf können vorkommen. Tunnel oder Unterminierungen liegen oft vor.

Quelle: http://flexikon.doccheck.com/de/Dekubitus

Ergotherapeutische Intervention

Die Behandlung von bestehenden Dekubiti wird meist von der Pflege übernommen. Jedoch kann das Auftragen von antiseptischen und wundheilenden Salben sowie Lotionen auch am Ende der ergotherapeutischen Intervention durch den Therapeuten erfolgen. Dies geschieht i.d.R. nach einer Mobilisation der Gelenke, wenn der Patient wieder in eine Ruhelagerung gelegt wird. Wichtig ist, dass die betroffenen Bereiche gut umlagert werden, so dass kein direkter Druck auf die bereits bestehenden Wunden einwirkt. Dies erfolgt meist durch Hohl- bzw. Freilagerung mit Hilfe von Kissen, Decken und weichen Handtüchern. Zu beachten ist, dass während der Mobilisation die Wunden nicht berührt, bedeckt, oder offene Wunden über das Bettlaken geschoben bzw. gezogen werden dürfen. Bei der Lagerung des Patienten sollte darauf geachtet werden, dass unterhalb des Patienten keine Falten durch Kleidung oder Bettlaken entstehen, die auf das Gewebe drücken könnten. Daher sind das Laken und die Kleidung des Patienten straff zu ziehen.

Patienten, die lange liegen müssen, erhalten meist eine spezielle Antidekubitusmatratze zur Vorbeugung der Entstehung. Die Lagerung des Patienten wird von der Pflege alle 1–2 Stunden verändert.

5. Therapie

5.1 Sitzhaltung 

In der Therapie ist es wichtig, dass der Patient eine sogenannte physiologische Sitzhaltung einnimmt. Diese ist wie folgt festgelegt:

- Der Kopf ist gerade und nach vorne gerichtet
- Der Oberkörper ist aufgerichtet und hat keinen Kontakt zu Stuhllehne
- Die Hüfte ist ca. 90° flektiert
- Das Kniegelenk befindet sich nicht ganz in einer 90° Flexion
- Fußgelenke sind 90° flektiert und stehen etwa schulterbreit auf einem festen Untergrund
- Die Hände liegen zu einem Schälchen ineinandergelegt auf den Oberschenkeln

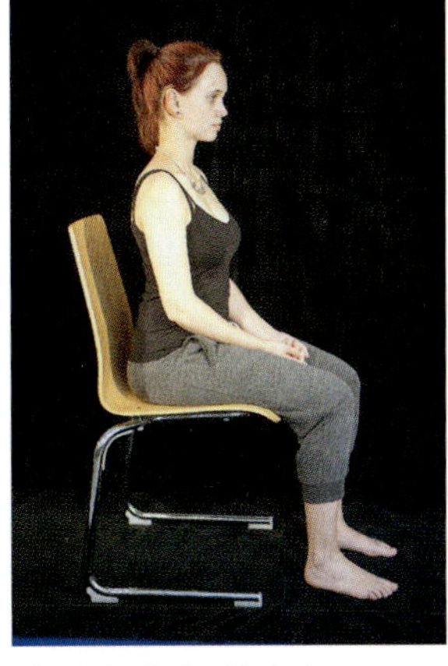

Physiologische Sitzhaltung

Wichtig: Da die Patienten im Laufe der Therapieeinheit immer wieder die physiologische Sitzhaltung verlassen, ist es wichtig, sie öfters darauf hinzuweisen und zu korrigieren.

Verwandt mit der physiologischen Sitzhaltung in der Therapie ist die ergonomische Sitzhaltung am Arbeitsplatz. Hier werden einige Kriterien, die oben beschrieben sind, verändert.

Am Arbeitsplatz ist es nicht möglich, permanent physiologisch zu sitzen, da diese Stellung sehr anstrengend ist und schnell zur Ermüdung führen würde. Daher wird ein Stuhl mit ergonomischer Lehne verwendet, die den Rücken physiologisch unterstützt. Des Weiteren ist die Tischhöhe so angepasst, dass die Hände bequem auf der Tischplatten liegen können und im Ellenbogen eine Flexion von ca. 90° entsteht.

Ziele der ergonomischen und physiologischen Sitzhaltung:

- Reduktion unphysiologischer Belastungen des Bewegungsapparates
- Regulation des Muskeltonus
- Verringerung frühzeitiger und unnötiger Ermüdung
- Reduzierung der Entwicklung orthopädischer Erkrankungen
- Herstellen eines gesunden Therapie-/Arbeitsplatzes
- Langzeitsitzen

In den westlichen Industrieländern sitzen 75 % aller Menschen 7 – 14 h pro Tag. (Arbeit, Auto, Essen, Fernsehen, Lesen usw. ...)

50 % der Erwerbstätigen verbringen im Laufe ihres Arbeitslebens ca. 80.000 Stunden sitzend am Arbeitsplatz.

Man könnte also sagen: „Wir sind heute eine Gesellschaft der Sitzengebliebenen“ ☺.

Risiken der unphysiologischen Sitzhaltung:

- Schnelle Ermüdung
- Überbeanspruchung der Bandscheiben von Lenden- und Halswirbelsäule
- Ausbildung von chronischen Muskelverkürzungen und Verspannungen bzw. Muskelverhärtungen (Myogelosen)

- Folge: vermehrte Rundrückenbildung (Brustkyphose)
- Einseitige Überbeanspruchung der Unterarmmuskulatur (Maus-Syndrom)
- Durchblutungsstörungen und Lymphabflussstörungen der Beine (Ödembildung)
- Schwächung der Rückenmuskulatur → erhöhtes Risiko für Prolaps!

usw.

Unterstützung der physiologischen und ergonomischen Sitzhaltung
Die Sitzhaltung kann durch folgende Medien und Maßnahmen gefördert und unterstützt werden:

- Sitzkeil
- Petziball
- Ergonomischer Bürostuhl
- Fußstütze
- Achten auf aufrechte Sitzhaltung

5.2 Mobilisation

5.2.1 Passiv

Passiv bedeutet, dass alle Bewegungen des Patienten vom Therapeuten durchgeführt werden. Das heißt, der Patient macht keine eigenen Bewegungen, sondern lässt sich vom Therapeuten bewegen.

Auf der beigelegten DVD wird die passive Mobilisation ausführlich dargestellt. Begleitend zum Video werden hier noch einige Punkte erwähnt, die bei der passiven Mobilisation beachtet werden müssen. (In der folgenden Erklärung wird aus Gründen der Vereinfachung und besseren Lesbarkeit darauf verzichtet, von Therapeut und Therapeutin bzw. Patient und Patientin zu sprechen und lediglich die maskuline Form gewählt.)

Prinzipielles zur Mobilisation:
Zur Mobilisation von Gelenken werden immer die Strukturen vor und hinter dem Gelenk inhibiert (gehemmt). Dies geschieht dadurch, dass der Therapeut bei der Mobilisation vor und hinter das durchzubewegende Gelenk fasst und so eine physiologische Bewegung ermöglicht. Ausnahmen bilden die Pro- und Supination in den Handgelenken, da an diesen Bewegungen mehrere Gelenkstrukturen beteiligt sind. In diesem Fall darf nur leichter Druck auf den Unterarm ausgeübt werden, um eine endgradige Bewegung zu gewährleisten. Generell ist zu beachten, dass nicht zu nah an oder in das Gelenk gefasst wird, um das Bewegungsausmaß nicht zu beeinträchtigen!

Merke:
Die passive Mobilisation hat mehrere Indikationen:

- Sie dient dem Erhalt des Bewegungsausmaßes von Gelenken.
- Sie kann bei neurologischen Patienten (z. B. bei Z. n. apoplektischem Insult) zur Bewegungsanbahnung und Förderung dienen.
- Sie kann bei Kontrakturen zum Dehnen der Muskeln und Sehnen eingesetzt werden. Dabei ist zu beachten, dass ein Dehnungseffekt der Muskeln und Sehnen erst eintritt, wenn die Dehnung mindestens eine Minute aufrechterhalten wird. Ein gutes Hilfsmittel ist hier der sog. Johnston-Splint.
- Sie gibt dem Patienten das Gefühl wieder beweglich zu sein. Dies ist ein nicht zu unterschätzender psychosozialer Faktor!

5.2.1.1 Mobilisation des sitzenden Patienten

5.2.1.1.1 Mobilisation des Kopfes

Wichtig: Bei der Mobilisation des Kopfes ist auf Kontraindikationen, wie z. B. Osteoporose, Spondylarthrosen (degenerative Veränderungen der Wirbelsäule), Versteifungen in der HWS etc., zu achten! Die Mobilisation muss immer sehr achtsam durchgeführt werden. Weiterhin sollte der Patient immer Feedback geben, sobald eine Bewegung unangenehm wird.
Frontalflexion: Bei der Frontalflexion werden beide Daumen rechts und links am Occiput (Os occipitale bzw. Hinterhauptbein) angesetzt und die Fingerspitzen berühren die Clavicula (Schlüsselbein). Hat der Therapeut kleinere Hände, so können die Fingerspitzen auch im Bereich zwischen Hals und Schulter angesetzt werden. Der Druck erfolgt über die Daumen und bringt den Kopf des Patienten in eine Frontalflexion.
Wichtig: Der Patient soll sich selbst nicht bewegen, die Rückführung des Kopfes in Nullstellung wird immer vom Therapeuten übernommen!
Dorsalflexion: Bei der Dorsalflexion, wird eine Hand auf die Stirn des Patienten gelegt, die den Kopf dann in die Dorsalflexion führt. Die zweite Hand wird unterhalb des Prominent (Wirbel C7) angelegt. Dadurch wird eine Überstreckung des oberen Rumpfes vermieden.
Bei der Rückführung des Kopfes aus der Dorsalflexion in die Nullstellung werden die beiden Daumen wieder am Occiput angesetzt und die Bewegung durch leichten Druck eingeleitet.
Wichtig: Achten Sie darauf, dass Ihre Finger in dieser Situation die Kehle des Patienten nicht umschließen, da dies zu einem Unbehaglichkeitsgefühl führen könnte.
Lateralflexion: Bei der Lateralflexion wird eine Hand von oben seitlich am Kopf angesetzt während die zweite auf der Schulter abgelegt wird. Achten Sie bei der Hand am Kopf darauf, dass das Ohr des Patienten nicht abgedeckt wird. Idealerweise findet das Ohr zwischen Daumen und Zeigefinger Platz.
Der leichte Druck erfolgt über die Hand am Kopf mit dem Handballen. Die zweite Hand drückt die Schulter des Patienten etwas nach unten, um eine leichte Dehnung der Halsmuskulatur zu erwirken.
Wichtig: Arbeiten Sie mit leichtem Druck. Das Bewegungsausmaß bei der Lateralflexion wird etwas erhöht, wenn der Kopf vorher in eine leichte Frontalflexion gebracht wird.
Rotation: Bei der Rotation wird ebenfalls das Ohr des Patienten ausgespart. Der Hauptdruck zum Drehen erfolgt mit der Hand, die oben am Kopf anliegt. Wichtig ist, dass der Kopf des Patienten den Körper des Therapeuten berührt, um eine physiologische Führung zu erhalten. Weiterhin verhindert der Therapeut mit seinem Körper, dass der Patient bei endgradiger Rotation seinen Oberkörper mit nach hinten dreht.

5.2.1.1.2 Mobilisation des unteren Rumpfes

Kippen des Beckens: Über die Keypoints am Sternum und an der BWS des Patienten wird er in eine physiologische Sitzhaltung gebracht. Um das Kippen des Beckens einzuleiten, legt der Therapeut seine Hände auf die Crista iliaca (Beckenkamm) des Patienten und bringt das Becken durch leichten Druck mit den Daumen zum Kippen.

Kreisen des Beckens: Der Therapeut dreht den Patienten vor dem Kreisen in die Richtung, in der dieser anschließend nach vorne geführt werden soll. Beim Nach-vorne-Führen sollte eine Kreisbewegung erkennbar sein.
Wichtig: Patienten mit eine Hemiplegie sollten den betroffenen Arm mit der gesunden Hand festhalten, damit sich der Arm beim Kreisen nicht einklemmt.

5.2.1.1.3 Mobilisation des oberen Rumpfes

Ventralflexion: Bei der Ventralflexion wird über die Keypoints am Sternum und der BWS die Bewegung des oberen Rumpfes aktiviert. Der Patient bewegt dabei seinen Kopf nach vorne, um die endgradige Flexion zu unterstützen. Die Aktivierung erfolgt, indem vom Therapeuten am Sternum ein Bewegungsimpuls nach unten und an der BWS nach oben durchgeführt wird.
Dorsalflexion: Bei der Dorsalflexion werden die gleichen Keypoints verwendet wie bei der Ventralflexion. Die Bewegungsimpulse durch den Therapeuten erfolgen entgegengesetzt. Der Patient legt seinen Kopf in den Nacken, um die Bewegung im oberen Rumpf zu unterstützen.
Wichtig: Hier sollte der Therapeut etwas Abstand zum Patienten halten, um bei dessen Kopfbewegung nach hinten keine „böse Überraschung" zu erleben.
Lateralflexion: Bei der Lateralflexion unterstützt der Therapeut den Patienten, indem er einen Arm des Patienten in eine leichte Abduktion führt (ca. 45°) und mit der zweiten Hand die Bewegung am Keypoint des Musculus serratus anterior (Sägezahnmuskel) auf der Gegenseite des Patienten durch einen leichten Druck initiiert. Der Therapeut unterstützt die Haltefunktion des Patienten dadurch, dass er mit seiner Hand am Ellenbogen des Patienten einen Gegendruck aufbaut, um ein Umkippen des Patienten zu verhindern.
Hinweis: Durch den Gegendruck wird der Humeruskopf des Patienten in die Gelenkpfanne gedrückt. Dies ist bei Patienten mit Hemiplegie/Hemiparese und insbesondere bei (Sub-)Luxationen indiziert!
Rotation: Die Rotation des oberen Rumpfes wird über den Druck auf die Keypoints an den Schultern eingeleitet und weitergeführt. Der Patient lässt seine Hände dabei rechts und links herunterhängen.

5.2.1.2 Mobilisation der Schulter

Anteversion: Bei der Anteversion wird die Schulter bis 90° nach vorne bewegt.
Wichtig: Wichtig ist, dass vor der Bewegung des Armes durch den Therapeuten eine Initiierungsbewegung an der Schulter stattfindet! Der Hintergrund ist, dass eine Bewegung des Armes aus der Schulter heraus erfolgt. Um dies dem Gehirn, z. B. bei einer Hemiplegie, wieder zu vermitteln, wird dieser Bewegungsimpuls vom Therapeuten vor der Bewegung des Armes durchgeführt. Beobachtet man am gesunden Menschen eine aktive Anteversion, so wird sichtbar, dass sich, bevor sich der Arm bewegt, der Muskeltonus in der Schulter aufbaut. Dieser physiologische Impuls wird vom Therapeuten vor der Bewegung des Armes an der Schulter gesetzt.
Retroversion: Beim Führen des Armes nach hinten muss darauf geachtet werden, dass die Bewegung gerade nach hinten erfolgt und der Arm nicht in einer Innenrotation kompensiert.
Wichtig: Immer auf den Impuls zum Einleiten der Bewegung achten!

Elevation aus der Anteversion: Bei der Elevation wird wie bei der Anteversion der Arm nach vorne geführt. Allerdings erfolgt die Bewegung endgradig. Ab einem Winkel von 90° wird mit der zweiten Hand das Schulterblatt durch Herunterstreichen in seiner Drehbewegung unterstützt (siehe Humeroscapularer Rhythmus, S. 153).
Wichtig: Auch hier immer auf den Impuls zum Einleiten der Bewegung achten!
Zu beachten ist, dass bei bestehenden (Sub-)Luxationen in keinem Fall über 90° mobilisiert werden darf, um periphere Nervenläsionen zu vermeiden!
Hinweis: Es gibt noch die Elevation aus der Abduktion, bei der erst der Arm auf 90° abduziert, danach eine Außenrotation um 90° durchgeführt und anschließend der Arm endgradig in die Elevation geführt wird.
Abduktion: Bei der Abduktion wird der Arm auf ca. 90° oder etwas höher endgradig seitlich angehoben.
Wichtig: Immer auf den Impuls zum Einleiten der Bewegung achten!
Hinweis: Die Abduktion ist endgradig, wenn der natürliche Stopp erreicht ist. Hier stößt der Humeruskopf am Akromion an und verhindert ein i.d.R. weiteres Anheben des Armes. Schlanke Menschen haben hier oft ein höheres Bewegungsausmaß als muskulösere, da eine stärkere Muskulatur den Arm mehr in die Gelenkpfanne zieht und so zwar Stabilität gewinnt, an Bewegungsfähigkeit jedoch einbüßt.
Adduktion: Bevor die Adduktion erfolgen kann, muss der Arm leicht in die Anteversion gebracht werden (ca. 30°), da sonst der Körper des Patienten im Weg wäre.
Wichtig: Bei der Adduktion muss der Arm so geführt werden, dass die Hand immer nach vorne zeigt. Häufige Fehler sind, dass der Arm in eine Innenrotation geführt wird. Auch hier immer auf den Impuls zum Einleiten der Bewegung achten!
Innenrotation: Bei der Innenrotation wird der Arm ca. 10–15° in die Anteversion geführt, um eine endgradige Innenrotation zu ermöglichen.
Wichtig: Der Oberarm bleibt während der gesamten Übung immer in Kontakt mit dem Rumpf. Es darf keine Abduktion erfolgen! Auch hier immer auf den Impuls zum Einleiten der Bewegung achten!
Außenrotation: Bei der Außenrotation wird der Oberarm des Patienten vom Therapeuten leicht gegen den Körper gepresst, um eine Abduktion zu vermeiden. Idealerweise legt der Patient seine Hand auf den Unterarm des Therapeuten. Dadurch kann bei der Außenrotation eine bessere Hebelwirkung erzielt werden.
Wichtig: Immer auf den Impuls zum Einleiten der Bewegung achten!
Circumduktion: Bei der Circumduktion wird der Humerus vom Therapeuten mit den beiden Handballen zusammengepresst und in die Gelenkpfanne nach oben geschoben. Anschließend wird die Schulter dann mit den Fingern der beiden Hände umschlossen und eine zirkuläre Bewegung durchgeführt.

5.2.1.3 Mobilisation des Ellenbogens

Flexion: Der Ellenbogen wird flektiert, dabei wird etwas Druck angewendet, um eine endgradige Bewegung zu erzielen, die im Regelfall durch die Oberarmmuskulatur verhindert wird.
Extension: Bei der Extension wird der Arm lediglich ausgestreckt. Durch seine Eigenschwere erfolgt eine endgradige Bewegung. Auf keinen Fall darf der Arm vom Therapeuten nach unten gedrückt werden, da dies schmerzhaft für den Patienten sein kann.

5.2.1.4 Mobilisation des Handgelenkes

Palmarflexion: Bei der Palmarflexion muss das Handgelenk einige Zentimeter über die Auflagefläche hinausstehen, damit die Flexion endgradig durchgeführt werden kann und die Hand nicht durch die Unterlage blockiert wird. Wichtig ist, dass nur ein geringer Druck auf die Hand ausgeübt werden darf, um beim Patienten keine Schmerzen zu erzeugen.
Dorsalflexion: In der Dorsalflexion wird der Druck auf die Handballen des Patienten ausgeübt, um einen guten physiologischen Hebel zu erreichen. Auf Grund des vergleichsweise höheren Drucks, der am Handgelenk für eine endgradige Bewegung eingesetzt werden muss, sollte nicht weiter vorne, also an den Fingern, angesetzt werden. Dadurch bestünde die Gefahr einer Übergehung in den Fingergrundgelenken.
Pronation: Wie am Anfang des Kapitels beschrieben, ist es wichtig, keinen zu hohen Druck auf den Unterarm auszuüben. Dadurch würde verhindert, dass sich Ulnar und Radius gegeneinander verdrehen können und somit eine endgradige Bewegung nicht gewährleistet ist.
Supination: Für die Supination gilt ebenfalls, den Druck auf den Unterarm zu minimieren, um eine endgradige Bewegung durchführen zu können.
Radialduktion: Die Radialduktion kann auch als Ulnarabduktion beschrieben werden. Manchmal wird auch der Begriff Radialdeviation verwendet. Prinzipiell ist dies nicht falsch, wenn man allerdings die Bedeutung der Wörter betrachtet, so ist es sinngemäßer, von einer Duktion (Führung) als von einer Deviation (Abweichung) zu sprechen. Der Begriff Deviation wird im rheumatischen Formenkreis für eine pathologische Richtungsabweichung des Handgelenkes auf Grund von Destruktionen der Gelenkstrukturen verwendet.
Ulnarduktion: Auch die Ulnarduktion kann, wenn man die Bewegung vom Radius aus sieht, als Radialabduktion bezeichnet werden. Auch hier gilt es, den Begriff Deviation aus bereits beschriebenen Gründen zu vermeiden.

5.2.1.5 Mobilisation des Daumensattelgelenkes

Daumensattelgelenk: Das Daumensattelgelenk ist für die Opposition des Daumens wichtig. Zusätzlich zur Grundmobilisation, die im Video gezeigt wird, kann der Daumen noch passiv mit jedem einzelnen Finger zusammengeführt werden.

5.2.1.6 Mobilisation der Grundgelenke

Daumengrundgelenk: Das Daumengrundgelenk wird üblicherweise zusammen mit der Oppositionsbewegung des Daumensattelgelenkes mobilisiert. Daher wird es im Video nicht extra aufgeführt.
Fingergrundgelenke:
Flexion/Extension: Bei der Extensions- und Flexionsbewegung greift eine Hand an die Mittelhandknochen des Patienten während die andere die Bewegungen an den Fingern führt. Auch hier muss beim Greifen genügend Platz zu den Gelenken gelassen werden, damit der Therapeut mit seiner eigenen Hand nicht das Bewegungsausmaß des Gelenkes beeinträchtigt.
Ab-/Adduktion: Die Ab- und Adduktion erfolgt durch das Auseinanderziehen und Zusammendrücken der Finger. Dies kann mehrfach pro Gelenk erfolgen.

5.2.1.7 Mobilisation der Endgelenke

Extension und Flexion des PIP: Bei der Extension und Flexion des PIP ist darauf zu achten, dass die Finger des Patienten seitlich gegriffen werden, damit die Hand des Therapeuten nicht das Bewegungsausmaß des Gelenkes einschränkt.
Bei rheumatoiden Erkrankungen (Chronische Polyarthritis, Arthrosen etc.) kann bei der Mobilisation ein leichter Zug auf die Gelenke ausgeübt werden. Dies fördert die Bildung von Gelenkflüssigkeit (Synovia) und fördert so die Beweglichkeit der Gelenke.
Extension und Flexion des DIP: Hier gilt das gleiche wie für die Mobilisation des PIP.

5.2.1.8 Mobilisation des liegenden Patienten

Zwar gilt es, den Rumpf und die oberen Extremitäten idealerweise im Sitzen zu mobilisieren, jedoch gibt es auch Patienten, vor allem im geriatrischen und Wachkomabereich, die nicht selbständig sitzen können. Hier gibt es zwei Möglichkeiten: Entweder wird der Patient von mindestens zwei Therapeuten an die Bettkante gesetzt, so dass anschließend einer den Patienten im Sitz stabilisiert und der zweite mobilisiert, oder der Patient wird entsprechend gelagert, um eine Mobilisation der oberen Extremitäten im Liegen durchführen zu können. Um z. B. die Schulter am liegenden Patienten zu mobilisieren, muss der Patient erst in eine 30°-Seitlagerung gebracht und die Scapula freigehalten werden. Somit kann sich das Schulterblatt mitbewegen, und die Mobilisation kann erfolgen. Retroversionen können auch in der 130°-Seitlagerung durchgeführt werden.

5.2.1.8.1 Mobilisation der Hüfte

Anteversion und Elevation: Der Anteversion bzw. Elevation geht ein Bewegungsimpuls voran. Der Impuls dient wie bei der Schultermobilisation zur Einleitung der Bewegung. Beim Ausstrecken des Beines ist darauf zu achten, dass das Bein nicht wegrutscht und so eine Stoßeinwirkung auf das Kniegelenk entsteht.
Retroversion: Die Retroversion erfolgt in Bauchlage. Sie kann auch in der 130°-Seitlage durchgeführt werden. Eine schlechtere Variante ist das Herunterhängenlassen von der Bett- oder Bobathkante. Zum einen besteht hier möglicherweise die Gefahr, dass der Patient aus dem Bett bzw. von der Bank rutscht. Zum anderen kann es durch die starke Zugwirkung, bedingt durch die Eigenschwere des Beines, zu einer Scherbewegung in der Rückenmuskulatur kommen und zu Beschwerden führen.
Beim Halten des Beines ist darauf zu achten, dass der Therapeut nicht zu hoch an die Innenseite des Oberschenkels fasst, um den Intimbereich des Patienten zu wahren.
Abduktion: Bei der Abduktion sollte der Therapeut, wie sonst auch, auf einen geraden Rücken achten. Durch das Einklemmen des Beines des Patienten zwischen Arm und Oberkörper kann dessen Gewicht problemlos übernommen und geführt werden. Auf den Startimpuls achten.
Adduktion: Durch die Adduktion des Beines wird beim ersten Mal das andere Bein mit verschoben. Das zweite Bein bleibt anschließend in der abduzierten Bewegung liegen, während das zu mobilisierende Bein wieder in Nullstellung gebracht wird. Auch hier wieder auf die Impulsgebung achten.

Innenrotation: Vor der Innenrotation wird das Bein durch eine Flexion im Knie aufgestellt. Das Knie dient als Hebel für Innen- und Außenrotation. Vor der Einleitung der Bewegung auf den Impuls achten. Die zweite Hand drückt auf der Gegenseite das Becken nach unten, um eine leichte Dehnung zu erzielen. Beim Ablegen des Beines das Knie nicht schnellen lassen.
Außenrotation: Hier gelten die gleichen Bedingungen wie bei der Innenrotation. Um den Intimbereich des Patienten zu schützen, legen Sie lediglich Ihren Handballen auf das Becken des Patienten. Dies vermittelt Professionalität und Respekt. Auch hier beim Ablegen des Beines das Knie nicht schnellen lassen.

5.2.1.8.2 Mobilisation des Knies

Flexion: Bei der Flexion werden Ober- und Unterschenkel leicht mit beiden Händen aneinandergepresst. Beim anschließenden Ablegen das Bein langsam ablegen.
Extension: Durch leichtes Anheben des Beines am Unterschenkel erfolgt, bedingt durch die Eigenschwere des Beines, im Kniegelenk eine Extension. Auf keinen Fall darf noch zusätzlich auf das Knie gedrückt werden. Das Eigengewicht des Beines reicht völlig aus.

5.2.1.8.3 Mobilisation des Fußes

Dorsalflexion und Plantarflexion: Wichtig ist, dass der Fuß von unten sehr großflächig berührt werden muss, um etwaiges Kitzeln zu vermeiden. Bei Berührung von oben sollten die Fingerspitzen nicht um den Fuß greifen und die Fußunterseite berühren. Der Fuß muss frei in der Luft hängen und darf nicht auf einer Unterlage liegen, um das maximale Bewegungsausmaß zu gewährleisten.
Supination und Pronation: Auch hier ist darauf zu achten, dass großflächig gegriffen wird, um einen Kitzelreiz zu vermeiden. Achten Sie bei der Pro- und Supination exakt auf die Bewegung. Oft passiert es, dass der Fuß dann gleichzeitig in eine Innen- oder Außenrotation geführt wird.
Innen- und Außenrotation: Die Innen- und Außenrotation erfolgt am einfachsten, wenn der Therapeut die Ferse des Patienten umfasst. So ist eine physiologische Bewegung garantiert.

5.2.1.8.4 Mobilisation der Zehen

Flexion und Extension der Zehengrund- und -endgelenke: Die Flexion und Extension muss nicht für jeden einzelnen Zeh erfolgen. Es können alle Gelenke gleichzeitig mobilisiert werden.
Ab- und Adduktion der Zehengrundgelenke: Beachten Sie, dass diese Mobilisation für viele Patienten unangenehm ist. Gehen Sie daher behutsam vor.

5.2.2 Assistiv

Assistiv oder teilaktiv bedeutet, dass der Therapeut nur bei Bewegungen unterstützt, die der Patient nicht selbständig durchführen kann. Ziel ist es, dass sich der Patient

so weit wie möglich selbst bewegt und nur der restliche Weg vom Therapeuten unterstützt werden muss.
Übungen im ADL-Bereich sind dafür am besten geeignet, z. B. Trinken, Essen, Waschen, Anziehen etc.
In der Bilderfolge sehen Sie eine beispielhafte Situation für assistive Mobilisation:

- Die Patientin befindet sich in physiologischer Sitzhaltung.
- Nun bewegt die Patientin ihren Arm soweit in die Elevation, wie sie kann. (Die Bewegungseinschränkung kann z. B. von einer Fraktur des Humerus mit Beschädigung des Muskelgewebes kommen.)
- Der Therapeut führt nun den Arm in die physiologisch-endgradige Position.

Achtung: Beachten Sie, dass der Patient Schmerzen bei der Bewegung haben kann. Die Bewegung durch den Therapeuten sollte langsam erfolgen!

Der Helparm ist ein Gerät, das es ermöglicht, die Eigenschwere des Armes mit Hilfe von Gegengewichten aufzuheben. Dadurch benötigt der Patient keinen eigenen Haltetonus in der Schulter, und es ist möglich durch gezielte Bewegungen, z. B. bei Z. n. Schlaganfall, wieder grobmotorische Bewegungen in der Schulter anzubahnen und zu fördern. Dies geschieht zu Beginn durch Bewegung des Armes durch den Therapeuten und später aktiv durch den Patienten.

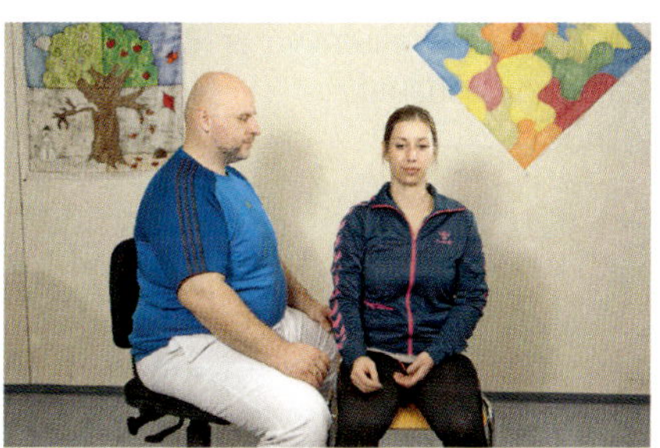

Physiologische Sitzhaltung

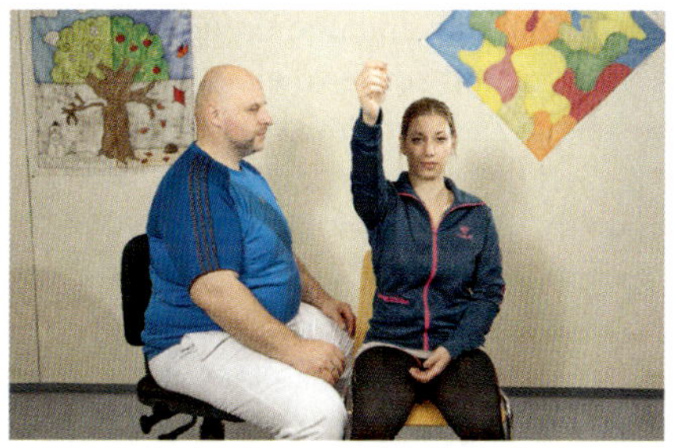

Patientin bewegt ihren Arm soweit sie kann

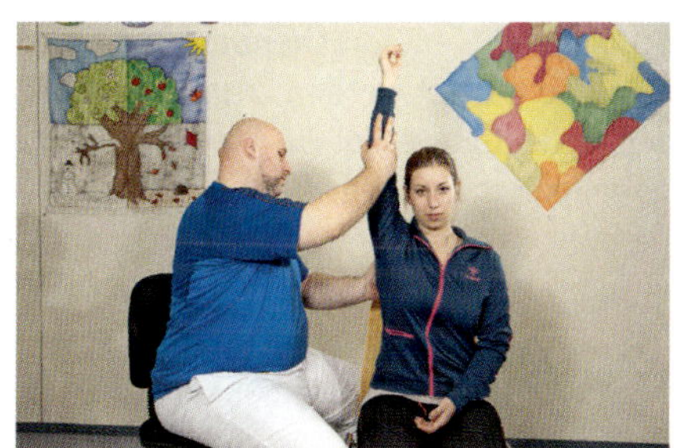

Endgradige Bewegung durch Unterstützung des Therapeuten

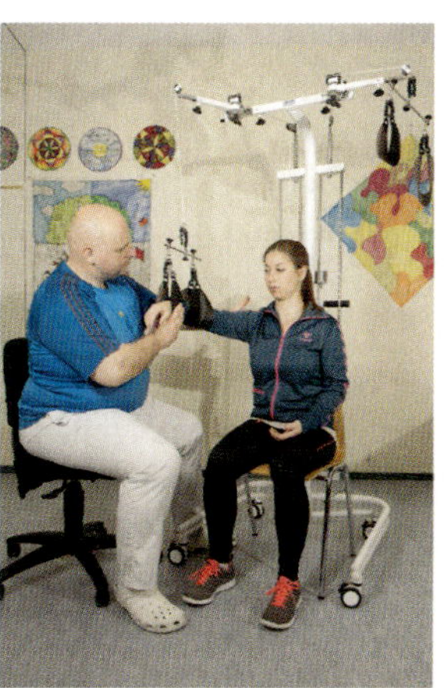

Bewegungsanbahnung und -förderung in der Schulter unter Aufhebung des Eigengewichtes des Armes mit Hilfe des Helparms

Der Helparm hat hier die Funktion der assistiven Unterstützung durch Halten des Armes des Patienten. Weitere Möglichkeiten der assistiven Bewegung durch Abnahme der Schwerkraft durch den Therapeuten: Gleiten über einen Tisch, durch Hinlegen und Hinsetzen oder den Einsatz von Kugellagerarmstützen.

5.2.3 Aktiv

Aktiv bedeutet, dass der Patient alle Bewegungen ohne Unterstützung des Therapeuten durchführt. Das Ziel der motorisch-funktionellen Therapie ist, dass der Patient sich am Ende wieder möglichst selbständig bewegen kann. Der Therapieverlauf beginnt je nach Krankheitsbild und Intensität mit dem passiven Anbahnen von Bewegungen und führt über assistive Unterstützung zu aktiven Bewegungen. Zur Durchführung aktiver Übungen stehen vielfältige Therapiemethoden und -mittel zur Verfügung (z. B. das Muskelfunktionstraining).

5.2.4 Muskelfunktionstraining 

Das Muskelfunktionstraining gehört zu der (teil-)aktiven Form der Mobilisation. Ziele des Trainings sind die Verbesserung der Muskelfunktion oder der Erhalt des vorhandenen Bewegungsausmaßes. Gezielte Übungen gegen Widerstand mit unterschiedlichem Kraftaufwand und unterschiedlicher Dauer führen zu einem vergrößerten Muskelquerschnitt sowie zu einer Erhöhung der Kraft und Ausdauer.
Generelle Ziele des Muskelfunktionstrainings sind:

- Steigerung der Kraft
- Erhöhen der Ausdauer
- Erhalt des Bewegungsausmaßes
- Erweiterung der Beweglichkeit
- Zunahme der Muskelfaserdicke/des Muskelumfanges
- Förderung der physischen Belastbarkeit
- Verbesserung der Koordination
- Verhindern von Muskel- und Sehnenatrophien sowie Gelenkkontrakturen

Je nach Therapieziel, das erreicht werden soll, muss die entsprechende Übung und Reizdosierung, die auf die Muskulatur einwirkt, modifiziert werden. Zur Anpassung der Reizdosierung müssen folgende Punkte berücksichtigt werden:

- Reizintensität (Reizstärke) durch Bewegungen mit (z. B. Gewichten) und ohne Widerstand, sowie gegen die und unter Aufhebung der Schwerkraft (z. B. Helparm)
- Reizdauer (Einwirkungszeit des Reizes) durch Verlängern oder Verkürzen von Übungen
- Reizumfang (Anzahl der Wiederholungen) durch Steigern oder Senken der Wiederholungen von Einzelübungen bzw. Behandlungen
- Reizdichte (Pause) durch Festlegen der Intervalle, in denen die Übungen wiederholt werden

Folgende Übungen können zur Kräftigung und Ausdauersteigerung eingesetzt werden:

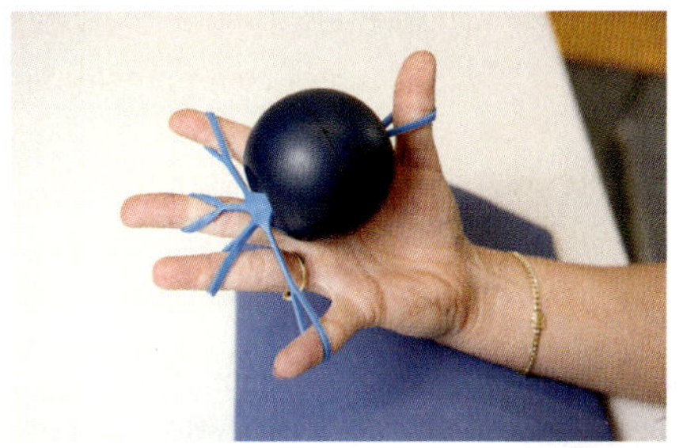

Kräftigung der Extensoren und Abduktoren in den Fingern. Dies kann durch schnelle oder langsame Bewegungen, durch Halten der extendierten und abduzierten Finger und durch die Anzahl der Wiederholungen beeinflusst werden.

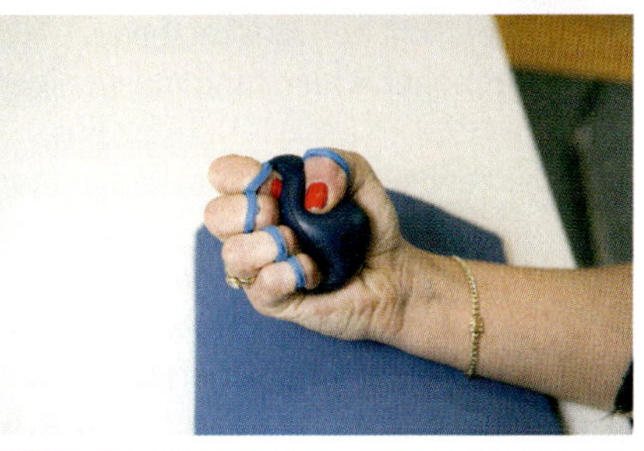

Training der Flexoren und des Faustschlusses gegen Widerstand. Je nach Materialbeschaffenheit wird mehr oder weniger Kraft benötigt. Für Ausdauerübungen einen geringen Widerstand mit vielen Wiederholungen wählen.

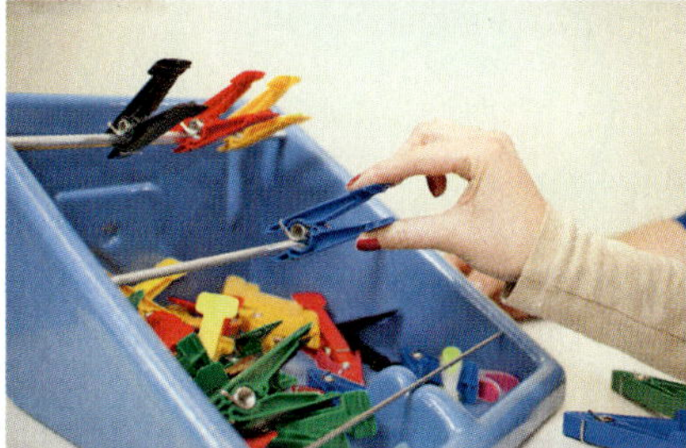

Kräftigen des Spitzgriffes in Verbindung mit Koordinationstraining durch Klammern mit unterschiedlich starken Federn (Widerstand).

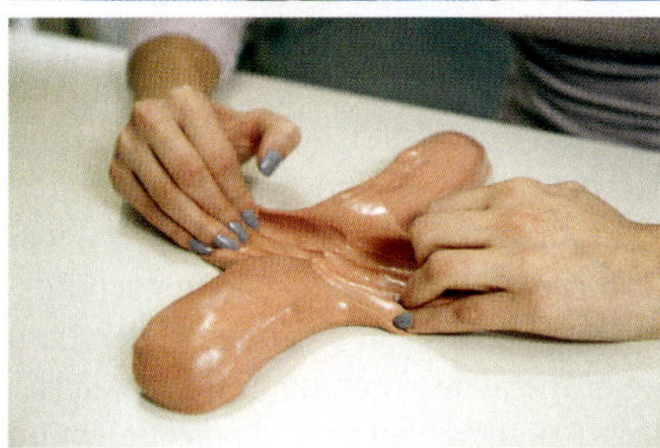

Kräftigung der Finger durch Auseinanderziehen der Knetmasse (gegen leichten Widerstand).

Förderung und Kräftigung des Spitzgriffes gegen leichten Widerstand. Auch hier in Verbindung mit Koordinationstraining.

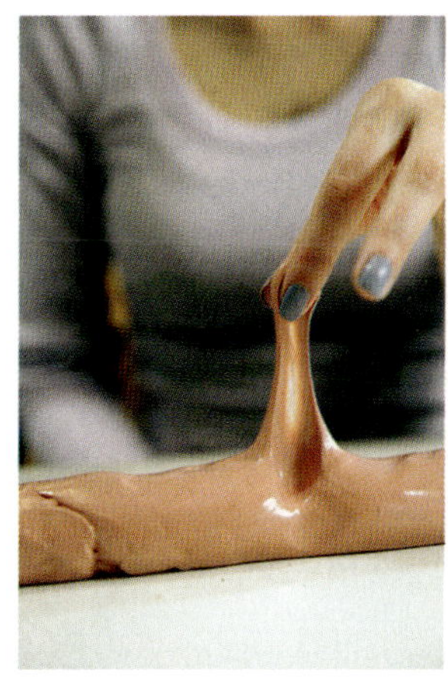

Merke:
- Häufig steht das Wort **Bewegungsanbahnung** als Synonym für **Bewegungsförderung**. Dies ist jedoch so **nicht korrekt**, da das Wort „Anbahnen“ bedeutet, dass vorher noch keine Bewegung möglich war. Ein Anbahnen von Bewegung ist also nur bei MUFU-Grad 0, also bei einer Plegie möglich. Ab dem Moment, in dem eine Muskelbewegung palpierbar ist, kann nur noch von Förderung gesprochen werden!
- Muskulatur wird nur aufgebaut, wenn der Patient aktive Übungen, vor allem gegen Widerstand, durchführt. Passives Durchbewegen erhält lediglich das Bewegungsausmaß in Muskeln und Gelenken, verhindert aber nicht den Muskelabbau.
- Für den Kraftaufbau wird ein hohes Gewicht oder hoher Widerstand mit wenigen Wiederholungen benötigt.
- Ausdauertraining erfolgt mit wenig Gewicht oder geringem bis keinem Widerstand und vielen Wiederholungen.
- Die Reizintensität kann durch verschiedene Faktoren beeinflusst werden: z. B. durch Aufhebung der Schwerkraft (Helparm, Sitzen, Liegen, Tisch, Rollbretter etc.) sowie durch Arbeit gegen die Schwerkraft und durch die Art der Widerstände, z. B. Gewichte, Reibungswiderstand (rund, eckig, glatt, rau), Materialwiderstand (z. B. weicher und harter Gummiball), Seil- und Federzüge etc.

5.2.5 Vermeidung von Kompensationen

Bei allen Bewegungen, die der Patient durchführt, muss der Therapeut darauf achten, dass diese physiologisch ausgeführt werden. Oft fallen Patienten in eine Schonhaltung oder führen Bewegungen unphysiologisch aus, um einen schnellen Erfolg zu erzielen. Der Nachteil ist, je länger eine solche kompensatorische Bewegung besteht, desto schwieriger ist es, diese wieder zu verlernen. Daher sollte dem Patienten von Beginn an eine physiologische Bewegung durch gezieltes Training ermöglicht werden. Dies geschieht auch unter Zuhilfenahme von Hilfsmitteln (Unterarmgehstützen, Gehstock etc.). Soll z. B. das Gehen trainiert werden, so ist es sinnvoll, die benötigten Muskelgruppen vorher einzeln zu trainieren. Dies kann beispielsweise durch Flexions- und Extensionsübungen der Hüfte, des Knies und des Fußgelenkes und je nach Ressourcen des Patienten sowohl im Liegen, Sitzen und Stehen, mit und ohne Widerstand erfolgen. Bei späteren Gehversuchen ist es die Aufgabe des Therapeuten zu analysieren, welche unphysiologischen Bewegungen der Patient macht und wie das defizitäre Bewegungsmuster aussieht. Außerdem muss er korrigierend eingreifen und die defizitären Bewegungen isoliert trainieren.
Oft ist im Rahmen der Therapie auch eine Trickbewegung erwünscht, um eine Kompensation defizitärer Funktionen zu ermöglichen. Jedoch sollte nicht vergessen werden, dass es, soweit möglich, immer das Ziel ist, eine physiologische Bewegung zu erreichen.

5.2.6 Bobath-Konzept

Das Bobath-Konzept wurde in den 40er-Jahren von der Krankengymnastin Berta Bobath und ihrem Mann, dem Neurologen Dr. Karl Bobath erfunden und seither weltweit

weiterentwickelt. Das Bobath-Konzept ist ein Pflege- und Therapiekonzept zur Rehabilitation von Patienten mit Schlaganfällen (ischämisch/hämorrhagisch), Schädel-Hirn-Trauma, hypoxischer Hirnschädigung, Hirntumor und anderen Erkrankungen des Zentralnervensystems, die mit Paresen, Plegien, Störungen des Muskeltonus (Spastik) und der Körperwahrnehmung einhergehen. Das Bobath-Konzept basiert auf der lebenslangen Plastizität des Nervensystems, d.h. seiner Fähigkeit, sich Reizen durch Strukturänderung anzupassen. Durch spezielle Lagerungen, die Mobilisation des Patienten innerhalb und außerhalb des Bettes, sowie die Anleitung bei lebenspraktischen Aktivitäten (ADL), wie z.B. Essen, Trinken, Waschen, An- und Ausziehen etc., macht man sich diese Lernfähigkeit des Gehirnes zu Nutze. Das Nervensystem wird durch Stimulationen in Form von geeigneten Lernangeboten wiederholt aktiviert und die Alltagsaktivitäten als Therapie genutzt.
Ziele des Bobath-Konzeptes sind ein angepasster Muskeltonus, die Anbahnung und Förderung physiologischer Bewegungsabläufe und die Verbesserung der Körper-Wahrnehmung.

Grundsätze des Bobath-Konzeptes:

- **24-Stunden Management**
- Entsprechenden Umgang mit dem Patienten nach den spezifischen Störungen, also ***physiologische Bewegung*** und ***reflexhemmende Lagerung.***
- **Facilitation und Inhibition**
  - ***Facilitation***: Über verschiedene Schlüsselpunkte des Körpers, „Keypoints", z.B. am unteren Drittel des Sternums, kann Einfluss auf Bewegung und Haltung geübt und Bewegungsübergänge oder Lagewechsel initiiert und unterstützt werden. Diese Art der Facilitation erfolgt normalerweise nonverbal. Der Patient soll lernen, in seinen Körper hineinzuhorchen. Konzentration des Patienten ist wichtig!
  - ***Inhibition***: Durch überlegtes Eingreifen über „Keypoints" und gezielte Unterstützung können unerwünschte pathologische Reaktionen gehemmt, also inhibiert werden.
- **Prinzipien der Behandlung nach Bobath**
  - Normalisierung des Muskeltonus (Aufbau von Hypo- und Abbau von Hypertonus)
  - Anbahnung von selektiven Bewegungen
  - Wiedererlernen der Körpersymmetrie und Anpassung an die Bewegung
  - Integration des Erlernten in Alltagsfunktionen und Problemlösungen

Physiologische Grundlagen zur Bobath-Therapie

- **Der TONUS**

  Der Muskeltonus soll sich an die geforderten Haltungen und Bewegungen anpassen.

  Es gibt eine große Bandbreite für den *Normtonus,* je nachdem ob mehr *Stabilität* oder mehr *Mobilität* gebraucht wird.

  Beispiel: Ist das distale Ende eines Körperteiles fix (z.B. Standbein) = „geschlossene Kette", wird ein höherer Muskeltonus gebraucht als bei freiem distalen Ende (z.B. Handfunktionen) = „offene Kette".

  Der Muskeltonus ist eine der Grundlagen für physiologische Bewegungen und muss immer im Zusammenhang mit der Funktion gesehen werden, in der der Tonus ökonomisch agieren soll.

- **Der RUMPF**
  Die Aufgaben des Rumpfes sind vielfältig. Er muss in sich beweglich sein und einen Teil eher stabil, einen anderen eher mobil halten können.
  Funktionell kann der Rumpf in *2 große Abschnitte* eingeteilt werden:
  - *Der obere Anteil hat direkte Verbindung zu Schulter und Arm.*
    Vom oberen Rumpf initiiert:
    - Die Bewegung nach vorne (zum Boden, zu den Füßen greifen)
    - Die Bewegung nach hinten (nach oben schauen, greifen)
    - Die Bewegung zur Seite (seitwärts greifen)
  - *Der untere Anteil hat Verbindung zur Hüfte und zum Bein.*
    Vom unteren Rumpf initiiert:
    Die Bewegung nach vorne (nach vorne greifen, aufstehen)
    Die Bewegung nach hinten (hinlegen, Bein hochheben)
    !!! Diese Bewegungen können bilateral eingeleitet werden oder nur von einer Körperseite ausgehen.

  WICHTIG: Bei Hemiplegie-Patienten ist der Rumpf der betroffenen Seite meist hypoton. Die nicht-betroffene Seite neigt durch Kompensation zur Hypertonie, was ihre freie Beweglichkeit („offene Kette“) stark einschränkt. Sie muss bei Befund und Therapie stets mit einbezogen werden.
- **Der ARM – Die HAND**
  Fast allen Armbewegungen geht eine Zielsetzung der Hand voraus. In jedem Fall haben diese Bewegungen eine Auswirkung auf die Tonisierung des Rumpfes. Im Bereich des Armes gibt es stabilere Abschnitte (Schulter) und mobilere Abschnitte (Handgelenk). Das Ellenbogengelenk funktioniert als Distanzregler.
  Von ganz grundlegender Bedeutung für die Beweglichkeit des Armes ist die *scapulothorakale Verbindung.*
  Die **Rückentwicklung** der Motorik im Arm lässt sich in 4 Niveaus einteilen, wobei das
  (Wieder-)Erreichen eines Niveaus die wirkliche Kontrolle dieser Bewegungen bedeutet:
  I: Schultergelenk: Adduktion, Innenrotation und Elevation
  I: Ellenbogengelenk: Extension
  II: Schultergelenk: Abduktion (bei extendiertem Ellenbogen)
  III: Kontrolle der Schulterbewegungen mit zusätzlicher Ellenbogenflexion
  IV: Zusätzlich noch Hand- und Fingerbewegungen
  WICHTIG: Der Anspruch an Arm und Hand ist sehr groß und kann bei Hemi-Symptomatik oft lange nicht erfüllt werden. Viele Patienten verzichten deshalb auf die paretische Hand, obwohl Teilfunktionen bereits vorhanden sind.
  (Schwere Symptomatik hierbei: Neglect)

Wichtige Punkte bei der Befundaufnahme

- **Was kann der Patient?**
  - Wo liegen seine Ressourcen?
  - Wo liegen seine Defizite?
- **Wie bewegt er sich?**
  - Warum bewegt er sich in dieser speziellen Art und Weise?
  - Ist sich der Patient seiner Störung bewusst?
  - Kann er sich seiner neuen Situation anpassen?

- **Spezifische Beobachtung des Rumpfes**
  - Rumpfkontrolle?
  - Ist der Sitz frei oder nur mit Abstützen möglich?
  - Symmetrisch oder Asymmetrisch? Wie?
  - Wie ist die Scapulaposition im Seitenvergleich?
  - Können verschiedene Bewegungsrichtungen vom Rumpf initiiert werden?
  - Wie ist die Gleichgewichtsreaktion?
- **Spezifische Beobachtung des Armes und der Hand**
  - Wie sorgt der Patient für seinen Arm?
  - Wie spürt er ihn?
  - Wie sieht der Arm aus?
  - Wie verhält sich die Scapula in Ruhe und wie, wenn das Armgewicht angehängt wird?
  - Kann der Patient Arm und Hand funktionell einsetzen?
  - Sind Bewegungssynergien zu erkennen?
  - Wie verhält sich die Fingerbeweglichkeit, wenn der Arm entfernt von einer pathologischen Haltesynergie gebracht wird?
  - Ist das Schultergelenk subluxiert?
  - Hat der Patient Schmerzen?

Merke:
- Der Befund sollte vor Beginn der therapeutischen Maßnahme stehen, aber auch den Therapieverlauf immer wieder begleiten!

5.2.7 Affolter-Modell  

Das Affolter-Modell ist ein neurophysiologisches Konzept, das 1978 von der Psychologin und Therapeutin Dr. phil. Felicie Affolter entwickelt wurde. Es findet bei Kindern und Erwachsenen mit angeborenen oder erworbenen Schädigungen des Zentralen Nervensystems und daraus resultierenden Wahrnehmungsstörungen Anwendung. Durch die eingeschränkte Wahrnehmung verlieren Patienten das Gefühl für ihren Körper und dessen Bezug zur Umwelt und sind somit nicht in der Lage, bestimmte Handlungsabläufe auszuführen. Durch therapeutisches Führen von alltäglichen Bewegungsabläufen wird dieser Bezug zur Umwelt wieder hergestellt.
Die Therapie orientiert sich an den Defiziten im Alltagsablauf des Patienten und findet daher idealerweise im Rahmen eines Hausbesuches in der vertrauten Umgebung statt. Hier werden ADL-Tätigkeiten, wie z. B. Waschen, Anziehen, Zähneputzen, Bügeln, Kochen etc., trainiert. Je selbständiger der Patient wird, desto seltener greift der Therapeut in Handlungen ein. Im Rahmen des Affolter-Modelles ist Angehörigenarbeit wichtig. Da der Therapeut nicht 24 Stunden zur Verfügung steht, werden die Familienmitglieder geschult und in die Therapie einbezogen.

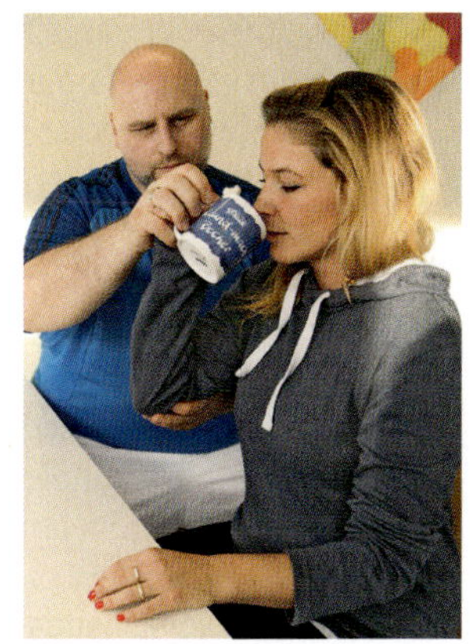

Therapeutisches Führen

Im Affolter-Modell steht die ‚taktil-kinästhetische Wahrnehmung' (Bewegen und Spüren) im Mittelpunkt. Bereits Kinder lernen und begreifen ihre Umwelt mit dem gesamten Körper, indem sie Gegenstände mit den Händen greifen und in den Mund führen. Durch diese Explorationsübungen sind Kinder später in der Lage, zielgerichtete Handlungsfolgen auszuführen, auf die auch Sprache und Sprachverständnis aufbauen. Aber auch bei nichtsprachlichen Interaktionen, d.h. aufeinander bezogenen, wechselweisen Handlungen, die, ohne die Sprache zu benutzen, durchgeführt werden, spielt die taktil-kinästhetische Wahrnehmung eine besonders große Rolle. Hier setzt die Affolter-Methode an. Das therapeutische Führen vermittelt Patienten ein sicht- und spürbares Erfolgserlebnis. Allerdings ist es wichtig, dass die Handlungen in viele überschaubare Teilschritte gegliedert werden, um eine eigenständige Übernahme des Handlungsablaufes zu schaffen.

Die Affolter-Methode wurde vor allem für die Behandlung tiefgreifender Entwicklungsstörungen, wie z.B. Autismus bzw. Rett-Syndrom entwickelt, gehört aber inzwischen zu den wichtigsten therapeutischen Ansätzen in der Arbeit mit schwer wahrnehmungsgestörten Patienten. Dazu gehören entwicklungsauffällige Babys und Kleinkinder, Entwicklungsstörungen des Sprechens und der Sprache, Entwicklungsstörungen der Motorik und kombinierte Störungen, Schulkinder mit Lernschwierigkeiten, Jugendliche mit Schwierigkeiten in der beruflichen Eingliederung und Patienten mit erworbenen cerebralen Schäden, zum Beispiel Schädelhirntrauma oder Z.n. Schlaganfall.

Weitere Krankheitsbilder, bei denen das Modell zum Einsatz kommt, sind:

- Aphasie
- Probleme bei der Handlungsplanung und Bewegungskoordination/Apraxie
- Hyperaktivität
- Gedächtnisstörungen
- Periphere Nervenläsionen

Die Hauptaussagen des Entwicklungsmodells lassen sich folgendermaßen zusammenfassen (vgl. Hofer, 2009):

- Entwicklung beruht auf einer Interaktion zwischen Person und Umwelt. Das heißt, dass die Entwicklung einerseits durch die Aktivitäten der Person, andererseits durch andere Menschen und Geschehnisse (Umwelt) beeinflusst wird.
- Interaktionsgeschehen begleitet den Menschen sein ganzes Leben lang. Die Entwicklung von einfacheren zu komplexeren Leistungen bzw. Stufen beruht auf der Ausweitung der daraus gewonnenen (gespürten) Interaktionserfahrung.
- Angemessene Informationssuche zu räumlichen Beziehungen von Person und Umwelt (Wo-Informationssuche) und zu Ursache-Wirkungsbeziehungen (Was-Informationssuche) ist zentrale Bedingung für eine unauffällige Entwicklung.
- Im Rahmen einer unauffälligen Entwicklung kommt das Kind ab einem gewissen Ausmaß an gespürter Interaktionserfahrung zur Auseinandersetzung mit „Geschehnissen" im Alltag. Diese Auseinandersetzung ist für das Lernen und die weitere Entwicklung von großer Bedeutung.
- Die Komplexität einer Situation hat Auswirkungen auf die Organisationsleistungen im Hinblick auf die Wahrnehmung. Das Auftreten von auffälligem Verhalten, das auf eine Wahrnehmungsproblematik hinweist, ist entsprechend situationsabhängig.
- So werden verschiedenste Wahrnehmungsprobleme in Bezug zur Gesamtentwicklung gesehen und aus dieser Sicht erklärt – nämlich angeborene wie erworbene

Probleme, zum Beispiel nach einem Schlaganfall oder einem Schädel-Hirn-Trauma.

Merke:

› Das Affolter-Modell ist auch unter den Synonymen „St. Galler-Modell" oder „Geführte Interaktionstherapie" bekannt.
› Ziele des Affolter-Modells sind die Organisation bzw. Reorganisation des Zentralen Nervensystems, Verbesserung der Wahrnehmung, Reduzierung von Störungen im visuellen, akustischen, motorischen und/oder kognitiven Bereich und Förderung des selbstständigen Handelns bzw. der Situationsinterpretation.
› Begreifen kommt von (Be-)greifen – Durch das Berühren und Explorieren von Gegenständen werden die visuellen, auditiven und evtl. olfaktorischen bzw. gustatorischen Informationen durch taktil-kinästhetische Eindrücke ergänzt und so zu einem ganzen Bild zusammengeführt.

Eine Bilderfolge zum Thema „Therapeutisches Führen" finden Sie als PDF-Datei auf der DVD

5.2.8 Perfetti-Konzept 

Das Behandlungskonzept wurde vom italienischen Arzt Prof. Dr. Carlo Perfetti zusammen mit seinem Team entwickelt. Es unterscheidet sich von den anderen klinisch etablierten Therapien durch den neuen Ansatz. Im Vordergrund steht nicht die Förderung von Aktivitäten, bei denen bestimmte Bewegungsabläufe wiedererlernt werden, da angenommen wird, dass diese zu abnormalem kompensatorischen Bewegungsverhalten führen. Dem zentralen Nervensystem sollen stattdessen die Grundfähigkeiten wieder vermittelt werden, die primär für die Informationsaufnahme und -verarbeitung verantwortlich sind und für Flexibilität und die Fähigkeit zur Kontrolle einzelner Bewegungselemente sorgen. Auch hier ist das Ziel die Organisation bzw. Reorganisation des Nervensystems.

Im Rahmen der Therapie spielt der Tastsinn (Sensibilität) eine wesentliche Rolle bei der Organisation von Bewegungen. Um diese planen und ausführen zu können, braucht das zentrale Nervensystem Informationen vom Körper und der Umwelt. Das bedeutet, dass Bewegung und Sensibilität voneinander abhängen.

Zentrales Ziel ist die Förderung des Bewusstseins, der Aufmerksamkeit für die Reizverarbeitung (Wahrnehmung) aus Körper und Bewegung (taktil-kinästhetisch), um das kognitive (bewusst-intelligente) Lösen bestimmter Aufgaben unter Nutzung afferenter (sensibler) Informationen zu erreichen.

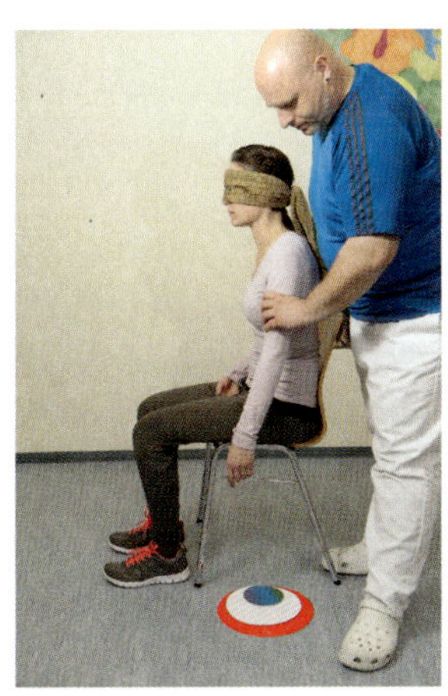

Perfetti-Übungen

Der Patient soll lernen, eine Aufgabe selbständig zu lösen, deren Ziel und Durchführung vorher genau erklärt wurde. Eine Bewegung, die zunächst durch den Therapeuten ausgeführt und so vom Patienten erspürt wird, soll im Anschluss selbständig wiederholt werden. Der Therapeut korrigiert falls notwendig die Bewegungen. So findet ein Abgleich der afferenten Informationen statt. Dies führt zu der gewünschten Reizverarbeitung und langfristig zu der Fähigkeit des ZNS, willkürlich oder reaktiv adäquat Bewegung planen und durchführen zu können. Das Nervensystem zu reorganisieren bedeutet, die Fähigkeit der Interaktion zwischen Patient und Umwelt zu verbessern.

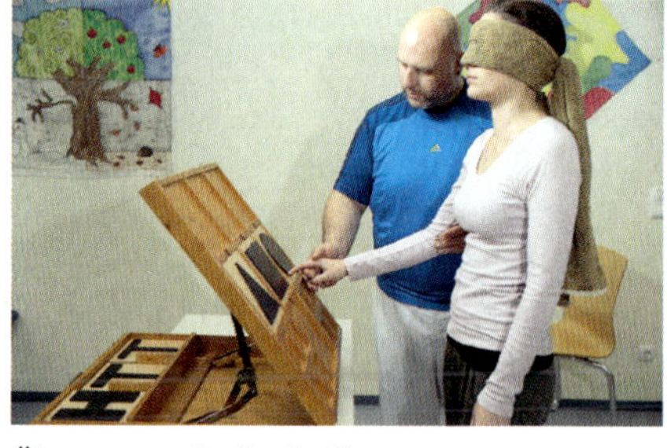

Übungen am Perfettikoffer

Das Perfetti-Konzept kommt bei neurologischen Erkrankungen, wie z. B. Z. n. Schlaganfall, Schädelhirntrauma, MS, Gehirntumoren, aber auch bei M. Parkinson sowie bei orthopädisch-traumatologischen Erkrankungen (z. B. peripheren Nervenläsionen), zum Einsatz.
Nach dem Erstellen des Befundes, bei dem die Ressourcen, Defizite bzw. mögliche Sensibilitätseinschränkungen genauestens vom Therapeuten beurteilt wurden, wird vom Therapeuten eine Prognose (Endziel) erstellt. Die Zielformulierung beschreibt funktionell, welche motorischen Fähigkeiten der Patient (ohne pathologische Elemente) wiedererlangen soll und wie bzw. wie oft sie ausgeführt werden sollen. Für die Therapie ist es möglich, die Übungen in drei verschiedene Grade einzuteilen. Die Übungen des ersten und zweiten Grades erfolgen unter Ausschluss des Visus. D. h., der Patient hält die Augen geschlossen (evtl. auch mit Augenbinde), damit primär taktil-kinästhetische Informationen aufgenommen werden können. Der dominante, visuelle Kanal wird ausgeschaltet, damit der Patient nicht auf unerwünschte Kompensationsmechanismen ausweicht und die Aufmerksamkeit auf die gestellte Aufgabe gelenkt wird. Der Einsatz des verwendeten Übungsgrades sowie die Komplexität orientiert sich immer an den Defiziten des betroffenen Bereiches und können in den unterschiedlichen Körperbezirken variieren.

Übungsgrade nach „Kompetenznetz Schlaganfall, 2014“:

1. Übungsgrad:	– keine aktiven Bewegungen (Therapeut bewegt) – geschlossene Augen, um Kompensation mit dem visuellen System zu vermeiden **Ziel:** – Kontrolle abnormer Reaktionen auf Dehnung – Förderung der taktilen und kinästhetischen Sensibilität
2. Übungsgrad:	– unterstütztes willkürliches Bewegen (erfordert gutes Zusammenspiel von Therapeut und Patient) – schon etwas komplexere Aufgaben möglich **Ziel:** – Förderung der Wahrnehmung – Kontrolle abnormer Irradiation (überschießende Aktivität benachbarter Muskelgruppen)

3. Übungsgrad:	– selbständiges Bewegen ohne Hilfe – zunehmend komplexer **Ziel:** – Kontrolle mehrerer Körperabschnitte, statische und dynamisch – Kontrolle von Raum (wie weit?, wohin?), Zeit (Dauer, Tempo), Intensität (dosierte Kraftentwicklung)

Merke:

- Die Therapie „kognitiv therapeutische Übungen nach Perfetti" ist keine Behandlungsmethode, da es kein festes Therapieprogramm gibt. Sie folgt bestimmten Grundsätzen und Zielen und entspricht damit einem Konzept.
- Die adäquaten sensomotorischen Reize wirken so stimulierend auf den Patienten, dass er in Interaktion mit der Umwelt tritt und lernt, sie wieder zu „begreifen". Durch das intensive Training des sensomotorischen Nervensystems kommt es auch oft zu einer Senkung des Muskeltonus' (Spastik).
- Keine Therapie ohne Befund! Die Befunderstellung dient der Feststellung der Ressourcen und Defizite des Patienten, an denen sich die Wahl des therapeutischen Vorgehens (Methode) und der Einsatz der rehabilitativen Mittel orientiert!

5.3 Bewegen des Patienten 

Für die folgenden Beschreibungen liegen Videos auf der DVD zum Üben vor:

- Drehen des Patienten von der Rücken- in die Seitlage mit viel Hilfe
- Drehen des Patienten von der Rücken- in die Seitlage mit mittlerer Hilfe
- Bewegen des Beckens durch Bridging
- Aufsetzen des Patienten aus Rückenlage an die Bettkante mit viel Hilfe 1. Variante
- Aufsetzen des Patienten aus Rückenlage an die Bettkante mit viel Hilfe 2. Variante
- Aufsetzen des Patienten aus Rückenlage an die Bettkante mit viel Hilfe 3. Variante – Schwenktransfer
- Aufsetzen des Patienten aus Rückenlage an die Bettkante mit sehr viel Hilfe – Tuchtransfer
- Aufsetzen des Patienten aus Rückenlage an die Bettkante mit mittlerer Hilfe
- Aufsetzen des Patienten aus Rückenlage an die Bettkante mit wenig Hilfe
- Bewegen des Patienten im Sitzen – Schinkengang
- Aufstehen mit dem Patienten durch Stützen der nichtbetroffenen Seite
- Aufstehen mit dem Patienten durch Stützen der betroffenen Seite
- Drehen des Patienten im Stehen mit Hilfe einer Drehscheibe
- Drehen des Patienten im Stehen ohne Drehscheibe
- Drehen des Patienten im Stehen mit Bärengriff
- Gehen mit Nachstellschritt in der Standbeinphase
- Gehen mit Nachstellschritt in der Standbeinphase 2. Variante
- Flexion des Kniegelenkes (Aufstellen des Beines) durch Hand auf Fuß-Spann
- Aufsetzen des Patienten durch diagonales Ziehen an der Hand

- Bau eines Schiffchens, z.B. für Langsitz oder Lagerungen
- Aufsetzen des Patienten in den Langsitz mit mittlerer Hilfe
- Aufsetzen des Patienten in den Langsitz mit viel Hilfe und Kissen
- Transfer in den Rollstuhl mit viel Hilfe
- Transfer in den Rollstuhl mit mittlerer Hilfe
- Transfer in den Rollstuhl mit wenig Hilfe
- Bewegen des Patienten über Keypoints – Beispiele

Wichtig! Beim Drehen des Patienten ohne Drehscheibe bzw. mit Bärengriff und beim Gehen mit Nachstellschritt, sollte unter den Schuh des Patienten z.B. ein Post-it® geklebt werden, um das Nachrutschen des Beines zu erleichtern.

Drehen auf die Seite aus der Rückenlage:
Der Kopf wird in die Richtung gedreht, in die der Patient sich drehen soll; Außenrotation und Abduzieren des Armes auf der Seite, auf die gedreht werden soll; Aufstellen eines Beines (auf der Seite, auf die gedreht werden soll) durch Flektieren des Knies; Außenrotation des aufgestellten Beines; Flexion und Innenrotation des zweiten Beines (Beide Beine sind nun flektiert und die Knie zeigen in die Richtung, in die gedreht werden soll.); der zweite Arm wird von der Schulter her innenrotiert, im Ellenbogen flektiert (Finger berühren nun die gegenüberliegende Schulter); Therapeut rollt den Patienten durch leichten Zug an Becken und Schultergürtel auf die gewünschte Seite.

Aufsetzen im Bett aus der Rückenlage mit wenig Hilfe:
Therapeut greift unter den Kopf des Patienten und dreht ihn leicht zu der Seite, über die der Patient ins Sitzen rotiert wird. Der der rotierenden Seite gegenüberliegende Arm wird auf den Bauch gelegt. Der Therapeut führt und unterstützt den Patienten am Kopf und an der der Rotationsseite gegenüberliegenden Schulter beim Aufsetzen durch Hochrotieren.

Aufsetzen an die Bettkante aus der Rückenlage mit mittlerer Hilfe:
Verlagerung des Kissens (falls notwendig); Drehung des Kopfes in die Richtung, in die sich aufgesetzt wird; Legen des betroffenen Armes in Abduktion und Außenrotation (Bewegung in der Schulter initiieren); Aufstellen des gesunden Beines; Aufstellen des betroffenen Beines; langsames Drehen an Becken oder Knien und Schultergürtel auf die Seite; Beine über die Bettkante ziehen und heraushängen lassen; Therapeut unterstützt beim Aufrichten des Patienten durch Greifen unter den Thorax in Höhe des Musculus Serratus und auf der anderen Seite durch Umfassen und Halten des Patienten auf Höhe der Scapula. Der Patient hält sich gleichzeitig durch Einhaken mit der gesunden Hand von unten an der Schulter des Therapeuten fest. Nun wird der Patient aufgesetzt.

Bewegen des Patienten im Sitzen – Schinkengang:
Oberkörper des Patienten wird nach links gedreht und leicht nach links gekippt. Dadurch entsteht eine Gewichtsverlagerung auf die linke Seite. Nun kann der Patient mit seiner rechten Seite und mit Unterstützung des Therapeuten am Gluteus etwas nach vorne rutschen. Nun wird der Oberkörper auf die rechte Seite gedreht und ebenfalls etwas gekippt. Die linke Seite kann jetzt nachgezogen werden.

Aufstehen aus dem Sitzen:
Der Therapeut schiebt die Füße des sitzenden Patienten etwas zurück (Richtwert: Fußspitze und Knie bilden eine Linie) und stellt oder setzt sich neben den Patienten (auf die nichtbetroffene Seite); er legt den Arm um den Oberkörper des Patienten und greift auf Höhe des Musculus serratus den Patienten; die zweite Hand des Therapeuten hält beim Aufstehen den betroffenen Arm des Patienten auf Höhe des Ellenbogens. Beim folgenden Aufstehen wird der Patient in der Bewegung etwas auf die nichtbetroffene Seite gekippt. Nun kann in einer fließenden Bewegung durch Beugen nach vorne aufgestanden werden.

Transfer von der Bobath-Bank oder dem Bett in den Rollstuhl mit wenig Hilfe:
Der Rollstuhl steht auf der betroffenen Seite; der Patient sitzt in physiologischer Sitzhaltung am Rand der Bobath-Bank oder des Bettes; der Therapeut schiebt die Füße des sitzenden Patienten etwas zurück (Richtwert: Fußspitze und Knie bilden eine Linie); nun stellt er sich dem Patienten gegenüber, beugt sich vor und legt den betroffenen Arm des Patienten um seinen Hals; der Therapeut umfasst mit der Hand auf der nichtbetroffenen Seite den Oberkörper und hält ihn auf Höhe der Scapula oder an der Hüfte. Nun geht der Therapeut leicht in die Hocke und stellt den Patienten auf. Über eine schaukelnde Kippbewegung (rechts-links) wird der Patient langsam mit dem Rücken zum Rollstuhl gedreht. Auf der betroffenen Seite kann die Drehbewegung durch das Fazilitieren des Keypoints unterhalb des Gluteus unterstützt werden. Ist die Position erreicht, wird der Patient langsam abgesetzt, indem der Therapeut langsam in die Hocke geht.
Wichtig: Die Voraussetzung für diese Technik ist, dass der Patient Gewicht auf seine Beine übernehmen kann!! Der Therapeut muss darauf achten, dass sein Rücken gerade bleibt, um rückenschonend zu arbeiten.

Transfer von der Bobath-Bank in den Rollstuhl mit mittlerer Hilfe:
Der Rollstuhl steht auf der betroffenen Seite; der Patient sitzt in physiologischer Sitzhaltung auf der Bobath-Bank; Füße werden vom Therapeuten zurückgestellt (Richtwert: Fußspitze und Knie bilden eine Linie); die Knie des Therapeuten klemmen die Knie des Patienten ein und halten diese zusammen; nun geht der Therapeut etwas in die Hocke, umfasst den Thorax des Patienten und hält den Patienten auf LWS-Höhe fest; die Arme des Patienten umfassen den Nacken des Therapeuten; der Patient wird vom Therapeuten leicht auf die nichtbetroffene Seite gekippt; die Knie des Patienten werden durch das Einklemmen stabil gehalten; nun lehnt sich der Therapeut zurück und stellt den Patienten auf. Der Patient hilft auf seiner nichtbetroffenen Seite mit und übernimmt beim Stehen dort Gewicht. Der Therapeut dreht den Patienten durch eine Rückwärtsdrehung langsam auf seinem gesunden Bein mit dem Rücken zum Rollstuhl. Es folgt das langsame Absetzen des Patienten durch Stabilisieren der Knie des Patienten (Einklemmen) und sanftes „durch die Händegleiten“, bei dem die Hände des Therapeuten langsam am Rücken nach oben rutschen und der Patient sich so langsam absetzen kann.

Transfer von der Bobath-Bank oder dem Bett in den Rollstuhl mit viel Hilfe:
Der Rollstuhl steht auf der betroffenen Seite; der Patient sitzt in physiologischer Sitzhaltung am Rand der Bobath-Bank oder des Bettes; der Therapeut setzt sich auf die nichtbetroffene Seite; er legt beide Beine des Patienten über seinen Oberschenkel;

den betroffenen Arm legt er über seine Schulter; über Kipp- und Drehbewegungen transferiert er den Patienten in den Rollstuhl.

Vom Sitz in den Stand:
Der Therapeut schiebt die Füße des sitzenden Patienten etwas zurück (Richtwert: Fußspitze und Knie bilden eine Linie) und stellt oder setzt sich neben den Patienten (auf die betroffene Seite); der Patient wird über die Keypoints an Sternum und BWS aufgerichtet. Der Therapeut legt den Arm um den Oberkörper des Patienten und greift auf Höhe des Trochanter major den Patienten; die zweite Hand des Therapeuten hält beim Aufstehen den betroffenen Arm des Patienten am Unterarm. Nun kann in einer fließenden Bewegung durch Beugen nach vorne aufgestanden werden. Der Therapeut stützt den Patienten auf der betroffenen Seite.

5.3.1 Schwenktransfer   

Als Schwenktransfer wird die Mobilisation des liegenden Patienten in den Sitz an die Bettkante bezeichnet. Dieser Transfer wird benötigt, um den Patienten, der sich aus eigener Kraft nicht aufsetzen kann, an die Bettkante zu setzen. Der Schwenktransfer ist die klassische Variante für Patienten, die viel Unterstützung durch den Therapeuten benötigen. Auf der beiliegenden DVD werden neben dem Schwenktransfer noch weitere Varianten gezeigt, den Patienten mit viel, mittlerer und wenig Hilfe an die Bettkante zu setzen.

Vorbereitung des Schwenktransfers:
Bevor der Patient aufgesetzt werden kann, muss er im Bett richtig positioniert werden. Das bedeutet, er muss so weit von der Bettkante entfernt sein, dass er beim Aufsetzen nicht aus dem Bett rutscht.

Merke: Als Faustregel gilt, der Patient muss mindestens eine Oberschenkellänge von der Bettkante entfernt sein.

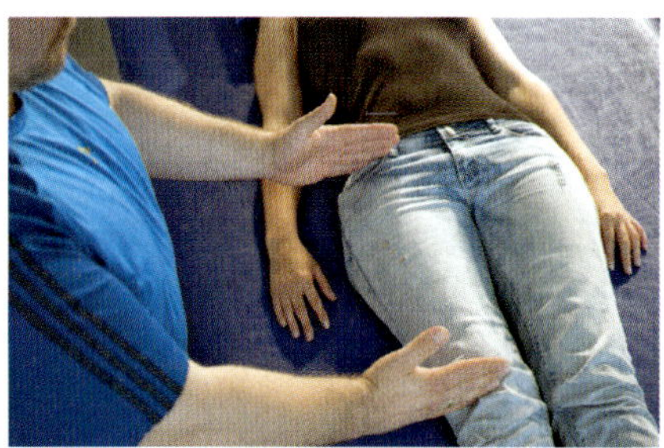

Vor dem Aufsetzen muss der Therapeut die Entfernung des Patienten zum Bettrand abschätzen.

Merke: Liegt der Patient zu nah am Bettrand, so besteht die Gefahr, dass er von der Bettkante rutscht.

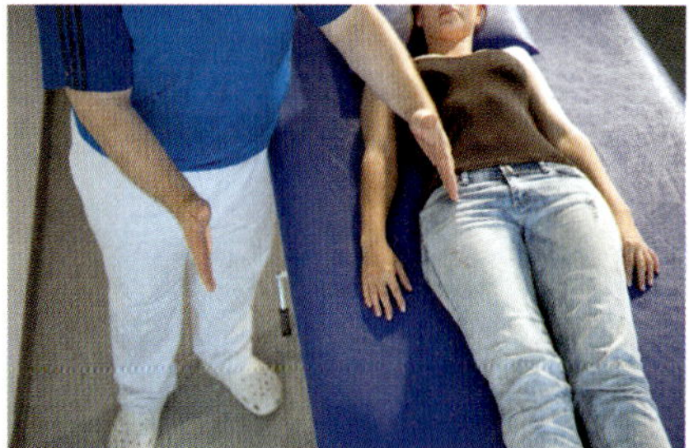

Als Richtwert gilt eine Oberschenkellänge des Patienten. Achten Sie darauf, dass der Oberschenkel etwas über den Rand hinausstehen muss (ca. eine Unterschenkeldicke), um eine physiologische Flexion im Kniegelenk zu gewährleisten.

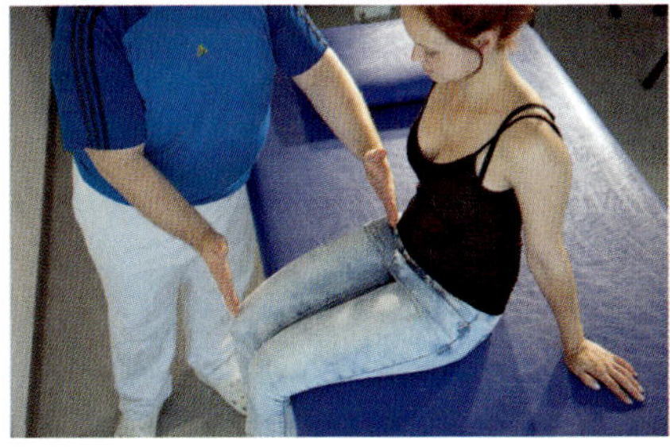

Nach dem Aufsetzen hat der Patient so die größtmögliche Unterstützungsfläche, um einen stabilen Sitz zu erreichen.

Zum Thema Schwenktransfer finden Sie ein Video und eine Anleitung als PDF-Datei auf der DVD. 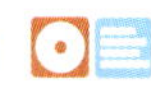

5.3.2 Rotation in den Langsitz   

Der Langsitz bezeichnet einen stabilen Sitz, den der Patient für kurze Zeit einnimmt, um z. B. Lagerungsmittel unter den Thorax des Patienten platzieren zu können. Diese Lagerungsmittel können Kissen, Schiffchen, weitere Medien oder sogar der Therapeut selbst sein, der sich hinter den Patienten setzt, um ihn zu mobilisieren (siehe z. B. Kapitel Sentitas).

Mit viel Hilfe wird der Patient beim Hinsetzen stark unterstützt, indem der Kopf des Patienten auf dem Unterarm des Therapeuten abgelegt und der Patient über eine Rotation ins Sitzen gebracht wird. Außerdem werden die Arme als Stütze auf ein Schiffchen (siehe Schiffchenvideo) gelegt.

Bei mittlerer Hilfe wird die HWS des Patienten lediglich etwas gestützt. Der Zug, um über eine Rotation ins Sitzen zu kommen, muss an der Schulter erfolgen! Es darf auf keinen Fall an der HWS gezogen werden!

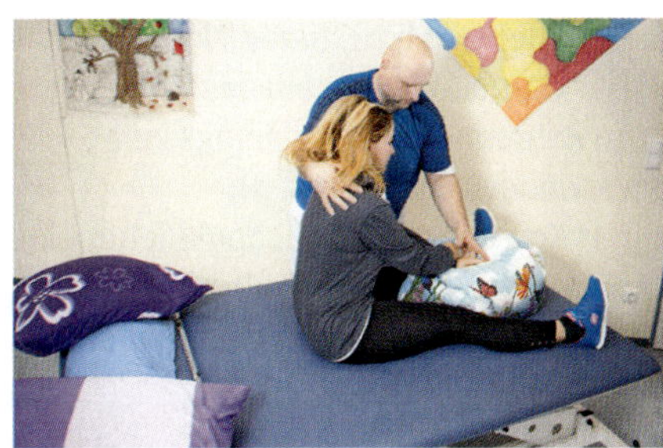

Langsitz

Zum Thema Langsitz finden Sie ein Video und eine Anleitung als PDF-Datei auf der DVD. 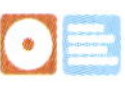

5.3.3 Tuchtransfer   

Der Tuchtransfer ist eine besondere Variante des Schwenktransfers, bei dem der Patient kurzzeitig in ein Laken gepackt wird, um ihn an die Bettkante zu setzen. Vor dem Transfer wird ein Laken unter den Patienten gebracht, in das er dann für den Transfer eingepackt wird. Diese Form ist besonders für Querschnitt-, Tetraplegie- und apallische (Wachkoma-) Patienten geeignet. Das Einpacken des Patienten sollte **immer** vorher angekündigt und bei der Durchführung **immer** das Gesicht des Patienten beobachtet werden.

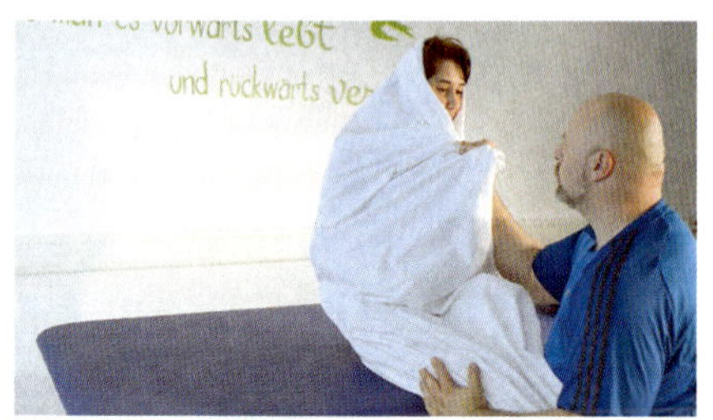

Tuchtransfer

Zum Thema Tuchtransfer finden Sie ein Video und eine Anleitung als PDF-Datei auf der DVD.

5.3.4 Mobilisation des stehenden Patienten  

Keypoints sind Punkte am menschlichen Körper, die durch Druck eine Reaktion in Form einer Bewegung einleiten oder verhindern. Diese Punkte sind für Therapeuten wichtig, um Bewegungen zu fazilitieren (eine Bewegung zu erleichtern) oder zu inhibieren (eine Bewegung nicht zu Stande kommen zu lassen). Meist werden auch zwei Keypoints gleichzeitig verwendet, um eine zielgerichtete Bewegung zu initiieren.

Hier einige Beispiele:

- Der Keypoint an der BWS kann in Kombination mit dem Keypoint am Sternum zum Aufrichten des Rumpfes sowie zur Mobilisation des oberen Rumpfes verwendet werden (siehe Abb. 1). Siehe Video „Mobilisation" auf der DVD.
- Der Keypoint unterhalb des Gluteus erzeugt einen Schritt nach vorne. Er wird häufig im Rahmen des Gehtrainings zum Einleiten eines Schrittes auf der betroffenen Seite verwendet (siehe Abb. 2).
- Der Keypoint an der Scapula leitet eine Rotation des Rumpfes ein. Meist wird noch die kontralaterale Schulter fazilitiert, um dem Patienten einen eindeutigen Bewegungsimpuls zu geben (siehe Abb. 3).

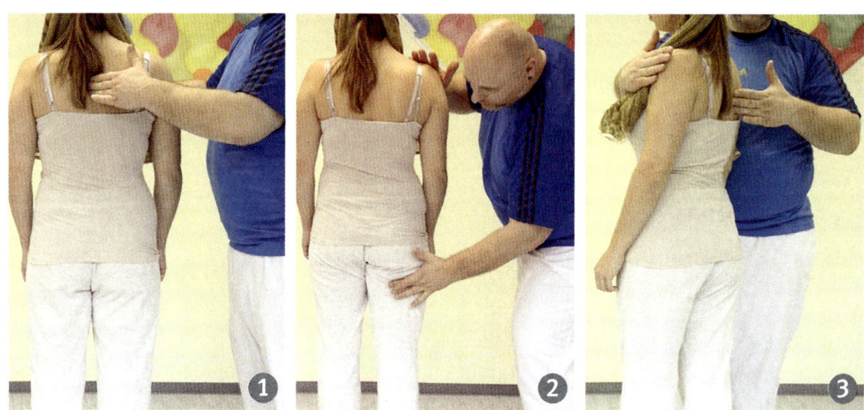

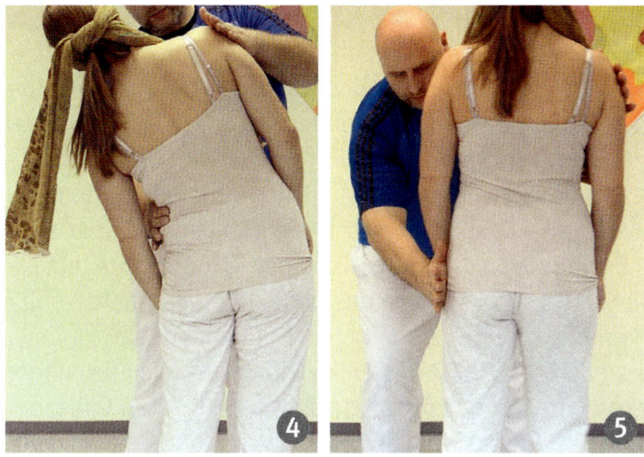

- Die Kombination aus Fazilitieren des Keypoints an der Schulter und Inhibieren am Punkt über der Hüfte führt zu einer Lateralflexion des Rumpfes (siehe Abb. 4).
- Das Fazilitieren des Keypoints am Trochanter erzeugt einen Schritt zur Seite. Dabei darf an der gegenüberliegenden Schulter nicht inhibiert werden (siehe Abb. 5). (Die Hand an der Schulter dient nur der Sicherheit des Patienten – es darf kein Druck ausgeübt werden!)

Zum Thema Keypoints finden Sie ein Video auf der DVD.

5.4 Regulation des Muskeltonus'

Das chinesische Schriftzeichen für Mensch wirkt stilisiert wie ein „Gehender".
Der aufrechte Gang, der uns erlaubte, die „Vorderfüße" zu hoch spezialisierten Händen zu entwickeln, ist das Hauptcharakteristikum der menschlichen Bewegung. Der ganze Mensch ist Bewegung. Obwohl wir bei „Bewegung" zunächst an unsere Extremitäten denken, ist Rumpf, Kopf und Gesicht ebenso an Bewegung beteiligt. Der Blickkontakt und die Stellung des Kopfes sind meist die primären Auslöser für die nachfolgende Bewegung. Die Bewegung dient dem Körper selbst, dem Kreislauf, der Atmung, den cerebralen Vorgängen, und sie dient dem Menschen zum Austausch mit seiner Umwelt in einem dynamischen Wechselspiel von gegenseitiger Beziehung und Beeinflussung.
Im Gehirn liegen in der motorischen Rinde Nervenzellen, die für die bewusste Motorik zuständig sind. Sie werden „1. motorisches Neuron" genannt. Nervenbahnen, Axone, laufen von dort aus durch das Gehirn zum „2. motorischen Neuron", das im Vorderhorn des Rückenmarks liegt. Das „2. motorische Neuron" ist der eigentliche Impulsgeber für die Muskeln. Ca. 90 % aller Nerven vom Typ „1. motorisches Neuron" kreuzen in der Höhe der Medulla oblongata auf die jeweils andere Seite (Hirn rechts – Körper links und umgekehrt). Diese Nervenbahnen werden „Pyramidenbahnen" oder „pyramidales System" genannt, weil die neuronale Anordnung ihrer Zellen an eine „Pyramide" erinnert.
Ebenfalls im motorischen Cortex haben die Zellkerne des „extrapyramidalmotorischen Systems" ihren Ursprung. Extrapyramidal deshalb, weil im Gegensatz zum pyramidalen System ca. 90 % der Nervenbahnen nicht auf Höhe der Medulla oblongata kreuzen,

also ipsilateral verlaufen. Das extrapyramidale System (EPS) läuft nicht direkt zum „2. motorischen Neuron“ im Rückenmark, sondern sucht erst noch verschiedene Hirnbereiche auf – als wichtigste Strukturen: die Basalganglien. Es handelt sich hierbei um Hirnnervenkerne, die wichtige funktionelle Steuerungen im motorischen, kognitiven und limbischen Bereich übernehmen. Motoneurone im Rückenmark erhalten auch Informationen aus dem EPS. Das pyramidale System (PS) spielt nur bei Menschen und anderen Primaten eine besondere Rolle. Das EPS umfasst Nervenzellen, die für die Regulierung von unwillkürlichen Bewegungen verantwortlich sind. Außerdem regeln sie die Grundspannung in der Muskulatur und steuern das „affektive Ausdrucksverhalten“ des Menschen, das sich verbunden mit verschiedenen Stimmungen über Mimik, Gestik, Körperhaltung u. ä. darstellt. Das EPS ist das entwicklungsgeschichtlich ältere Bewegungssystem. Den jüngeren Teil stellt das pyramidale System (PS) dar. Das pyramidale System leitet willkürliche Bewegungsimpulse als Hauptgrundlage für gezielte und differenzierte Feinmotorik. Beide Bewegungs„systeme“ stehen in so enger Verbindung miteinander, dass man eigentlich nicht von zwei verschiedenen Systemen bei der harmonischen ganzheitlichen Funktion von Bewegung sprechen kann. Die Summe der muskelansteuernden Motoneuronen und die Feinabstimmung zwischen PS und EPS steuern die Agonisten und Antagonisten des Skelettsystems bei Bewegung und die als Muskeltonus bezeichnete Grundspannung.

Eine Schädigung der für Bewegung zuständigen Nervenzellen im ZNS, insbesondere der Pyramidenbahn, führt zu einer Lähmung, einer Parese. Typisch sind hier die Pyramidenbahnzeichen, wie ein Verlust der Feinmotorik und Mitbewegungen anderer (an der Bewegung nicht beteiligten) Muskelgruppen. Da bei Schädigungen des Gehirns, wie durch einen Apoplex oder ein SHT bedingt, auch das EPS betroffen ist, fehlt die beruhigende und ausgleichende Wirkung des EPS, es kommt zu Verkrampfungen – während bei einer ausschließlichen Schädigung der Pyramidenbahn nur eine schlaffe Lähmung vorliegt. Neben traumatisch erworbenen Schädigungen des ZNS (Apoplex, SHT, Querschnitt) können auch angeborene und frühkindliche Hirnschädigungen zu spastischen Symptomen führen. Ferner treten Spastiken auch nach Hypoxien oder nach Entzündungen des ZNS auf. „Die Spastik“ ist nie die Erkrankung selbst, sondern (nur) ein Symptom. Der spastische Hypertonus zeigt sich insbesondere, wenn der Muskel schnell passiv gedehnt wird. Darin unterscheidet er sich vom „Rigor“, der geschwindigkeitsunabhängig auftritt.

Schädigungen der Basalganglien können zu Störungen im EPS führen. Durch den Wegfall der hemmenden Einflüsse entsteht das extrapyramidalmotorische Syndrom, das entweder durch stark gesteigerte Bewegungsabläufe – bei muskulärem Hypotonus (Chorea Huntington) – oder stark gehemmte Bewegungsabläufe – bei muskulärem Hypertonus (Parkinson) – gekennzeichnet ist.

Da eine Spastik im engeren Sinn nicht heilbar ist, ist die Spastikhemmung Ziel der Ergotherapie. Dies bedeutet, dass Spastik auslösende Reize vermindert werden sollen und die Balance der Muskulatur verbessert wird. Für den Patienten bedeutet dies zuerst, möglichst ruhig und ohne Erwartungsdruck in die Therapie zu gehen und es vor allem zu unterlassen, die Funktionsschwäche der spastischen Hand mit vermehrter Kraft auszugleichen. Alle Bewegungen sollen mit einer möglichst geringen Muskelspannung ausgeführt werden.

Neben medikamentöser Unterstützung und Schienenlagerungen werden durch den Therapeuten Bewegungsmuster gehemmt, die durch spastische Reflexaktivität entstehen können und nichtspastische Bewegungsmuster werden gebahnt, also unterstützt und gefördert. Dies geschieht beispielsweise durch Behandlungen nach Bobath. Wichtig ist hierbei auch, die spastische Muskulatur regelmäßig zu dehnen, damit keine Muskel-Sehnen-Verkürzungen entstehen. Der Ergotherapeut führt die gebahnten Bewegungsmuster mit alltäglichen Handlungen aus und unterstützt ggf. durch den Einsatz von Adaptionen (z. B. Griffverdickungen) und Hilfsmitteln. Es gehört auch zu den Zielen der Ergotherapie, dass der Patient wieder eine möglichst intakte Wahrnehmung seiner Bewegungen erhält und diese aufmerksam durchführt. Schließlich ist es für die emotionale Komponente auch wichtig, dass der Patient seine Spastik nicht „versteckt", sondern behutsam in Kontakt über seine und mit seiner betroffene(n) Seite kommt.
Analog der Therapie bei Spastizität, ist es in der Rigor-Therapie wichtig, die Symptome zu lindern und die Bewegungs- und damit auch Lebensqualität zu verbessern. Patienten mit Parkinsonsyndrom sind insgesamt sehr bewegungseingeschränkt und auch bewegungsvermeidend. Somit sind gymnastizierende Übungen und Sturzprophylaxe ein wichtiger Ansatz. Auch die Alltagsgestaltung, ggf. unter dem Einsatz von Hilfsmitteln und Adaptionen, spielt eine wichtige Rolle. Der Patient soll so viel wie möglich selbst tun. Daneben geht es um Übungen zum Statuserhalt der Grob- und Feinmotorik, Wahrnehmungstraining und schließlich Schulung des Sozialverhaltens, in die auch Angehörige miteinbezogen werden.
Die Therapie bei schlaffen Lähmungen richtet sich nach dem Schweregrad, der mittels geeigneter Tests festgestellt werden sollte (beispielsweise: Motricity-Index [Beweglichkeitsindex] oder der Fugl-Meyer-Test, der die gezielte Beweglichkeit einzelner Armabschnitte misst). Schließlich soll noch die Armaktivität im Alltagsbezug ermittelt werden.
Zur Therapie zählen Bilaterales Training, Zirkeltraining zum Kraftaufbau und zur Koordination, sowohl als Basis- als auch als Fähigkeitstraining, und schließlich aufgabenbezogenes Training für Alltagskompetenzen.

5.5 Ödembehandlung  

Normalerweise können Ödeme durch aktive Bewegung der Muskulatur, besonders in den betroffenen und angrenzenden Bereichen, abgebaut werden. Jedoch sind Ödeme meist die Folge einer Primärerkrankung, wie z. B. Z. n. Schlaganfall oder des komplexen regionalen Schmerzsyndroms und der Patient kann sich oft nicht, oder nur unter starken Schmerzen bewegen. Daher muss die Behandlung passiv, in Form von Ausstreichen, vom Therapeuten durchgeführt werden. Vorab muss erwähnt werden, dass beim CRPS dies erst nach erfolgreicher Desensibilisierung erfolgen darf, um dem Patienten keine Schmerzen zuzufügen. Ödeme, die als Sekundärfolge eines apoplektischen Insultes auf Grund mangelnder Bewegung entstanden sind, lassen sich gut durch Mobilisation, Ausstreichungen und Hochlagern des betroffenen Armes behandeln. Diese therapeutischen Maßnahmen eignen sich auch besonders gut zur Vorbeugung von Ödembildungen!

Beispiel für das Ausstreichen eines regionalen Ödems am Arm bzw. dessen Prophylaxe

- Wichtig ist, dass die Ausstreichung an den Fingerspitzen beginnt und dann möglichst dreidimensional umschlossen, von distal nach proximal gestrichen wird (siehe Abb. 1).
- Durch Umschließen der Hand und des Armes mit beiden Händen, mäßig starkem Druck und Streich- bzw. Schubbewegungen nach proximal, wird der Abfluss des Ödems gefördert bzw. der Bildung vorgebeugt (siehe Abb. 2).

Merke: **Ödeme werden immer von DISTAL nach PROXIMAL ausgestrichen! Der Druck darf jedoch nicht zu stark sein, da ansonsten die Lymphbildung zusätzlich angeregt werden könnte.**

- Wichtig ist, dass die Schubbewegung von den Fingerspitzen über die Hand, den Unterarm und Oberarm in einer Handlung von distal nach proximal erfolgt (siehe Abb. 3).
- Ist die Streichung am Oberarm angekommen, werden beide Händen großflächig auf die Außenseite des Oberarmes gelegt und die Streichung mit etwas mehr Druck nach proximal weitergeführt (siehe Abb. 4).
- Wichtig ist, dass die Bewegung in einem Zug bis über den Humeruskopf erfolgt, um einen optimalen Abfluss zu gewährleisten (siehe Abb. 5).

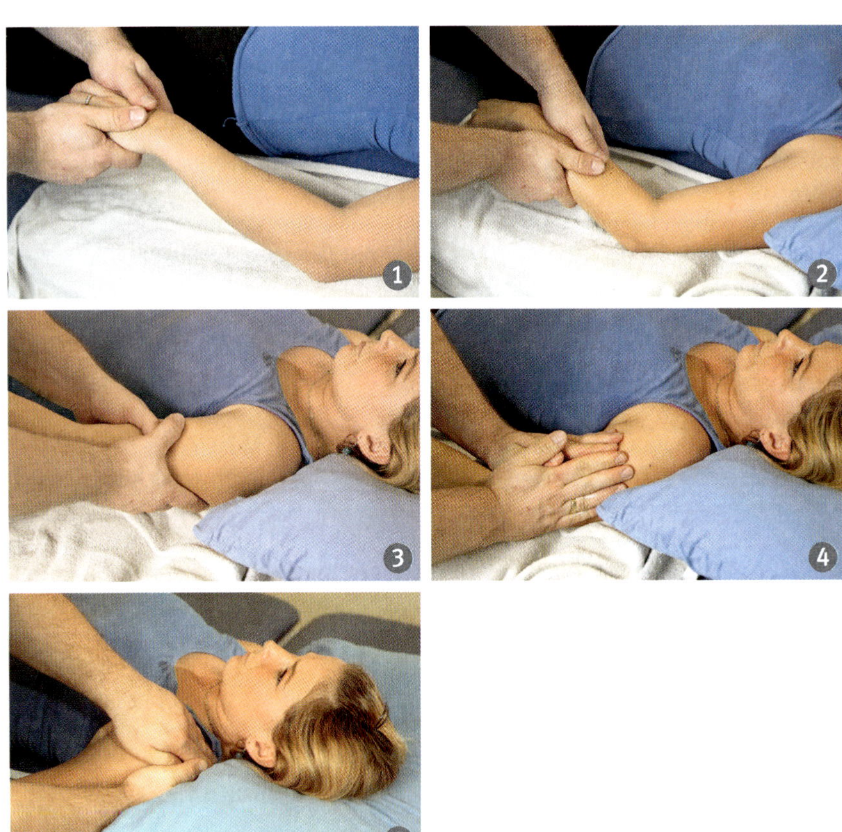

Achten Sie auf Kontraindikationen wie Schmerzen, frische Frakturen, Gewebstraumen etc.

5.6 Narbenbehandlung 

Die Gründe für Narbenbildung sind vielfältig. Oberflächliche Wunden, wie z. B. Schürfwunden, heilen meist ohne Narbenbildung ab. Nach tieferen Verletzungen, wie z. B. bei Operations-, Schnitt-, Stich-, Schuss- und Bisswunden, kommt es häufig bei der Heilung zu einer Vernarbung des Gewebes. Meist verkleben die Narben stark mit dem Untergewebe, was unter Umständen zu Bewegungseinschränkungen führen kann. Dies ist besonders bei Verletzungen der Strecksehnen der Fall. Daher ist es wichtig, frühzeitig, also noch vor dem Ziehen der Fäden, mit der Narbenbehandlung zu beginnen. Wichtig ist es hierbei, besonders auf die Hygiene und sterile Bedingungen (z. B. Handschuhe, Flächendesinfektion, Hautdesinfektion etc.) zu achten. Sobald der Verband abgenommen werden darf, wird damit begonnen, die Narbe immer wieder vorsichtig etwas nach links und nach rechts zu verschieben. Bei frischen Wunden dürfen keine Zugkräfte entstehen! Nach Entfernen der Fäden kann mit der eigentlichen Narbenpflege begonnen werden. Unter Verwendung von Heilsalben wird die frische Narbe kreisförmig massiert. Dadurch wird das Narbengewebe etwas gelockert. Unter Steigerung der Intensität und Dauer wird die Narbe weiter nach links und rechts verschoben.
Nach ca. 3 Wochen ist ein ausreichender Kollagengehalt der Narbe erreicht. Ab jetzt kann die Narbe in verschiedenen Gelenkstellungen auch nach oben und unten verschoben werden. Bei der Narbenmassage nach Thomson (vgl. Scheepers et al. 2011) soll es durch starkes Anspannen der Muskulatur zu einer deutlichen Abgrenzung zwischen kontraktilen Strukturen und dem Narbengewebe kommen. Dazu wurden von Thomson die Grifftechniken in vier Gruppen eingeteilt:

1. Griffe, die die Narbe nicht quer, sondern auf Zug in Form einer Schiebetechnik beanspruchen.
2. Griffe, die quer zur Längsrichtung der Narbe einen Zug ausüben
3. Querverziehungen
4. Hautabhebungen

Beispiele:

Gruppe 1: Hin- und Herschieben des Gewebes parallel zur Narbe (siehe Abb. 1)

Gruppe 2: Leichter Zug quer zur Längsrichtung (siehe Abb. 2)

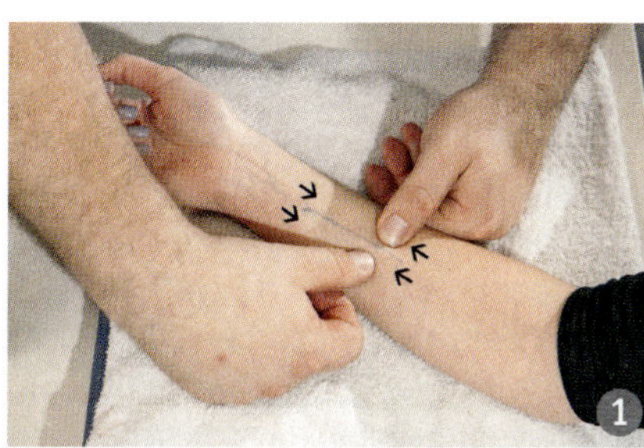

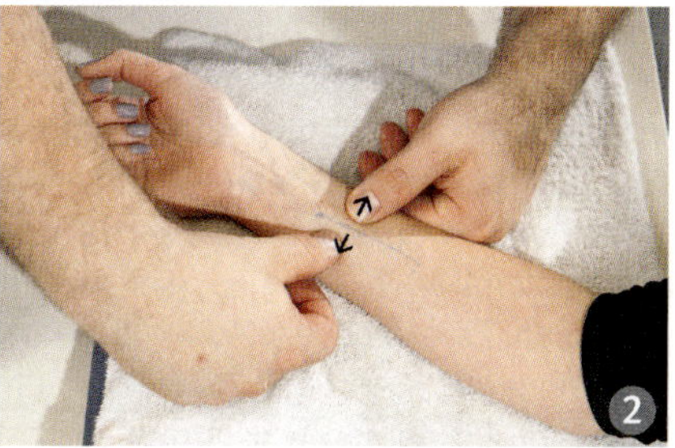

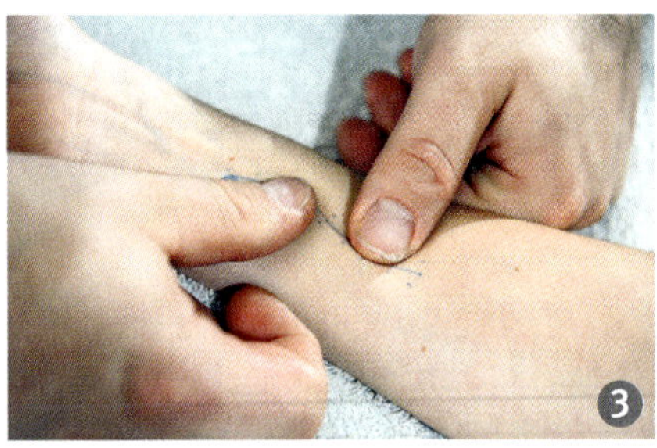
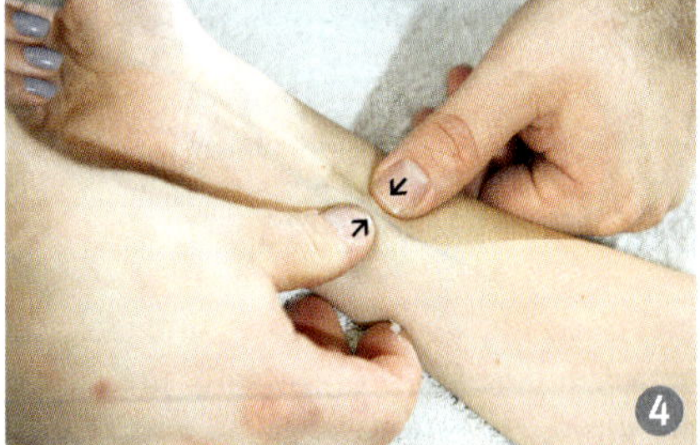

Gruppe 3: Querverziehungen der Narbe (siehe Abb. 3)

Gruppe 4: Abheben der Haut durch Zusammendrücken (siehe Abb. 4)

Weitere Möglichkeit:
Durch die Narbenbehandlung wird eine positive Beeinflussung der Narbenheilung erzielt. Die Narbe löst sich vom Untergewebe ab und wird leicht verschiebbar und elastisch. Idealerweise sollte der Patient seine Narbe selbst stündlich, jedoch mindestens 4-mal täglich, massieren. Damit nicht Haut auf Haut reibt, ist es wichtig, Salben oder Bodylotion des häuslichen Gebrauchs zu verwenden. In der Therapie wird häufig auch mit Melkfett und Paraffinbädern gearbeitet, um die Narbenpflege zu unterstützen. Nach der Wundheilung kann die Narbe durch den Therapeuten auch mit Narbenstäbchen behandelt werden. Diese haben den Vorteil, dass sie tiefergelegene Hautschichten besser erreichen. Narbeneinziehungen lassen sich gut mit Kinesio-Taping verringern. Dieses zieht die eingezogenen Hautschichten heraus und verbessert so die Verschiebbarkeit. Schmerzempfindliche Narben sollten desensibilisiert werden.

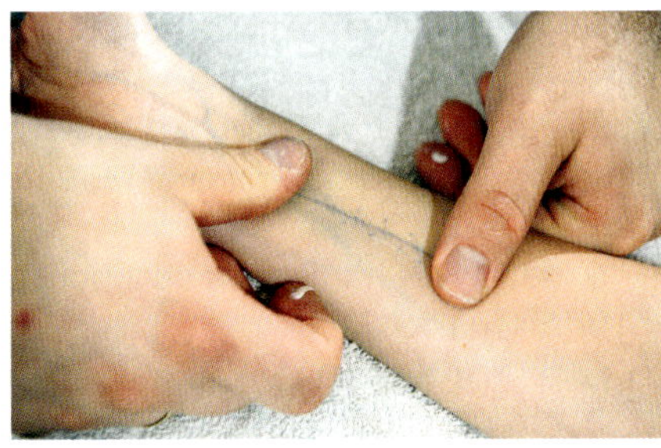

Auseinanderziehen der Narbe in Längsrichtung

5.7 Schmerzreduktion 

Schmerz ist zunächst als Symptom zu verstehen, das auf eine Störung im Körper aufmerksam macht. Wird die Störung therapiert, vergeht i.d.R. auch der Schmerz. Chronifiziert der Schmerz jedoch, ohne eine erkennbare Ursache im Hintergrund, so kann der Schmerz selbst zur Krankheit werden, zur sog. Schmerzkrankheit.
Chronische Schmerzen beeinträchtigen nahezu alle Qualitäten des täglichen Lebens. Die sorgfältige Befunderhebung steht am Anfang einer jeden Therapie. Viele Patienten erleben ihren chronischen Schmerz diffus und beginnen ebenso diffus, ihren Schmerz – und damit mittel- bis langfristig oft auch ihren Körper als Schmerzort bzw. -ursache – abzulehnen. Eine liebevolle Auseinandersetzung mit dem eigenen Körper erfolgt nicht mehr. Wenn alles „vergebliche Liebesmüh" ist, sinkt mit der Zeit oft die Motivation, sich seinem Körper intensiv zuzuwenden. Das genaue und entspannte Beschäftigen

mit dem Körper des Patienten während eines Befundes hat oft den Nebeneffekt, dem Patienten wieder Wege zu sich selbst zu eröffnen. Zur Befunderhebung gehören: Die körperliche, somatische Ebene des Schmerzes; das Schmerzerleben und die Schmerzbewertung und die Persönlichkeit und Integrität des Menschen. Bitte beachten Sie in der Befunderhebung einen ganz wichtigen Punkt:

Nicht nur Defizite, sondern auch Ressourcen und Fähigkeiten müssen berücksichtigt werden. Dazu gehören auch Informationen zu schmerzlindernden Faktoren. Die Schmerzanamnese ist ein weiterer wichtiger Baustein der Befundebene. Vor der Schmerzkrankheit hatte der Patient aller Wahrscheinlichkeit nach direkten und indirekten Kontakt mit Schmerzen, die seine „Schmerzphilosophie" geprägt und beeinflusst haben. Zur Schmerzanamnese zählt: Üblicher Umgang mit Schmerzen: Toleriert der Patient seine Schmerzen, fühlt er sich als „leidend", fragt er nach der Botschaft seines Schmerzes, will er ihn so schnell es geht „weg haben" usw. Wie ist die übliche Schmerztoleranz, z. B. bei Zahnarztbesuchen o. ä.? Wie ist seine Schmerzsozialisation? Wie wurde in seiner Kindheit mit Schmerz umgegangen? Erlebte er mit Schmerzen einen sekundären Krankheitsgewinn? War aus seiner Verwandtschaft jemand chronischer Schmerzpatient?

Wie können überhaupt therapeutische Angebote zur Schmerzlinderung beitragen? Schmerzforscher haben unter anderem entdeckt, dass der Körper über einen „Auswahlmechanismus" verfügt, welche Reize er als Schmerzreize wahrnimmt. Die „Gate Control Theorie" besagt, dass unser Nervensystem pro Zeiteinheit nur eine begrenzte Menge von sensorischen Reizen verarbeiten kann. Bei einem Überangebot von Informationen macht eine Art „Torsystem" im Rückenmark „dicht": Auch Schmerzreize gelangen nicht mehr zum Schmerzbewertungsorgan Gehirn. So neu ist das nicht: Wir kennen die typische Reaktion, einen angestoßenen Ellenbogen zu reiben und erfahren dadurch Schmerzlinderung, da zusätzlich zum Schmerzreiz die Druckrezeptoren der Muskulatur „Platz" in der sensorischen Weiterleitung beanspruchen. Auch die Frage, ob der Zeitpunkt für die Schmerzverarbeitung „günstig" ist, hängt mit der „Tor-Theorie" zusammen: Fußballspieler bleiben trotz Verletzungsschmerz in Aktion, weil sie durch wichtigere Dinge „abgelenkt" werden. Die Ausschüttung von körpereigenen Endorphinen zur Schmerzlinderung stellt einen weiteren Mechanismus des Körpers dar, mit Schmerz umzugehen. Dies ist keine Lappalie. In wichtigen Situationen rangiert das Energiepotential zu Aktionen vor der Schmerzwahrnehmung. Die „Gate Control Theorie" bedeutet eine Chance für therapeutische Interventionen: Gegenstimulation, Entspannung, Ablenkung im besten Sinne und Aktivierung der selbstheilenden Ressourcen des Patienten beanspruchen Platz in der sensorischen Wahrnehmung, zu Gunsten des Wohlbefindens (trotz Schmerzen). Befund und Therapie stehen in einem engen Zusammenhang. Dies betrifft nicht nur die Verfahrensweisen, sondern auch die Compliance des Patienten. An Tagen mit starken Schmerzen zeigen sich häufig depressive Verstimmungen, was den Antrieb zur Mitarbeit bei pflege-therapeutischen Maßnahmen senkt. Gleichzeitig hat der Patient ein starkes Bedürfnis nach schmerzlindernden Maßnahmen, die möglichst kurzfristig ihre Wirkung zeigen sollen. Im therapeutischen Angebot sollten also sowohl mittel- bis langfristig schmerzlindernde Maßnahmen, als auch unmittelbar palliativ wirkende Behandlungen ihren Platz finden

Primär schmerzlindernde therapeutische Maßnahmen sind keine „Therapie 2. Wahl", auf die man zurückgreift, wenn nichts anderes mehr möglich ist, und es ist schon gar kein „Notprogramm", das man sich mal eben so ausdenkt, wenn der Patient andere Verfahren ablehnt.

Einreibungen, Wickel und Kompressen

Schmerzlindernde therapeutische Verfahren sind vielfältig. Wer palliativ therapeutisch arbeitet, muss sich häufig auf das „Versuch-und-Irrtum-System" einstellen. Jeder Mensch reagiert in seinem Schmerz und auch im Erleben von schmerzlindernden Maßnahmen höchst individuell und darüber hinaus auch tagesformabhängig. Eine besondere Form von Zuwendung bei Schmerz bieten Einreibungen, Wickel und Kompressen.

Die atemstimulierende Einreibung (ASE)

Die atemstimulierende Einreibung (ASE) ist ein sehr bewährtes Pflege-Therapiekonzept. Es fördert die Atmung, wirkt beruhigend zum Einschlafen und wirkt orientierend für den Körper. Zeit und Ruhe sind für das Vorgehen essentiell. Der Patient kann dabei (unterstützt) sitzen oder er wird in eine angenehme Seitlagerung bzw. schräge Bauchlagerung gebracht. Die einzureibende Lotion wird handwarm (!) auf den Rücken des Patienten aufgetragen und zwar immer in der gleichen Richtung von den Schultern abwärts den Rücken hinunter. Die Hände bewegen sich an den Flanken des Patienten, also an der Außenseite des Brustkorbs, wieder nach oben. Bei dieser Bewegung fördert ein leichter Druck der Hände das nach oben und nach vorne Heben des Brustkorbes. An den Schultern des Patienten angekommen, schließt sich der Kreis, und der neue Zirkel beginnt ein wenig weiter nach unten versetzt. Im Verlauf der ASE werden so von der Höhe der Halswirbelsäule bis zur Lendenwirbelsäule abwärtsarbeitende kreisförmige Streichungen auf dem Rücken des Patienten durchgeführt. Das Tempo soll ruhig und gleichmäßig erfolgen, der Kontakt der Hände soll zwischenzeitlich nicht abgebrochen werden. Das Ende der ASE wird durch ein deutliches Ausstreichen des Rückens signalisiert (s. Abb. auf S. 201 f.).

Dampfkompresse für Nacken und Schulter

Die Dampfkompresse dient der Zufuhr von möglichst viel feuchtheißer Wärme. Das feuchtheiße Innentuch wird ***gut ausgedrückt*** (!) von einem trockenen Außentuch umgeben. So hält sich einerseits die Wärme am längsten, andererseits ist das Gefühl des nur schwach feuchten Außentuches für den Patienten angenehmer. Es versteht sich von selbst, dass heiße oder sehr kalte Applikationen nur am Patienten durchgeführt werden sollen, der in der Lage ist, Auskunft über seine Befindlichkeit zu geben. Bei Ausnahmen von dieser Regel darf der Patient nie alleine sein und die Applikation muss stets gut kontrolliert werden (Verbrühungs- bzw. Erfrierungsgefahr!)! Indiziert für Dampfkompressen sind insbesondere muskuläre Verspannungen aller Art, aber auch Nervosität und Schlafstörungen.

Die gut ausgewrungene und in ein trockenes Tuch gehüllte Kompresse wird auf den Schulter-Nackenbereich gelegt und entweder mit einem großen Dreiecktuch befestigt, besser jedoch mit einer dehnbaren Schlafanzughose oder Legging, die hinten über den Rücken des Patienten gelegt wird und die Hosenbeine über die Schultern nach vorne geführt werden. Die Hosenbeine werden dann vor der Brust verkreuzt, nach hinten über die Hose geführt und an der Seite miteinander befestigt (s. Abb. auf S. 198).

Warmer Quarkwickel für die Brust

Der Quark leitet bei äußerer Anwendung einen Milchsäureprozess ein, wirkt schleim- und krampflösend und hilft bei leicht warmer Anwendung besonders bei Husten und

Bronchitis sowie bei chronischen Gelenkentzündungen. (Bei akuten Entzündungen ist manchmal kühler Quark vorzuziehen.) Der Magerquark wird gut zimmerwarm auf ein dünnes Innentuch gestrichen. Dann wird das Innentuch auf ein Zwischentuch (zum Aufsaugen austretender Flüssigkeit und zum Schutz gegen das Verfilzen des Wolltuches) und dieses wiederum auf ein Wolltuch gelegt. Dem liegenden oder halb liegenden Patienten wird der Wickel mit dem quarkhaltigen Innentuch direkt auf die Brust appliziert und mit einem Wickeltuch befestigt. Idealerweise wird der Quarkwickel mit einer Wärmflasche für einige Stunden warmgehalten. Wichtig ist, dass der ganze Patient in dieser Zeit gut warm gehalten wird (s. Abb. auf S. 202).

Kohl-Kompressen bei entzündlichen Prozessen

Kohl als Heilmittel war schon in der Antike bekannt. Kohl wirkt desinfizierend und hilft, Giftstoffe aus dem Körper über die Haut abzuleiten. Auch auf gesunden Hautbereichen appliziert, kann er benachbarte erkrankte Hautbezirke zur Sekretion anregen. Indiziert ist die Anwendung von Kohl z. B. bei venösen Durchblutungsstörungen, Gelenkschmerzen, rheumatoiden Prozessen, Gicht und Fieber.

Frische, gewaschene Kohlblätter (z. B. Wirsing, ungespritzt!) werden auf einem Kunststoffbrett mit einem Kunststoffwalkholz weichgewalkt, bis der Saft aus den Blättern austritt. Dann das Walken beenden und die weichen, aber noch saftigen Kohlblätter dachziegelartig auf die entsprechenden Körperstellen legen (bei kleinen Bereichen die Kohlblätter entsprechend kleinschneiden). Dann mit einigen Tüchern darüber einschlagen. Die Kompresse kann einige Stunden liegenbleiben, oft zeigt ein schlechter Geruch nach einiger Zeit, dass die Blätter erneuert werden müssen. Ein Gelbwerden der Blätter oder Eintrocknen zeigt in der Regel an, dass keine Giftstoffe mehr ausgeschieden werden und die Applikation beendet werden kann.

Beispiel für eine atemstimulierende Einreibung

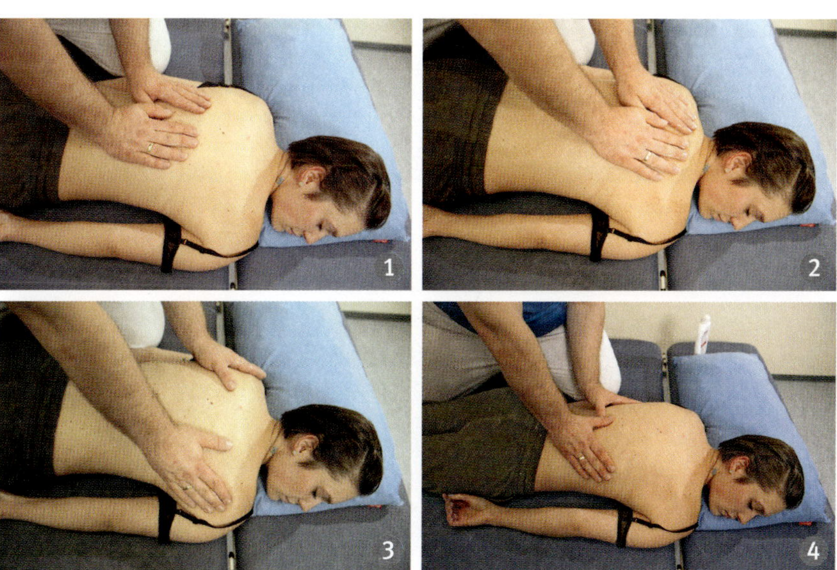

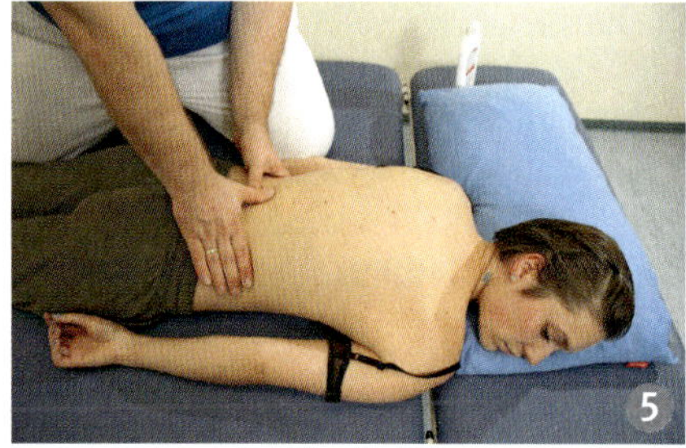

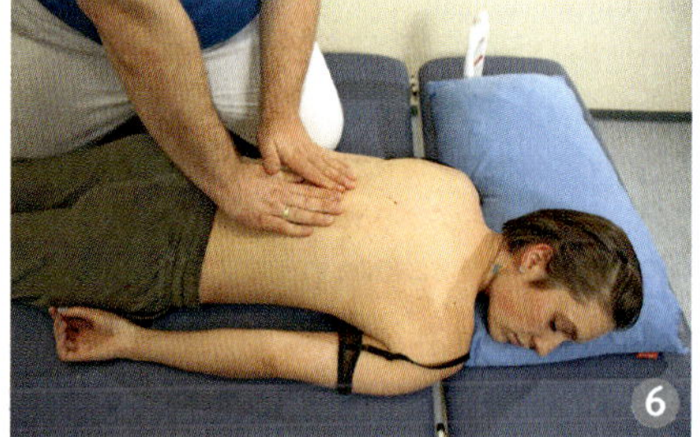

Beispiel für den Einsatz von Wickeln

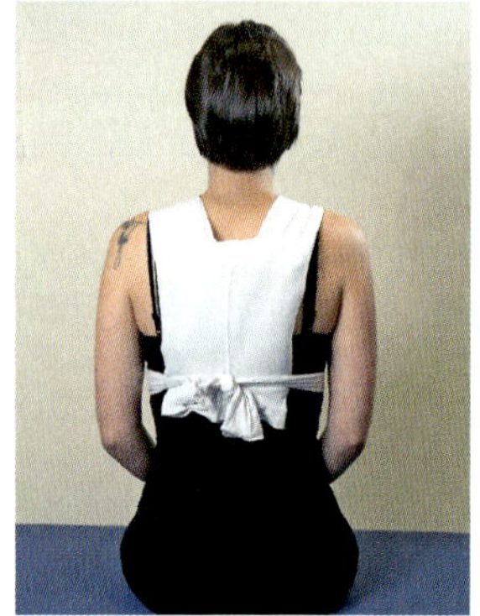
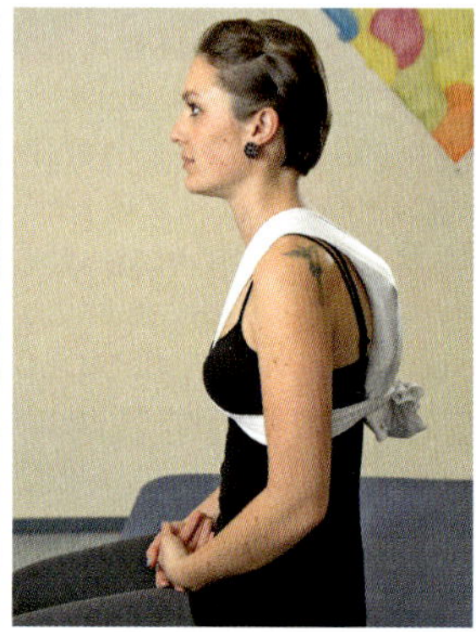
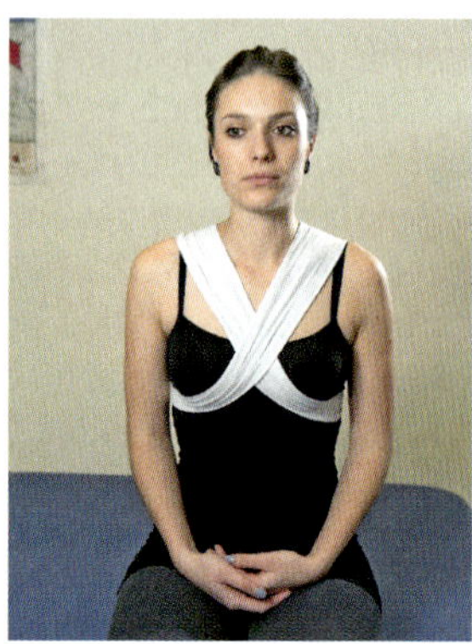

Rückenwickel, der mit Hilfe einer Legging am Rücken befestigt ist

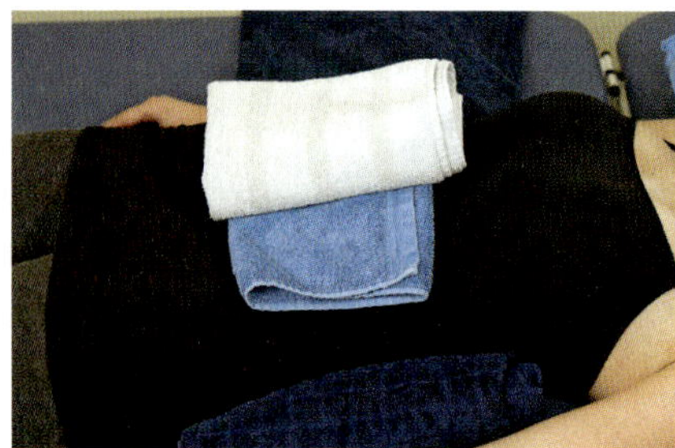
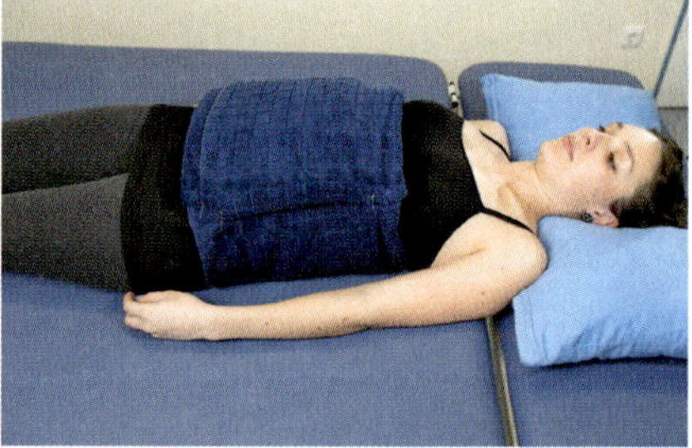

Bauchwickel, z. B. zur Zuführung von sanfter Wärme auf den Bauch

Beispiel für Kompressen

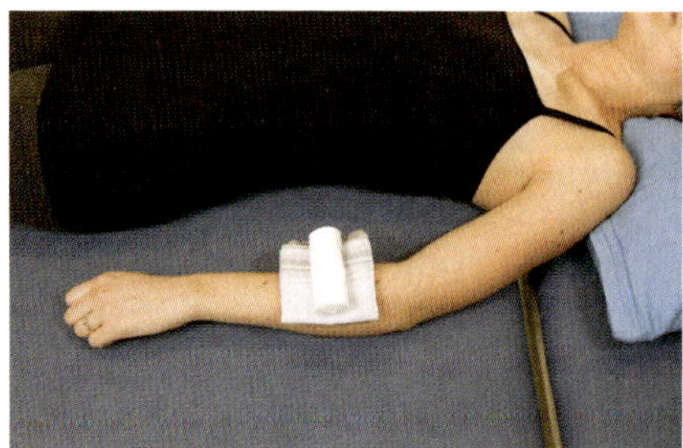
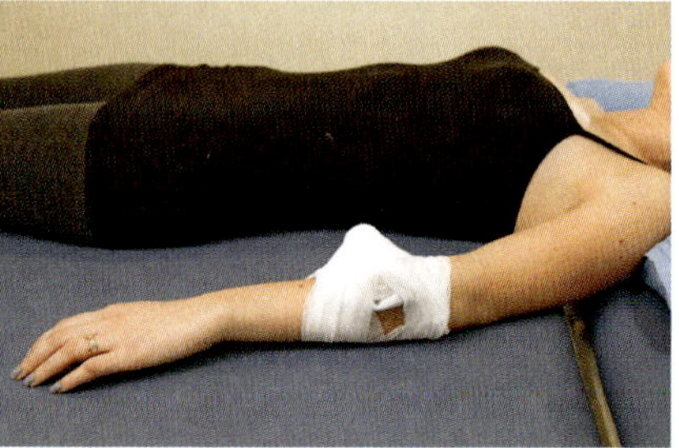

Armkompresse, z. B. mit Kohl, um Giftstoffe aus dem Körper über die Haut auszuleiten

5.8 Sensibilitätsstörung/-training 

Als Sensibilitätsstörung bezeichnet man neurologische Symptome, die auf Grund von Läsionen im ZNS (zentrales Nervensystem) oder PNS (peripheres Nervensystem) zu einem teilweisen oder kompletten Ausfall der Sensibilität in den Körperarealen führen. Die Ursachen können vielfältig sein.

Die häufigsten Ursachen sind (vgl. Onmeda-Redaktion, 2014):

- Nervenkompressionen (Schädigung einzelner Nerven durch mechanische Reize, wie z. B. Einklemmung)
- Verbrühungen und Verbrennungen der Haut mit Schädigung der umliegenden Nerven
- Erkrankungen des Bewegungsapparats mit Nervenschäden (z. B. Bandscheibenvorfall)
- Polyneuropathien (z. B. bei Diabetes mellitus oder Alkoholismus)
- Neurologische Erkrankungen wie multiple Sklerose (MS) und Parkinson
- Durchblutungsstörungen (z. B. Arteriosklerose, periphere arterielle Verschlusskrankheit)
- Migräne mit Ausstrahlung – hier treten Sensibilitätsstörungen zumeist in einer, gelegentlich auch in beiden Gesichtshälften auf
- Schlaganfall (apoplektisches Ereignis)
- direkte Nervenreizung nach Untersuchungen (z. B. Liquorpunktion)
- Nebenwirkung von Medikamenten
- Allergien
- Viruserkrankungen (z. B. Gürtelrose)
- bakterielle Infektionen (z. B. Borreliose oder Meningitis)
- Blutarmut (Anämie)
- Vitaminmangel (z. B. Vitamin-B1-Mangel), Eisen- und Magnesiummangel
- Restless-Legs-Syndrom (RLS) – (unangenehme Missempfindungen in den Beinen, die sich als ziehende oder reißende Schmerzen bzw. als Kribbeln äußern und nur in Ruhe, vor allem abends und nachts, auftreten)
- Hirn- und Rückenmarktumore
- Schädigungen des Rückenmarks (z. B. Hinterhornsyndrom)
- Hyperventilationssyndrom (gestörte Atemregulation)
- Seelische Ursachen (z. B. bei Angst- und Panikstörungen)

Die Sensibilitätsstörungen äußern sich in unterschiedlichen Formen:

Völliges Fehlen	– Analgesie (kein Schmerzempfinden) – Anästhesie (keine Empfindung von Reizen)
Verminderung	– Hypopathie (herabgesetzte, inadäquate Berührungs- oder Schmerzempfindung) – Hyp(o)ästhesie (verminderte Reizempfindung) – Hyp(o)algesie (verminderte Schmerzempfindung) – Pallhypästhesie (Verminderung von Vibrationswahrnehmungen) – Thermhypästhesie (verminderte Empfindlichkeit für Temperaturunterschiede)

Steigerung	– Hyperpathie (erhöhte, inadäquate Berührungs- oder Schmerzempfindung) – Hyperästhesie (übersteigerte Reizempfindung) – Hyperalgesie (übersteigerte Schmerzempfindung) – Pallhyperästhesie (übersteigerte Vibrationswahrnehmungen) – Thermhyperästhesie (übersteigerte Empfindlichkeit für Temperaturunterschiede)
andersartige Wahrnehmung, spontan auftretende, unangenehme und zum Teil schmerzhafte Empfindung bei Berührung oder Bewegung	– Allästhesie (verschobene Reizlokalisation) – Allodynie (verstärkte Schmerzempfindung bei geringfügigen, physiologischen Reizen, die bei einem normalen, gesunden Menschen keinen Schmerz verursachen würden) – Parästhesien (unangenehme, manchmal schmerzhafte Empfindung mit Ameisenlaufen [Kribbeln], Taubheit, Kälte- und Wärmewahrnehmungsstörungen, die nicht durch adäquate Reize ausgelöst werden) – Metamorphognosie (übertriebene Wahrnehmung eines Körperteils [z. B. überlange Finger])

Betroffen können sein:

- Oberflächensensibilität:
  - Berührungsempfindung
  - Temperaturempfindung (Thermorezeption)
  - Schmerzempfindung z. T. (Nozizeption)
- Tiefensensibilität:
  - Bewegungsempfindung (Teil der Propriozeption)
  - Lageempfindung (Teil der Propriozeption)
  - Kraftempfindung (Teil der Propriozeption)
  - Vibrationsempfindung
  - Schmerzempfindung z. T. (Nozizeption)

Zur Befunderhebung können, unter anderem, folgende Prüfungen angewendet werden:

- Berührungstests (z. B. Pinsel, Stift, Monofilament etc.)
- Lokalisationstests (z. B. Benennen des berührten Ortes bei ausgeschaltetem Visus)
- Diskriminationstests (z. B. Zwei-Punkte-Diskrimination mit dem Disk-Criminator)
- Mirroring (Überprüfung der Lage- und Bewegungsempfindung bei ausgeschaltetem Visus)
- Stereognosietest (Ertasten von Gegenständen, wie z. B. Münzen unterschiedlicher Größe, Kugelschreiber, Bleistift, Stoff, Tasse, Glas etc.)
- Temperaturtest (mit warmen und kalten Gegenständen an unterschiedlichen Körperbereichen des Patienten)
- Schmerztests (Während Reize mit stumpfem Druck, wie z. B. das Zusammendrücken des Muskels oder Druck auf Sehnen, unbedenklich sind, ist das Reizsetzen mit spitzen Gegenständen, wie z. B. Nadeln, ethisch fragwürdig und sollte wenn überhaupt, nur mit schriftlichem Einverständnis des Patienten stattfinden!)

Therapeutische Ansätze:
Die wichtigste Fähigkeit der sensorischen Systeme ist die Diskriminationsleistung jeglicher Stimuli. Daher wird bei der Behandlung besonderer Wert auf deren Wiederherstellung gelegt. Als therapeutische Maßnahmen können z. B. folgende Reize an unterschiedlichen Körperteilen angewendet werden:

Muskeln:
- Vibration (Auf Kontraindikationen, wie z. B. Z. n. Apoplexien achten!)
- Kontraktion (aktiv und passiv durch Mobilisation)
- Dehnung und Druck auf Muskelbäuche (Stretch Pressure)
- Tapping (leichtes Beklopfen des Muskelbauches mir gestreckten Fingern) ohne und mit Widerstand der Muskulatur
- Bewegung gegen Widerstand (z. B. mit Gewichts-Manschetten)

Sehnen:
- Bewegung gegen Widerstand (z. B. mit Gewichts-Manschetten)
- Druck auf Sehnen und Sehnenenden
- Dehnung (aktiv und passiv durch Mobilisation)

Gelenke:
- Druck
- Zug
- Bewegungsübungen (mit Visus) für das Geschwindigkeits- und Richtungsempfinden
- Stellungsübungen der Extremitäten (mit Visus) zur Steigerung der Positionsempfindung
- Wärme- und Kälteapplikation

Haut:
- Druck
- Zug
- Wärme- und Kälteapplikation
- Tapping
- stumpfer Druck
- Zwei-Punkte-Diskrimination (mit Visus)
- Berührungsreize mit unterschiedlichen Materialien (Vogelfeder, Pinsel, Moos, Blätter, Rinde, Steine, usw.)

Merke:
- Das therapeutische Arbeiten sollte von proximal nach distal, von innen nach außen und unter Einsatz erhöhter Aufmerksamkeit des Patienten stattfinden. (Auf Kontraindikationen, wie z. B. Ödeme achten!)

Beispiele für den Einsatz von Materialien im Sensibilitätstraining:

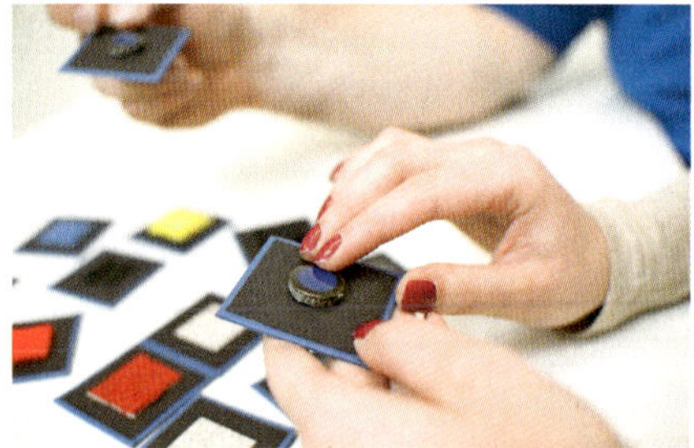

Fühlmemory

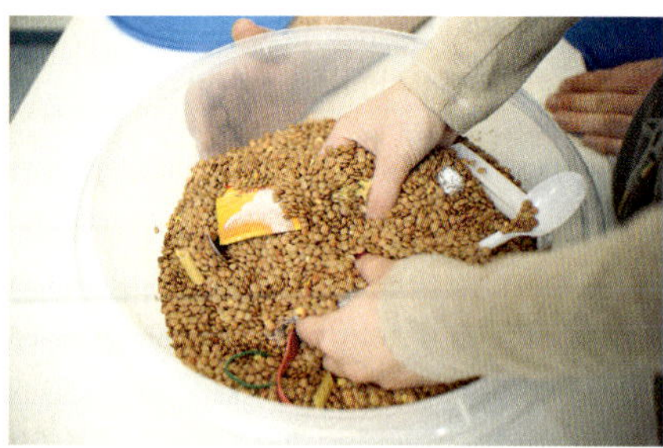

Finden von Gegenständen im Linsenbad

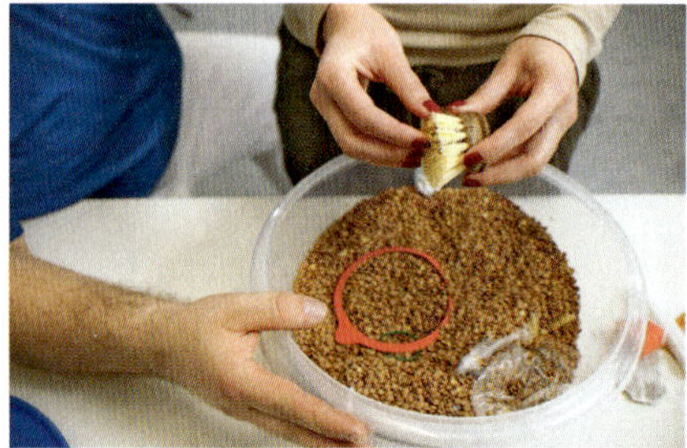

Berührungsreize mit unterschiedlichen Materialien

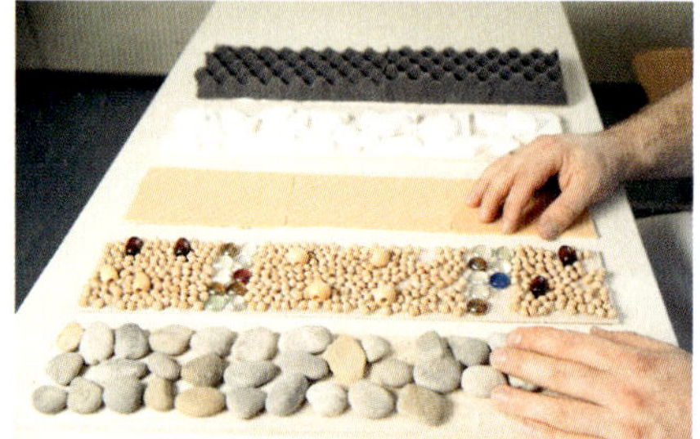

Erkennen unterschiedlicher Materialien und Formen

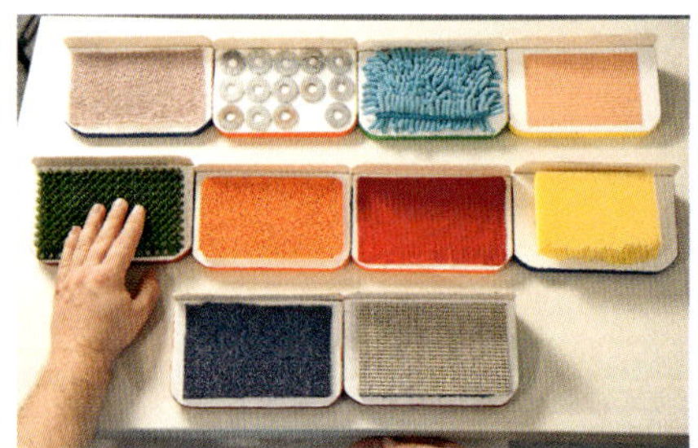

Diskrimination unterschiedlicher Oberflächen

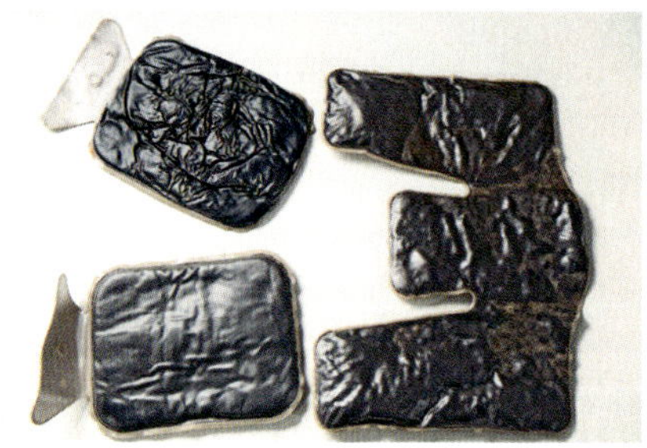

Wärmeapplikation mit Moorpackungen

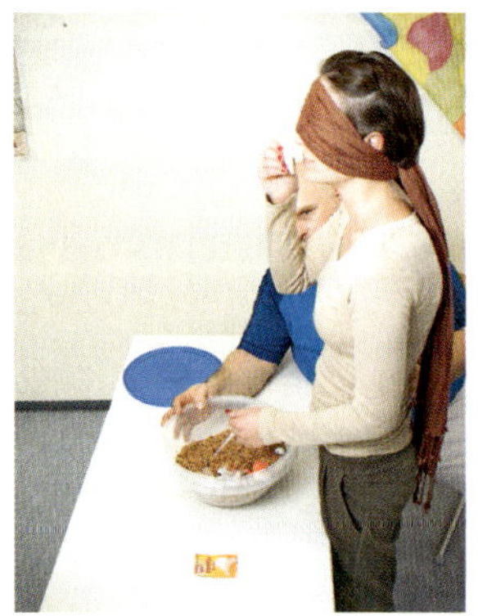

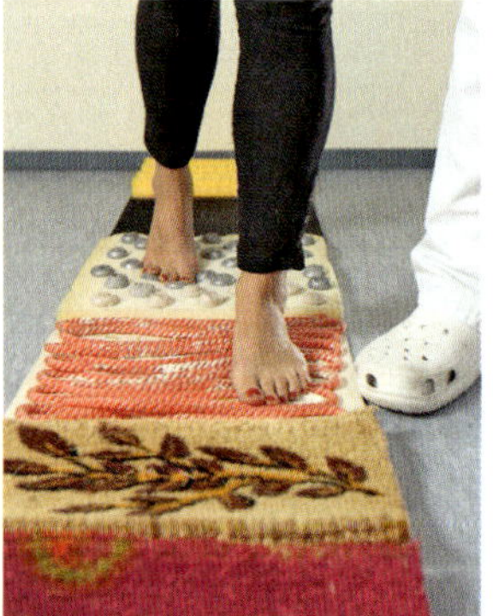

Abb. links:
Einsatz von zusätzlichen Sinnen, z. B. olfaktorisch und auch mit Visus

Abb. rechts:
Sensi-Parcours

5.9 Koordinationstraining 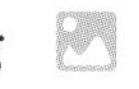

Das Koordinationstraining gehört zu den aktiven motorisch-funktionellen Behandlungsmaßnahmen. Als Koordination wird die Fähigkeit bezeichnet, Bewegungen oder Handlungen schnell und/oder zielgerichtet, auf ökonomische Weise, präzise und harmonisch durchzuführen. Sie ist ein perfektes Zusammenspiel von Sinnesorganen, zentralem- und peripherem Nervensystem sowie der Skelettmuskulatur und befähigt zu einer effektiven Umsetzung von Schnelligkeit, Beweglichkeit, Ausdauer sowie einer guten Kraftdosierung. Koordination ist eine unbewusste, automatische Aktivität, die sich primär über die propriozeptive Sensorik reguliert.
Das Koordinationstraining besteht im Wesentlichen aus einer hohen Anzahl von zielgerichteten, sich stets gleich wiederholenden Bewegungen oder Handlungen, um diese im Rahmen eines Bewegungsmusters zu verinnerlichen. Eine gute Koordination zeichnet sich dadurch aus, dass bei der Durchführung des Bewegungsmusters keine bewusste Anstrengung und Aufmerksamkeit erforderlich ist.
Bei Koordinationsstörungen kommt es zu unharmonischen Bewegungsabläufen.

Gründe dafür können sein:

- falsch erlernte Bewegungsmuster (z. B. von Kindheit an oder als Kompensationsmuster bei Z. n. Schlaganfall)
- Schädel-Hirn-Trauma
- Schlaganfall
- Encephalomyelitis disseminata (MS)
- periphere Nervenverletzungen
- Tourette-Syndrom
- Down-Syndrom
- infantile Zerebralparese
- Parkinson
- Autismus (Asperger-Syndrom)
- toxische Schäden des ZNS durch Alkohol-, Medikamenten-, Drogenabusus
- etc.

Es werden zwei Arten von Koordination unterschieden:

- **Grobmotorische Koordination** (Ist das Zusammenspiel zwischen linker und rechter Körperhälfte bzw. der Extremitäten in Bezug auf gröbere Bewegungen, wie z. B. Gehen, Springen, Hampelmann, Klettern usw.)
- **Feinmotorische Koordination** (Ist das Zusammenspiel von Armen, Händen und Fingern mit- und untereinander sowie in Kombination mit und ohne Einsatz des Visus, z. B. Augen-Hand-Koordination)

Der Aufbau des Koordinationstrainings hängt immer von den Ressourcen und Defiziten sowie dem Alter des Patienten und dem Therapieziel ab. Während Kinder spielerische Übungen, wie z. B. das Hüpfen in einer Hüpfburg oder das Werfen mit Bällen durchführen, können Erwachsene altersgerechte Äquivalente, wie z. B. Hometrainer oder Dartwerfen einsetzen. Zu Beginn müssen physiologische Bewegungsmuster erlernt werden. Daher sollten diese bewusst und langsam ausgeführt werden. Handlungsketten, wie z. B. das Gehen, werden in einzelne Bewegungsaufgaben gegliedert, die nach und nach eingeübt werden. Die Ausführung wird vom Therapeuten verbal angeleitet und kann durch zusätzliche Stimuli (Streichen, Klopfen, Drücken) sowie passive Bewegungen unterstützt werden. Hat der Patient die einzelnen Bewegungsaufgaben internalisiert (verinnerlicht) so können die Übungen kombiniert werden. Erst dann werden Schnelligkeit und Kraft des komplexen Bewegungsablaufes trainiert.

Ziele der Ergotherapie:

- Verbesserung von Bewegungsabläufen der grobmotorischen Koordination
- Verbesserung der Körperwahrnehmung und der Wahrnehmungsverarbeitung
- Verbesserung der Bewegungsabläufe in der feinmotorischen Koordination
- Verbesserung der Ausdauer
- Verbesserung der Kraftregulation
- Verbesserung der Augen-Hand-Koordination
- Förderung der Mal- und Schreibentwicklung
- Verbesserung der Beweglichkeit und der Geschicklichkeit
- Entwickeln einer eindeutigen Händigkeit
- etc.

Merke:

- Gerade bei Kindern ist eine motorische Frühförderung besonders sinnvoll, da hier die besten Ergebnisse erzielt werden können!
- Beim Koordinationstraining ist eine hohe Zahl an Wiederholungen notwendig, um die Bewegungsmuster zu verinnerlichen!
- Im Koordinationstraining ist es wichtig, sich bewusst auf die durchgeführten Bewegungen zu konzentrieren und keine weiteren Tätigkeiten wie Fernsehen, Unterhalten, ein Buch lesen etc. nebenher durchzuführen.

Beispiele für den Einsatz von Materialien im Koordinationstraining:

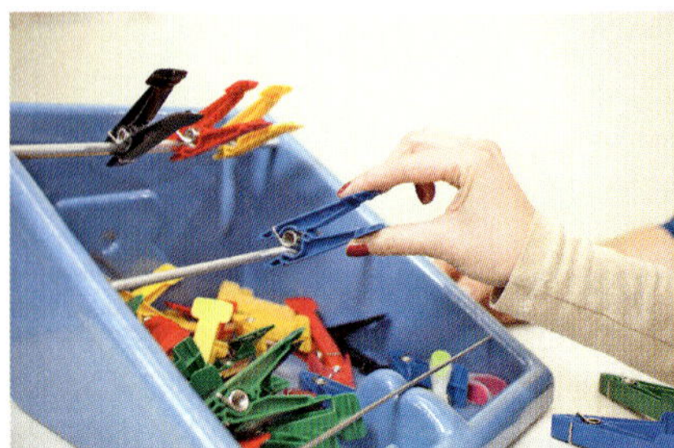

Präzises Anbringen von Wäscheklammern

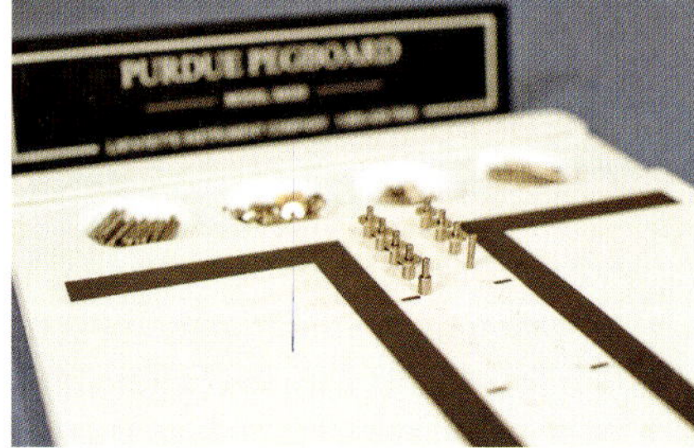

Feinmotorische Übungen durch Stecken von Stiften, Hülsen und Scheiben

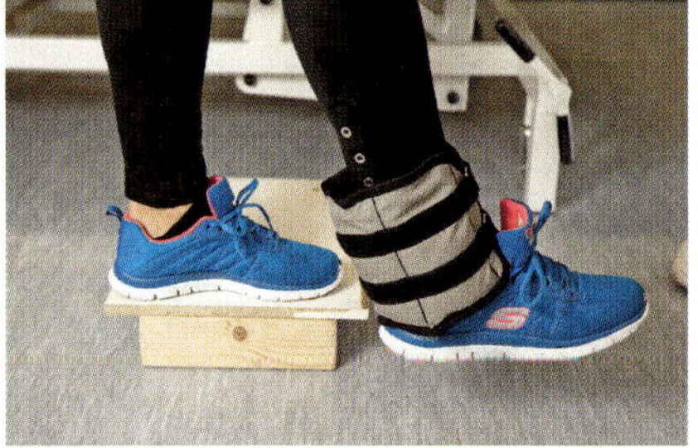

Schwingen des Beines als vorbereitende Teilübung des Gehens (mit Gewichtsmanschette zum Kraftaufbau- oder Ausdauertraining).

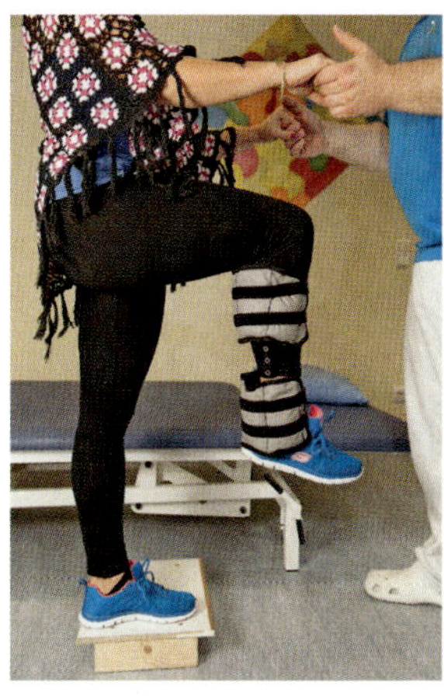

Anziehen des Beines als vorbereitende Teilübung des Gehens

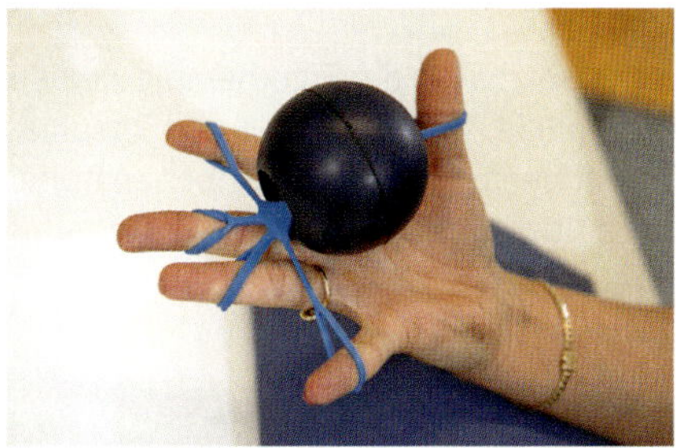

Kontrolliertes Strecken der Finger gegen Widerstand

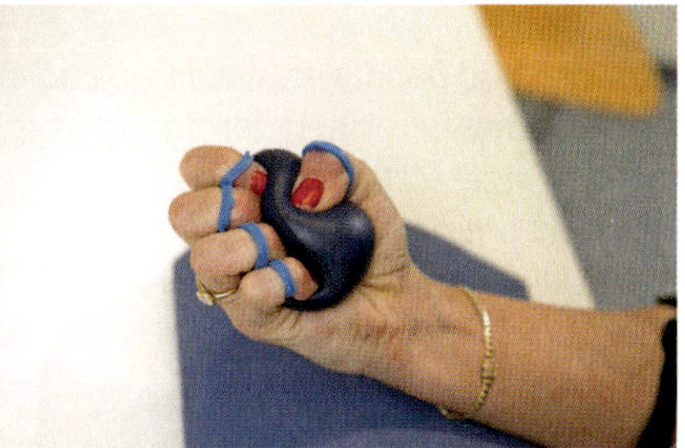

Kontrollierter Faustschluss gegen Widerstand

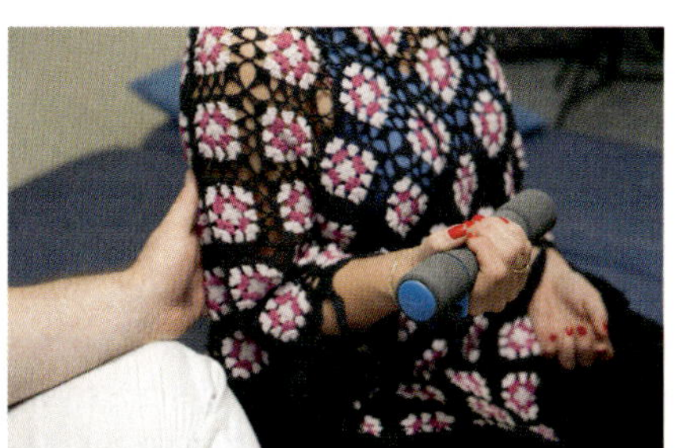

Physiologische Bewegung gegen leichten Widerstand

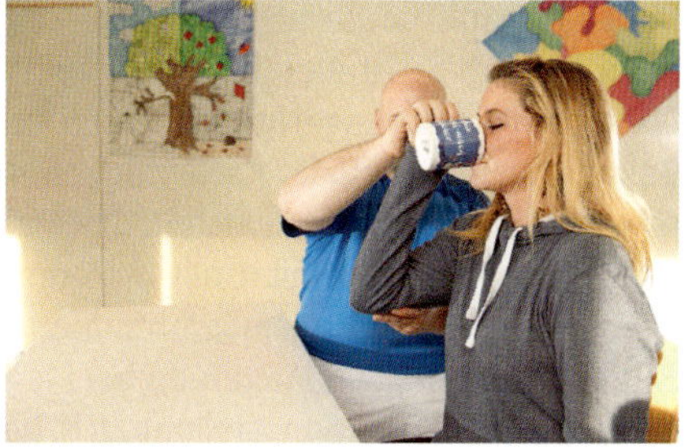

Unterstützung im ADL-Bereich durch therapeutisches Führen zum Erlernen von Bewegungsmustern durch sinngebende Handlungen

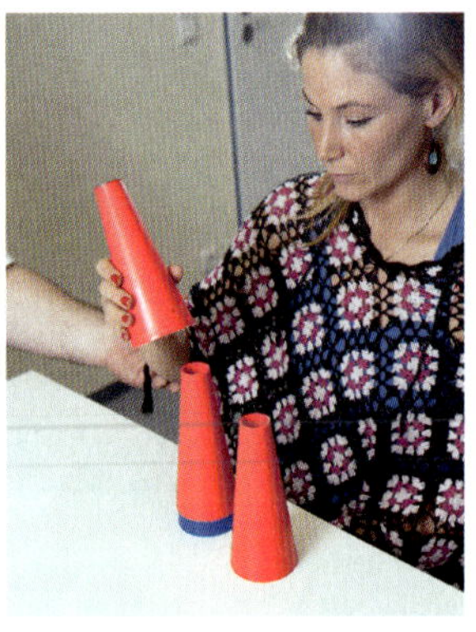

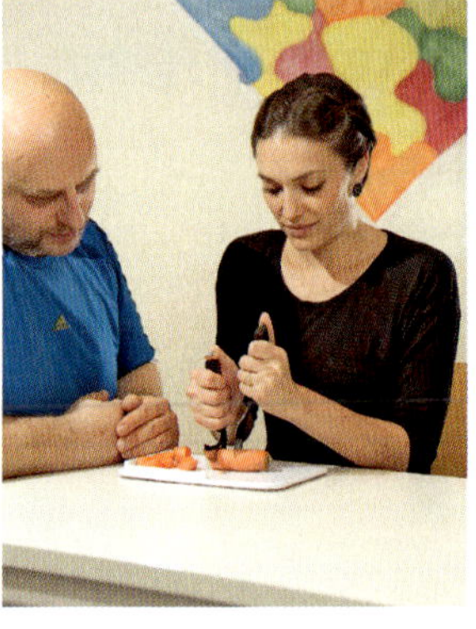

Abb. links:
Training der Augen-Hand-Koordination mit Hilfe funktioneller Spiele

Abb. rechts:
Training der gezielten Kraftdosierung im ADL-Bereich sowie das Erleichtern von Tätigkeiten durch Adaptionen (hier Gabel mit verdicktem Griff und Winkelmesser)

5.10 Schienen und Bandagen

Schienen und Bandagen sind in vielen Gebieten einsetzbar. In der Ergotherapie werden sie oft in den Bereichen der Handchirurgie, Orthopädie, Unfallchirurgie und Rheumatologie eingesetzt. Der Einsatz von Schienen setzt genaue Kenntnisse über anatomische und physiologische Zusammenhänge sowie über die Grenzbereiche krankhafter Entwicklungen voraus. Ob und welche Schiene zur Anwendung kommt, richtet sich immer nach dem Krankheitsbild, sowie dessen Verlauf bzw. Stadium.

5.10.1 Lagerungsschienen

Lagerungs- bzw. Nachtschienen werden häufig zur Fixation von Gelenken eingesetzt, um bestimmte Körperbereiche, z.B. post OP (nach der Operation), bei Deformationen etc. ruhigzustellen bzw. zu stabilisieren und evtl. Spastizitäten zu vermeiden. Außerdem dienen Lagerungsschienen auch der Kontrakturprophylaxe (für Streck- und Beugekontrakturen), der Korrektur von Handdeformitäten bei Arthritis und Arthrosen sowie bei angeborenen Fehlstellungen, z.B. Radiusaplasie (angeborener, totaler Radiusdefekt; meist kombiniert mit weiteren Fehlbildungen an Skelett und inneren Organen), Ulnaaplasie und Beindeformitäten, wie z.B. X- und O-Beine. Sie werden auch zur Schmerzlinderung, zur Lagerung bei Plegien und Paresen bei Z.n. Schlaganfall sowie zur Lagerung in Funktionsstellung, z.B. bei Querschnitt, eingesetzt und dienen zur Stabilisierung, z.B. bei Frakturen und Band-/Sehnenrupturen usw.
Beispiele für Lagerungsschienen sind z.B. der Johnstone-Splint zur Kontrakturprophylaxe bzw. zum sanftem Aufdehnen von bestehenden Kontrakturen, Oberarm-Lagerungsschiene zur Fixation des Oberarmes nach Fraktur, Daumenschiene zur Stabilisierung des Sattelgelenkes, Oval-8 Schienen zur Stabilisierung von Gelenken bei Deformationen und Fixation bei Frakturen in den Fingern etc.

5.10.2 Funktionsschienen

Funktionsschienen dienen vorrangig dazu, Bewegungen zu stabilisieren, achsengerecht zu arbeiten, Narbengewebe zu dehnen, Bewegungen zu ermöglichen und zu fördern, Gelenke zu schützen, Schmerzen zu lindern, Kontrakturen zu verhindern und zu lösen sowie operativ erreichte Ergebnisse zu erhalten. Beispiele für Funktionsschienen sind z. B. die Hallux-Valgus-Schiene zur Entlastung der großen Zehe, Anti-Ulna-Deviationsschiene (AUD-Spange) zur Stabilisierung der Fingergrundgelenke und dem Vorbeugen von Deformationen, Schwanenhalsringe zur Verhinderung der Überstreckung in den Fingermittelgelenken, Daumensattelgelenkschiene (DSG-Schiene) zur Stabilisierung bei Belastung und Schmerzreduktion, Handgelenkbandage zur Stabilisierung bei Belastung, Quengelschienen zur Dehnung von verkürzten Bändern und geschrumpfter Gelenkkapsel sowie verkürzter Muskel-Sehneneinheit und Lösung von Sehnenverklebungen.

5.10.3 Bandage zur Gelenkkorrektur  

Bei Erkrankungen des rheumatischen Formenkreises, insbesondere bei der chronischen Polyarthritis, kommt es neben anderen Gelenken auch im Fingergrundgelenk (**M**eta**c**arpo**p**halangealgelenk) zu einer Destruktion. Dies führt zu einer Abweichung der Finger in Richtung Ulna (Elle). Die Ulnardeviation (pathologische, zur Ellenseite gerichtete Achsenabweichung) kann durch das Anlegen eines sog. VAINIO-Verbandes mit Hilfe einer Bandage korrigiert werden. Durch eine einfache Wickeltechnik lässt sich so einer Fehlstellung der Finger entgegenwirken. Der Vainio-Verband unterstützt das Handgewölbe, stützt das Handgelenk und korrigiert die ellenseitige Abweichung der Finger. Er kann sowohl tagsüber, während der Arbeit, als auch nachts getragen werden. Zum Anlegen des Verbandes sollte eine 4 cm breite Binde (elastisch oder unelastisch) verwendet werden.

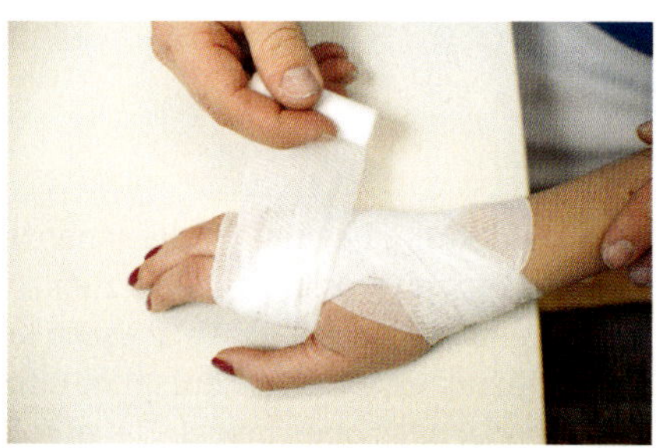

Bandage zur Gelenkkorrektur

Eine Wickelanleitung des Vainio-Verbandes befindet sich als PDF-Datei auf der DVD. 

5.10.4 Bandage zur Stumpfwicklung 

Um nach einer Amputation eine prothetische Versorgung gewährleisten zu können, ist es wichtig, den Stumpf nach der Operation in eine konische Form zu bringen, an die später die Prothese angepasst wird. Zur Formung des Stumpfes können Wickeltechniken oder Medien eingesetzt werden. Ein weiteres Ziel der Kompression ist auch eine bessere Durchblutung des Narbengewebes, die zu einer Verminderung von Schmerzen und besserer Wundheilung führt.
Eines der Medien ist z. B. ein sog. Silikonliner, der an der Amputationsstelle einen möglichst vollflächigen und gleichmäßigen Druck erzeugt und so den Stumpf in Form bringt. Daher ist beim Anziehen des Liners unbedingt darauf zu achten, dass am Stumpfende keine Luft eingeschlossen wird. Um Hautreizungen zu vermeiden, kann die Haut im Randbereich des Liners z. B. mit Bodylotion eingecremt werden. Ein Nebeneffekt des Liners kann eine anfänglich vermehrte Schweißbildung am Stumpf sein,

die sich jedoch nach einiger Zeit selbständig reguliert. Weiterhin ist darauf zu achten, dass der Liner regelmäßig nach jedem Tragen gereinigt wird.
Eine Methode ist das Wickeln des Stumpfes mit Bandagen. Postoperativ kann es sinnvoll sein, dieser Methode den Vorzug zu geben. Sie ist zwar aufwendiger, hat aber den Vorteil, dass gezielter auf das Ödem eingegangen werden kann. Wichtig ist, dass die Bandagen nur von geschultem Personal angelegt werden, um eine Verformung bei falscher Wicklung oder eine Sauerstoffunterversorgung wegen zu starker Kompression zu vermeiden. Die Wicklung erfolgt immer von distal nach proximal mit abnehmendem Zug, z. B. nach Baumgartner, um eine konische Form des Stumpfes zu erreichen.

Beispiel für eine Stumpfwicklung am Unterschenkel:

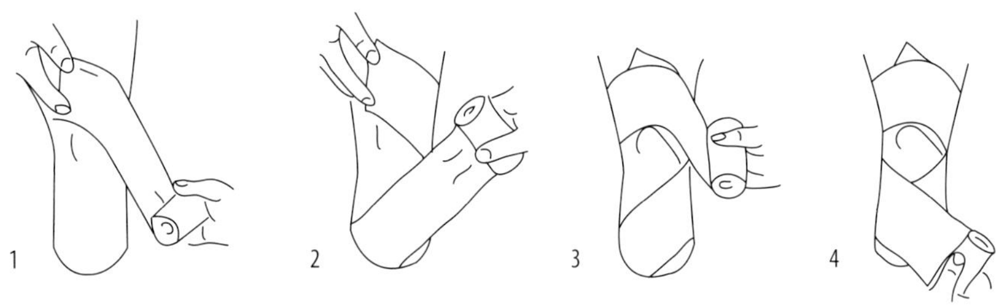

1. Die Wicklung beginnt an der Innenseite des Oberschenkels, etwas oberhalb der Patella und wird diagonal bis zum lateralen Ende des Stumpfes ausgezogen. Zur Anwendung kommt eine elastische Kompressionsbinde.
2. Die Bandage wird von dorsal her um das Stumpfende gewickelt und von vorne diagonal nach oben gelegt. Dabei sollte ein guter Zug auf der Bandage sein.
3. Nun wird die Binde, oberhalb der Patella, von hinten einmal um den Oberschenkel gewickelt.
4. Die Binde kommt nun von der Rückseite des Knies, wird diagonal über das Stumpfende gelegt und mit Zug, von hinten diagonal zurück zur Innenseite des Oberschenkels gezogen. Nun wird die Prozedur ährenförmig solange mit überlappenden Wicklungen wiederholt, bis der Stumpf bedeckt ist. Zu beachten ist, dass die Festigkeit der Wicklung von dorsal nach proximal abnimmt und eine gleichmäßige Druckverteilung besteht. Um an Knochenpartien einen zu hohen Druck zu vermeiden, können kleine Wattekissen als Polsterung verwendet werden. Die Patella muss beim Verbinden ausgespart oder mit Hilfe von Wattekissen umkleidet werden.

Beachten Sie, dass bei Patienten mit Diabetes mellitus, z. B. wegen Durchblutungsstörungen, und Patienten mit Sensibilitätsstörungen wegen Hyper- bzw. Hyposensibilität besondere Vorsicht geboten ist. Es muss eine regelmäßige Kontrolle stattfinden!

Nach der Entlassung aus der Klinik übernimmt die Aufgabe der Binde ein Kompressionsstrumpf, der vom Patienten selbst angezogen werden kann. Ist das Stumpfvolumen über einen längeren Zeitraum stabil, kann mit der prothetischen Versorgung begonnen werden. Der Kompressionsstrumpf oder Liner sollte zu Beginn der Versorgung immer wieder angelegt werden, wenn die Prothese, die am Anfang immer nur kurz zur Anpro-

be angezogen wird, wieder abgenommen wird. Im späteren Verlauf wird die Prothese immer häufiger getragen und macht eine weitere Kompression überflüssig.
Wichtig ist auch eine korrekte Lagerung des Stumpfes, um Kontrakturen zu vermeiden. Er sollte nicht über die Bettkante hängen, bei Verwendung eines Rollstuhles auf einer harten Unterlage gelagert werden, kein Kissen in der Kniekehle liegen haben und in Rückenlage gerade auf der Matratze liegen (feste Matratze verwenden, so dass das Becken nicht einsinkt). Weiterhin sollte sich kein Kissen unter dem Rücken befinden, da dies zu einer Kippung des Beckens und zur Hüftflexion führt. Es sollte sich kein Kissen zwischen den Beinen befinden, da dies eine Kontraktur der Abduktoren fördert, und das häufige Übereinanderschlagen der Beine sollte ebenfalls vermieden werden, da es hier zu einer Kontraktur der Adduktoren kommen könnte.

5.11 Handfunktionstherapie 

Die Hände sind die am häufigsten verwendeten Werkzeuge unseres Körpers und essentiell für unser Lernen und Überleben. Ein Defizit der Bewegung in den Händen bedeutet immer eine hohe Einschränkung in der Lebensqualität. Daher ist es essentiell, dass diese Arbeitsgeräte immer funktionsfähig bleiben. Bedingt durch Krankheiten oder Unfälle kann es zu Einschränkungen in der Handfunktion kommen.

Die häufigsten Krankheiten und Unfälle der Hände sind:

- Frakturen (in den Schulter-, Arm- und Handknochen)
- Schnitt-, Stich-, Brand-, Quetschverletzungen an Arm, Hand und Finger
- (Teil-)Amputationen (Finger, Daumen, Hand, Unterarm etc.)
- Dupuytren-Kontraktur (eine gutartige Erkrankung des Bindegewebes der Handinnenfläche)
- Carpaltunnelsyndrom (CTS) (Kompressionssyndrom des Nervus medianus im Bereich der Handwurzel)
- Chronische Polyarthritis (eine entzündliche Systemerkrankung, deren Hauptmerkmal eine Gelenkentzündung ist)
- CRPS (M. Sudeck) (eine chronische neurologische Erkrankung, die nach einer Weichteil- oder Nervenverletzung, häufig in Zusammenhang mit der Fraktur einer Extremität, auftritt)
- Apoplexie (die Folge einer in der Regel „schlagartig" auftretenden Durchblutungsstörung oder Blutung im Gehirn)
- Encephalomyelitis disseminata (MS) (herdförmig auftretende Hirn- und Rückenmarkentzündung)
- Arthrotische Erkrankungen, z. B.
  - Herberden- Arthrose (idiopathische Arthrose der Fingerendgelenke *DIP*),
  - Bouchard-Arthrose (Arthrose der Fingermittelgelenke *PIP*),
  - Rhizarthrose (Arthrose des Daumensattelgelenkes *Articulatio carpometacarpalis pollicis*)
- Sehnenverletzungen, z. B. Beugesehnen, Strecksehnen, Sehnentransposition (operative Verlegung der Sehne und ihres Ansatzes an eine andere Stelle)
- Kontrakturen einzelner Gelenke
- Bewegungseinschränkung durch Narbenbildung
- usw.

Ziele der Ergotherapie:
- Förderung der Mobilität in Arm, Hand und Finger
- Steigerung/Erhalt der Handkraft
- Steigerung/Erhalt der Ausdauer
- Förderung der Greiffunktionen
- Förderung/Erhalt der Koordination
- Statuserhalt

Therapie:
Vor dem Beginn der Therapie muss eine ausführliche Befunderhebung über die Ressourcen, Defizite, Problematiken und Wünsche des Patienten, die sich aus der Erkrankung ergeben, mögliche Schmerzen und Ödeme, Muskelfunktionsprüfung, Kraftmessung, Palpation, Gelenkmessung, Ödemmessungen, Sensibilitätsprüfungen etc. stattfinden.
Um den Therapieerfolg zu steigern, ist es sinnvoll, vor der Behandlung die Hand/den Arm passiv aufzuwärmen, z. B. durch eine Heizdecke, ein Heizkissen, warmes Erbsen- oder Linsenbad etc. Achten Sie hier auf mögliche Kontraindikationen (z. B. CRPS, Arthritis etc.). Weiterhin kann, vor allem bei Narbenbildung, die Haut durch Lotionen und Paraffinbäder beweglich und dehnbar gemacht werden. Vor den aktiven Übungen ist eine passive Mobilisation der Gelenke mit Dehnung der Sehnen, falls erforderlich, zu empfehlen, um die aktive Beweglichkeit zu erhöhen.
Gerade in der Handfunktionstherapie können meist schnelle und gute Erfolge erzielt werden. Dies gelingt jedoch nur, wenn der Patient außerhalb der Therapiestunden häufig zu Hause übt. Daher ist es wichtig, den Patienten Übungen mit nach Hause zu geben. Dies kann durch das Führen eines Therapietagebuches durch den Patienten, unterstützt werden.
Welche Übungen in der Therapie mit dem Patienten durchgeführt werden, ist immer abhängig von seiner Erkrankung, den Ressourcen und Defiziten. Daher können hier nicht alle Möglichkeiten aufgezählt werden. Einige Möglichkeiten sind:
- Großflächige Wischübungen und Verschieben von Gegenständen auf dem Tisch (für Schulter, Ellenbogen und Handgelenke)
- Kleine Sandsäckchen mit Hilfe von zwei chinesischen Essstäbchen aufheben (für Handgelenk und Finger)
- Diverse Übungen mit Therapieknete (für die ganze Hand und Finger)
- Diverse funktionelle Spiele (Solitär, Mensch-ärgere-dich-nicht, Dame etc.) (für Arm, Hand und Finger)
- Pro-/ Supinationsübungen beim Verwenden von Spielkarten (für Handgelenk und Finger)
- Verschiedene Wurfübungen mit Bällen (für Schulter, Arm und Hände)
- Alltagsübungen wie Schnürsenkel binden, Stricken, Häkeln, Reißverschlüsse öffnen und schließen, Hände waschen und eincremen, Bügeln, etc.)
- usw.

Obwohl hier der Fantasie keine Grenzen gesetzt sind, haben die häufigsten Übungen immer etwas mit der Greiffunktion in den Fingern zu tun. Daher finden Sie auf der DVD einige Handfunktionen und Bewegungen, die der Patient mehrmals täglich mit bis zu 10 Wiederholungen pro Übung selbständig durchführen kann.

Beispiele für Handfunktionen und -bewegungen mit Therapietagebuch finden Sie als PDF-Datei auf der DVD. 

Merke:
- Das Aufwärmen des betroffenen Armes oder der Hand muss **mindestens 15 min** erfolgen, um auch eine Erwärmung der tiefen Gewebeschichten und Gelenke zu gewährleisten! (Auf mögliche Kontraindikationen [z. B. CRPS, Arthritis etc.]) achten!)
- Um dem Patienten die volle Therapiezeit zukommen zu lassen, kann der Patient 15 min vor der Therapie bereits selbständig mit der Wärmeapplikation beginnen.

5.12 Gelenkschutz  

Als Gelenkschutz bezeichnet man den sorgsamen und schonenden Umgang mit den Gelenken im Alltag, bei Belastung durch Zug, Druck und/oder Drehung, sowie die richtige Lagerung im Ruhezustand.
Ziele des Gelenkschutzes sind:
- Vorbeugen von Deformitäten
- Stabilisierung von Gelenken
- Vermeidung von Fehlbelastungen
- Vermeidung bzw. Reduzierung von Schmerzen
- Erhaltung der Mobilität und Beweglichkeit in den Gelenken
- Bessere Kraftübertragung durch bewusste physiologische Bewegungen und Einsatz von Hebelkräften
- Schutz vor Überbelastung
- Förderung der Durchblutung

Der Gelenkschutz basiert auf der Unterscheidung zwischen Bewegung und Belastung. Während bei dynamischer Bewegung die Gelenkstellungen immer wieder geändert werden und mit Hilfe von Hebeln die Krafteinwirkung auf das Gelenk reduziert wird, wirken bei Belastung starke Kräfte auf die jeweiligen Gelenkstrukturen ein. Dies geschieht z. B. beim Tragen von schweren Gegenständen (Koffern, Taschen, Bier- oder Mineralwasserkästen), beim Auswringen von nassen Handtüchern, ständiger statischer Arbeit, wie z. B. Haltetätigkeiten etc.
Durch pathomechanische und pathophysiologische Bewegungen sowie Überbelastung bei gestörter Biomechanik kommt es zu einem Circulus vitiosus (schädlicher Kreis oder Teufelskreis).
Rheumatische Erkrankungen (z. B. CP), jahrelange Fehlbelastung usw. haben Destruktionen in den Gelenken zur Folge. Diese verursachen Schmerzen. Es kommt zu schmerzbedingten Funktionseinschränkungen, gefolgt von Fehlhaltungen und späteren Fehlstellungen. Über einen längeren Zeitraum folgen Kontrakturen an Muskeln, Sehnen und Gelenken sowie Instabilität der Gelenke und Muskelschwäche. Diese bedingen sich gegenseitig und führen wiederum zu Schmerzen.
Der Gelenkschutz beinhaltet in der Ergotherapie unterschiedliche Elemente. Dazu gehören das Versorgen und Anpassen von therapeutischen und technischen Hilfsmitteln, Beratung in Bezug auf Einrichtung und Umbau von Wohnungen (Treppenlifter, Barrierefreiheit, etc.), Anpassen des Arbeitsplatzes (Ergonomie und Greifraum), eine Anleitung zur Änderung des Verhaltens in der Freizeit, im Alltags- und Berufsleben,

prä- und postoperatives Funktionstraining sowie die Versorgung mit Lagerungs- und Korrekturschienen.
Die Beachtung des Gelenkschutzes wirkt sich positiv beeinflussend auf Entzündungen oder drohende Fehlstellungen aus.
Der Gelenkschutz kann auf unterschiedliche Weise erfolgen:

- Passiv, z. B. durch Bandagen, Schienen, Spangen, Deformations-Korrektur-Ringe (z. B. Knopfloch-/Schwanenhalsring)
- Aktiv, z. B. durch richtiges Sitzen, korrektes Stehen, bewusstes Gehen, körpernahes Tragen von Gegenständen, Kräftigung der Muskulatur durch gelenkschonende Übungen (ohne bis zu leichtem Widerstand und/oder minimalem Gewicht)
- Durch Hilfsmittel, z. B. Winkelmesser (ergonomische Haltung des Messers), Schraubdeckelöffner (nutzen die Hebelkraft zum Öffnen von Gläsern und Flaschen), Bügelscheren (sind selbstöffnend und nutzen die gesamte Hand beim Schneiden), Griffverdickungen (erleichtern das Halten von Gegenständen und erhöhen die Fläche, auf die Druck ausgeübt wird), höhenverstellbare Tische und Stühle (zum Einrichten eines ergonomischen Arbeitsplatzes), Strumpfanzieher (zum gelenkschonenden Anziehen der Kompressionsstrümpfe), etc.

Der Sinn des Gelenkschutzes ist nicht, so wenig wie möglich zu tun, sondern eine starke Belastung der Gelenkstrukturen und die daraus resultierende Überbelastung zu vermeiden. Gelenkschutz ist auch keine Therapieform sondern eine Umstellung und Umschulung des Denkens in Bezug auf Lebens- und Verhaltensweisen. Für eine erfolgreiche Umsetzung ist die Bereitschaft zur Eigenverantwortung und ständige Beachtung der Gelenkschutzregeln sowie das Einbeziehen von Angehörigen und Arbeitskollegen enorm wichtig. Je früher die Verhaltensweisen angewendet werden, desto positiver wirkt sich dies auf die Erkrankung aus. Wichtig ist, dass auch in schmerzfreien Phasen weiterhin auf die Einhaltung der Gelenkschutzregeln geachtet wird, um ein verbessertes Wohlbefinden zu erhalten.

Für die Bewältigung des Alltags im Sinne des Gelenkschutzes können z. B. folgende Maßnahmen eingesetzt werden:

- Durchwärmen der Gelenke mit Hilfe von Bädern (Baden statt Duschen mit anschließendem Warmhalten durch entsprechende Kleidung.)
- Tägliche, langsame gymnastische Übungen ohne Widerstand und Gewichte zur aktiven Mobilisation aller Gelenke
- Verwenden von Hebeln und entsprechenden Hilfsmitteln für einen ökonomischen Krafteinsatz
- Einhalten eines physiologischen Bewegungsablaufes und der achsengerechten Gelenkstellung (vor allem im Handgelenk, z. B. beim Schneiden mit Messern sollten adaptierte Messer, z. B. sog. Winkel-Messer [siehe Kapitel Adaptionen] verwendet werden)
- Beachten der eigenen Belastungsgrenzen
- Sinnvolles Einplanen von Arbeits- und Ruhepausen zur Entlastung der Gelenkstrukturen und Erholung des Körpers
- Einsetzen von elektrischen Geräten (z. B. Dosenöffner) und Hilfsmitteln (z. B. Griffverdickungen), um Gelenke zu schonen und übermäßigen Krafteinsatz zu vermeiden
- Verwenden der ganzen Hand anstelle von 3 Fingern (Schere → Bügelscheren verwenden)

- Einsetzen von beiden Händen auch beim Anheben leichter Gegenstände (z. B. Tasse Tee/Kaffee)
- Körpernahes Tragen von Gegenständen evtl. unter Einsatz von Tragehilfen
- Vermeiden von langen, einseitigen und schlecht koordinierten Belastungen
- Hilfe von anderen Personen annehmen bzw. sie um Hilfe beim Tragen von schweren Gegenständen bitten
- Abwechselnde Tätigkeiten im Sitzen, Stehen, Gehen
- Verzicht auf überflüssige Aktivitäten

Gelenkschutzregeln:

Bewegungsoptimiertes und achsengerechtes Arbeiten

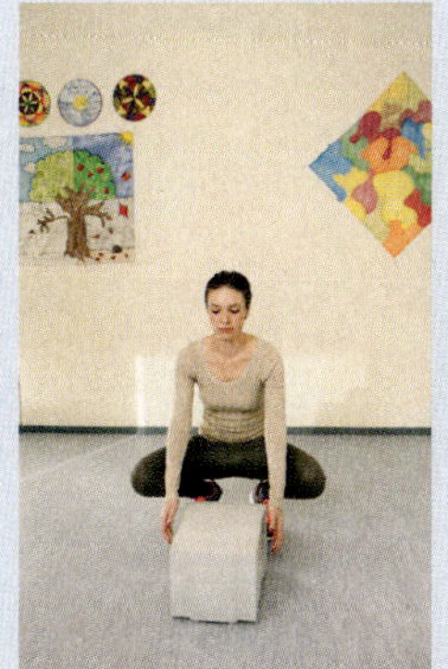

Finger, Arm und Unterarm sollten eine gerade Linie bilden, um die Gelenkbelastung zu minimieren und die Kraftübertragung zu maximieren.
Beim Anheben von schwereren Gegenständen vom Boden sollte auf einen geraden Rücken und gleichmäßige Gewichtsverteilung auf beide Beine geachtet werden. Die Hauptarbeit erfolgt durch die Beinmuskulatur.

Eine Anleitung zum richtigen Heben finden Sie als PDF-Datei auf der DVD.

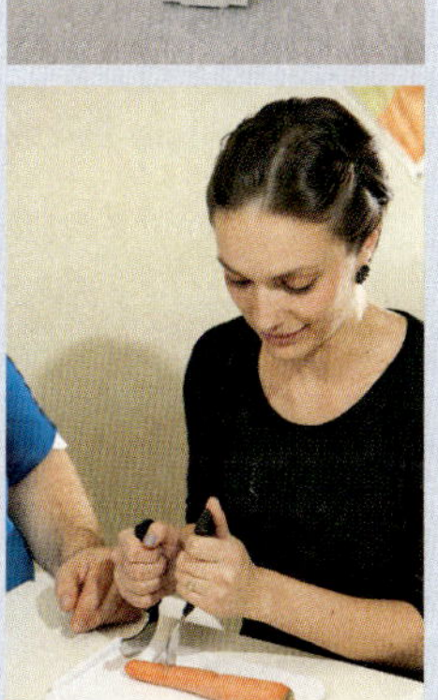

Einsatz von Hilfsmitteln, wie z. B. Winkelmesser (Messer mit ergonomischem Griff) und andere ergonomische Werkzeuge verringern die Belastung auf das Gelenk.
Zur Gelenkstabilisierung können Orthesen und Bandagen eingesetzt werden.
Die Bewegung sollte immer gerade, vor dem Körper und auf direktem Wege erfolgen.
Die Hauptarbeit sollte i.d.R. immer in den großen Gelenken liegen, da hier die Muskulatur am stärksten und die Gelenke am stabilsten sind.

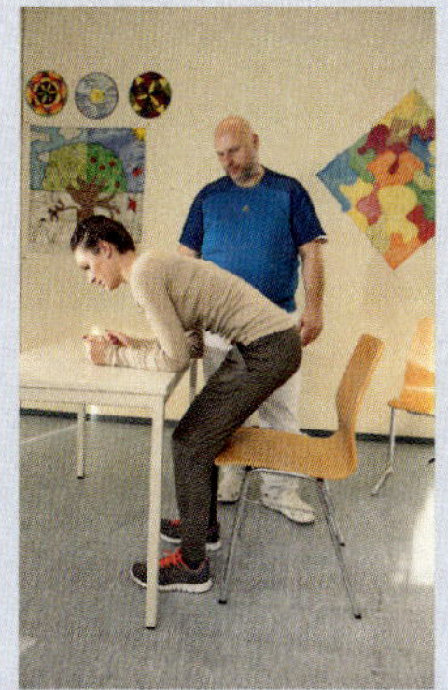

Das Aufstehen sollte mit Schwung erfolgen und kann durch das Aufstützen der Unterarme oder mit der Hand in Faustform (flektierte Grund- und Fingergelenke) und Nullstellung im Handgelenk auf den Tisch unterstützt werden.

Einsatz von Griffverdickungen	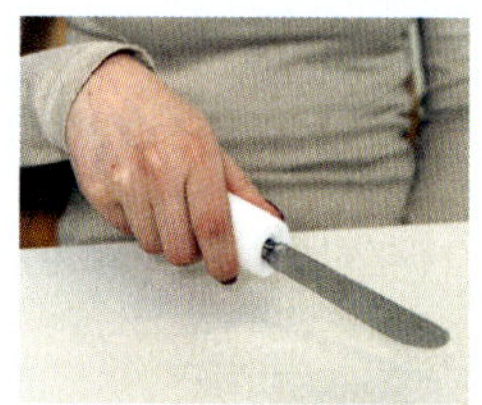 Verdickungen an Griffen (z. B. Besteck, Schlüssel, Türklinken etc.) verringern den Druck auf die Grundgelenke und beugen Fehlstellungen vor. Wichtig! Bei 90-90-Deformität und Knopflochdeformität im fortgeschrittenen Stadium sind Griffverdickungen kontraindiziert!
Vermeidung von Arbeit gegen Widerstand	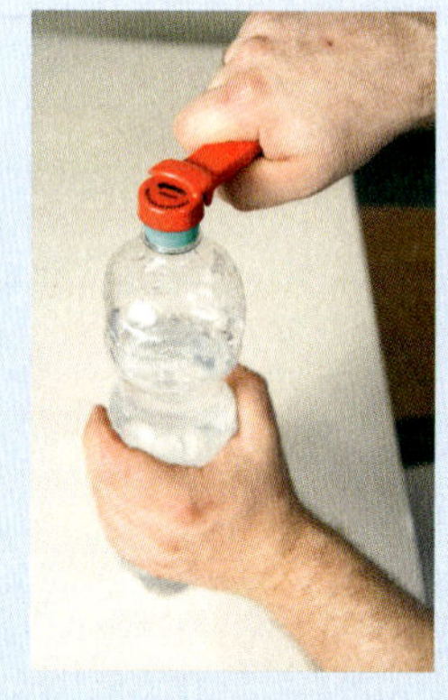 Dies betrifft vor allem die kleinen Gelenke (z. B. Finger). Hier sollte auf einen festen Faustschluss (z. B. beim Öffnen von Flaschen und Gläsern) sowie auf einen kraftvollen Spitzgriff (z. B. Aufdrehen von Schrauben bzw. Muttern, Verwenden von herkömmlichen Wäscheklammern und andere schwergängige Kleinarbeiten) verzichtet werden. Der Einsatz von ergonomischem Werkzeug evtl. mit zusätzlicher Griffverdickung ist indiziert. Bei schwereren Gegenständen ist der Einsatz des ganzen Körpers und eine möglichst große Auflagefläche wichtig.
Vermeidung von Dauerbelastungen	Dazu gehören langwierige statische Haltearbeiten (z. B. Buchhalten beim Lesen) sowie langes Stehen oder Sitzen. Die Vermeidung verhindert Muskelermüdung sowie Muskel- und Gelenkschmerzen.
Einsatz von Hilfsmitteln und Werkzeugen	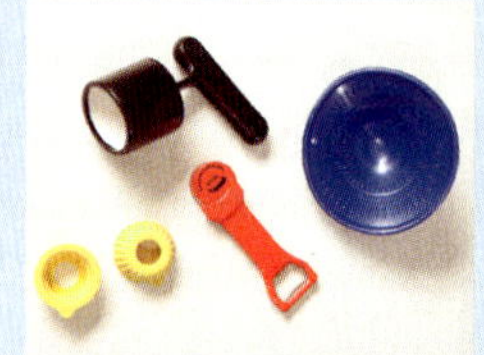 Zur Schonung der Gelenke sind elektrische Werkzeuge (z. B. Dosenöffner, Brotmesser bzw. Brotschneidemaschine, Zahnbürste, Scheren etc.) dem mechanischen Pendant vorzuziehen. Hilfsmittel, wie z. B. spezielle Schraubdeckel- und Flaschenöffner vervielfachen die Kraft durch Hebelwirkungen und reduzieren so den Druck auf Gelenke.
Verteilung bzw. Verminderung von starken Belastungen	Führen Sie Arbeiten vor dem Körper aus, hier ist die Kraft am größten. Setzen Sie (auch bei leichteren Gegenständen) beide Hände ein, um die einzelnen Gelenke zu entlasten. Setzen Sie für schwere Arbeiten den ganzen Körper ein, und versuchen Sie die Last gleichmäßig vor allem auf die großen Gelenke zu verteilen. Mit Hilfe von Rollbrettern (Möbelhunden) können Sie größere Lasten schonend über längere Distanzen bewegen. Setzen Sie lange Hebel ein, um die Kraft zu potenzieren. Körpernahes Tragen minimiert den Kraftaufwand. Nehmen Sie Hilfe bei schweren Gegenständen in Anspruch.
Vermeidung von Erschütterungen der Gelenke	Stöße und Schläge erschüttern das Handgelenk und fördern so die Entzündung in Gelenken. Nutzen Sie spezielle, gepolsterte Schuheinlagen beim Laufen.

(Fortsetzung)	Vermeiden Sie den Einsatz von Werkzeugen, wie z. B. Hammer, grobe Holzfeilen, Spachtel etc. Extreme körperliche Beanspruchungen, wie z. B. Joggen, Springen, Hüpfen, übermäßiges Treppen Herunterlaufen, Kampfsport etc. sollten vermieden werden.
Ergonomisches Arbeiten	Achten Sie auf einen angepassten Arbeitsplatz: Tischhöhe Stuhlhöhe individuell eingestellter PC-Bildschirm angepasster Greifraum, evtl. über Drehstuhl erweiterbar ergonomischer Stuhl für optimale Körperunterstützung usw.
Sinnvoller Einsatz von Aktivität und Pausen	Die möglicherweise eingeschränkte Belastungsfähigkeit sollte akzeptiert werden. Überbelastung fördert Entzündungen, verursacht Schmerzen und schränkt die Beweglichkeit weiter ein. Der Einsatz von regelmäßigen Pausen erhöht die Belastungsfähigkeit. Zu viel Ruhe und zu wenig Bewegung führen zu Funktionseinbußen und Unselbständigkeit. Eine gute Arbeitsorganisation vermeidet unnötige Bewegungen.
Vermeidung von gelenkbelastenden Stellungen	Körperstellungen, wie z. B. Fersensitz, Vierfüßlerstand, Kniebeuge, Handstütz etc. erhöhen den Druck auf Gelenke, führen zu Schmerzen und fördern Gelenkdestruktionen.

Ergotherapeutische Intervention:
Die ergotherapeutische Intervention beinhaltet das funktionelle Training des Patienten, die Versorgung mit Schienen, Training im lebenspraktischen Bereich und die Patientenschulung.
Im funktionellen Training werden zum einen passive und aktive Übungen zum Erhalt des Bewegungsausmaßes der oberen und unteren Extremitäten durchgeführt und zum anderen werden im Training pathologische Bewegungsmuster durch gelenkschonende Bewegungen ersetzt. Oft werden postoperativ speziell auch nur einzelne Gelenke beübt. Generelle Ziele sind die Schmerzreduktion, Verbesserung der Beweglichkeit, Steigerung der Handkraft, Verbesserung der Greiffunktion, der Feinmotorik, der Koordination, der Ausdauer und das Vorbeugen von Deformitäten. Postoperativ folgt die Behandlung den medizinischen Vorgaben der Nachbehandlung unter Berücksichtigung der Gelenkschutzregeln.
Die Schienenversorgung dient dem Schutz des Gelenkes und soll in erster Linie Deformitäten verhindern, eine physiologische Stellung der Gelenke bei Bewegungen unterstützen, Gelenke ruhigstellen und stabilisieren und unerwünschte Achsenabweichungen bei Bewegung und nach Operationen verhindern.
Dazu werden unterschiedliche Schienentypen verwendet:

- stabilisierende Schienen – zur Schmerzlinderung und Funktionsverbesserung im Alltag

- dynamische Schienen – postoperativ zur Funktionsverbesserung und Führung von Gelenkbewegungen
- Funktionsschienen – zur Vermeidung von Deformitäten (z. B. Schusterdaumen, Ulnardeviation, Knopflochdeformität, Schwanenhalsdeformität etc.)
- Lagerungsschienen – für die Ruhigstellung von Gelenken nach Operationen, Entlastung von Gelenken, Verminderung entzündlicher Prozesse, Korrektur von Deformitäten und Verhinderung von Achsenabweichungen

Das Training im lebenspraktischen Bereich (ADL – Activities of Daily Living) beinhaltet das Training von Alltagssituationen unter Berücksichtigung der Gelenkschutzregeln. Bevor das eigentliche Training beginnt, muss eine ausführliche Befunderhebung (idealerweise beim Hausbesuch) mit Hilfe des COPM bzw. DASH oder eines halbstrukturierten Interviews erfolgen, um persönliche Gewohnheiten, Fähigkeiten, Ressourcen, Defizite, Hindernisse bzw. Erschwernisse im Haushalt (Treppen, Türschwellen, zu hoch hängende Schränke, rutschiger Fußboden etc.), aber auch Bedürfnisse und Wünsche des Patienten und des sozialen bzw. familiären Umfeldes zu erheben. Daraus ergeben sich dann ein entsprechendes Trainingsprogramm und eine evtl. Versorgung mit Hilfsmitteln zur Unterstützung des Patienten. Dabei wird das Training daran ausgerichtet, ob ein Patient eine Tätigkeit immer, oft, manchmal oder nie sowie alleine oder mit Unterstützung bzw. unter Einsatz eines Hilfsmittels ausführen kann. Wichtig ist, dass der Patient außerhalb der Therapiezeiten selbständig die neuen Bewegungsmuster einübt. Dabei sollte immer wieder überprüft werden, ob eine Änderung im Arbeitsablauf sowie der Einsatz von Hilfsmitteln notwendig ist und ob diese vom Patienten angenommen werden. Compliance und Akzeptanz des Patienten für seine Situation sowie die Bereitschaft, Hilfsmittel ohne Vorurteile einzusetzen, sind Grundbedingungen für einen Therapieerfolg und müssen immer wieder geprüft und mit dem Patienten besprochen werden.

Bei der Patientenschulung wird der Patient angeleitet, die aufgestellten Gelenkschutzregeln in seinem alltäglichen Umfeld einzusetzen. Dabei ist es wichtig, dass der Patient bereit ist, von alten Gewohnheiten Abschied zu nehmen und diese bewusst durch neue Handlungsschemata zu ersetzen. Er wird für die Erkennung von Fehlbelastungen, unnötigen Bewegungen und die Wahrnehmung seines Körpers sensibilisiert. In der Schulung werden dem Patienten die theoretischen und praktischen Kenntnisse über das jeweilige Krankheitsbild vermittelt und ein Zusammenhang zu den persönlichen Schmerzen, Bewegungseinschränkungen und evtl. Fehlstellungen hergestellt. Der Patient lernt, die Gelenkschutzprinzipien und deren praktische Anwendbarkeit im Alltag evtl. situationsbezogen mit oder ohne den Einsatz von Hilfsmitteln.

Merke:

- Schmerz sollte immer als Warnsignal gesehen und entsprechend darauf reagiert werden
- Häufiges Bewegen bzw. öfter Laufen ist dem Tragen schwerer Lasten vorzuziehen
- Der Einsatz von Hebelkräften evtl. unter Einsatz von Rollen sollte bei schweren Gegenständen immer Anwendung finden
- Körpernahes und großflächiges Tragen (Tragen von Gegenständen auf den Unterarmen anstelle auf den Handflächen ist gelenkschonender)
- Beim Anheben von Lasten den Rücken gesteckt lassen (kein Rundrücken)
- Der Einsatz von Griffverdickungen ist nicht immer indiziert. Z.B: Knopfloch- und 90-90-Deformität → siehe Chronische Polyarthritis

5.13 Hilfsmittel und therapeutische Medien 

Für Hilfsmittel gibt es keine allgemeingültige Definition. Dies liegt daran, dass in den Sozialgesetzbüchern unterschiedliche Begriffsbestimmungen aufgeführt sind. Die Begriffsbestimmung orientiert sich daran, in welchem Zusammenhang der Bedarf an einem Produkt entstanden ist.
Nach dem Krankenversicherungsrecht (Hilfsmittel nach Sozialgesetzbuch V) werden als Hilfsmittel „sächliche medizinische Leistungen, die den Erfolg einer Krankenbehandlung sichern oder eine Behinderung ausgleichen" definiert. Weiterhin muss es sich um ein Produkt handeln, das der versicherte Patient selbst und in der Regel zu Hause anwendet. Das ist die Unterscheidung zu anderen Hilfsmitteln, wie z. B. Skalpellen, die von Ärzten verwendet werden.

Beispiele für Hilfsmittel sind:

- Rollstühle, Rollatoren
- Unterarmgehhilfen
- Sehhilfen (Brillen, Kontaktlinsen, elektronische Vergrößerungsgeräte etc.)
- Hörgeräte
- Inkontinenzprodukte im Pflegebereich
- Kompressionsstrümpfe
- orthopädische Schuhe
- Prothesen
- Schienen
- etc.

Die Hauptaufgabe von Hilfsmitteln besteht darin, ausgefallene oder beeinträchtigte Körperfunktionen wieder herzustellen, zu erleichtern, zu ergänzen, vor den Folgen eines plötzlichen Funktionsausfalls zu schützen oder einen Funktionsausfall zu vermeiden. Dazu gehören auch Zubehörteile, ohne die die Basisprodukte (z. B. Prothesen, Rollstuhl etc.) nicht betrieben werden könnten. Als Hilfsmittel werden Produkte bezeichnet, die vom Patienten getragen oder mitgenommen werden können. Daher sind sie von stationären Apparaturen (z. B. Beatmungsgeräte, Lifter etc.) abzugrenzen.
Weiterhin gibt es Pflegehilfsmittel, die von den gesetzlichen Krankenversicherungen nach dem SGB V für die Versicherten finanziert werden. Sie dienen der Erleichterung der Pflege bzw. der Linderung der Beschwerden des Pflegebedürftigen oder ermöglichen ihm eine selbständige Lebensführung (Pflegehilfsmittel, § 40 SGB XI). Die Versorgung wird aber nur bei erheblicher Pflegebedürftigkeit (mind. Pflegestufe I) durch die Pflegeversicherung finanziert bzw. teilfinanziert.

Neben den gängigen Hilfs- und Pflegehilfsmitteln gibt es noch therapeutische Medien. Diese werden in der Therapie am Patienten eingesetzt, um bestimmte Ziele zu erreichen. Dazu gehören z. B.:

- Mobilität
- Sensorische Integration
- Kraftaufbau bzw. Kraftausdauer
- Koordination
- Evaluation
- Selbständigkeit

Beispiele für Hilfsmittel

Rollator

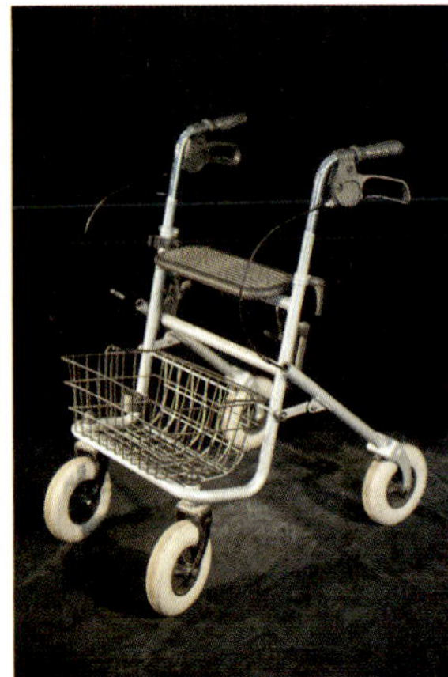

Rollator

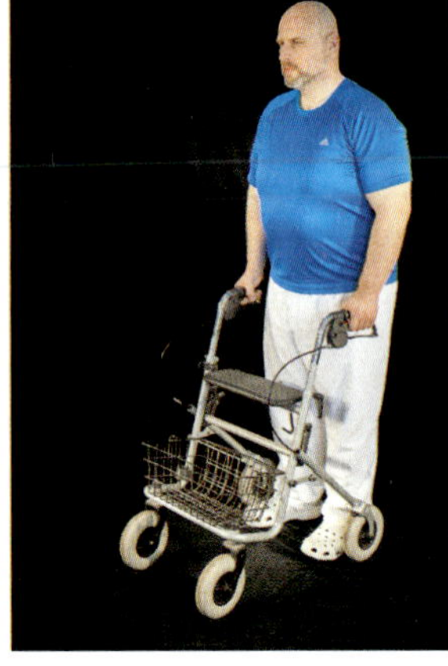

Richtige Einstellung und Benutzung

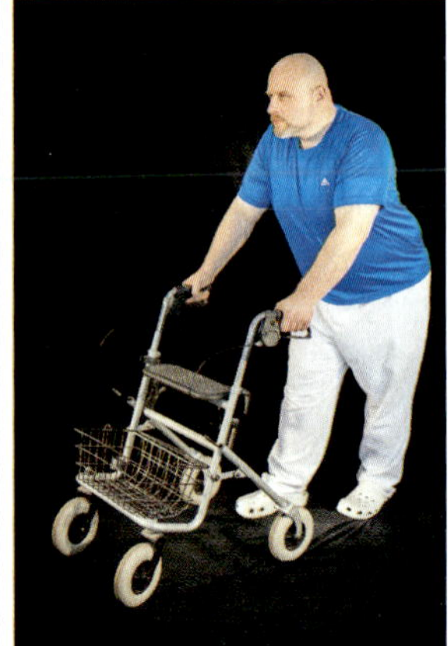

Falsche Benutzung

Rollatoren sind hervorragende Mobilitätshilfen und im Alltag besonders gut geeignet. Leider stößt die Verwendung bei Patienten häufig auf Ablehnung, da sie immer mit einer Behinderung assoziiert wird, die viele Patienten nur ungern zeigen. Hier muss durch den Therapeuten beim Patienten eine gute Compliance geschaffen werden, indem der Patient vor allem seine Einschränkungen akzeptiert und den Rollator nicht als Zeichen einer Behinderung, sondern als eine Gehhilfe, eine Art „Stock auf Rädern" oder einen „therapeutischen Einkaufswagen" sieht. Meist hilft diese Assoziation dem Patienten, die Unterstützung leichter anzunehmen. Ein wichtiger Punkt ist die richtige Benutzung. Die Griffe müssen so hoch eingestellt werden, dass der Patient bei aufrechtem Stehen zwischen den Rädern eine leichte Flexion in den Armbeugen hat. Ziel ist es, dass der Patient sich beim Gehen von oben auf den Griffen abstützt und so einen sicheren Halt hat. Wird der Rollator falsch eingestellt und/oder falsch benutzt (Patient schiebt den Rollator wie einen Kinderwagen vor sich her), erfüllt das Hilfsmittel seine Aufgabe nicht. Daher muss der Patient vom Therapeuten in die korrekte Anwendung gut eingewiesen werden. Möchte der Patient stehenbleiben, so kann er die Bremsen des Gerätes anziehen, um einen festen Halt zu bekommen. Durch das Herunterklappen der Bremshebel kann die Bremse dauerhaft festgestellt und so gegen das Wegrollen permanent gesichert werden. Im arretierten Zustand kann der Rollator jederzeit mit Hilfe der Sitzbank als Stuhl verwendet werden. Einige Geräte bieten auch eine Rückenlehne, die zwischen den Griffen befestigt ist, an. Meist ist auch noch ein kleiner, abnehmbarer Korb befestigt, der zum Transport von Einkäufen oder anderen Gegenständen, die der Patient mitnehmen möchte (z. B. Jacke, Handtasche etc.), verwendet werden kann. Auch bei Rollatoren gibt es Kontraindikationen. Patienten vergessen häufig das Bremsen beim Stehenbleiben und verlieren plötzlich den Halt, weil die Unterstützung wegrollt. Dies passiert vor allem oft im geriatrischen Umfeld oder bei Patienten mit neurologischen Schädigungen. Bevor der Patient die Gehhilfe eigenständig verwenden darf, muss mit dem Therapeuten für einige Zeit ein Gehtraining mit Rollator absolviert werden, bis der Patient die Benutzung sicher beherrscht.

Rollstuhl

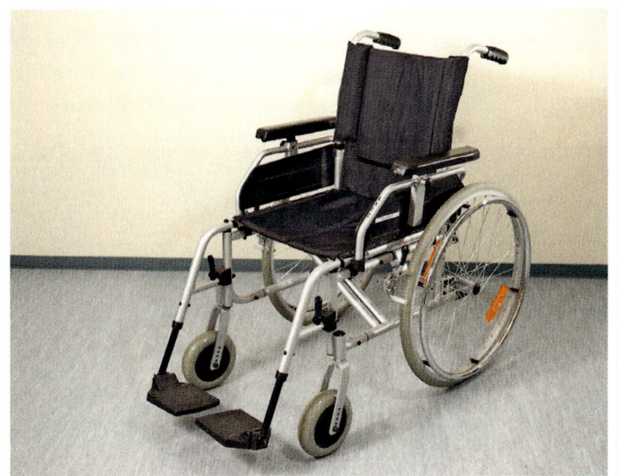

Rollstuhl

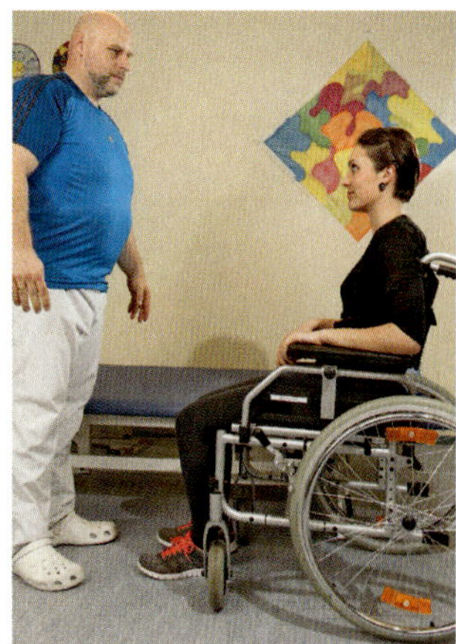

Rollstuhl ohne Fußstützen nach dem Patiententransfer

Der Rollstuhl ist ein gutes Transport- und Fortbewegungsmittel für Patienten, die nicht mehr stehen und gehen können. Der Grund dafür ist oft vielfältig (z. B. Arthrosen, Querschnitt, Apoplexien etc.). Gesellschaftlich ist der Rollstuhl zwar anerkannt, für den einzelnen Patienten ist es aber oft schwer zu akzeptieren, dass dies zukünftig vielleicht seine einzige Möglichkeit ist, sich fortzubewegen. Vor allem viele ältere Patienten wollen oft lieber im Bett bleiben, als sich mit dem Rollstuhl zu zeigen.
Therapeuten haben hier manchmal viel Überzeugungsarbeit zu leisten, um dem Patienten zu vermitteln, dass ein solches Fortbewegungsmittel enorme Vorteile bietet. Natürlich ist dies immer mit Aufwand und evtl. mit Schmerzen für den Patienten verbunden, jedoch hat der Patient damit die Möglichkeit, zwar eingeschränkt, aber wieder am alltäglichen Leben zu partizipieren und neue Routinen zu entwickeln.
Wichtig ist aus Sicht der Therapeuten, dass je nach Krankheitsbild der Rollstuhl nur eine Übergangslösung sein sollte. Ziel ist es i.d.R., dass der Patient wieder gehen kann. Fakt ist: Ist ein Mensch in seiner Mobilität eingeschränkt, so entsteht oft ein sog. Teufelskreis. Mangelnde Bewegung führt zu weiteren Einschränkungen, wie z. B. Muskelabbau, Kontrakturen sowie Sekundärsymptomatiken, wie z. B. Ödeme und Herz-Kreislauf-Schwäche. Dies wiederum schränkt den Patienten noch mehr ein, was letztendlich zu einer verkürzten Lebenserwartung führt. Daher ist es wichtig, den Rollstuhl nicht als bequemes Transportmittel zu sehen, sondern als kurzfristige Hilfe, um den Anschluss an das alltägliche Leben nicht zu verlieren.
Natürlich gibt es auch Krankheitsbilder und chronisch progrediente (ständig voranschreitende) Erkrankungen, bei denen die Patienten lebenslang auf den Rollstuhl angewiesen sind und keine Möglichkeit der Verbesserung gegeben ist. Gerade hier ist es wichtig, die Beine nicht zu vernachlässigen. Durch passive Mobilisation und ggf. assistive oder aktive Übungen, können Gelenke freigehalten und evtl. sogar ein Statu-

serhalt erreicht werden. Menschen, die immer auf den Rollstuhl angewiesen sind, benötigen Strategien und Training für den Umgang und die Nutzung. Hier kann der Ergotherapeut dem Patienten zeigen, wie er sich kräfteschonend bewegt und z. B. mit Hilfe eines Rutschbrettes alleine in den Rollstuhl transferiert, wie er seine Beine unterlagern muss, wie er Falten in der Kleidung vermeidet, um einem Dekubitus vorzubeugen, wie er sich im Rollstuhl fortbewegt etc.

Unterarm-Gehstützen

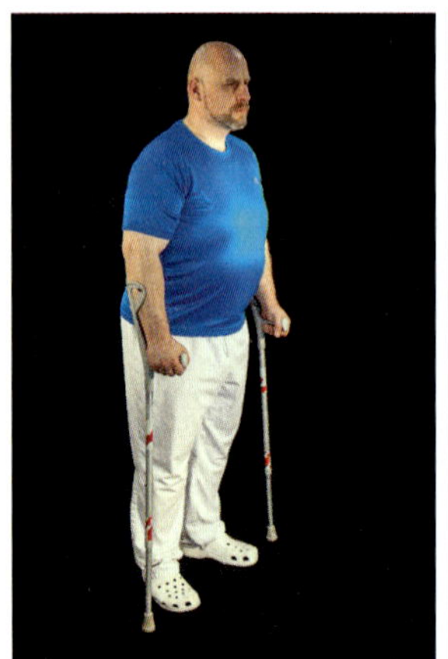

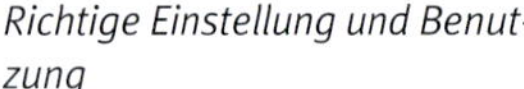

Richtige Einstellung und Benutzung

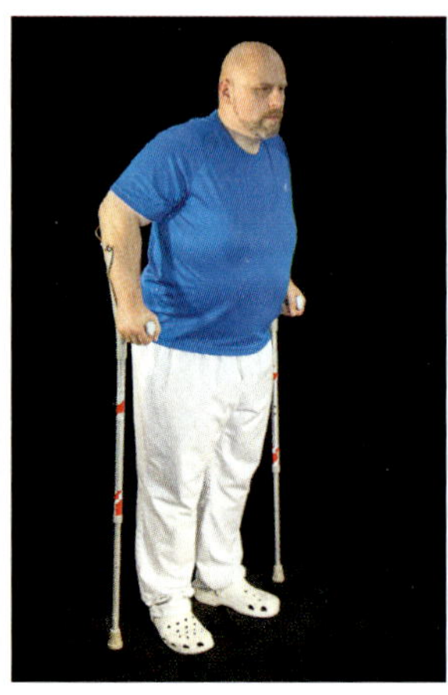

Falsche Einstellung und Benutzung (zu hoch)

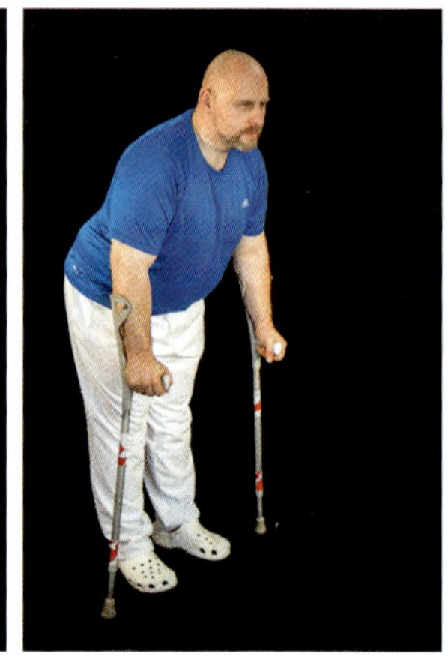

Falsche Einstellung und Benutzung (zu niedrig)

Die im Volksmund als Krücken bezeichneten Gehhilfen werden im therapeutischen Kontext fachlich als Unterarm-Gehstützen bezeichnet. Wie beim Rollator stößt die Verwendung häufig auf Ablehnung, da sie für Patienten ein sicheres Zeichen einer „Behinderung" darstellen. Auch hier muss vom Therapeuten Vorarbeit geleistet werden, um die Compliance des Patienten herzustellen. Wichtig ist auch hier die richtige Einstellung der Stützen. Sind diese zu niedrig, kommt es zu einer Fehlhaltung durch eine kompensatorische Beugung nach vorne oder zur Seite und bei längerer Benutzung zu Schmerzen im Rückenbereich. Sind die Gehhilfen zu hoch eingestellt, führt dies bei der Anwendung unweigerlich zu einem Schulterhochstand, der bei längerer Verwendung zur Überbelastung bzw. zu Verspannungen und somit zu Schmerzen in Armen, Schultern und Rücken führt.

So stellen Sie die Unterarmgehstützen korrekt ein:

- Der Patient soll die Arme locker seitlich am Körper herunterhängen lassen. Die Ellenbogen sind dabei leicht gebeugt. Dies ist wichtig, da durchgestreckte Ellenbogen zu einer Überbelastung führen. Achten Sie darauf, dass der Patient die Schultern ebenfalls locker hängen lässt und nicht nach oben zieht.
- Nun kann die Gehstütze auf die Körpergröße des Patienten angepasst werden. Dies erfolgt durch das Drücken des Kopfes in den Schaft und Herausziehen aus dem oder Versenken des Rohres in den Schaft. Tipp: Drehen Sie das Rohr nach dem Hineindrücken des Knopfes etwas. Dadurch wird ein Einrasten in jedem Loch verhindert. Ist die passende Einstellung erreicht, lassen Sie den Knopf in dem entsprechenden Loch einrasten.

› Als Faustregel für die optimale Einstellung gilt, dass das Griffstück sich auf Höhe des Trochanter major am Oberschenkelknochen befindet.

Der Griff sollte anatomisch geformt sein, damit es nicht zu Druckstellen und Schmerzen in den Händen und Armgelenken kommt. Ergotherapeuten können durch Schienen- und Polstermaterial den Griff entsprechend anpassen.

Richtige Verwendung von nur einer Unterarm-Gehstütze → siehe Hilfsmittel Gehstock

Gehstock

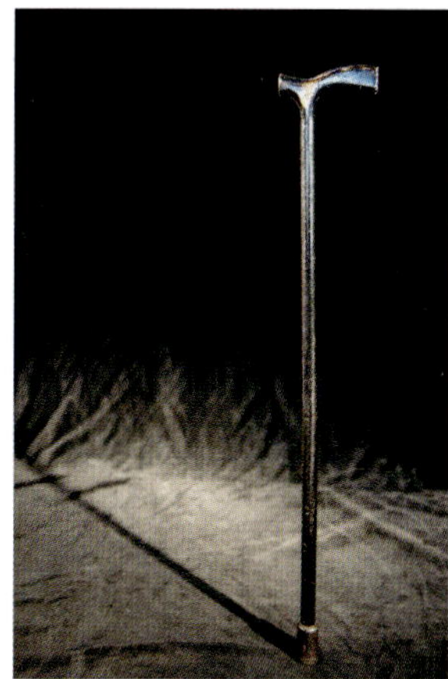

Gehstock mit Gummifuß

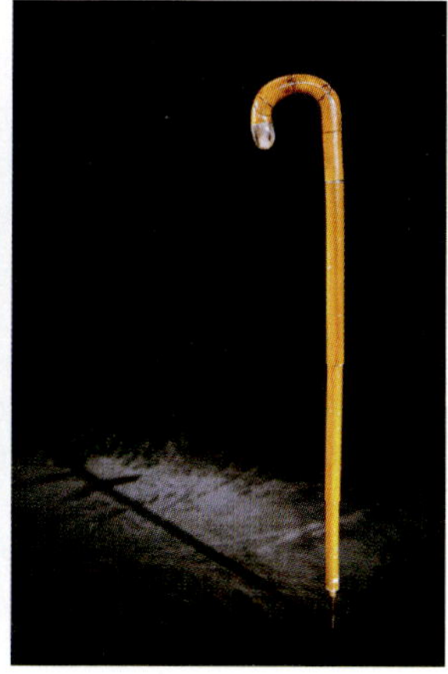

Gehstock mit Metallspitze

Die Akzeptanz bei Gehstöcken ist etwas höher als bei Rollatoren und Unterarmgehstützen, da sie z. B. im Kontext des Wanderns allgemein anerkannt sind. Dies erleichtert den Einsatz dieses therapeutischen Hilfsmittels am Patienten. Jedoch sollte auch hier auf die Compliance des Patienten geachtet werden. Die Gehstöcke gibt es in unterschiedlichen Formen und Farben, mit runden und anatomischen Griffen, feststehend und klappbar. Meist ist die Länge des Stockes an den Patienten angepasst. Einige lassen sich in der Länge verstellen oder müssen durch Absägen des Schaftes passend gemacht werden. Am unteren Ende ist meist ein Gummifuß angebracht, der das Wegrutschen auf glatten Oberflächen verhindert und so die Stabilität gewährleistet. Für Spaziergänge im Wald oder Gebirge sind Stöcke mit Metallspitze besser geeignet, da sie in den Boden eindringen und so ebenfalls Stabilität geben. Es gibt auch Hybride, bei denen auf die Metallspitze ein Gummifuß aufgesteckt werden kann. Der Griff kann ebenfalls bei Bedarf von Ergotherapeuten ergonomisch angepasst werden. Die richtige Höhe des Stockes entspricht derjenigen der Unterarmgehstützen. Auch hier sollte der Arm ca. 15–20° angewinkelt sein, um eine Überbelastung zu vermeiden. Wird nur eine Gehhilfe benötigt, gilt es, für den Einsatz einige wichtige Punkte zu beachten.

Die richtige Anwendung bei Verwendung von nur einer Gehhilfe:

› **Die richtige Seite:** Bei Schmerzen im Bein wird die Gehhilfe auf der Seite des gesunden Fußes eingesetzt. Der Grund hierfür liegt in der physiologischen Bewegung. Wird z. B. der linke Fuß vorgesetzt, schwingt die rechte Hand mit. Indem der Gehstock mit der schwingenden Hand verwendet wird, wird die physiologische

Bewegung erhalten, und es besteht die Möglichkeit beim Anheben des gesunden Fußes einen Teil des Körpergewichtes beim Laufen über die Gehhilfe abzuleiten. Wird der Gehstock lediglich zum Halten des Gleichgewichtes benötigt, so sollte er in der nicht-dominaten Hand geführt werden, um weiterhin Alltagsaufgaben erledigen zu können.

- **Richtiges Laufen:** Bei einem Schritt mit dem „schlechten" Bein wird der Stock in der gegenüberliegenden Hand ebenfalls nach vorne geführt. Nun wird das Gewicht auf beide Punkte verlagert, wobei die größere Belastung auf dem Gehstock liegen sollte. Bei der Bewegung mit dem gesunden Bein wird der Gehstock nicht verwendet. Bei entsprechender Übung, integriert sich der Stock schnell ins Körperschema und es entwickelt sich beim Einsatz eine Routine.
- **Treppensteigen mit Stock:** Beim Treppensteigen nach oben sollte, sofern vorhanden, eine Hand auf das Treppengeländer gelegt und der Stock in die andere Hand genommen werden. Der erste Schritt muss mit dem gesunden Bein erfolgen. Das betroffene wird anschließend auf die gleiche Stufe gehoben. Dieser Vorgang wird für jede Stufe wiederholt.
  Beim Treppensteigen nach unten wird, sofern vorhanden, wieder eine Hand auf das Treppengeländer gelegt. Allerdings sollte der Stock, wenn möglich, auf der Seite des gesunden Beines stehen. Der erste Schritt nach unten erfolgt gleichzeitig mit dem schlechten Bein und dem Stock. Dann wird das gesunde Bein auf die gleiche Stufe gesetzt. Dieser Vorgang wird für jede Stufe wiederholt. Ist nur auf der gesunden Seite ein Treppengeländer vorhanden, so wird der Stock in die andere Hand genommen. Beim Heruntersteigen mit dem betroffenen Bein muss sich dann auf das Geländer aufgestützt werden. *(Überlegen Sie sich am Beispiel eines Schlaganfallpatienten, warum das so sein muss.)*

Diese Punkte sollten vom Therapeuten mit dem Patienten geübt werden, bis sich eine Routine entwickelt und der Patient ein sicheres Gangbild hat.

Helparm

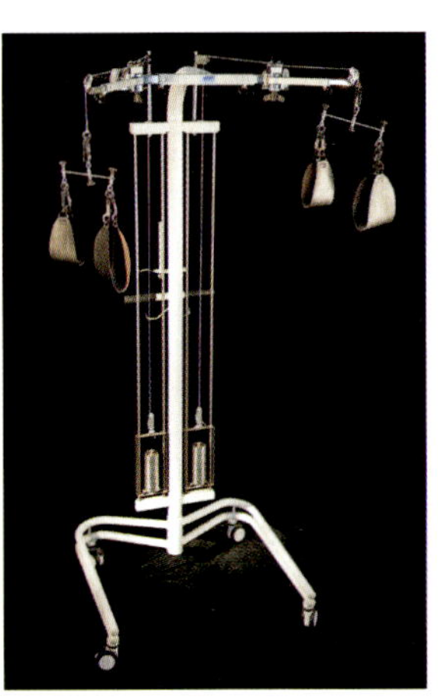

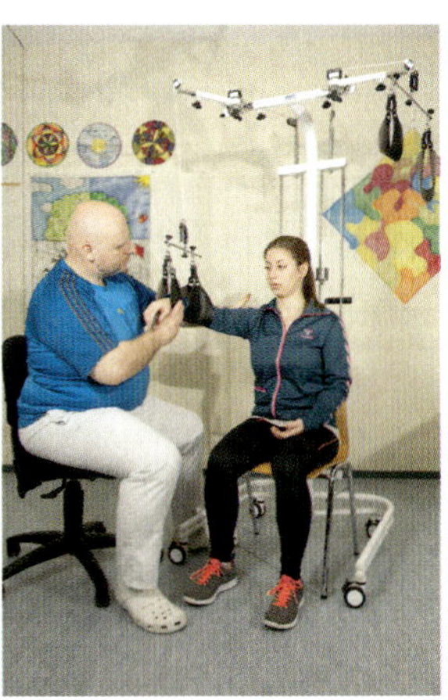

Abb. links: Helparm

Abb. rechts: Helparm in Verwendung

Der Helparm ist ein therapeutisches Medium, das in der Rehabilitation vor allem bei Z. n. Schlaganfall eingesetzt wird. Ziel ist es, den betroffenen Arm oder beide in eine Schlinge zu legen und durch den Einsatz von Gewichten die Eigenschwere des/der

Arme(s) aufzuheben. Dadurch wird es dem Patienten mit Hemiparese ermöglicht, eine Bewegung ohne das Gewicht des eigenen Armes durchzuführen. (Siehe auch Kapitel: Muskelfunktionsprüfung – MuFu-Grad II.)

Beispiele für therapeutische Medien:

Das Maßband

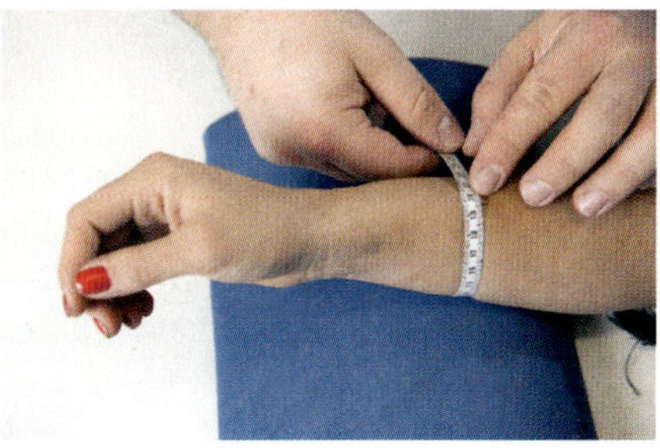

Ödemkontrolle mit dem Maßband

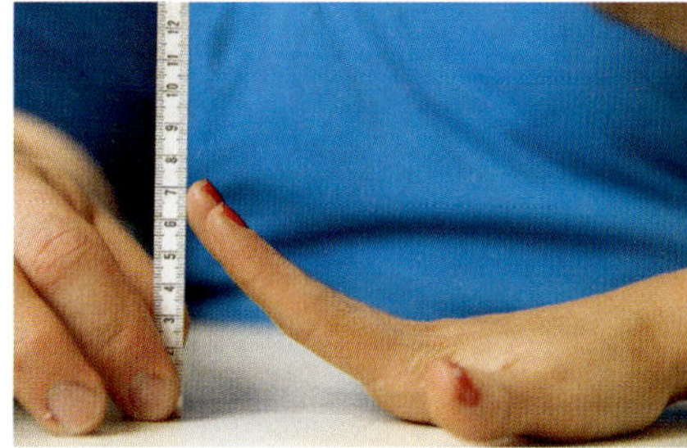

Kontrolle der aktiven Dorsalflexion

Maßbänder eignen sich in der Therapie hervorragend zur Dokumentation und Evaluation von Therapieerfolgen. Durch die genormte Skalierung ist die Messung valide. Voraussetzung ist natürlich, dass jedes Mal nach der gleichen Methode (d.h. gleiche Auflage und gleicher Messpunkt beim Ablesen) gemessen wurde. Dies ist deshalb so wichtig, da ein härterer Untergrund z.B. das Bewegungsausmaß beeinträchtigen könnte und ein anderer Messpunkt beim Ablesen das Ergebnis verfälschen würde. Für Maßbänder gibt es viele Einsatzmöglichkeiten. Z.B. kann der Finger-Boden-Abstand gemessen werden (siehe Beweglichkeitsprüfung der Wirbelsäule – Finger-Boden-Abstand), der Abstand von einer Oberfläche zum Finger bei einer aktiven Dorsalflexion im Handgelenk überprüft oder der Umfang eines Ödems (Ödemkontrolle) an einer Extremität gemessen werden. Ein Maßband sollte zur Grundausstattung eines Ergotherapeuten gehören.

Merke:

› Für Messungen idealerweise immer die gleiche Unterlage und den gleichen Messpunkt verwenden, um ein valides Ergebnis zu erzielen.

Hand und Fingertrainer

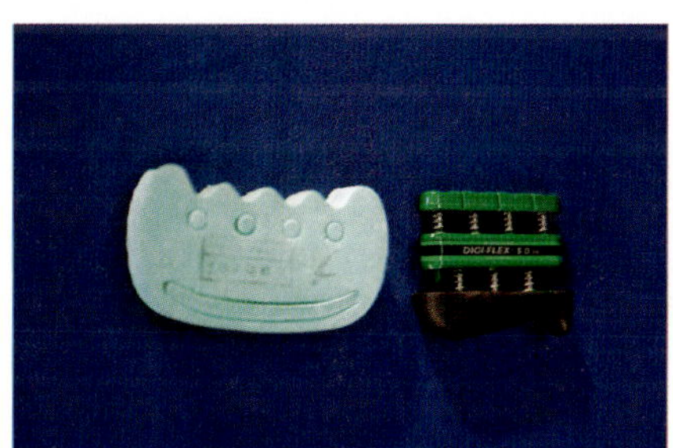

Handtrainer und Grip-Master

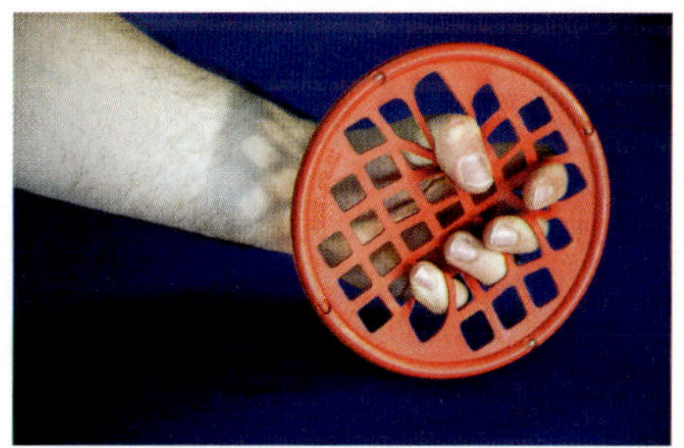

Web-Grip-Trainer oder Power-Web Senior

Diese Trainingsgeräte werden vorzugsweise in der Handrehabilitation eingesetzt. Mit ihnen können Kraftaufbau, -ausdauer und Fingerkoordination trainiert werden. Bei dem Handtrainer aus Schaumstoff können einzelne Elemente herausgenommen werden, um bestimmte Bewegungen zu erleichtern. Beim Grip-Master aus Kunststoff können z. B. auch Finger einzeln trainiert werden. Noch mehr Übungen für Daumen, Finger und Handgelenk können mit dem Web-Grip-Trainer durchgeführt werden. Diesen gibt es in unterschiedlichen Widerstandsgraden: extra-leicht – Farbe: weiß, leicht – Farbe: gelb, mittel – Farbe: rot, stark – Farbe: grün, extra stark – Farbe: blau, ultra stark – Farbe: schwarz

Merke:

- Bedenken Sie immer: Trainingsgeräte können auch kontraindiziert sein! Ein Handtrainer darf z. B. bei Erkrankungen des rheumatoiden Formenkreises (Arthritis, Arthrose etc.) nicht oder nur sehr gezielt eingesetzt werden, da es hier zu einer Verstärkung der Gelenkdestruktion auf Grund von Krafteinwirkung kommen könnte.

Gewichte

Gewichte werden zur Muskelabbau-Prophylaxe, zum Aufbau der Muskulatur und zur Förderung der Kraft-Ausdauer verwendet. Ein Einsatz erfolgt z. B. bei bettlägerigen Langzeitpatienten, in der Geriatrie und in der Neuro-Rehabilitation. Kontraindikationen bestehen evtl. bei rheumatoiden Erkrankungen. Hier könnte evtl. der Einsatz von Gewichtsmanschetten sinnvoll sein.

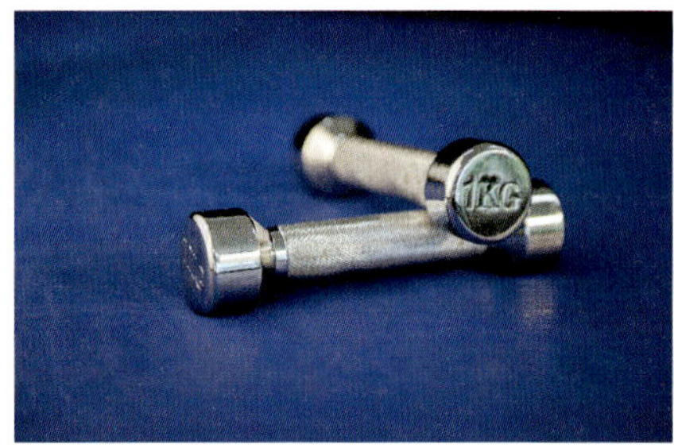

Gewichte

Merke:

- Muskulatur wird nur aufgebaut, wenn der Patient aktive Übungen, vor allem gegen Widerstand, durchführt. Passives Durchbewegen erhält lediglich das Bewegungsausmaß in Muskeln und Gelenken, verhindert aber nicht den Muskelabbau.
- Für den Kraftaufbau wird ein hohes Gewicht mit wenigen Wiederholungen benötigt.
- Ausdauertraining erfolgt mit wenig Gewicht und vielen Wiederholungen.

Kirschkern-, Raps-, Erbsen-, Sand-, Mehl und Steinsäckchen

Der Einsatz von Säckchen in der Therapie ist vielfältig. Die Herstellung ist denkbar einfach und sollte in der Ausstattung keines Ergotherapeuten fehlen. Die Säckchen können mit nahezu allen festen Stoffen gefüllt werden, die sich für akustische, taktile und olfaktorische Reize eignen. Je nach Füllmaterial werden sie leichter oder schwerer.

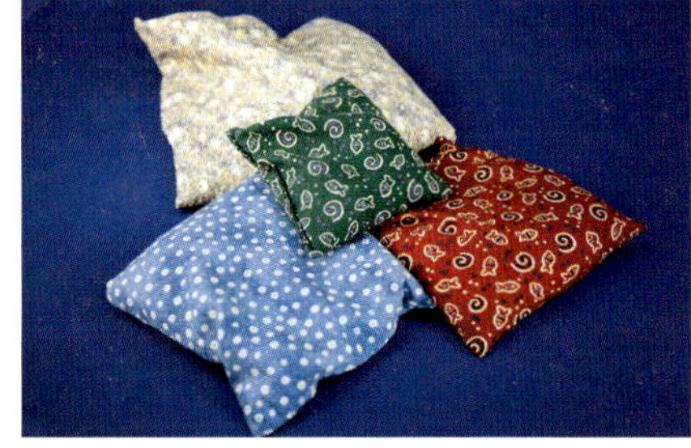

Säckchen mit unterschiedlicher Füllung

Einsatzbeispiele:

- Gefrorene Mehlsäckchen als sanfte Kälteanwendung.
- Kirschkern- oder Rapssäckchen in der Mikrowelle erhitzen und zum Aufwärmen von Fingern, Händen oder ganzen Extremitäten oder als olfaktorischen Input verwenden.
- Stein- und Sandsäckchen als Beschwerung, z. B. als sensorischer Reiz, oder als Gewicht für Bewegungen gegen Widerstand.
- Die unterschiedliche Füllung ermöglicht auch einen taktilen Input zum Erkennen der Inhalte. Auch die Herstellung eines taktilen Memoryspieles ist möglich.

Merke:

- Gelenke sollten vor der Therapie immer DURCHgewärmt werden (mind. 10–15 min Dauerwärme). Für Finger und Hände sind große, warme Kirschkernsäckchen ausreichend. Für ganze Extremitäten eignen sich jedoch elektrische Wärmedecken besser. Lassen Sie in der Praxis die Patienten 15 min früher kommen, um die Extremitäten vorzuwärmen. Patienten fühlen sich wertgeschätzt, wenn sie die volle Therapiezeit bekommen und das Aufwärmen nicht von der Therapiezeit abgeht.
- Patienten, die nachts unruhig schlafen (z. B. im geriatrischen Bereich), können Sie mit einem Bettlaken, an dessen Ecken und langen Rändermitten je ein Sandsäckchen befestigt ist (insgesamt sechs), zudecken. Durch den sanften sensorischen Input schlafen diese oft besser, und eine Fixierung der Patienten ans Bett wird nicht benötigt.
- Keine Hitzeanwendungen bei entzündeten Muskeln oder Gelenken (z. B. in der Schubphase bei Rheumapatienten)! Dies könnte die Entzündung noch verstärken. In diesem Fall sind sanfte Kälteanwendungen indizierter.

Igelbälle

Igelbälle werden vorrangig zur Massage eingesetzt. Sie fördern die Durchblutung der Haut und Muskulatur und regen bei richtiger Anwendung auch die Magen- und Darmtätigkeit an. Sie eignen sich zur Diagnostik im taktilen Bereich und zur Entspannung der Oberflächen- und Tiefenmuskulatur durch gezielte Massage. Auch als taktiles Feedback bei Bewegungskoordinationsübungen und für Greifübungen sind sie gut geeignet.

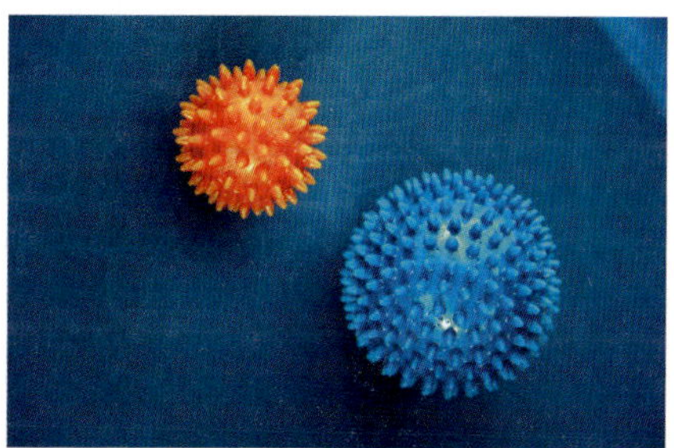

Igelbälle in unterschiedlichen Größen

Merke:

- Der Einsatz von Igelbällen kann in der Rehabilitation bei neurologischen Patienten (z. B. Z. n. Schlaganfall) kontraindiziert sein, da der Igelball indifferente Reize liefert, mit denen das Gehirn nichts anfangen kann! Hier sollte zur Förderung der Durchblutung bzw. zur Lockerung der Muskulatur mit der Hand massiert werden!

Johnston Splint

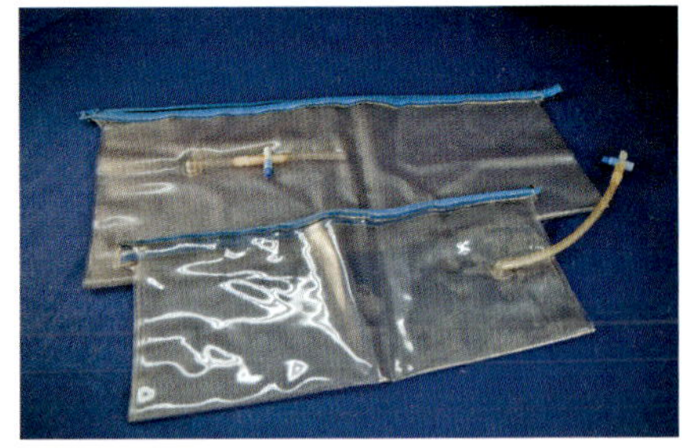

Johnston Splint

Der Johnston-Splint ist vielseitig einsetzbar. Er ist in verschiedenen Größen für Hand, Ellenbogen, Arm und Bein erhältlich, wird lediglich übergestülpt und aufgeblasen. Dadurch ergeben sich taktile Inputs, die z. B. in der Neglect-Therapie oder zur sensorischen Integration eingesetzt werden können. Die Splinte sind auch sehr gut geeignet, um Beugespastiken zu verhindern oder um Kontrakturen aufzudehnen und den Muskeltonus zu normalisieren. Für Ödembehandlungen in Form einer Kompressionsbandage, in Verbindung mit aktiven Übungen, ist er ebenfalls geeignet. Bei Patienten mit Platzangst oder CRPS (Complex regional pain syndrome) kann der Splint kontraindiziert sein!

Transfergurt

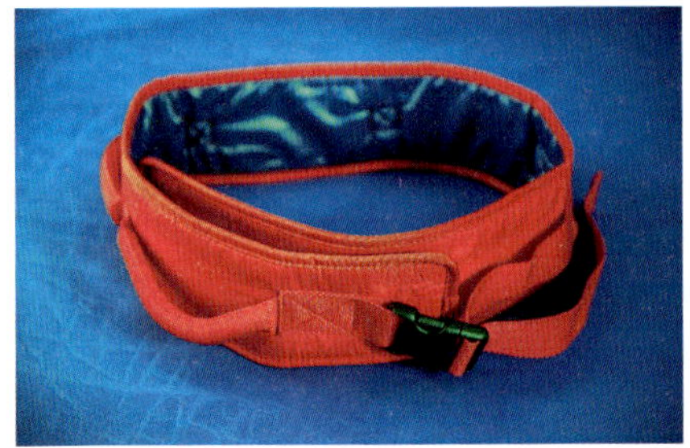

Transfergurt

Der Transfergurt erleichtert dem Therapeuten das Aufstellen bzw. Umsetzen des Patienten, z. B. vom Bett auf den Rollstuhl, vom Rollstuhl auf die Toilette etc. und gewährleistet einen sicheren Halt. Bei schweren Patienten können durch die Trageschlaufen bis zu vier Therapeuten den Gürtel festhalten. Die Aufsteh- und Umsetzhilfe ist auch besonders für Therapeuten geeignet, die sich beim Transfer noch unsicher sind und den Patienten sicher halten wollen. Beim Gehtraining kann der Patient durch bis zu vier Therapeuten gut gesichert werden. Den Gürtel gibt es in unterschiedlichen Ausführungen mit mehr oder weniger Polsterung.

Bunnell-Brettchen

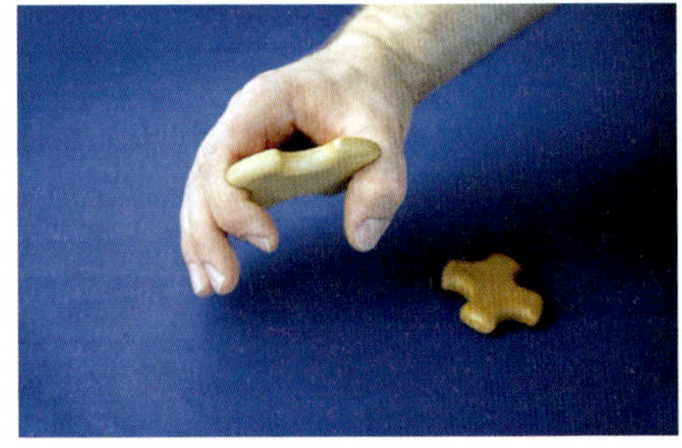

Bunnell-Brettchen

Das Bunnell-Brettchen wird vor allem in der Handrehabilitation eingesetzt. Meist liegen periphere Nervenschädigungen oder traumatische Handverletzungen vor, die postoperativ behandelt werden müssen. Aber auch im orthopädischen Bereich bei rheumatischen Erkrankungen kommt das Hilfsmittel zum Einsatz. Sinn des Brettchens ist es, bei Greifübungen die kompensatorische Flexion im MCP zu verhindern und so die Beugung von PIP und DIP zu fördern.

Dadurch, dass im Fingergrundgelenk (MCP) die Beugung verhindert wird, müssen beim Greifen PIP und DIP weiter gebeugt werden, als es sonst der Fall wäre. Dadurch wird die Beweglichkeit der Finger erhalten bzw. gefördert. Ein weiterer Vorteil ist, dass mit dem Bunnell-Brettchen bei rheumatischen Patienten (z. B. bei Knopflochdeformität) während der Greifübungen eine Hyperextension im MCP vermieden wird.

5.14 Adaptionen

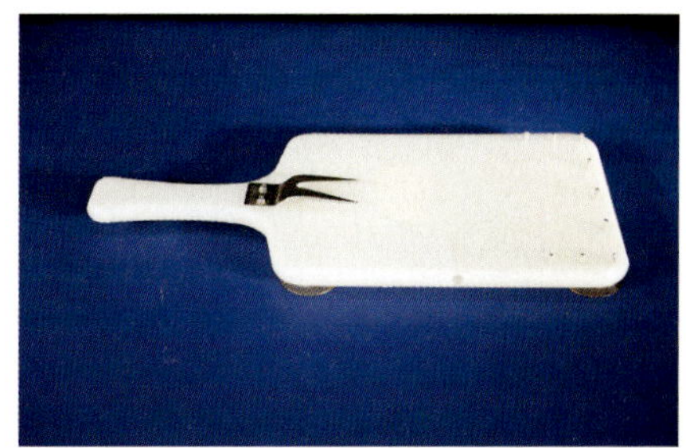

Das Einhänder-Essbrettchen ist eine Adaption, die bei Patienten mit eingeschränkter Handfunktion (z. B. Z. n. Schlaganfall) eingesetzt wird. Die Gabel dient als Halterung, z. B. beim Aufschneiden von Brötchen. Die herausstehenden Metallstifte auf der anderen Seite sind als Sicherung gedacht, damit nichts vom Brettchen rutscht. Saugnäpfe am Boden sorgen für einen sicheren Halt der Esshilfe auf glatten Tischoberflächen.
Achten Sie auf Kontraindikationen! Z. B. bei Patienten mit Neglect muss die Gabel wegen der Verletzungsgefahr idealerweise auf der ipsiläsionalen Seite sein, was aber wiederum das Aufschneiden von Brötchen erschwert. Für Patienten mit Apraxie ist das Hemibrettchen nicht geeignet, da es den Patienten nur verwirrt!

Merke:
Der Einsatz des Hemibrettchens ist nur als eine vorübergehende Maßnahme gedacht. Ziel ist es, die Handfunktion so gut wie möglich wieder herzustellen und diese auch zu verwenden!

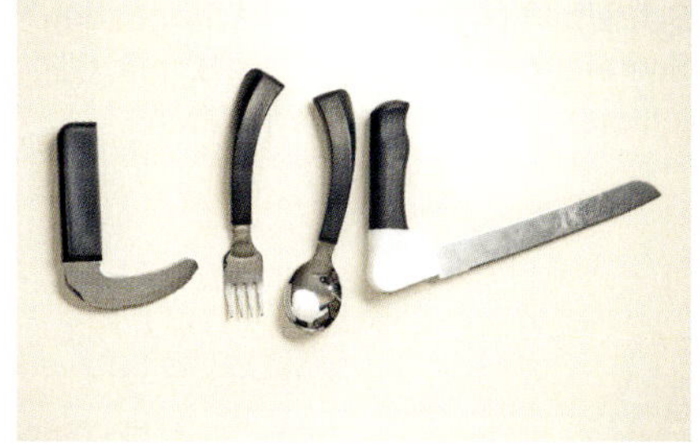

Essbesteck mit ergonomischen und verdickten Griffen für kräfte- und gelenkschonendes Essen bei Patienten, z. B. mit Arthrosen etc.

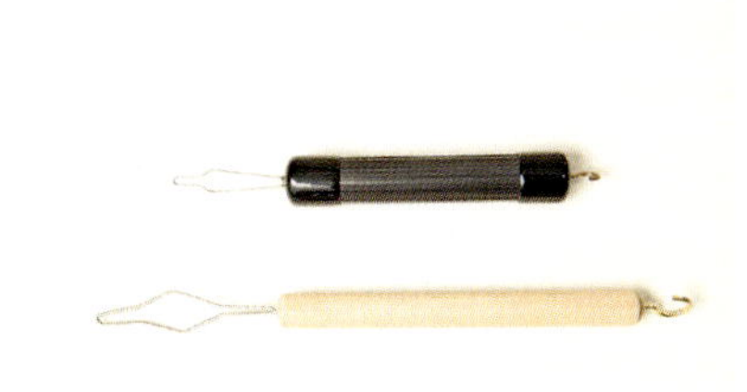

Knopf-Anziehhilfe zum Zuknöpfen von Hemden, Blusen und Jacken, z. B. für Patienten mit Hemiparese oder Erkrankungen aus dem rheumatoiden Formenkreis (Handdeformitäten) etc.

Schraubhilfen für kräfte- und gelenkschonendes Aufschrauben von Flaschen und Gläsern für Patienten, z.B. mit Gelenkdestruktionen/-deformitäten.

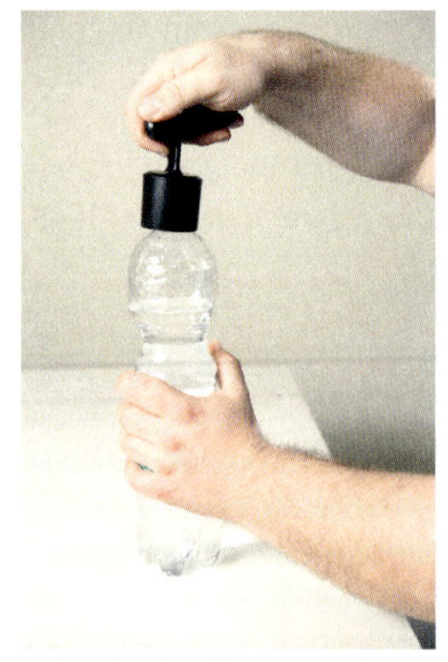

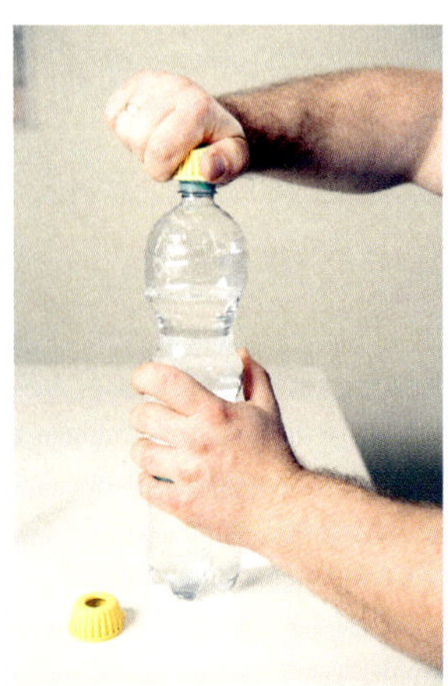

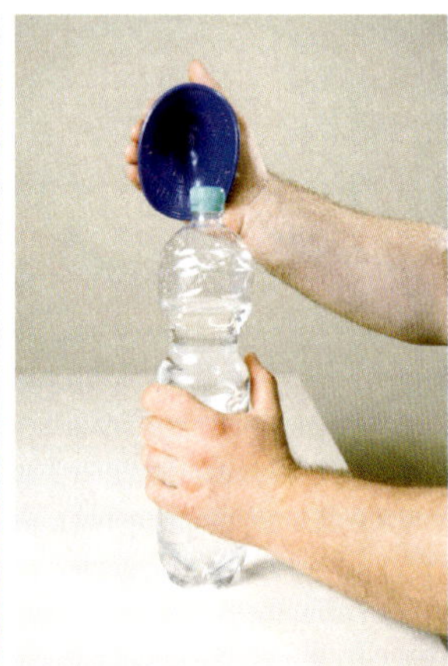

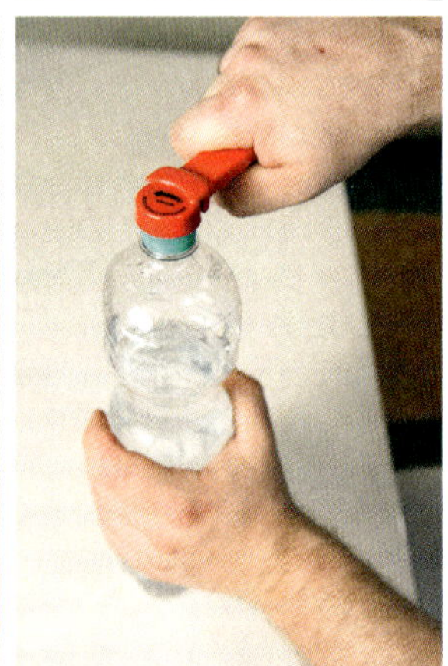

Schreibhilfen zum gelenkschonenden Schreiben für Patienten, z.B. mit Gelenkdestruktionen/-deformitäten.

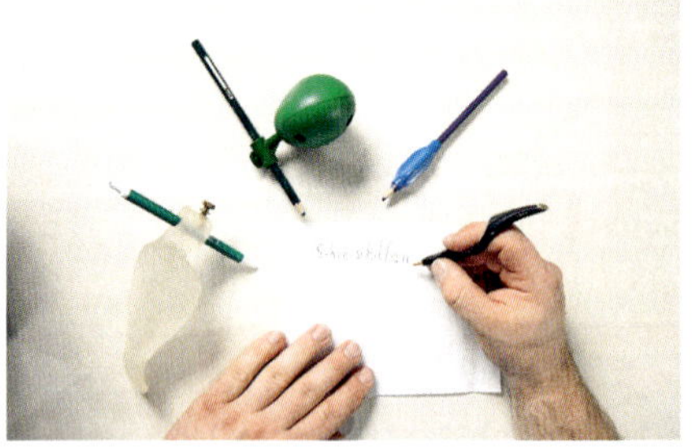

Greifhilfe, z.B. für Patienten, die eine Einschränkung in der Beweglichkeit der Wirbelsäule haben.

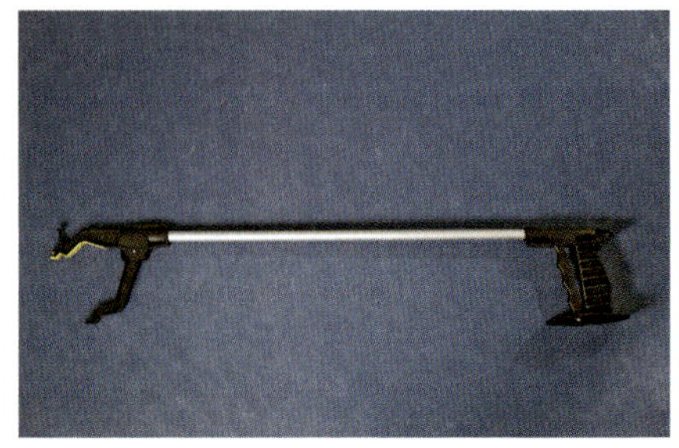

Socken-, Strumpfanziehhilfe, z. B. für Patienten, die ebenfalls eine Einschränkung in der Beweglichkeit der Wirbelsäule haben.

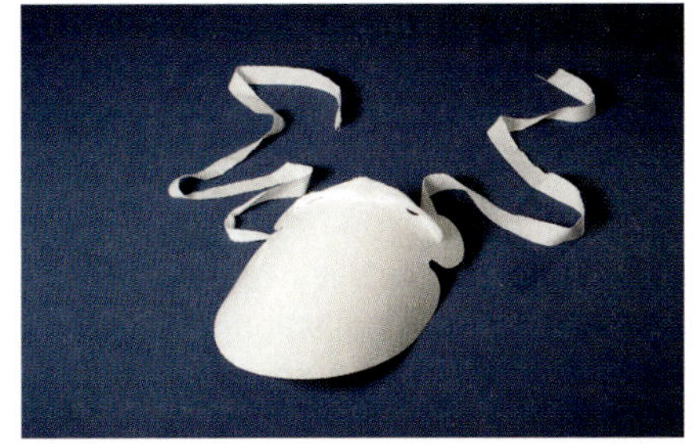

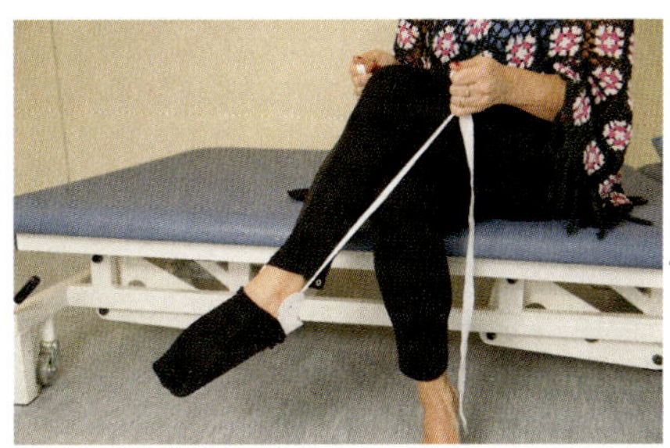

5.15 Lagerungen

5.15.1 Aktivierungslagerungen  

30°-Seitlagerung

Die 30°-Seitlagerung ist eine Aktivierungslagerung. Dabei wird mit Hilfe von Kissen und/oder Decken der Patient am Rücken so unterstützt, dass er ca. 30° nach rechts oder links gedreht ist. Diese Lagerung kann z. B. verwendet werden, um einen liegenden Patienten an der Schulter zu mobilisieren. In diesem Fall ist darauf zu achten, dass die Scapula nicht auf dem Kissen liegt, sondern ausgespart wird, um eine physiologische Bewegung der Schulter zu ermöglichen.

Beispiel für eine 30°-Seitlagerung:

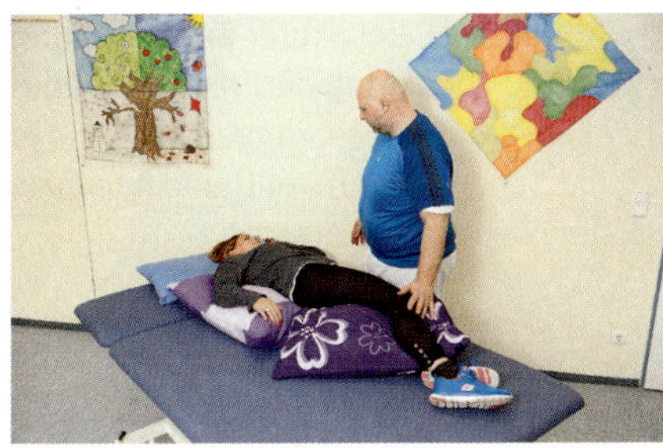

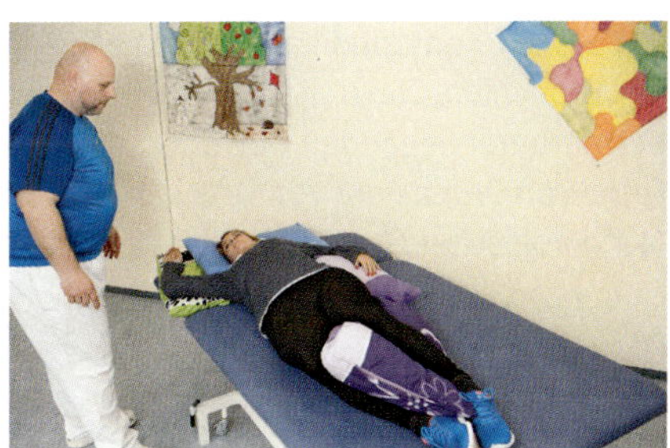

Eine Anleitung für die 30°-Seitlagerung finden Sie als PDF-Datei auf der DVD. 

A-Lagerung
Die A-Lagerung ist eine sogenannte Dehnlagerung, bei der es durch Unterlagerung des Rückens zu einer Dehnung des oberen Brustkorbs kommt. Ziel ist es, die oberen Abschnitte der Lunge (insbesondere die, die im Bereich der Schlüsselbeine liegen) besser zu belüften und so eine tiefere Atmung zu erzielen. Nach Thoraxoperationen ist diese Lagerung auch je nach Lokalisation geeignet, um die Wunde zu entlasten. Achten Sie auf Kontraindikationen! Diese Lagerung könnte z. B. bei akuter Sekretbildung der Bronchien kontraindiziert sein.
In dieser Variante werden die Spitzen der Kissen auf Höhe der unteren BWS zusammengelegt. Dadurch wird eine höhere Dehnung erreicht.

Beispiel für eine Variante der A-Lagerung:

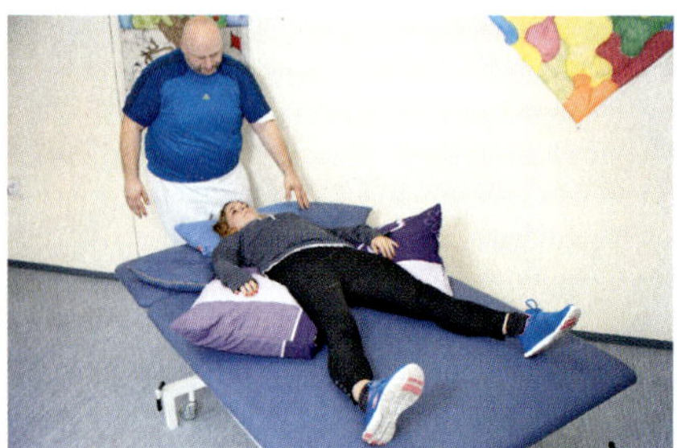

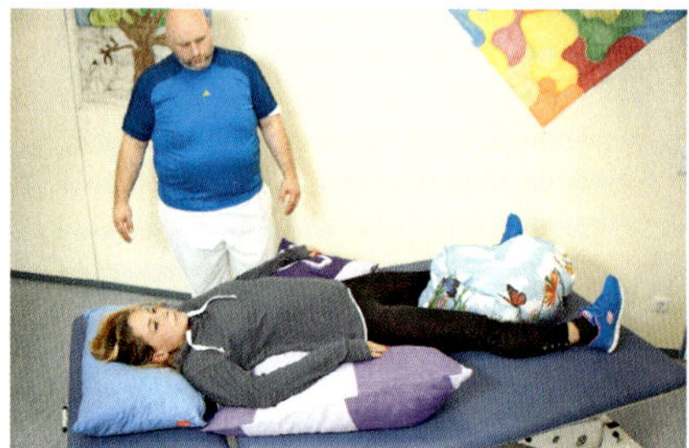

Eine Anleitung für die A-Lagerung finden Sie als PDF-Datei auf der DVD.

Noch üblicher ist die Variante, bei der die Spitzen der Kissen auf Höhe der unteren HWS zusammengelegt werden. Dann liegt der Patient mit den Schultern auf den Kissen. Dadurch ist die Dehnung geringer, jedoch der Körper besser unterlagert.

V-Lagerung
Die V-Lagerung ist ebenfalls eine Dehnlagerung. Die Spitzen der Kissen werden in Form eines V auf Höhe des Sakralbereiches (Kreuzbeinbereich) übereinandergelegt. Die V-Lagerung ist etwas intensiver als die A-Lagerung, da sie den Rücken noch mehr überstreckt und so die unteren und seitlich gelegenen Lungenabschnitte belüftet werden. Dadurch wird auch eine sog. Flankenatmung ermöglicht. Bei der Flankenatmung dehnt sich der Brustkorb seitlich nach rechts und links, erweitert die Lungen an den Seiten und gibt so dem Herzen Raum. Daher heißt die Flankenatmung auch Herzatmung. Achten Sie auf Kontraindikationen! Diese Lagerung könnte z. B. bei akuter Sekretbildung der Bronchien, Dekubitalulzera (eine lokal begrenzte Schädigung der Haut und/oder des darunter liegenden Gewebes, die meist über knöchernen Vorsprüngen liegt und in Folge von Druck oder von Druck in Kombination mit Scherkraft entsteht) und Kachexie (pathologischer Gewichtsverlust kranker Menschen) kontraindiziert sein.

Beispiel für eine V-Lagerung:

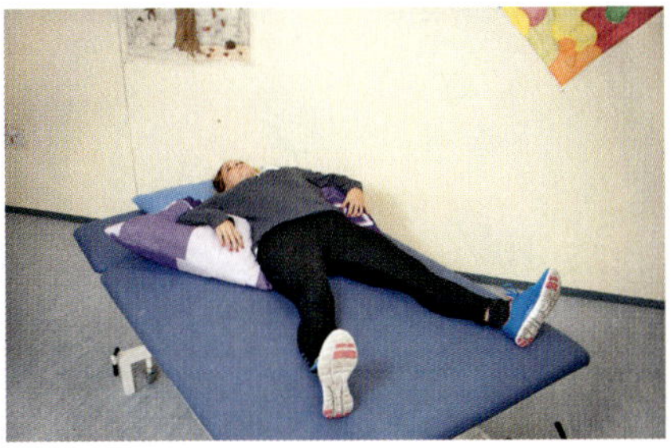

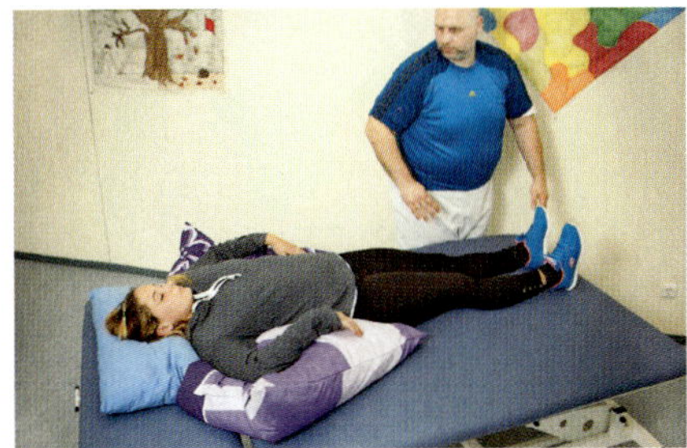

Eine Anleitung für die V-Lagerung finden Sie als PDF-Datei auf der DVD.

130°-Lagerung
Zwar kann die 130°-Lagerung ebenfalls als Ruhelagerung eingesetzt werden, oft wird sie bei bettlägerigen Patienten aber auch als aktivierende Lagerung verwendet, bei denen dann z. B. die Schulter und Hüfte in Retroversion mobilisiert oder atemstimulierende Einreibungen am Rücken des Patienten durchgeführt werden.

Beispiel für eine 130°-Lagerung:

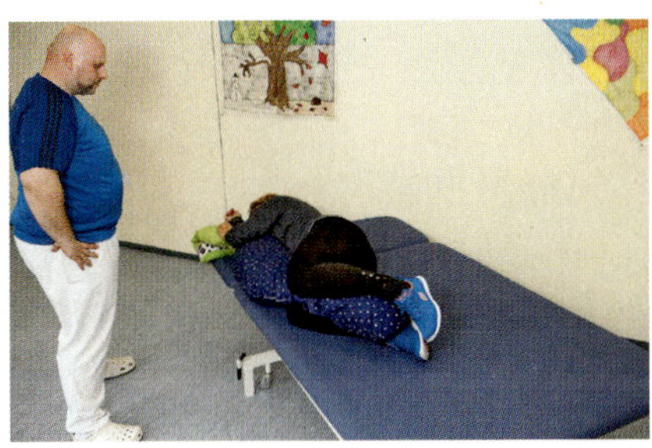

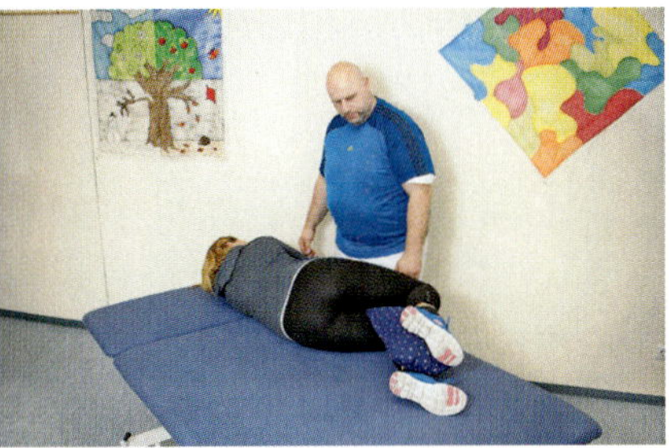

Eine Anleitung für die 130°-Lagerung finden Sie als PDF-Datei auf der DVD. 

5.15.2 Ruhelagerungen  

Schmetterlings-Lagerung
Die Schmetterlings-Lagerung ist eine Ruhelagerung. Dabei werden zwei 80 x 80 cm große Kissen, mit den Spitzen auf Höhe der BWS, übereinandergelegt. Dadurch entsteht eine bequeme Lagerung des Thorax mit guter Unterstützung der Schulter und Arme. Die Atmung wird durch eine minimale Dehnung des oberen Thorax verbessert.

Merke: Ruhelagerungen sollten idealerweise alle 1–2 Stunden verändert werden, um einer Dekubitusbildung vorzubeugen!

Beispiel für eine Schmetterlings-Lagerung:

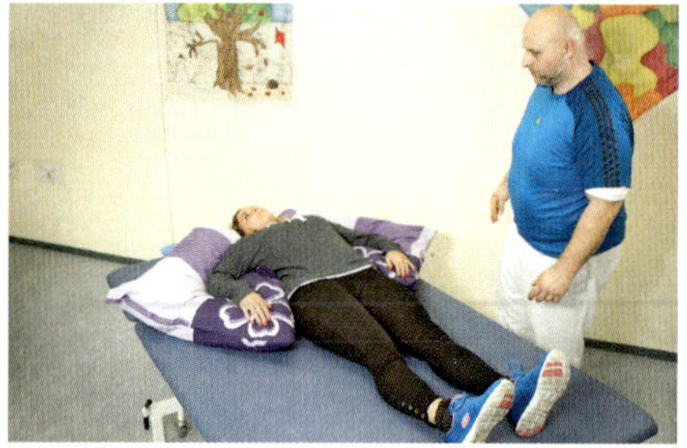

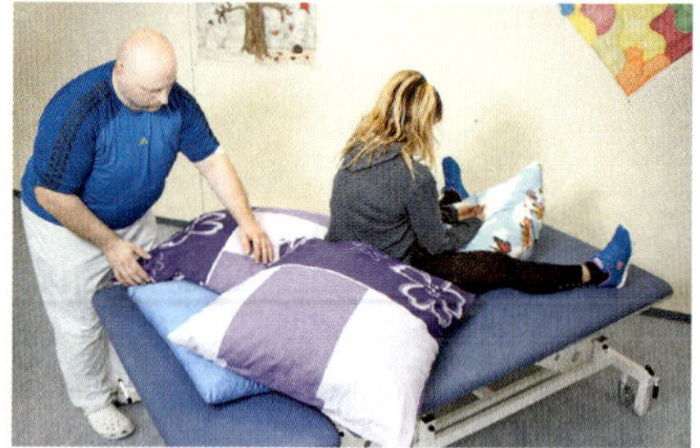

Eine Anleitung für die Schmetterlings-Lagerung finden Sie als PDF-Datei auf der DVD.

Nestchen-Lagerung

Die Nestchen-Lagerung ist eine Form der begrenzenden Lagerung, bei der jedoch lediglich der Thorax konturiert wird. Die Nestchen-Lagerung ergibt sich aus der Schmetterlings-Lagerung, indem die lateral nach außen stehenden Ecken der Kissen unter den Patienten geschoben werden. Dadurch ergibt sich eine engere Konturierung und somit eine gute Spürerfahrung für den Oberkörper des Patienten.

Beispiel für eine Nestchen-Lagerung:

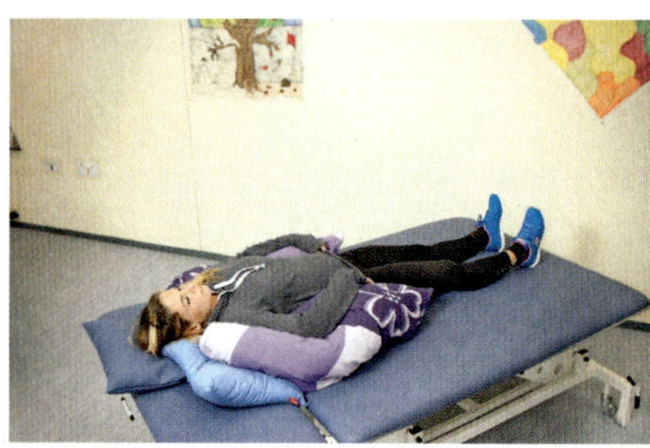

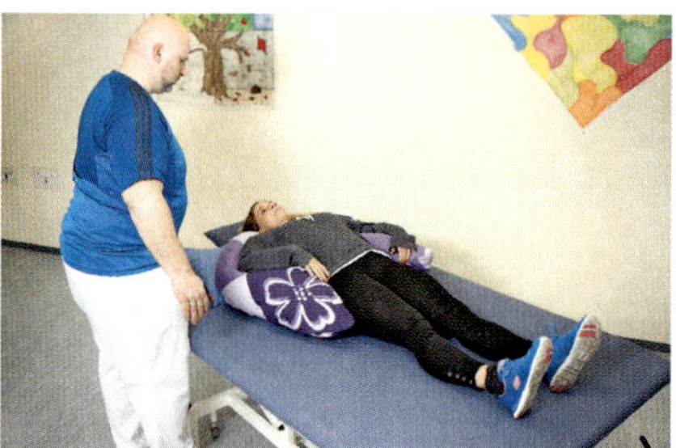

Eine Anleitung für die Nestchen-Lagerung finden Sie als PDF-Datei auf der DVD.

Begrenzende Lagerung

Die begrenzende Lagerung ist eine weitere konturierende Lagerung, bei der der gesamte Körper des Patienten in die Spürerfahrung einbezogen wird. Der möglicherweise bewusstseinsgetrübte Patient erfährt so eine klare Umgrenzung seines Körpers, die ihm Sicherheit bietet. Für die Lagerung werden Handtücher oder dünne Decken benötigt, um eine leichte Unterlagerung entlang des Körpers des Patienten vorzunehmen. Über dem Kopf kann ein Handtuch leicht gespannt und unter den Schultern fixiert werden. Dadurch wird ein sanfter Druck auf den Kopf ausgeübt und so eine Begrenzung verdeutlicht, in der die Schwerkrafteinwirkung von oben simuliert wird. An den Füßen sollte eine Unterlagerung der Fußsohlen stattfinden. Dies ist am einfachsten in einem Pflegebett zu realisieren, indem zwischen Fußsohlen und Bettende zur Unterstützung

Therapiematerial, z. B. Therapiequader, gelegt werden, die einen leichten Gegendruck auf die Fußsohlen geben. Dies dient unter anderem auch der Spitzfußprophylaxe.
Die begrenzende Lagerung kann auch eine Erweiterung der Nestchenlagerung sein, bei der der Rest des Körpers mit Badetüchern oder Decken konturiert wird.

Beispiel für eine begrenzende Lagerung:

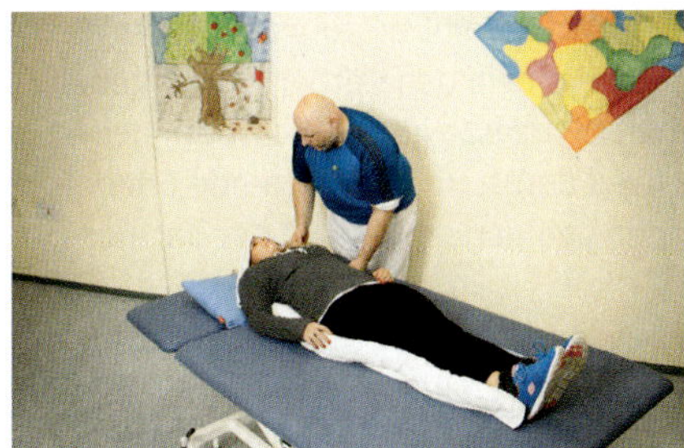

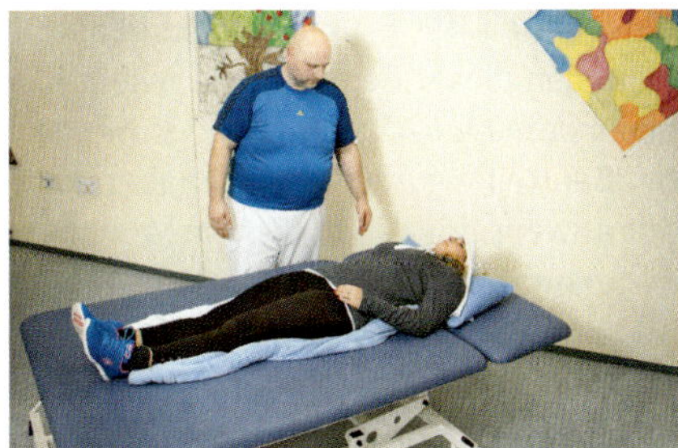

Eine Anleitung für die begrenzende Lagerung finden Sie als PDF-Datei auf der DVD. 

5.16 Basale Stimulation  

Der Umstand, der einen Menschen zum Patienten werden lässt, bedeutet immer einen Eingriff in seine körperliche Integrität. Krankheiten, besonders wenn sie chronisch, tödlich verlaufend oder sehr schmerzhaft sind, haben radikale Veränderungen des „Körper-Ichs" zur Folge. Die Orientierung am eigenen Körper und die Ich-Identität stellen das primäre Selbst des Menschen dar. Im Schmerz kann der Körper als feindlich und verwirrend erlebt werden. Die Veränderungen des Körper-Ichs bedeuten eine existenzielle Bedrohung für jeden Menschen.

Therapeutisch-pflegerische Maßnahmen haben klassisch die gestörten oder geschädigten Anteile des Menschen zum Ziel. Die „Bevorzugung" dieser Anteile, und damit verbunden die Vernachlässigung aller übrigen Strukturen, tragen aber häufig zum Verlieren der Körper-Ich-Identität mit bei:
Der Mensch „fügt" sich resignierend in sein Schicksal als Patient im wahrsten Sinne des Wortes als ein „Erduldender" und gibt die Verantwortung für sich ab. Unter diesen Umständen sind die Chancen einer Genesung, eines „Heilwerdens" nahezu nicht vorhanden.
Basal stimulierendes Handeln am Patienten soll helfen, die leiblich-seelische Ganzheit wiederherzustellen, indem der Mensch unterstützt wird, sich im aktiven Prozess der Genesung neu zu organisieren, das heißt auch, die erkrankungsbedingt veränderten Körperfunktionen zu akzeptieren und zu integrieren.
Basale Stimulation macht dem kranken Menschen sensorische Angebote, die seiner jeweiligen Befindlichkeit entsprechen, und sie hilft ihm, die vielfältigen – oft intimen – Berührungen an seinem Körper zu tolerieren, Berührungen, die – wie im Falle der Intimreinigung – oft noch nicht einmal dem Lebenspartner gestattet sind.

Viele Menschen reagieren in solchen Situationen mit verminderter Vitalität. Sie reduzieren ihre Bewusstheit auf ein Minimum und wirken kaum ansprechbar, um sich der für sie ***unbegreiflichen*** Situation zu entziehen.

Dies hat nicht selten zur Folge, dass sie, um die Vitalfunktionen aufrecht zu erhalten, beispielsweise per Sondenkost ernährt werden, was zur Selbst-Entfremdung noch zusätzlich beiträgt.

Viele pflegetherapeutische Handlungen werden am Patienten verrichtet, ohne ihm Gelegenheit der Exploration zu geben. Nicht selten kommt es zu wahnhaften Beurteilungen dieser Gegenstände, wie z. B. Infusionen, die in den Körper eindringen. Insbesondere Menschen, die auf Grund dementieller Prozesse größte Schwierigkeiten in der Beurteilung ihrer Umwelt haben, reagieren auf derart traumatisierende Erlebnisse mit Abwehr oder apathischem Verhalten. Zu den „goldenen Regeln" der basalen Stimulation zählen:

- **Klare Spürinformationen:** Der Patient, insbesondere seine Hände, brauchen klare und eindeutige Informationen, um das Geschehen an seinem Körper trotz der Wahrnehmungsbeeinträchtigung „begreifen zu können". Tiefensensible Stimulierungen wie Vibration und Druck können helfen, konkretere Informationen zu bekommen:
  - **Kontaktintensität:** Die Berührungen sollen stets konkret sein. Zu leichte und oberflächliche Berührungen, z. B. das flüchtige Hin- und Herstreicheln über die Wange oder das Haar können zu Abwehrreaktionen des Patienten führen.
  - **Berührungskonstanz:** Berührungen sollten während einer Behandlung nach Möglichkeit nicht unterbrochen werden; dies bedeutet, dass alles Benötigte in greifbarer Nähe stehen sollte, und dies setzt gute Planung voraus. Für wahrnehmungsbeeinträchtigte Menschen ist jede neue Kontaktaufnahme mit einer aufwendigen Orientierungsleistung verbunden, was anstrengend ist und wiederum zu Anspannung führen kann.
  - **Initialberührung:** Zu Beginn und zum Ende einer Behandlung, und auch, wenn eine Unterbrechung unumgänglich ist, sollte der Patient durch eine eindeutige, immer wiederkehrende Berührung aufmerksam gemacht werden. Dies kann eine Berührung des Fußspanns am Bettende, ein Händedruck oder ein Druck auf die Schulter sein. Im Sinne des Wiedererkennungseffektes sollten alle Men-

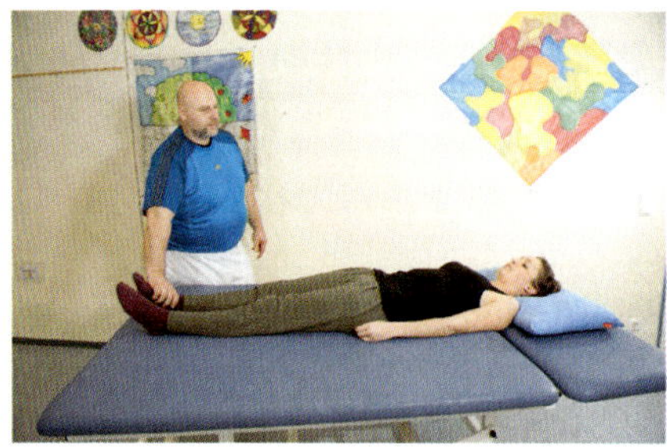

Initialberührung auf dem Fußspann. Eine Begrüßung hier wird nahezu immer akzeptiert.

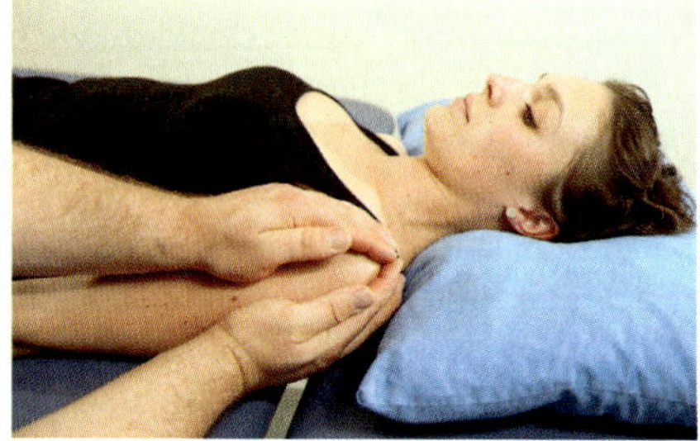

Dreidimensionales Arbeiten. Beim Umfahren von Extremitäten sollten diese vom Therapeuten komplett umfasst werden, um dem Patienten die Dreidimensionalität seines Körpers zu vermitteln.

schen, die mit dem Patienten Kontakt haben, diese Initialberührung kennen und anwenden.

- **Rhythmus:** „Rhythmus ist das Versprechen, dass es so weitergeht, wie bisher." Zu rasche Abwechslung in der Vorgehensweise kann für den Patienten, wenn sie nicht nachvollziehbar ist, wiederum beängstigend wirken. Durch wiederkehrende Sequenzen bekommt der Patient Gelegenheit, die nächsten Schritte zu erahnen.
- **Dreidimensionalität:** Basalstimulierende Körperwäschen oder Massagen modellieren den Körper des Patienten nach und wischen nicht oberflächlich auf ihm hin und her. Diese Vorgehensweise ist konturgebend und hilft dem Menschen bei seiner Orientierung.

Ein Beispiel für die Basale Stimulation finden Sie als PDF-Datei auf der DVD.

Merke:

- Die Berührungskonstanz sollte während der Therapie möglichst immer aufrechterhalten werden. Vor allem, wenn der Therapeut für einen Seitenwechsel um das Bett gehen muss, um z. B. ein Kissen, eine Decke, eine Lotion oder anderes Therapiematerial zu holen. So wird dem Patienten vermittelt, dass immer jemand da ist.
- Das dreidimensionale Umfahren erfolgt von proximal nach distal. Dies sollte mit wenig Druck erfolgen, um evtl. bestehende Ödeme nicht zu verstärken.

5.17 Sentitas

Sentitas ist ein Kunstwort, das sich aus lat. „sentire" = spüren und lat. „aetas" = das Alter zusammensetzt und kennzeichnet ein Verfahren zur palliativen Therapie schwerstpflegebedürftiger und sterbender alter Menschen. Auf der Basis taktil-kinästhetischer Erfahrungsbereiche nimmt Sentitas ebenso behütend wie strukturierend Einfluss und trägt somit zur Verbesserung des Wohlbefindens bei. Das Konzept wurde von Sabiene Klaus (vormals Fenske-Deml) entwickelt.
Die Hauptanwendungsgebiete von Sentitas liegen in der

- Regulation des Muskeltonus
- Unterstützung der Atemtätigkeit
- Förderung der Durchblutung
- Schmerzlinderung

Sentitas wirkt ferner angstlösend, dient der Dekubitusprophylaxe und -therapie und kann zur Reduzierung oder Anpassung entsprechend indizierter Medikation beitragen.
Das Verfahren beruht auf direktem therapeutischen Handling ebenso wie auf dem Einsatz von Medien, allen voran den eigens dafür entwickelten Sensi-Bär als Lagerungshilfsmittel. Das Anwendungsprinzip besteht in einer begrenzenden Lagerung: Der Körper des Patienten wird komplett vom Sensi-Bär unterstützt. Es entsteht der Eindruck des „in den Arm genommen Seins", was sich strukturierend auf das taktil-kinästhetische System des Menschen auswirkt und damit Geborgenheit und Entspannung vermittelt.

Das therapeutische Handling bezieht sich ebenso auf eine umfassende taktil-kinästhetische Stimulation, oft mit dem gesamten Körpereinsatz des Therapeuten und bezieht die übrige Sinnenhaftigkeit, allen voran Riechen und Schmecken mit ein (Fenske-Deml, 2000).

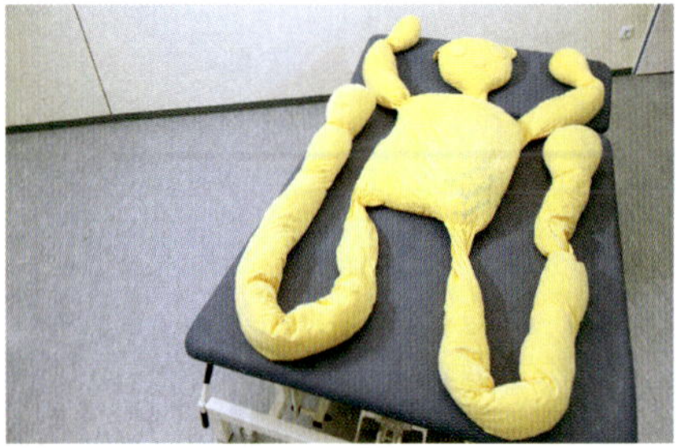

Sensibär

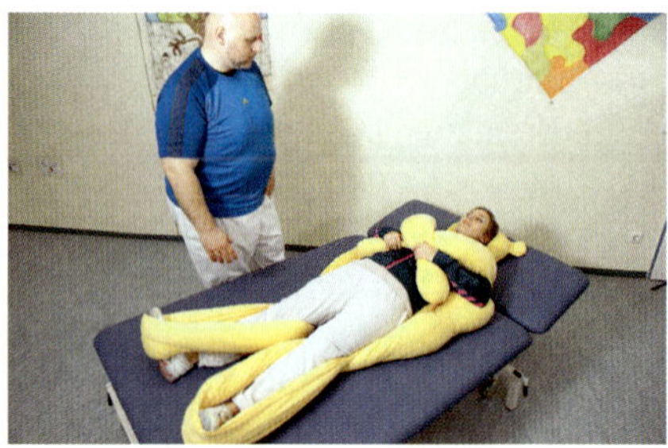

Beispiel für eine begrenzende Lagerung mit dem Sensibär

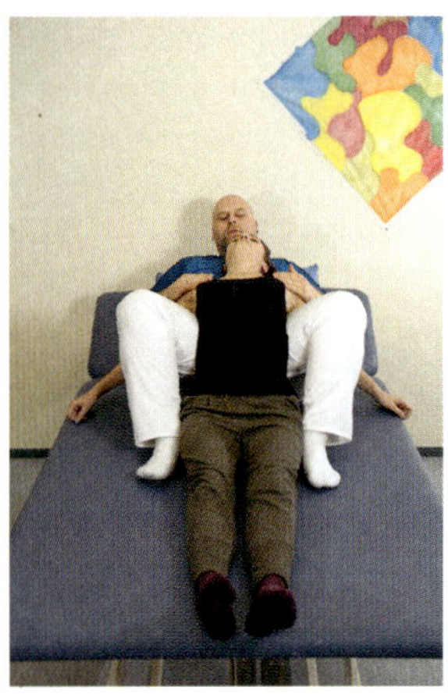

Nähe als therapeutisches Prinzip: Aufdehnen des Brustkorbes

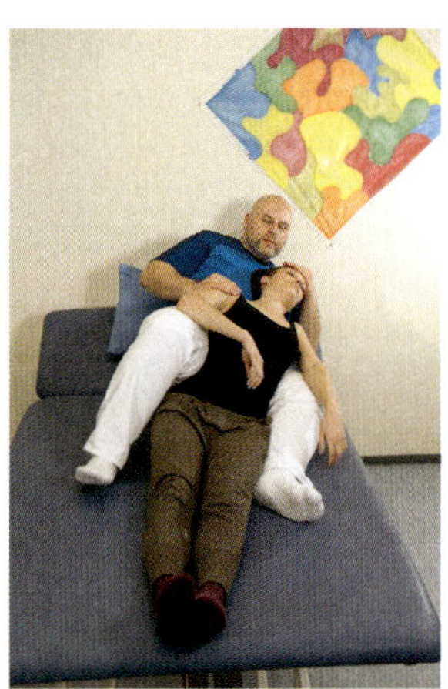

Nähe als therapeutisches Prinzip: Mobilisation des Rumpfes

5.18 Facio-orale Therapie 

Die facio-orale Therapie (F. O. T.) wurde ursprünglich entwickelt, um Störungen des Schluckvorganges zu behandeln, die nach Schädel-Hirn-Verletzungen und Apoplexien entstehen. Auch bei dementiellen Prozessen, MS, Hirntumoren etc. findet das Konzept seine Anwendung. Ursprünglich wurde die Therapie von der Logopädin Kay Coombes gemeinsam mit dem Ehepaar Bobath entwickelt. Neben dem Schlucken werden auch Atmung und sprachliche Kommunikation behandelt.

Ein Schlüsselkonzept sind dabei die 7 Phasen des Schluckvorganges:

- Stimulusphase
- Vorbereitungsphase
- Präorale Phase
- Orale Phase
- Pharyngeale Phase
- Ösophageale Phase
- Nachbereitungsphase

Zur klassischen F. O. T. benötigt ein Ergotherapeut eine Zusatzausbildung. Nach sorgfältiger Diagnostik, die auch die Untersuchung von Mund und ggf. Kehlkopf mit umfasst, setzt die Behandlung an den einzelnen Phasen des Schluckvorganges an. Neben den Aktivitäten des Therapeuten wird der Patient auch mittels therapeutischem Führen unterstützt, um selbst Kontakt mit seinem Mundraum aufzunehmen. Die F. O. T. im engeren Sinne kann nur durchgeführt werden, wenn der Patient über einen Würge- und Hustenreflex verfügt, um eine Aspiration in die Luftröhre zu vermeiden.

Über die Schlucktherapie hinaus ist das Beschäftigen mit dem Mundraum des Patienten ein wichtiger, wenn auch diffiziler Akt. Nach unserer Geburt erfahren wir die Welt als Erstes, und auch als (Lebens-)Wichtiges, über den Mund. Über den Mund nehmen wir Nahrung auf, der Mund wird im sozialen Kontext als wichtig bei unserem Gegenüber wahrgenommen, und schließlich ist er ein privater und intimer Bereich, dessen Kontakt nur wenigen Personen vorbehalten ist. Außerdem ist ausreichende Flüssigkeitszufuhr notwendig, zum einen, um das Austrocknen der Schleimhäute zu vermindern, zum anderen, weil alle inneren Prozesse von ausreichender Durchblutung abhängen.

Das Therapieverfahren Sentitas arbeitet mit „Nuckeln". Aus mehreren Lagen Mull kann ein „Baumwoll-Nuckel" in variabler Größe und Festigkeit in ausreichender Zahl gefertigt werden: Je nach Bedürfnis des Patienten kann er in nahezu alles getunkt werden, was beliebt und erlaubt ist (auf Kontraindikationen achten!). Nicht nur Wasser, Saft und Tee, sondern auch Wein und Bier finden Gefallen. Dem folgen Hühnersüppchen, frisch zubereitetes dünnflüssiges Apfelkompott (kaum Zucker!) und dergleichen mehr. In der Menge und Anwendungshäufigkeit muss selbstverständlich sorgfältig variiert werden.

Letztlich ist es eine Variante der etablierten facio-oralen Therapie, bei der Patienten mit Schluckstörungen zu Beginn auch kleine Apfelstückchen oder ähnliches in Mull gewickelt zur Stimulation für den Mundraum angeboten bekommen.

Der Einsatz des „Nuckels" im Sentitas-Konzept dient wohlgemerkt nicht dazu, den Flüssigkeitsbedarf zu decken, sondern primär dazu, über einen hochsensiblen Bereich, nämlich die gustatorische und auch olfaktorische Wahrnehmung, dem Patienten angenehme Spürerfahrungen anzubieten und ihm auf eine sehr ursprüngliche Art der Zuwendung Geborgenheit zu vermitteln.

In jeder Form der Pflege und Therapie des Mundraumes betreten wir ein weites Feld an höchstpersönlichen Assoziationen. Gerade bei sondenernährten Patienten bietet die Stimulation des Mundraumes Lebensqualität. Ein gepflegter Mund verbessert ebenso wie das Erleben von oralen Genüssen die psychische Verfassung. Und schließlich trägt jede Form der facio-oralen Therapie zur Verbesserung der neuropsychologischen Symptomatik, z. B. bei Neglect und Anosognosie, bei.

Beispiele für F.O.T.

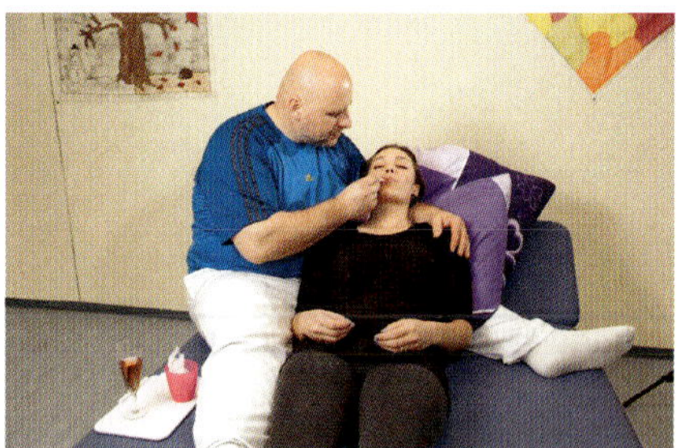

F.O.T. nach Sentitas: Arbeiten mit dem Sentitas-nuckel

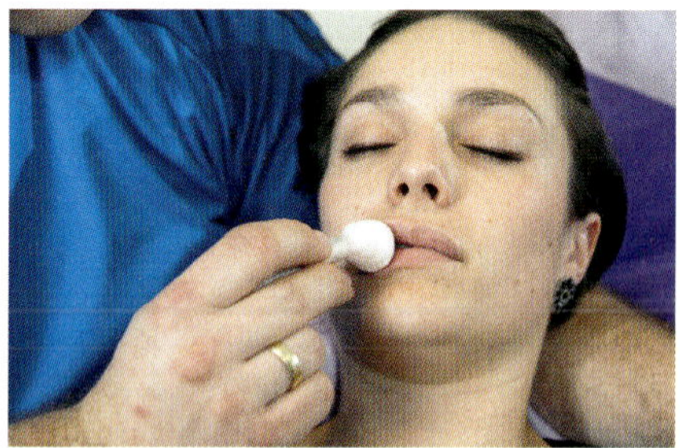

F.O.T. nach Sentitas: Benetzen der Lippen mit dem Sentitas-Nuckel

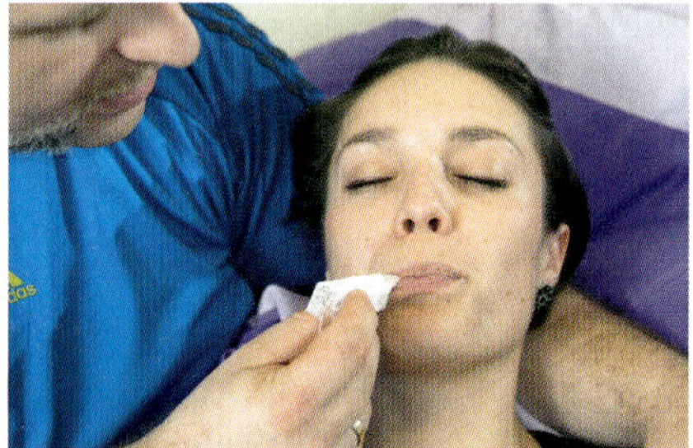

F.O.T. nach Sentitas: Applizieren von Getränken, Suppen etc. mit dem Sentitas-Nuckel

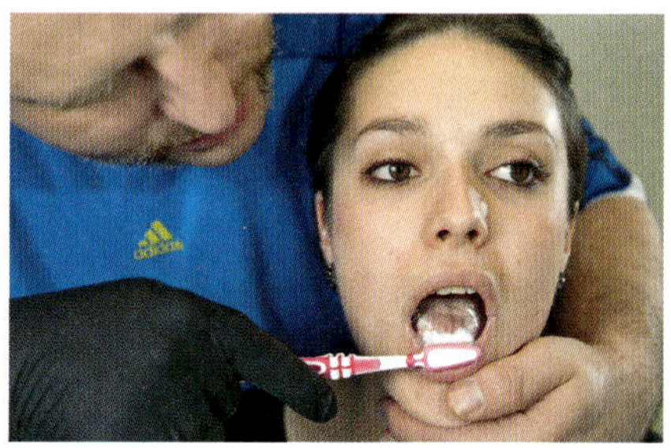

F.O.T. – Pflegen des Mundraumes

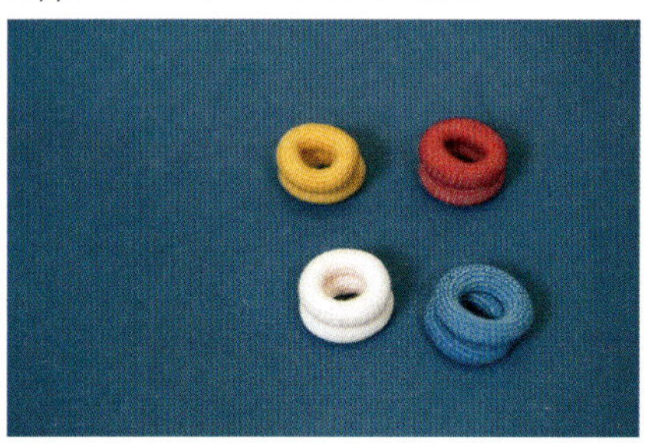

Stofffingerlinge – Nach jedem Ausstrich des Mundraumes sollte er aus hygienischen Gründen gewechselt werden.

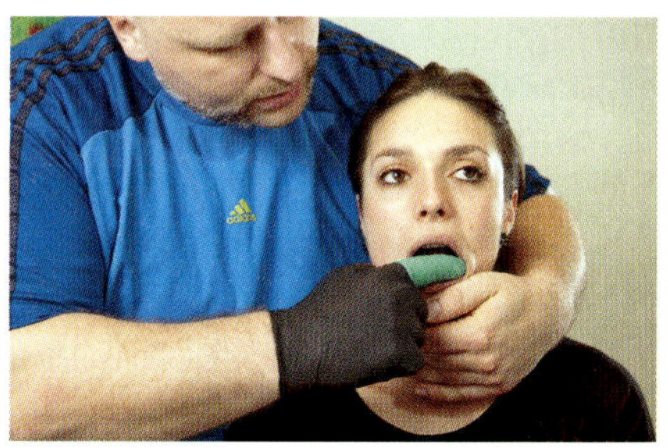

F.O.T. – Reinigen und Stimulieren des Mundraumes mit einem Stoff-Fingerling

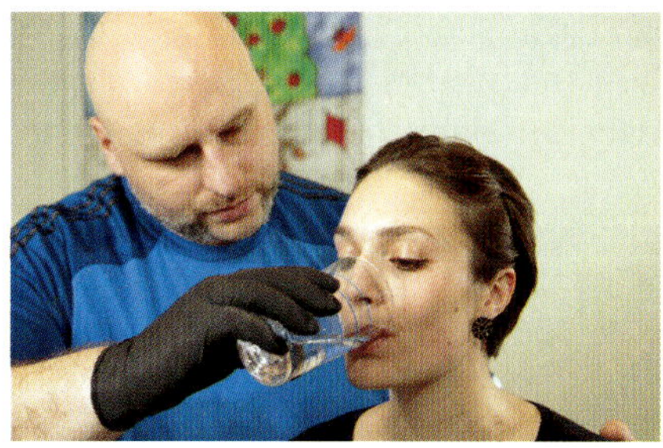

Zuführen von Getränken für das Schlucktraining

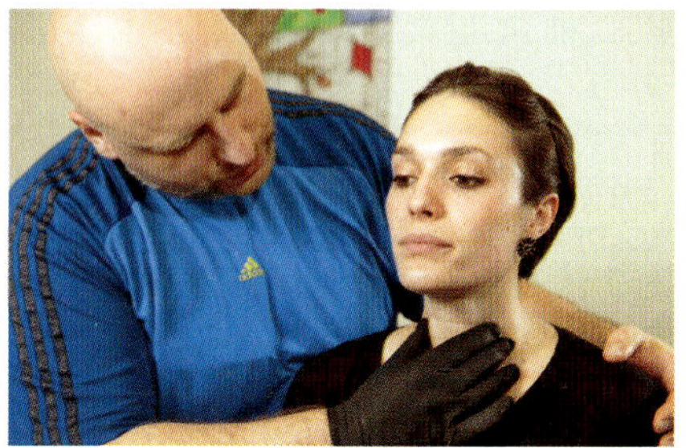

Unterstützen des Schluckvorganges durch seitliches Herunterstreichen am Kehlkopf

5.19 Aktivitäten des täglichen Lebens (ADL)

Als Aktivitäten des täglichen Lebens werden alle für den Patienten bedeutungsvolle Betätigungen bezeichnet, die er in den Bereichen der Selbstversorgung, Produktivität und Freizeit in seiner Umwelt ausübt. Im Bereich der Selbstversorgung sind die ADL-Tätigkeiten bei allen Patienten nahezu gleich, z. B. Essen, Trinken, Anziehen, Körperpflege, Kommunikation, etc. Unterschiede ergeben sich jedoch in der Produktivität (z. B. Berufsleben) oder Freizeit (z. B. Hobbys). Daher ist es notwendig, im Rahmen einer Anamnese alle Bereiche zu erheben und die Therapie auf die Fähigkeiten des Patienten unter Berücksichtigung der Defizite anzupassen.
Die ADL-Therapie hat das „Tätigsein“ als therapeutisches Prinzip. Ihre Aufgabe ist es, Patienten dabei zu unterstützen und sie zu befähigen, ihre alltäglichen Fähigkeiten wieder zu erlernen und/oder zu erhalten. ADL-Tätigkeiten beinhalten alle für den Patienten sinngebende Betätigungen in seinem persönlichen, familiären, häuslichen, beruflichen und sozialen Alltag. Ziel ist es, dass der Patient in allen Bereichen Handlungskompetenzen wiedererwirbt oder verbessert. Dies schließt auch die sensorische Informationsverarbeitung, Verknüpfung aller Hirnleistungen, die Handlungsplanung sowie die Bewegungskoordination mit ein. Weiterhin ist es das Ziel, das Grundbedürfnis des Menschen nach umfassender Kompetenz zum eigenständigen und selbstbestimmten Handeln zu befriedigen.

Beispiele:

5.19.1 Essen und Trinken 

Selbstversorgung im Rahmen von Essen und Trinken gehört zu den vitalen Indikationen und sollte immer trainiert werden. Dies kann z. B. mit Hilfe von Adaptionen, wie z. B. einer Griffverdickung für einen besseren Griff bei schwacher Handkraft und Hemibrettchen bei Z. n. Schlaganfall, erfolgen. Da die betroffene Hand trainiert werden soll, ist das sog. Forced-Use-Prinzip (Rehabilitations-Maßnahme, bei der der betroffene Arm für Tätigkeiten eingesetzt werden muss) eine wirkungsvolle Methode. Beim bilateralen Trinken kann der Patient mit seiner gesunden Hand die betroffene festhalten und so selbständig führen bzw. unterstützen.

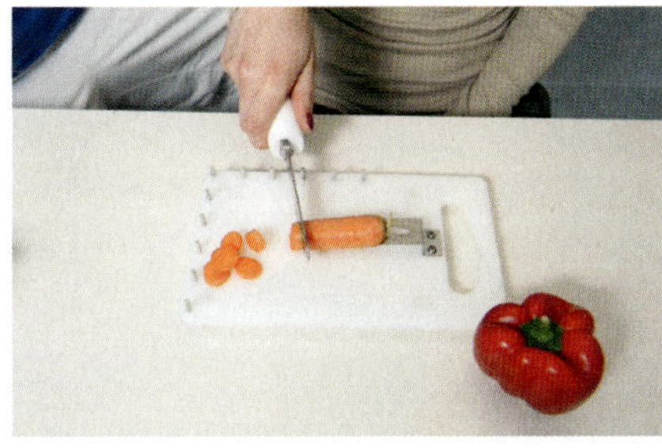

Esstraining mit Adaptionen, z. B. Griffverdickung und Hemibrettchen

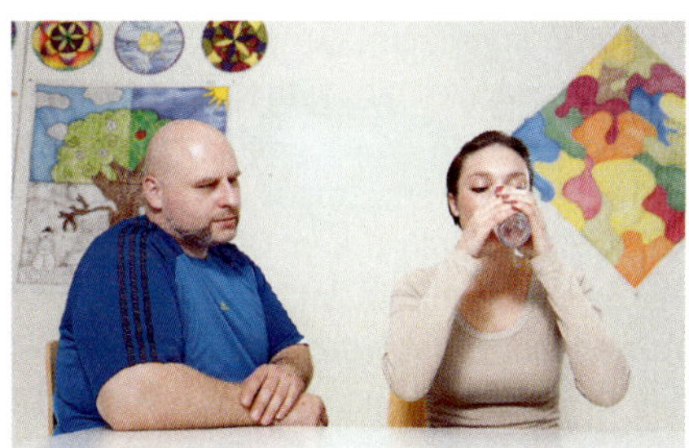

Trinken als bilaterale Übung

5.19.2 Anziehen  

Das Anziehtraining ist essenziell für das Wohlbefinden des Patienten. Kein Mensch geht im Schlafanzug zum Essen. Daher ist es wichtig, dass Patienten sich möglichst selbständig anziehen können. Neben dem Wohlbefinden erhöht die Fähigkeit auch die Bereitschaft das Bett zu verlassen. Adaptionen, wie z. B. die Knopflochhilfe, erleichtern das Anziehen eines Hemdes.

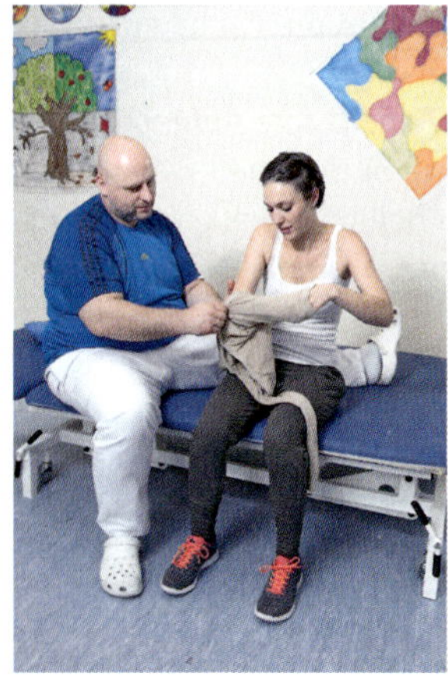

Anziehtraining – der Therapeut hilft nur zu Beginn

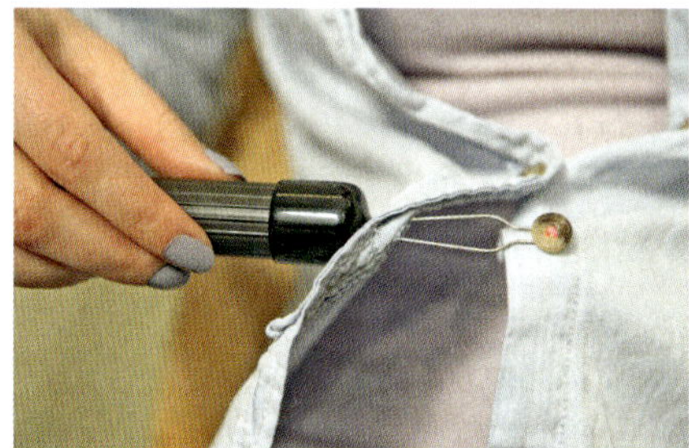

Anziehen eines Hemdes mit Hilfe einer Adaption zum Zuknöpfen

Merke:

- Beim Anziehen wird immer zuerst der **betroffene** Arm angezogen
- Beim Ausziehen wird i.d.R. immer zuerst der **nichtbetroffene** Arm ausgezogen

Eine Anleitung zum Anziehen eines Pullovers finden Sie als PDF-Datei auf der DVD.

5.19.3 Körperpflege 

Die Körperpflege ist ein wichtiger Bestandteil des Wohlbefindens. Deshalb ist es wichtig, dass mit dem Patienten ein Waschtraining durchgeführt wird. Vielen Menschen ist es unangenehm, wenn sie von fremden Personen und besonders im Intimbereich gewaschen werden. Daher sollten Patienten, sofern es möglich ist, immer befähigt werden, selbst an der Körperhygiene mitzuwirken. Oft übernimmt die Pflege den Part des Waschens und Anziehens. Es ist jedoch bekannt, dass die Kollegen oft unterbesetzt sind und immer weniger Zeit für den Patienten haben. Da der Patient schnell fertig sein muss, kann oft nicht oder nur wenig auf seine Bedürfnisse eingegangen werden.

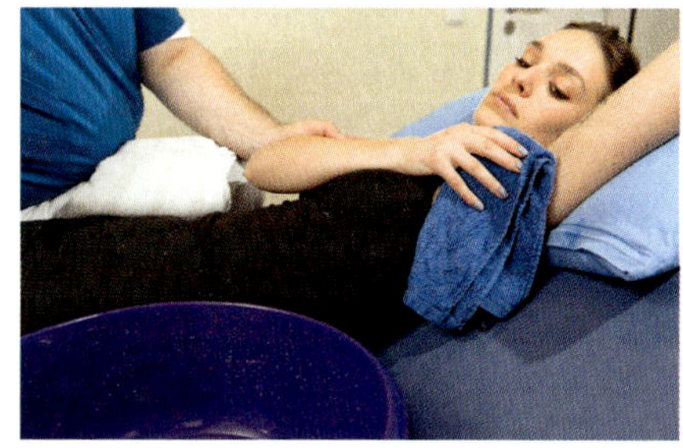

Waschtraining

Das Waschtraining bietet eine doppelte Entlastung für die Pflegekollegen. So kann der Patient an diesem Tag von der Ergotherapeutin im Rahmen der Therapie gewaschen und angezogen werden. Ist der Patient erst einmal dauerhaft dazu in der Lage, ist dies auch für die Pflege eine permanente Erleichterung.
Beim Waschtraining ist es wichtig, auf den Patienten einzugehen. Der Patient soll immer so viel wie möglich selbst waschen, besonders im Intimbereich. Auch Patienten, die nicht mehr aufstehen können, können sich weitgehend selbst im Liegen waschen. Hier bieten Inkontinenzunterlagen einen guten Schutz gegen die Nässe. Kann der Patient dann Teile seines Körpers selbst reinigen, können sich Patient und Pflege die Aufgaben teilen.

5.20 Funktionelle Spiele 

Als funktionelle Spiele bezeichnet man für die Therapie gekaufte oder in Form, Größe und Gestalt angepasste bzw. hergestellte Spiele, die der Förderung bestimmter kognitiver und motorischer Funktionen dienen. Dazu werden häufig bewusst alltägliche Gegenstände wie Bälle, Wäscheklammern, Scheren, Büroklammern, Stecknadeln, Knöpfe etc. als Übungsmittel verwendet. Aber auch fertig zu kaufende bzw. adaptierte Spiele wie Solitär, Mensch-ärger-dich-nicht, Kartenspiele, Labyrinth-Spiele etc. werden zum funktionellen Training eingesetzt. Ziel ist es, die kognitiven und motorischen Ressourcen des Patienten durch sinngebende Handlungen zu fördern. Dabei ist darauf zu achten, dass das jeweilige Spiel in Komplexität und Anreiz den jeweiligen Fähigkeiten des Patienten angepasst ist.

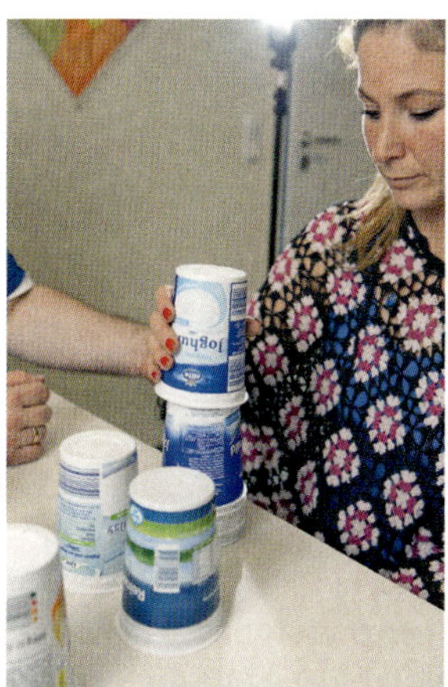

Stapeln von Jogurtbechern als grobmotorische Übung

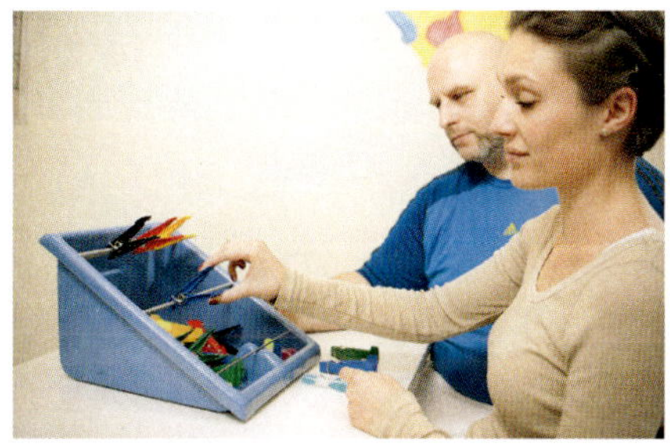

Wäscheklammern setzen, als Fingerkraft und Koordinationsübung

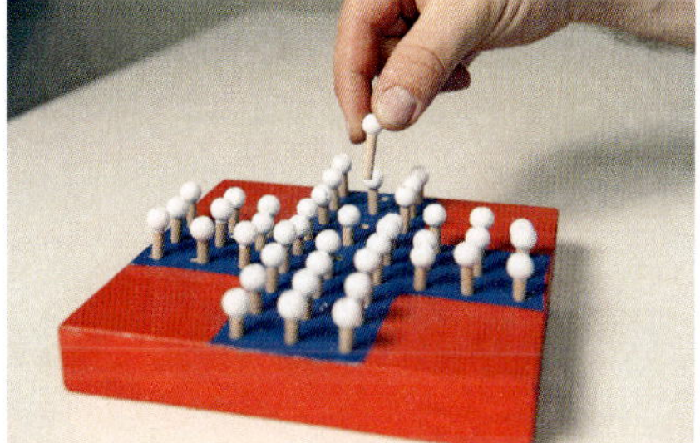

Solitär für kognitives und feinmotorisches Training

5.21 Kreativtherapeutische Verfahren

Die kreativtherapeutischen Verfahren dienen der Förderung von körperlichen und geistigen Fähigkeiten. Leider werden gerade diese Bereiche oft für Beschäftigungsrunden,

z. B. in Altenheimen, missbraucht! Der Ergotherapeut ist kein Beschäftigungstherapeut mehr, sondern hat sich verstärkt in die medizinische Richtung weiterentwickelt und gilt als Heilmittel im Sinne des Gesetzes. Dadurch, dass häufig sog. Bastelrunden als Gruppentherapie angeboten werden, wird der Berufsstand der Ergotherapie als sog. „Basteltanten" belächelt und nach wie vor nicht ernst genommen. Gerade die kreativtherapeutischen Verfahren bieten bei wohlüberlegtem und gezieltem Einsatz ein nahezu unerschöpfliches Maß an Übungen. Wichtig ist beim Einsatz dieser Verfahren jedoch, dem Patienten zu erklären, warum er eine bestimmte Tätigkeit ausüben soll. Dies erfordert natürlich ein hohes Maß an Fachwissen. Eine Bemerkung wie: „Was möchten Sie denn heute gerne machen?" oder „Wozu haben Sie denn heute Lust?", zeugen von absoluter Unprofessionalität. Zwar können dem Patienten nach vorheriger gemeinsamer Zielfestlegung verschiedene Angebote gemacht werden, aus denen er sich eines aussuchen kann, jedoch hat sich der Ergotherapeut vorher die vorgeschlagenen Übungen reiflich überlegt, und alle führen zum gleichen, vereinbarten Therapieziel. Die Arbeiten entsprechen meist Tätigkeiten aus dem Hobby oder Arbeitsbereich und werden deshalb von „Nichtfachkräften" als Bastelarbeit angesehen. Gerade aber wegen dieser Alltagsnähe sind diese Verfahren besonders gut zu Therapiezwecken geeignet.

5.21.1 Seide 

Seidenmalen ist durch seine vielen Techniken und Möglichkeiten multipel einsetzbar. Vor allem die Nass-in-Nass-Technik in Kombination mit der Zipfeltechnik lässt bereits gute Erfolge bei noch geringen motorischen Fähigkeiten zu. Dadurch, dass die Farben selbständig stark verlaufen, können mit wenig Aufwand große Bereiche des zusammengedrehten Tuches eingefärbt werden. Durch den Farbverlauf ergeben sich oft eindrucksvolle Muster. Allerdings sollte die Farbenlehre durch den Therapeuten beachtet und dem Patienten nur bestimmte Farben angeboten werden, um ihn nicht zu frustrieren.

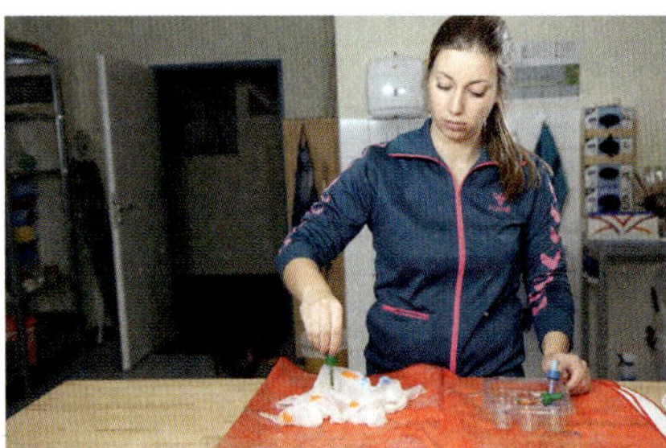

Abduktionsübung beim Auftragen von Farbe auf ein Seidentuch

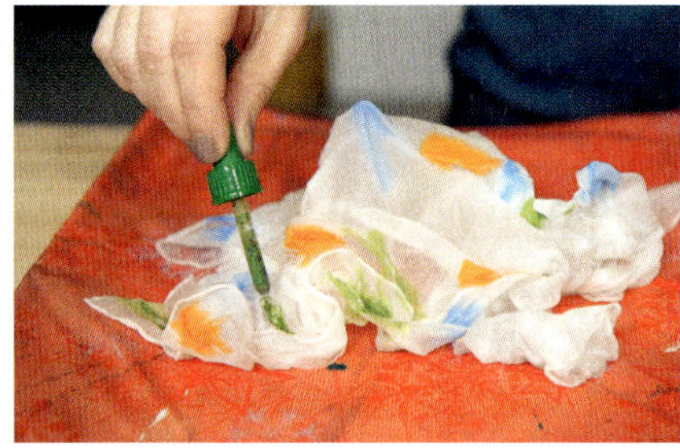

Training des Zangengriffes mit einer Pipette bei der Nass-in-Nass-Technik

5.21.2 Bildnerisches Gestalten

Das bildnerische Gestalten beinhaltet sowohl die Arbeit mit unterschiedlichem Material (Papier, Pergament, Leinwand, Karton, Ton, Gips, etc.), als auch mit vielen Medien zur unterschiedlichen Farbgestaltung (Öl-, Acryl-, Finger- und Wasserfarben, Pastell- und Wachsmalkreiden, Kohle und Tuschestifte, usw.). Das Ziel ist i. d. R. jedoch nie eine ergebnisorientierte, sondern eine prozessorientierte Arbeit. Das bedeutet, dass die Übungen im bildnerischen Gestalten so eingesetzt werden müssen, dass damit ein bestimmtes Therapieziel, wie z. B. Verbesserung der Feinmotorik, Förderung der geteilten Aufmerksamkeit durch bilaterales Arbeiten etc., trainiert wird. Durch die vielfältigen Einsatzmöglichkeiten, die dieses Verfahren bietet, kann bildnerisches Gestalten selbst schon bei geringen motorischen Fähigkeiten eingesetzt werden.

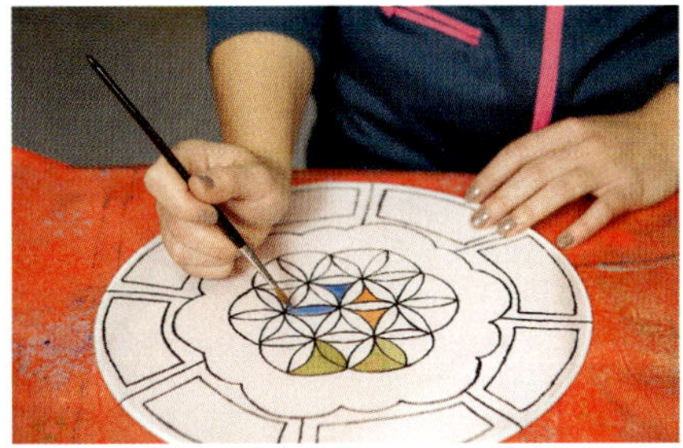

Feinmotorische Übungen durch Ausmalen eines Mandalas

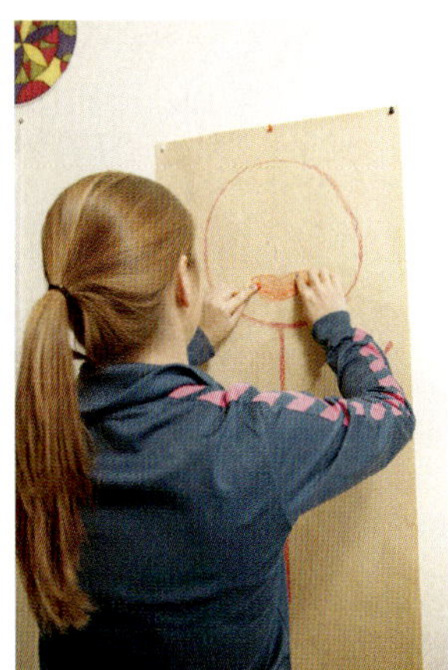

Bilaterales Arbeiten (Malen und gleichzeitiges Verwischen der Kreide)

5.21.3 Peddigrohr 

Mit Peddigrohr lässt sich die Grob- und Feinmotorik, insbesondere die Fingerfertigkeit sowie die Konzentration und Koordination, gut trainieren. Auch hier steht die prozessorientierte Arbeit im Vordergrund, um bestimmte motorische Defizite aufzutrainieren. Die immer wiederkehrenden Arbeitsabläufe beinhalten zudem meditative und beruhigende Elemente. Durch unterschiedliche Flechttechniken sowie das Einarbeiten von verschiedenen Materialien werden zusätzlich sensorische Erfahrungen geboten.

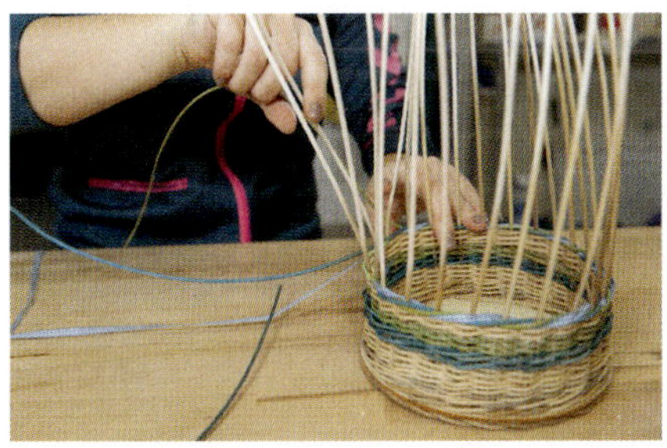

Training der Feinmotorik, Koordination und Konzentration durch genaues Flechten

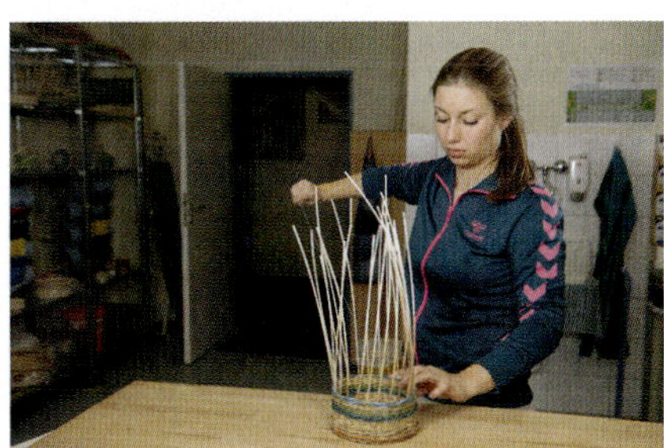

Grobmotorische Übung durch weites Ausziehen der Flechtfäden

5.21.4 Ton 

Ton ist ein Medium, das sich ebenfalls vielfältig einsetzen lässt. Er kann von grobmotorischen Übungen wie „Tonschlagen“ bis hin zu feinmotorisch filigransten Modellierarbeiten verwendet werden. Durch seinen Widerstand lassen sich auch gute Kraftaufbau und -dosierungsübungen durchführen. Auch das Arbeiten mit Ton ist prozessorientiert. Kontraindikationen ergeben sich aus den Krankheitsbildern, wie z. B. bei rheumatoiden Erkrankungen, Arthrosen, CRPS usw.

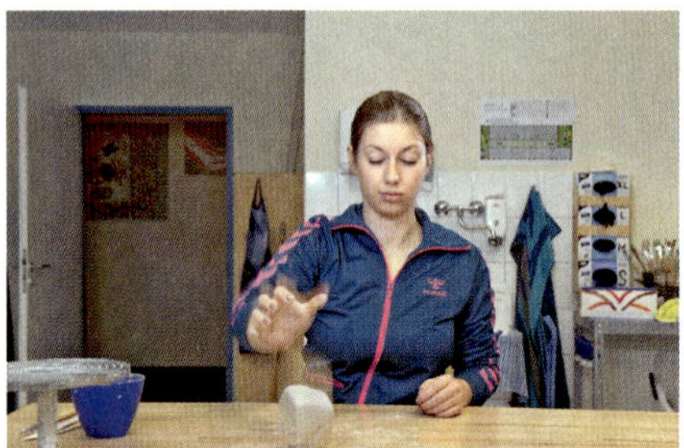

Grobmotorische Übungen durch Schlagen des Tons (Ton wird auf den Tisch geworfen)

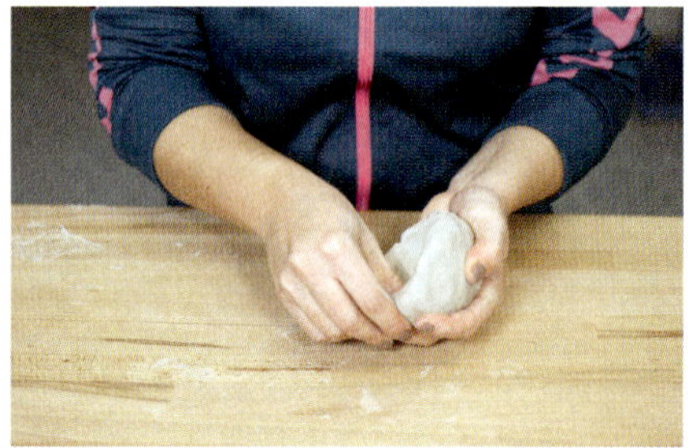

Training der Kraftdosierung, Opposition und Hand-Hand-Koordination durch Formen eines Daumenschälchens

5.21.5 Holz 

Mit Holz lassen sich durch die vielen Bearbeitungsmöglichkeiten (Sägen, Schnitzen, Schleifen, Feilen, Bohren, Stemmen und Stechen usw.) vielfältige motorische Übungen durchführen. Der Werkstoff ermöglicht es dem Patienten, über verschiedene Arbeitsschritte hinweg an einem Werkstück unterschiedliche Übungen durchzuführen. Auch die Holzarbeit ist prozessorientiert. Beim Schleifen des Werkstückes können feinmotorische, z. B. Radial- und Ulnarduktion, und beim Sägen, z. B. mit der Gehrungssäge, grobmotorische Bewegungen beübt werden. Dadurch, dass die Gehrungssäge fest eingespannt ist, ist nur eine geringe Handkraft zum Festhalten notwendig und dies kann bei Bedarf vom Therapeuten durch Führen unterstützt werden.

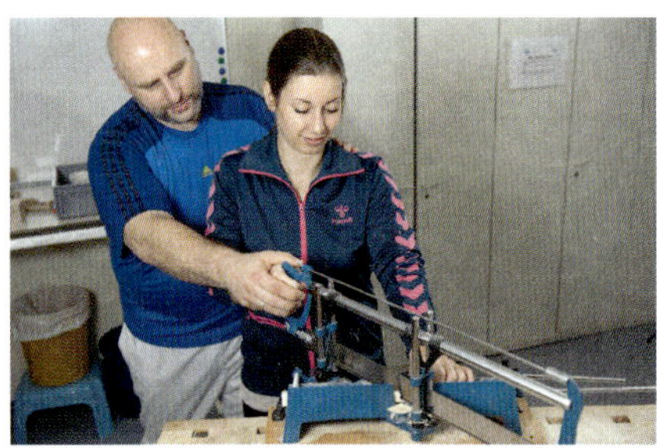

Grobmotorische Übungen mit einer Gehrungssäge

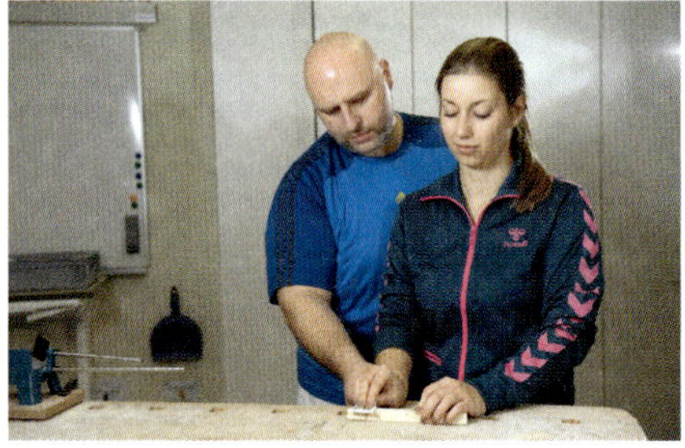

Üben von Ulnar- und Radialduktion durch Schleifen eines Holzwerkstückes

5.22 Praktischer Einsatz von Therapiehunden 

Der Einsatz des Hundes in der tiergestützten Therapie (TGT) erfährt in der letzten Zeit immer mehr Beachtung und Anerkennung. Noch ist keine Trennschärfe erreicht zwischen den Aufgaben eines Hundes, der als „Sozialhund" in Besuchsdiensten eingesetzt wird, „Servicehunden", die beispielsweise als dauernde Begleiter (sinnes-)behinderter Menschen fungieren – wie der bekannte „Blindenhund" – und Therapiehunden, bzw. genauer Therapiebegleithunden, die im Rahmen therapeutischer Diagnostik und Behandlung als Therapiemedien im engeren Sinne eingesetzt werden. Weder die Ausbildung noch der Einsatz von Therapiebegleithunden ist bis jetzt durch verbindliche Rahmenbedingungen vorgegeben, obgleich sich zunehmend Institutionen dieser Aufgabe widmen.

In den letzten Jahren haben sich Hunde im sozialpädagogischen und sozialtherapeutischen Bereich zunehmend etabliert. Wird ein Hund jedoch für die tiergestützte *Therapie* ausgebildet, ***muss*** der hundeführende Therapeut wissen, was er will, was er von Hund und Patient erwarten kann und wo die Grenzen sind.

Über den Einsatz von Hunden in der Ergotherapie hat Petra-Kristin Petermann bereits Anfang dieses Jahrzehnts (2000) veröffentlicht. Sie beschreibt drei Einsatzebenen:

1. *Die Beobachtungsebene*. Das Fixieren und Verfolgen eines Hundes mit den Augen bedeutet für Menschen mit Gleichgewichtsstörungen und hypo- bzw. hypertonen Dysbalancen der Muskulatur bereits eine große Herausforderung. Hinzu kommen Erfordernisse der Aufmerksamkeit und Konzentration und das Erinnern an ähnliche Beobachtungen aus früheren Gegebenheiten. Neues Lernen entsteht durch das Wissen, Verstehen und schließlich Einordnen der kommunikativen Signale des Hundes. Daraus folgt Regelverständnis und Respekt für den Hund und seine Bedürfnisse.
2. *Die Kontaktebene*. Die erste Kontaktaufnahme wird durch den Therapeuten vorgegeben und gelenkt. Das Bedürfnis des Patienten, nach der Beobachtungsphase das Begriffene auch „begreifen" zu wollen, stellt sich relativ rasch ein. Jedoch muss im Interesse des Hundes auch funktionell interveniert werden, etwa durch Minderung von zu hohem Muskeltonus, damit das Streicheln des Hundes gelingt und für Mensch wie Hund eine entspannende Wirkung hat.
3. *Die Ebene der Interaktion*. Dies ist eine sehr komplexe Ebene, die viele Möglichkeiten der Einflussnahme bietet, aber auch hohe Herausforderungen an die therapeutische Arbeit stellt. Zu dieser Ebene gehören das Ausbilden und Fördern von Kompetenzen wie: Körperbeherrschung; Vorstellungskraft und Umsetzungsvermögen – beispielsweise beim Spielen mit dem Hund; Koordinationsfähigkeit; Eigenaktivität; Verantwortungsbewusstsein und die Fähigkeit, sich in die Bedürfnisse des Hundes einzufühlen. Hunde werden im ergotherapeutischen Kontext derzeit vorwiegend bei Kindern eingesetzt, da hier die Vorbehalte des Patienten gegenüber dem Therapiemedium „Hund" relativ gering sind. Erst langsam etabliert sich der Therapiebegleithund auch in der Arbeit mit erwachsenen und alten Menschen. Dabei sind die positiven Effekte einer tiergestützten Therapie vielfältig: Verbesserung der Körperbeherrschung und Koordination, Verbesserung der Aufmerksamkeit und Konzentration, Verbesserung der sinnlichen Wahrnehmung und der Sensibilisierung für den eigenen Körper, den des Hundes und die Einbeziehung der Umgebung im Spiel. Stärkung des sozialen Vertrauens, Überwindung von Kontaktängsten, Verstärkung der Fürsorgekompetenzen bei der Pflege des Tieres, Ver-

besserung der Kommunikationsbereitschaft und damit auch Sprechbereitschaft und Sprechfähigkeit. Damit hängt gleichwohl die Förderung geistiger Funktionen zusammen, ferner die Bereitschaft, eigene Wünsche und Bedürfnisse zu verbalisieren. Daraus folgt eine Stärkung des Selbstvertrauens und Selbstwertgefühls. Damit eine Mensch-Hund-Beziehung stabil ist, müssen *beide* Partner über soziale Kompetenzen verfügen. Dazu gehört sowohl die Fähigkeit, andere anzunehmen und von ihnen zu lernen, als auch selbst Vorbild für andere sein zu können. Diese Balance verantwortet der Therapeut, sowohl durch Einwirken auf den Patienten als auch durch ein sehr spezielles Einwirken auf den Hund. Die Ausbildung des Hundes für die therapeutische Arbeit bedient sich zunehmend des Einsatzes von Stimmungsübertragung und paraverbaler bzw. nonverbaler Kommunikation, die auch der Hund mit seinen Ausdrucksmitteln beherrscht (vgl. Klaus & Klaus, 2014).

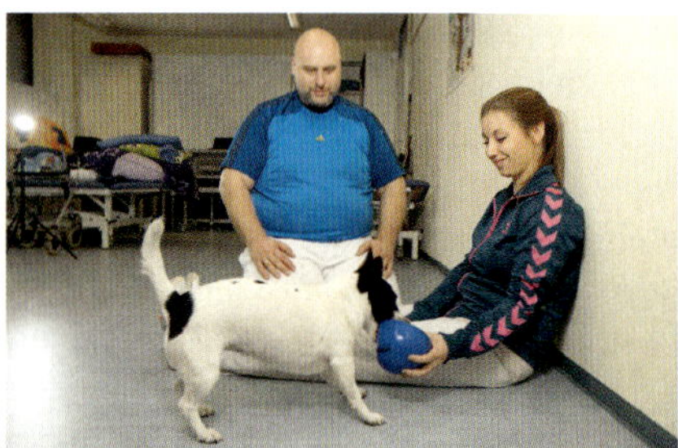

Handkrafttraining durch Festhalten des Balles beim Tauziehen mit dem Hund

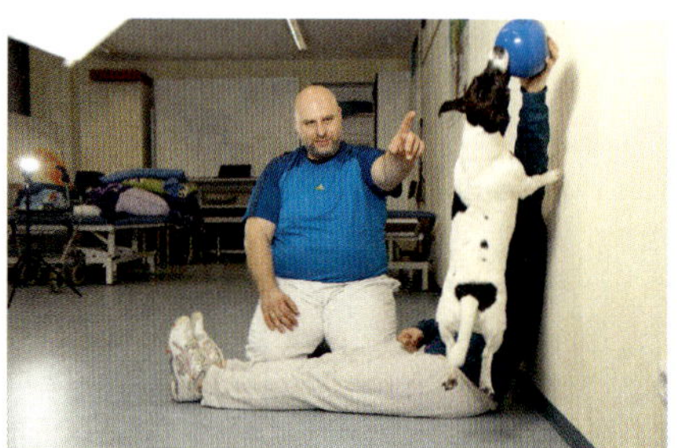

Abduktionsübung – Der Hund holt den Ball

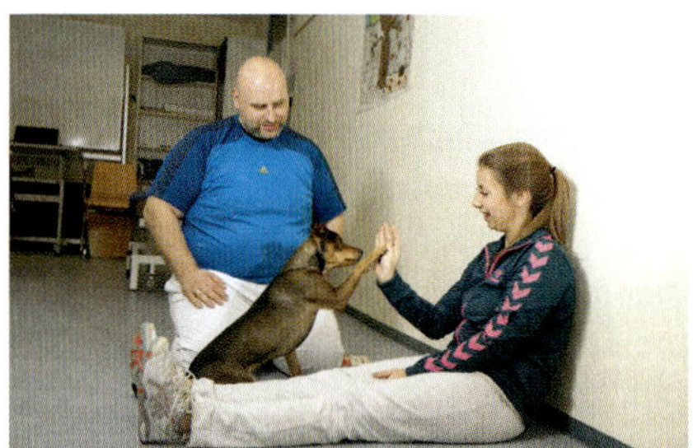

Motorische Übung – Give me five

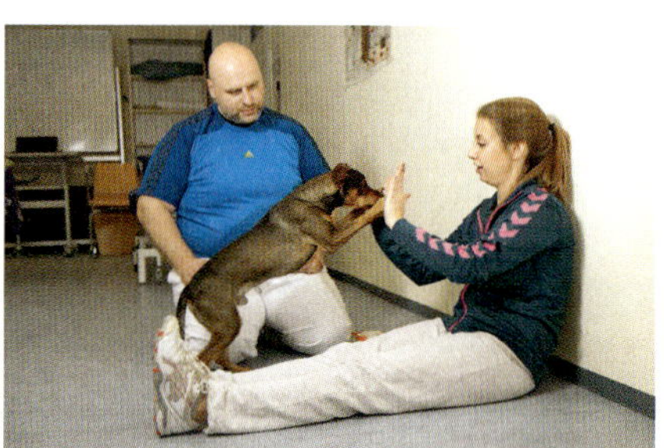

Bilaterale motorische Übung – Give me ten

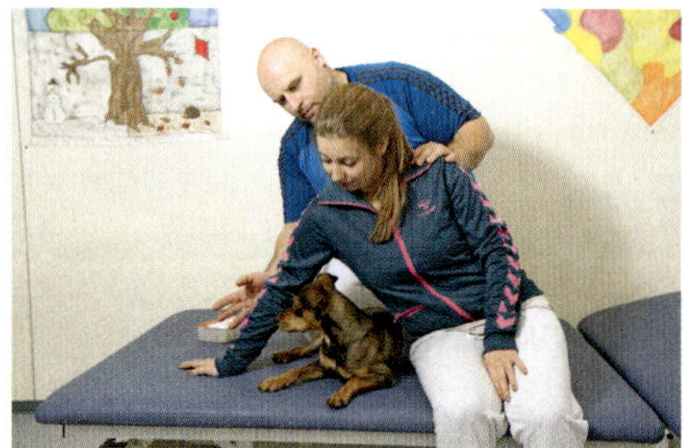

Training der erhöhten Aufmerksamkeit bei der Stützübung. Der Therapeut sichert für den Notfall ab

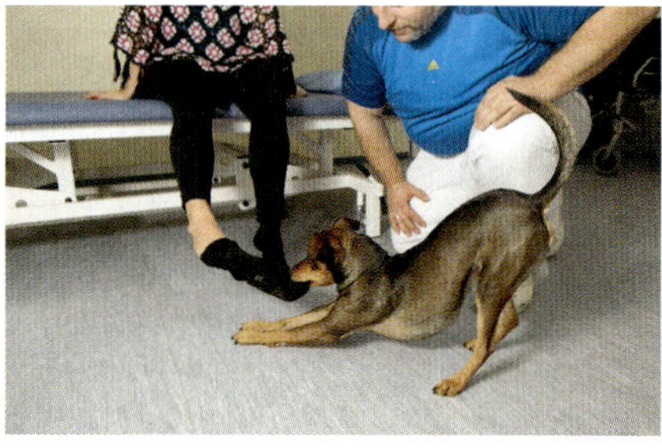

Sockenausziehen als Erleichterung

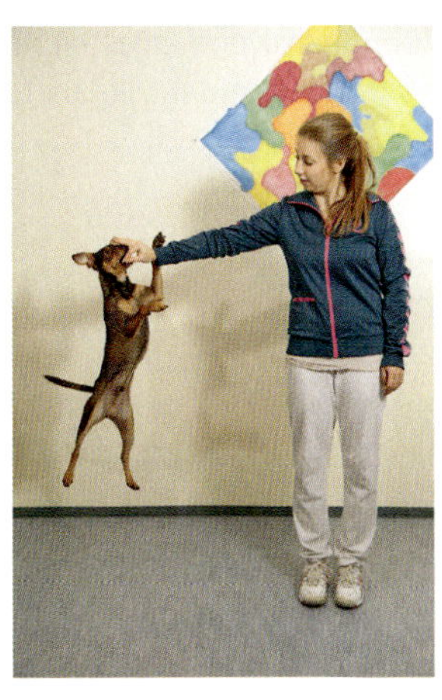

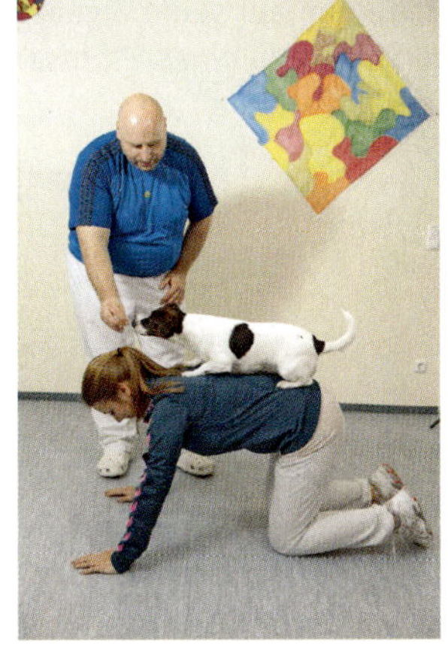

Abb. links:
Abduktions- und Spitzgriffübung im Stand – Der Hund holt ein Leckerli

Abb. rechts:
Üben des Vierfüßler-Standes mit Hund auf dem Rücken (als Motivator)

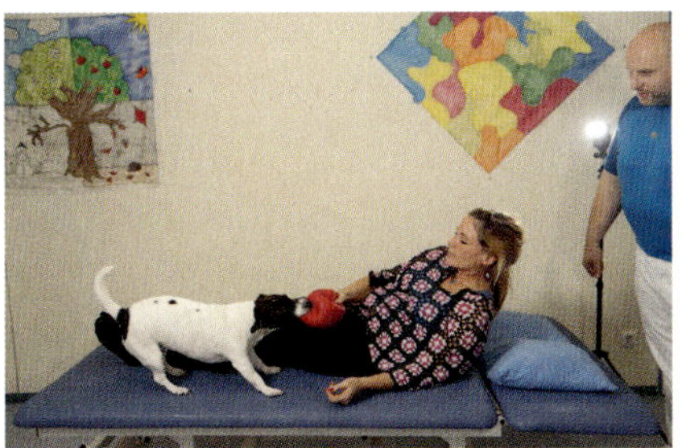

Aufsetzhilfe durch diagonales Ziehen

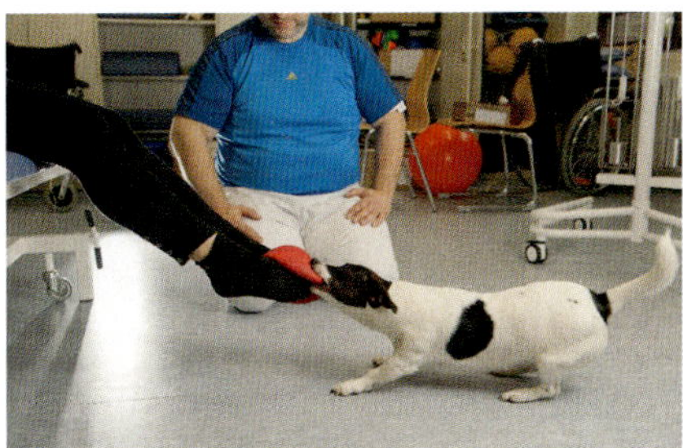

Adduktorentraining durch Ball-Tauziehen mit dem Hund

5.23 Statuserhalt

Als Statuserhalt bezeichnet man das Erhalten von geistigen und körperlichen Fähigkeiten durch gezielte Therapiemaßnahmen. Der Begriff findet sich häufig im Zusammenhang mit geriatrischen Patienten, bei denen bereits geistige (z.B. demenzieller Prozess) und/oder körperliche Einschränkungen (Kontrakturen) bestehen. Aber auch bei chronisch progredienten Erkrankungen, wie z.B. Enzephalomyelitis disseminata (MS) oder Chronischer Polyarthritis (CP), ist er oft als Therapieziel aufgeführt. Im Allgemeinen werden mit Hilfe von funktionellen Spielen (z.B. Solitär, Mensch-ärger-dich-nicht etc.), Hirnleistungstraining (z.B. Cogpak, Thinkfun-Chocolate Fix etc.), sensorischen Angeboten (z.B. Wärme-Kälte, Fühlmemory etc.), funktionellem Training (z.B. aktive und passive Mobilisation), sensomotorisch-perzeptiven Übungen (z.B. Grob-/Feinmotorik-, Koordinationsübungen), vestibulärem Training (Gleichgewichtsübungen) usw. versucht, den aktuellen Stand der Leistungsfähigkeit und Beweglichkeit zu erhalten.
Gerade bei chronisch progredienten Erkrankungen hat sich gezeigt, dass sich durch intensives Trainieren der Prozess zwar nicht völlig aufhalten lässt, jedoch stark verlangsamt wird und auch nahezu zum Stillstand kommen kann.
Bei geriatrischen Patienten ist der Erfolg bei hochfrequenter Therapie ebenfalls gut zu beobachten. Gerade bei Z.n. Schlaganfall sollten ältere Patienten oft mobilisiert (passiv/aktiv) werden, um Kontrakturen zu vermeiden. Das Aufsetzen an den Bettrand

sowie das Hinstellen des Patienten auf seine eigenen Füße (auch wenn er es nicht kann) gehören genauso zum Erreichen eines Statuserhalts (Erhöhung der Vigilanz), wie das Ankleide-, Wasch- und Esstraining.

6. Evaluation

6.1 Plan-Do-Check-Act-Zyklus

Der Plan-Do-Check-Act-Zyklus beginnt mit der therapeutischen Befunderhebung. Diese gehört zur Planung, da sie die Grundvoraussetzung für das weitere Vorgehen bildet. Nachdem das Krankheitsbild, die Ressourcen und Defizite ermittelt sind, lässt sich eine gezielte Therapie planen, durchführen, überprüfen und ggf. verändern. Der Zyklus ist zum einen eine Hilfe für den Therapeuten, um seine Therapieerfolge zu überprüfen und zum anderen dazu geeignet, um Letztere wissenschaftlich zu dokumentieren.

6.1.1 Plan – Therapiezielformulierung und Therapieplanung

Wie bereits erwähnt, beginnt der Planungszyklus mit der Befunderhebung. Die Grundlage stellt die ärztliche Diagnose dar. Mit Hilfe von motorisch-, sensorisch- und kognitiv-standardisierten und nichtstandardisierten Testverfahren werden die genauen Ressourcen und Defizite ermittelt und z. B. auf vorgefertigten Testbögen, in fertige Masken von Therapieprogrammen oder frei dokumentiert. Sind alle relevanten Tests durchgeführt, werden die einzelnen Ergebnisse vom Therapeuten zu einem Gesamtergebnis zusammengesetzt und interpretiert. Zur Befunderhebung gehören natürlich auch die Interviews, mit deren Hilfe sich die Wünsche des Patienten in die Planung integrieren lassen.
Auf Basis dieser gewonnenen Erkenntnisse beginnt der Therapeut zusammen mit dem Patienten, eine Planung für dessen Therapieablauf zu entwerfen und entsprechende Ziele zu formulieren. Dabei setzt immer der Therapeut die Prioritäten fest, denn meistens erkennt der Patient nicht, dass für die Erreichung seines Ziels erst Vorübungen notwendig sind. Z. B. äußert ein Patient, dass er wieder Autofahren möchte. Dafür sind viele Vorübungen notwendig, bevor der Patient tatsächlich wieder fahren kann. Z. B. müssen Transfers (Bett-Rollstuhl und Rollstuhl-Auto) oder die motorische Koordination in Armen und Beinen geübt werden. Dies hängt immer ganz von den vorhandenen Fähigkeiten des Patienten ab. Oft müssen sich Therapeuten zu Beginn auf Übungen für die vitale Indikation (lebensnotwendige Fähigkeiten wie Essen, Trinken, Mobilität) beschränken. Das therapeutische Vorgehen muss dem Patienten vermittelt und begründet werden, um eine gute Compliance und eine vertrauensvolle Beziehung zu schaffen.

Merke:

- Für die Befunderhebung bei neurologischen Erkrankungen sollte auch immer eine psychosoziale Befunderhebung berücksichtigt werden, da sich z. B. Depressionen, Angstzustände etc. negativ auf die Compliance und die Therapie auswirken können.
- Bei der Befunderhebung sollten nicht wahllos Tests durchgeführt, sondern gezielt vorgegangen werden. D. h., dass nach dem Screening von grob nach fein getestet wird. Dies bezieht sich sowohl auf die Motorik, als auch auf die Sensorik. Die einzelnen Tests sollten dabei so gewählt sein, dass nicht immer derselbe Bereich abgeprüft wird, sondern sie sich auf ein breiteres Spektrum konzentrieren. Dadurch kristallisieren sich evtl. noch unerkannte Defizite heraus. Im späteren Ver-

lauf der Diagnostik kann dann verstärkt auf die defizitären Bereiche eingegangen werden.
- Seitenvergleichende Tests sind in der Regel indiziert, um sich ein besseres Bild von den Defiziten machen zu können.

6.1.2 Do – Therapiedurchführung

Ist die Planung aufgestellt, kann mit der Durchführung der ausgewählten Übungen und Behandlungen begonnen werden. Dabei ist es immer wichtig, die Ergebnisse, die ein Patient erreicht hat, festzuhalten. Auch dies muss wieder in entsprechenden Dokumentationsbögen, Eingabemasken am Computer oder frei erfolgen und damit für spätere Überprüfungen festgehalten werden. Wie im Kapitel „Zielformulierungen und Hierarchien" beschrieben, gibt es Ziele, die später erreicht, aber auch Ziele, die bereits am Ende einer Therapieeinheit erfüllt sein sollen.

6.1.3 Check – Überprüfungsparameter

Um den Erfolg oder Misserfolg zu überprüfen, ist es wichtig, das Erreichen eines Therapiezieles oder Fehlschlagen einer Therapie zu dokumentieren. Das heißt nicht, dass ein Fehlschlag beim Erreichen eines Zieles negativ sein muss, denn hier ist nun in einem nächsten Schritt festzustellen, warum das Ziel nicht erreicht wurde. Hierfür gibt es immer mehrere Erklärungsmöglichkeiten: Z. B. kann ein Patient über- oder unterschätzt worden sein. Oder der Patient hat einen besonders guten oder schlechten Tag, der die Ergebnisse nach oben oder unten verfälscht. Vielleicht ist auch die ausgewählte Übung oder Behandlung für die Therapie generell oder zum jetzigen Zeitpunkt ungeeignet, aber vielleicht im späteren Therapieverlauf indiziert. Die Überprüfung bei standardisierten Tests beruht i. d. R. auf vorgegebenen Normwerten. Aber auch mit Prüfungen, für die es keine Ergebnisvorgaben gibt, kann vom Therapeuten auf die Fähigkeiten des Patienten geschlossen werden. Manchmal hilft auch hier ein Seitenvergleich, um das Ergebnis oder den Fortschritt zu erkennen. Dies ist natürlich immer abhängig vom Krankheitsbild des Patienten.

Merke:
- Ein Therapieziel ist ein Schätzwert, der auf Grund der Erfahrung des Therapeuten festgelegt wird.
- Ein Misserfolg beim Erreichen eines Therapiezieles heißt nicht gleichzeitig, dass der Therapeut unfähig ist. Da die Festlegung des Ziels nur geschätzt ist, und ihr Erreichen von vielen Faktoren abhängig ist, gilt es im Misserfolgsfall, den Grund für den Fehlschlag mit zu dokumentieren, um in späteren Planungen darauf zu reagieren.

6.1.4 (Re-)Act – Anpassung der Therapie

Oft wird fälschlich angenommen, dass nur im Misserfolgsfall eine Anpassung der Therapieziele notwendig ist. Natürlich muss im Misserfolgsfall besonders überprüft werden, was die Gründe dafür sind. Es ist jedoch vielmehr so, dass, wenn ein Patient

das Ziel erreicht hat, auch die Überlegung erfolgen muss, ob dies dem Normalzustand entspricht, oder ob der Patient mit der Aufgabe unterfordert wurde und das Ziel nun nach oben korrigiert werden kann, um den Patienten weiter zu fördern. Oft werden von den Therapeuten Ziele festgelegt, die weit unter den Fähigkeiten des Patienten liegen, nur um hinterher eine vermeintliche Erfolgsbilanz aufweisen zu können. Leider ist es so, dass ein Ziel auch nicht erreicht ist, wenn ein Patient weitaus mehr kann, als im Ziel festgelegt wurde, es sieht nur besser aus. Der Nachteil ist jedoch, dass Ihr Patient damit weit unterfordert ist und die Erfahrung macht, dass er sich nicht besonders anstrengen muss, um das Ziel zu erreichen. Hängen Sie andererseits die Ziele zu hoch, kann der Patient auch irgendwann resignieren und sich dies wiederum negativ auf die Therapie auswirken. Daher gilt es, ein *realistisches Ziel* festzulegen, bei dem sich der Patient einerseits anstrengen muss, es andererseits aber auch erreichen kann.
Sind die Gründe für die Anpassung bekannt, kann erneut mit dem Zyklus bei der Planung begonnen werden und die entsprechenden Ziele korrigiert und/oder die Therapiemaßnahmen und Medien verändert oder beibehalten werden.

6.2 Zielformulierungen und Hierarchien

Ein häufiges Problem in der Ausbildung (und bei vielen auch danach) ist das richtige Formulieren von Zielen. Im Regelfall sind die möglichen Behandlungsziele nach der Erstellung eines Befundes für erfahrene Ergotherapeuten leichter zu erkennen. Für Schüler und Studenten ist dies schon schwieriger. Die meisten Probleme verursacht die Angst, etwas falsch zu machen und/oder dem Patienten zu schaden.
Prinzipiell ist es immer die gleiche Vorgehensweise. Die Behandlungsziele orientieren sich immer an der Diagnose des Arztes und den Defiziten (Was geht nicht mehr?) des Patienten unter Einbeziehung seiner noch vorhandenen bzw. neu- oder wiedererworben Ressourcen (Was kann der Patient noch oder wieder?). Um eine Compliance (Oberbegriff für das kooperative Verhalten eines Patienten im Rahmen der Therapie) beim Patienten hervorzurufen, sollten die Behandlungsziele mit ihm zusammen festgelegt werden. Allerdings ist dabei auf eine sinnvolle Zielsetzungsabsprache zu achten. Es hat keinen Sinn, mit dem Patienten ein Gehtraining am Rollator zu planen, weil er es sich gewünscht hat, wieder zu laufen, er aber im Endeffekt noch nicht rumpfstabil ist. Das bedeutet, dass der Patient zwar seine Wünsche äußern darf, es aber im Verantwortungsbereich des Therapeuten liegt, diese auf erreichbare Einzeletappen und Vorübungen herunterzubrechen, um letztendlich zum gewünschten Ziel zu kommen. Die Ziele sollten nach der Absprache mit dem Patienten schriftlich festgehalten werden.

Gründe für eine Therapiezielformulierung:

- **Patientenorientierung** → Was braucht der Patient?
- **Behandlungsplanung** → Wann ist welches Ziel erreicht?
- **Transparenz** → Auskunft gegenüber Kollegen und Arzt, Krankenkassen
- **Dokumentation und Evaluation** → Qualitätsmanagement

Merke:

- Das Geheimnis einer kontinuierlichen Compliance ist, auf die Resignation und Demotivation des Patienten mit Verständnis zu reagieren, auf seine Wünsche einzugehen und durch das ständige Aufzeigen von kleinsten Erfolgen und dem kontrollierten Einsatz von Lob eine dauerhafte Motivationssteigerung zu erreichen.

- Bei jeder motorisch-funktionellen Behandlung sind auch immer psychosoziale Anteile in der Therapie vorhanden, bei denen auf die Befindlichkeiten des Patienten eingegangen und reagiert werden muss.
- Jeder Patient hat das Recht eine Therapie abzulehnen! Hierbei ist darauf zu achten, dass dies nicht immer verbal geschehen muss. Bei nichtauskunftsfähigen Patienten kann dies auch unter anderem über einen erhöhten Muskeltonus angezeigt werden (z. B. zieht er seine Hand oder seinen Fuß weg, macht er sich steif, um den Mobilisationsversuchen entgegenzuwirken, dreht er sich mit dem Kopf oder sogar mit dem ganzen Körper weg, hält er sich krampfhaft irgendwo fest, usw.). Ist eine solche Situation gegeben, darf keine Therapie durchgeführt werden!
- In einer guten Zielformulierung muss berücksichtigt werden, wie oft ein Patient Therapie erhält. Bei mehrmaliger täglicher Therapie können die Ziele anders formuliert werden, als bei wöchentlichen Therapieeinheiten. Je intensiver die Therapie, desto höher ist die Wahrscheinlichkeit, ein Ziel schneller zu erreichen.

Ein weiteres Problem ist die unterschiedliche Deklaration (Erklärung) der Begriffe Richtziel und Fernziel, Grobziel und mittelfristiges Ziel sowie Feinziel und Nahziel. Die jeweiligen Paarungen werden oft als Synonym füreinander verwendet. Dies ist jedoch nicht korrekt! Ein Richtziel ist kein Fernziel, ein Grobziel kein mittelfristiges Ziel und ein Feinziel ist kein Nahziel. Der Grund dafür ist die Untergliederung nach dem Grad der Konkretheit (Reha-, Richt-, Grob- und Feinziel) und der zeitlichen Erreichbarkeit (Fern-, mittelfristiges und Nahziel). Grad der Konkretheit bedeutet, dass als Ziel genau beschrieben wird, was der Patient kann. Beispiel für ein Feinziel wäre dann: „Der Patient kann die 6 Knöpfe an seiner Jacke zuknöpfen." Die zeitliche Erreichbarkeit beschreibt, in welchem Zeitraum der Patient etwas kann. Beispiel für ein Nahziel: „Der Patient kann die Knöpfe seiner Jacke innerhalb einer Minute zuknöpfen." Der Grund, warum die beiden Untergliederungen so oft verwechselt werden, ist, dass beide eigentlich zusammen genannt werden müssen, um ein möglichst genaues Ziel definieren zu können. Denn wenn nur eine der beiden Untergliederungen verwendet wird, ist das Ziel nicht genau genug für eine Überprüfung formuliert!

Beispiel:
Verwendet man lediglich den Grad der Konkretheit (hier Feinziel):

*„Der Patient kann die **6 Knöpfe** an seiner Jacke zuknöpfen",*

kann festgestellt werden: „Toll, der Patient kann das." Ein Kollege, der den Patienten nicht kennt, weiß jedoch nicht, wie lange er dafür benötigt hat, um die 6 Knöpfe zu schließen. Benötigt er weniger als eine Minute für die 6 Knöpfe, so ist dies normal. Benötigt er länger, ist es evtl. schon pathologisch.
Verwendet man lediglich den Grad der zeitlichen Erreichbarkeit (hier Nahziel):

*„Der Patient kann die Knöpfe seiner Jacke **innerhalb einer Minute** zuknöpfen.",*

ist auch hier die Aussage: „Toll, der Patient kann das." Jedoch weiß ein Kollege nicht, wie viele Knöpfe er in dieser Zeit schafft oder wie oft er dies wiederholt. Jetzt könnte der Einwand kommen: „Ist doch klar, das bezieht sich nur einmal auf die ganze Jacke." Das ist zwar korrekt, jedoch was ist, wenn der Patient mehrere Jacken hat? Und wenn diese noch unterschiedlich große und unterschiedlich viele Knöpfe haben? Vielleicht ist der Patient mittlerweile so gut, dass er in einer Minute die Jacke zweimal zuknöpft.

Sie sehen, um eine genaue Zielformulierung zu erhalten, müssen beide Gliederungsgruppen zusammengefasst werden. Damit lautet ein überprüfbares Nah- und Feinziel:

> *„Der Patient kann die* ***6 Knöpfe*** *seiner Jacke* ***innerhalb einer Minute einmal*** *zuknöpfen."*

Wenn man die Argumente mit den unterschiedlichen Jacken und Knöpfen mit einbezieht, müsste ein genaues **wissenschaftliches Ziel** wie folgt formuliert sein:

> *„Der Patient kann die 6 Knöpfe* **seiner grünen Strickjacke** *innerhalb einer Minute einmal zuknöpfen."*

Merke:

Grad der Konkretheit	Grad der zeitlichen Erreichbarkeit
Rehaziel	-
Richtziel	Fernziel
Grobziel	Mittelfristiges Ziel
Feinziel	Nahziel

- Die formulierten Ziele, vor allem die Nah- und Feinziele, müssen beobachtbar, d. h. überprüfbar sein!
- Bei den Nah- und Feinzielen müssen immer Menge und Zeitraum und ggf. die Anzahl der Wiederholungen enthalten sein, um die Überprüfbarkeit zu gewährleisten!
- In einer wissenschaftlichen Zielformulierung müssen die Gütekriterien (Objektivität, Reliabilität, Validität) berücksichtigt werden!
- Aus wissenschaftlicher Sicht muss ein Ziel so genau beschrieben sein, dass ein außenstehender Kollege beim Durchführen der Übung zu dem gleichen Ergebnis kommt.
- Die formulierten Ziele müssen immer etwas miteinander zu tun haben und aufeinander aufbauen!

Exkurs Gütekriterien:
Die **Objektivität** ist ein Gütekriterium. Mit ihr wird angegeben, ob ein Testergebnis, eine Beobachtung oder eine Beurteilung unabhängig von der Art der Durchführung oder der Art der Auswertung ist. Sie muss bei der Durchführung eines Testes, der Auswertung der Daten und der Interpretation der Ergebnisse immer gegeben sein.
Die **Reliabilität** ist ein Kriterium für die Güte einer Methode, das die **Zuverlässigkeit** und damit die Messgenauigkeit angibt. Es geht um die möglichst genaue Übereinstimmung von 2 oder mehrmalig wiederholten Messungen desselben oder mehrerer Beobachter. Zum reliablen Messen braucht man geeichte Messmittel (z. B. Meterstäbe, Gewichte, Waagen, Urmeter etc.). Diese müssen vorher an den Messergebnissen einer sorgfältig zusammengestellten Eichstichprobe geeicht worden sein und dabei Normen liefern. Tests müssen vorher durch eine Eichstichprobe geeicht werden.

Die **Validität** gibt die Gültigkeit einer wissenschaftlichen Aussage und bei Tests den Grad der Genauigkeit an, mit dem der Test tatsächlich das misst, was er zu messen vorgibt.
Beispiel: Ein Rechentest, der die ALLGEMEINEN RECHENFÄHIGKEITEN prüfen soll, kann nicht valide sein, wenn er sich nur auf Additions- und Subtraktionsaufgaben beschränkt. Mit schriftlichen Rechenaufgaben kann man nicht die Kopfrechenfähigkeit messen!

Um den zeitlichen Aspekt, den ein Nahziel mit sich bringt, einschätzen zu können, muss von der Physiologie, also dem Normalzustand ausgegangen werden. Überlegen Sie sich, wie lange Sie (als gesunder Normalsterblicher) normalerweise für die Aufgabe, die Sie als Ziel formulieren möchten, benötigen würden. Diesen Wert nehmen Sie als fiktiven Normalwert. Natürlich müssen Sie die Zielsetzung an den Defiziten und Ressourcen des Patienten orientieren und ein für den Patienten realistisches, individuelles Ziel formulieren, immer wieder überprüfen und neu formulieren. Hat der Patient irgendwann nach vielen Therapieeinheiten annähend Ihren Normalwert erreicht, ist er in dieser Hinsicht austherapiert. Wird ein von Ihnen formuliertes Ziel nicht erreicht, so kann dies mehrere Ursachen haben. Z. B. kann der Patient einen schlechten Tag haben oder Sie haben ihn einfach überschätzt. Es kann aber auch passieren, dass Sie die Ziele zu niedrig ansetzen und der Patient weitaus mehr schafft. Dies ist beides nicht so schlimm – es ist ja nur eine Planung. Sie sollten aber auf die jeweilige Möglichkeit vorbereitet und in der Lage sein, dies während der Therapiestunde durch Steigerung bzw. Senkung des Schwierigkeitsgrades zu kompensieren. Daher müssen Sie sich bereits bei der Planung für jedes Ziel auch entsprechende Modifikationen überlegen.

Rehaziel:
Rehaziele werden oft sehr allgemein und abstrakt formuliert und beziehen sich auf die Partizipation (Teilhabe am täglichen Leben) der Patienten, d. h. der verschiedenen Lebensbereiche wie Arbeit, Freizeit, Selbstversorgung, Produktivität, Wohnen etc. Meist gelten diese Ziele für ganze Patientengruppen innerhalb einer Einrichtung. Das Rehaziel beschreibt die Situation des Patienten, in die er nach Abschluss seiner Therapie zurückkehren wird.
Die Bundesarbeitsgemeinschaft für Rehabilitation definiert die Rehabilitation wie folgt: „Ziel der medizinischen Rehabilitation ist es, Ihre Leistungsfähigkeit soweit zu verbessern oder wiederherzustellen, dass Sie am Berufs- und Privatleben wieder vollständig teilnehmen können." Das individuelle Rehabilitationsziel ist also abhängig von der persönlichen Lebenssituation des Patienten und seinem Berufsleben. Es wird bestimmt auf der Grundlage sozialmedizinischer Aussagen zur Rehabilitationsbedürftigkeit, Rehabilitationsfähigkeit und Rehabilitationsprognose.
Beispiele für Rehaziele:

› Selbständige Durchführung der Aktivitäten des täglichen Lebens in der eigenen Wohnung mit evtl. Unterstützung durch Angehörige oder entsprechender Pflegedienste.
› Wiedereingliederung in den alten Beruf mit evtl. notwendigen Adaptionen an und Hilfsmitteln für den Arbeitsplatz sowie mit ggf. anfänglich reduzierter Stundenzahl.

- Durchführung einer beruflichen Rehabilitationsmaßnahme zur Umschulung in einen anderen durchführbaren Beruf.
- Stärkung des Selbstbewusstseins und der Entscheidungsfähigkeit des Patienten.
- Verbesserung der kognitiven Fähigkeiten sowie der Problemlösungs- und Handlungsstrategien.
- Entwicklung der Grundarbeitsfähigkeit
- Steigerung der Belastungsfähigkeit usw.

Richtziel und Fernziel:
Richt- und Fernziele sind Ziele, die Angaben über Aktivitäten und Funktionsbereiche enthalten, die entwickelt werden müssen, und die angeben, in welchem Zeitraum dies geschehen soll. Sie sind so aufgebaut, dass das Rehaziel erreicht werden kann. Richtziele werden häufig ohne den Fernzielanteil (zeitlichen Rahmen) formuliert und können gleichzeitig oder nacheinander verfolgt werden. Fernziele beinhalten den zeitlichen Aspekt. In der Therapie kann man sie in einen Zeitraum von ca. 6 Monaten bis 1 Jahr untergliedern.
Beispiele für Richtziele sind (vgl. Scheepers, Steding-Albrecht, & Jehn, 2011):

- Erweiterung der Handlungskompetenz
- Erwerb instrumenteller Fertigkeiten
- Förderung der Ausdrucksmöglichkeiten
- Verbesserung lebenspraktischer Kompetenzen
- Aufbau von Fähigkeiten zur Aufgabenbewältigung
- Verbesserung kognitiver Funktionen

Kommt hier der Fernzielanteil hinzu, wird der zeitliche Rahmen mit angegeben:

- Erweiterung der Handlungskompetenz innerhalb von 8 Monaten
- Erwerb instrumenteller Fertigkeiten innerhalb von 6 Monaten
- Förderung der Ausdrucksmöglichkeiten innerhalb von 9 Monaten
- Verbesserung lebenspraktischer Kompetenzen innerhalb von 12 Monaten
- Aufbau von Fähigkeiten zur Aufgabenbewältigung innerhalb von 6 Monaten
- Verbesserung kognitiver Funktionen innerhalb von 7 Monaten

Grobziel und mittelfristiges Ziel:
Grobziele und mittelfristige Ziele zeigen Funktionen, Leistungen und spezielle Fertigkeiten auf, die für eine bestimmte Handlung benötigt werden. Normalerweise werden für den Patienten mehrere dieser Ziele gesetzt, um verschiedene Kompetenzen zu trainieren, die für das Erreichen des Richt- und Fernzieles notwendig sind. Ideal ist eine Darstellung, bei der die Ziele nach ihrem Zusammenhang gestaffelt sind. Das heißt, dass aufeinander aufbauende Kompetenzen nacheinander dargestellt werden. Der Zeitraum des mittelfristigen Zieles bezieht sich in der Regel auf 2 Wochen bis 6 Monate. Die Zielsetzung ist abhängig davon, ob ein Patient jeden Tag (auch mehrmals pro Tag) oder nur einmal pro Woche Therapie erhält.
Beispiele für Grobziele (vgl. Scheepers, Steding-Albrecht, & Jehn, 2011):

- Förderung der Ausdauer
- Verbesserung der manuellen Geschicklichkeit
- Verbesserung der Konzentration
- Stärkung der Selbstwahrnehmung
- Verbesserung der Entscheidungsfähigkeit

Mit den zeitlichen Anteilen des mittelfristigen Zieles:
- Förderung der Ausdauer in 4 Wochen
- Verbesserung der manuellen Geschicklichkeit in 6 Wochen
- Verbesserung der Konzentration in 3 Wochen
- Stärkung der Selbstwahrnehmung in 3 Monaten
- Verbesserung der Entscheidungsfähigkeit in 4 Monaten

Feinziel und Nahziel:
Feinziele und Nahziele beziehen sich auf eine bis maximal drei Therapieeinheiten. Sie sind möglichst genau zu formulieren, um eine Überprüfbarkeit zu gewährleisten. Dazu müssen immer folgende Einzelkomponenten enthalten sein:
- Zeit (Wie lange braucht ein Patient für eine bestimmte Handlung?)
- Menge (Wie viele Gegenstände sind Teil der Handlung?)
- Anzahl der Wiederholungen (Wie oft wiederholt ein Patient diese Handlung?)

Normalerweise wird das Ziel für eine einmalige Durchführung formuliert. Viele Handlungen müssen aber zum Zwecke der Übung öfter wiederholt werden. Dies ist z. B. für die Förderung der Ausdauer und des Kraftaufbaus notwendig. Daher ist es für eine genaue Formulierung notwendig, die Anzahl der Wiederholungen mit anzugeben, auch wenn die Handlung nur einmal durchgeführt wird. Dadurch werden Missverständnisse und Fehlinterpretationen von vornherein vermieden.
Beispiele für Fein- und Nahziele
- Ein Patient kann innerhalb von einer Minute einmal zehn Bälle vom Tisch in eine 30 cm hohe Schachtel legen.
- Der Patient kann in zwanzig Sekunden zehnmal den rechten Ellenbogen vollständig flektieren.
- Der Patient kann in einer Minute einmal zwanzig Treppenstufen hinaufsteigen.

Als Hilfe für die Zielformulierung können Sie auf die SMART-Kriterien zurückgreifen:
- **S** = Specific (Spezifisch) – im Ziel ist konkret und unmissverständlich zu benennen, worum es geht.
- **M** = Measurable (messbar) – das Ziel ist so zu formulieren, dass später objektiv zu erkennen ist, ob das Ziel erreicht wurde oder nicht.
- **A** = Achievable (erreichbar) – für die Formulierung sind die Ressourcen und Defizite des Patienten zu berücksichtigen.
- **R** = Realistic (realistisch) – Ziele sollten gleichzeitig machbar und herausfordernd sein, um die Compliance des Patienten zu erhalten.
- **T** = Time framed (Zeitrahmen) – In der Formulierung wird festgelegt, zu welchem (konkreten) Zeitpunkt das Ziel erfüllt sein soll.

Möchte man Ziele im Sinne der Wissenschaftlichkeit noch genauer formulieren, könnte man die Ziele noch genauer angeben:
- Ein Patient kann innerhalb von einer Minute einmal zehn Bälle mit einem Gewicht von 500 Gramm vom Tisch in eine 30 cm hohe und 20 × 20 cm breite Schachtel legen.
- Der Patient kann in zwanzig Sekunden zehnmal den rechten Ellenbogen vollständig um 150 Grad flektieren.
- Der Patient kann in einer Minute einmal zwanzig Treppenstufen mit einer Höhe von 20 cm hinaufsteigen.

Unterschied zwischen Aufmerksamkeit, geteilter Aufmerksamkeit und Konzentration
In der Zielformulierung wird häufig angegeben, dass in einer Therapieeinheit Aufmerksamkeit und Konzentration gefördert werden. Oft werden beide dann als Synonym füreinander verwendet. Zwar bedingen sich beide, die Unterschiede sind jedoch gravierend.
Aufmerksamkeit ist die Zuweisung von (beschränkten) Bewusstseinsressourcen auf Bewusstseinsinhalte, beispielsweise auf Wahrnehmungen der Umwelt oder des eigenen Verhaltens und Handelns, sowie Gedanken und Gefühle. Als Maß für die Intensität und Dauer der Aufmerksamkeit gilt die Konzentration (vgl. Bleuler 1916/1983).
Aufmerksamkeit ist also die Fähigkeit, viele Eindrücke wahrzunehmen, ohne auf die Details zu achten.
Konzentration ist die willentliche Fokussierung der Aufmerksamkeit auf eine bestimmte Tätigkeit, das Erreichen eines kurzfristig erreichbaren Ziels oder das Lösen einer gestellten Aufgabe (vgl. Hunziker 1970).
Konzentration ist also die Fähigkeit, sich auf ein Detail zu fixieren und dabei alles Weitere um sich herum zu ignorieren.
Oft hört man auch den Begriff: geteilte Aufmerksamkeit.
Die **geteilte Aufmerksamkeit** ist die Fähigkeit, ohne Probleme mehrere Handlungen gleichzeitig auszuführen, während sich die Aufmerksamkeit auf zwei oder mehrere Umweltreize oder Aufgaben richtet. Wenn Menschen gleichzeitig mehrere Aufgaben erledigen, müssen sie ihre Aufmerksamkeit teilen, was die Leistung schwächen kann. Studien zufolge können wir mit Übung besser mehrere Aufgaben gleichzeitig erledigen. Im Alltag müssen wir unsere Aufmerksamkeit oft teilen. Wenn wir Auto fahren, hören wir Radio und achten gleichzeitig auf die Straße, d. h. wir müssen unsere Handlungen und die Handlungen Anderer überwachen, um unseren nächsten Schritt zu planen. Wenn unsere geteilte Aufmerksamkeit schwindet, fällt es uns schwerer, zwei Aufgaben gleichzeitig zu bewältigen, wie z. B. beim Kochen gleichzeitig zu telefonieren (vgl. cognifit 2014).

Exkurs zur weiteren Verdeutlichung:

Um die Wichtigkeit der Kombination aus Grad der Konkretheit und der zeitlichen Erreichbarkeit gerade bei „Fein- und Nahzielen“ nochmals zu verdeutlichen, hier ein weiteres fiktives Beispiel:
Patient mit Z. n. Schlaganfall re. – armbetont

Rehaziel:	Selbständige Mobilität in der eigenen Wohnung
Richtziel und Fernziel:	Der Patient kann innerhalb eines Jahres selbständig die Treppen in seinem Haus hinauf- und hinabsteigen.
Grobziel und mittelfristiges Ziel:	Der Patient kann innerhalb von 4 Monaten vollständig sein eigenes Körpergewicht auf seinem linken Bein übernehmen und laufen.
Feinziel und Nahziel:	Der Patient kann im Stehen das linke Hüft- und Kniegelenk innerhalb von 5 Sekunden einmal um 45° flektieren (anheben) und wieder vollständig extendieren (abstellen).

Erläuterung:
Gerade beim Fein- und Nahziel ist es wichtig, Menge, Zeit und ggf. Wiederholungen anzugeben. Wird eines davon weggelassen, wird die Formulierung zu ungenau und nicht mehr eindeutig überprüfbar.
Beispiel:
Der Patient kann im Stehen das linke Hüft- und Kniegelenk einmal um 45° flektieren (anheben) und wieder vollständig extendieren (abstellen).
Hier ist lediglich das Feinziel formuliert. Der zeitliche Aspekt (Nahziel) fehlt. Dadurch kann ein Außenstehender nicht beurteilen, wie lange er braucht, um sein Bein zu heben. Es kann also nicht bewertet werden, ob der Patient pathologische oder bereits physiologische Bewegungen macht.
Der Patient kann im Stehen das linke Hüft- und Kniegelenk innerhalb von 5 Sekunden einmal flektieren (anheben) und wieder vollständig extendieren (abstellen).
Hier ist lediglich das Nahziel formuliert. Der Grad der Konkretheit (Feinziel) fehlt. Dadurch kann ein Außenstehender nicht beurteilen, wie weit genau der Patient das Bein heben kann. Diese Aussage lässt sogar den Schluss zu, dass der Patient sein Bein vollständig und ohne Probleme anheben kann. Dann wäre der Patient entweder in dieser Hinsicht austherapiert oder das Ziel unnötig gewählt.
Der Patient kann im Stehen das linke Hüft- und Kniegelenk innerhalb von 5 Sekunden einmal um 45° flektieren (anheben) und wieder vollständig extendieren (abstellen).
Hier sind sowohl Fein- als Nahziel aufgeführt. Dieses Ziel kann beobachtet und überprüft werden.

6.3 Dokumentation

Die genaue Dokumentation ist eine der wichtigsten Tätigkeiten in der Ergotherapie. Neben rechtlichen Aspekten erfüllt sie vielseitige Aufgaben, ermöglicht eine transparente und interdisziplinäre Behandlung mit anderen Berufsgruppen und ist die Grundlage des Plan-Do-Check-Act-Zyklus. Neben der Erfassung von Patientendaten und ärztlichen Diagnosen ist es immer wieder wichtig, regelmäßig den aktuellen IST-Zustand des Patienten zu dokumentieren. Dies wird meist in schriftlicher Form am Computer verfasst, kann aber auch handschriftlich in der Patientenakte, per Sprache auf einem Diktiergerät, in Form von Fotos (meist in Kombination mit der schriftlichen Erfassung) oder per Videodokumentation erfolgen.
Die Erfassung des Ist-Zustandes wird mit Hilfe unterschiedlicher Methoden und Medien erhoben. Zu den Methoden gehören z. B. Anamnesen, Assessments, Inspektionen, Palpationen, Funktionsprüfungen (z. B. sensorisch, motorisch, kognitiv) usw. Als Medien kommen beispielsweise bei motorischen Tests standardisierte Messinstrumente wie das Vigorimeter, das Jamar Pinch-Gauge oder das Jamar Dynamometer, im sensorischen Bereich z. B. Semmes-Weinstein-Monofilamente, unterschiedliche Oberflächen beim Modalitätentest oder die Diskriminator-Disc bei der Zwei-Punkte-Diskrimination zum Einsatz. Im kognitiven Bereich werden neben schriftlichen Tests auch Denkaufgaben (erfolgen mündlich durch den Patienten – die Ergebnisse werden vom Therapeu-

ten niedergeschrieben), kognitive Spiele und Computerprogramme, wie z. B. Cogpack oder Freshminder eingesetzt.
Eine regelmäßige und genaue Dokumentation ermöglicht dem Therapeuten eine gute Übersicht über den Therapieverlauf. Sie zeigt ihm, ob die durchgeführte Therapie zu dem erwünschten Erfolg führt (Verbesserung, Statuserhalt) oder ob andere Interventionen notwendig sind. Das heißt, mit ihr ist der Therapeut auch in der Lage zu erkennen, ob ein Therapieziel erreicht wurde oder ob eine Verschlechterung eingetreten ist. Letzteres ist jedoch nicht unbedingt ein Zeichen für eine schlechte Therapie. Gründe können auch ein schlechter Tag des Patienten oder das schnelle Voranschreiten einer chronisch progredienten Krankheit sein. Weiterhin bietet die Dokumentation eine gute Grundlage für den Arztbericht oder ggf. statistische Auswertungen.
In einer Dokumentation sollten generell folgende Punkte enthalten sein: Name des Patienten bzw. gesetzlichen Vertreters, Diagnosen des Arztes, Ort und Datum der Erhebung, Name des behandelnden Therapeuten, Art der durchgeführten Anamnesen, Befunderhebungen, Assessments und Tests mit Ergebnissen, Medikamente des Patienten usw. Bei einer handschriftlichen Dokumentation müssen die Blätter mit fortlaufenden Seitenzahlen gekennzeichnet und die Schrift leserlich sein. Außerdem sollte eine Fachsprache verwendet werden, die auch von Kollegen nachvollzogen werden kann. Unverständlich kompliziert ausgedrückte Fachsätze sind genauso zu vermeiden wie eine laienhafte Volksmundsprache. Es sollte auch noch ein Beiblatt zum Thema Schweigepflicht, bzw. die Entbindung von ihr Dritten gegenüber, vorhanden sein.
Der Ergotherapeut ist ein Heilmittel im Sinne des Gesetzes. Daher hat er auch eine gesetzliche Pflicht zur Dokumentation! Außerdem schützt eine lückenlose Dokumentation den Therapeuten vor etwaigen Regressansprüchen des Patienten. Ist diese vorhanden, muss der Patient nachweisen, dass der Therapeut einen Behandlungsfehler gemacht hat. Besteht keine ausreichende Dokumentation, so tritt die sog. Beweislastumkehr in Kraft. Hier muss der Therapeut nachweisen, dass ihm bei der Behandlung keine Fehler unterlaufen sind. Daher ist es enorm wichtig, dass die Dokumentationen immer nachweislich und lückenlos geführt wurden.

6.4 Auswertung und grafische Darstellung der Ergebnisse in Excel  

Das Thema Statistik ist in der Regel ein sehr weit gefächertes und hochkomplexes Thema. Daher kann hier nur ein vereinfachtes Beispiel gezeigt werden, das in der Regel jedoch problemlos in Bachelor-, Master- und Promotionsarbeiten verwendet werden kann. Prinzipiell ist es immer wichtig, vorher zu wissen, welche Form das Endergebnis haben soll. D. h., möchte ich nur die Zahlen präsentieren, eine grafische Darstellung der Ergebnisse als Diagramm zeigen oder beides vorstellen? Das Darstellen eines Diagrammes setzt immer eine bestimmte Einhaltung der Formatierung voraus. Nur dann können Excel oder andere Tabellenkalkulationsprogramme automatisch ein Diagramm erzeugen. Mit Formatierung ist gemeint, wie die Zahlen, Spaltennamen und Zeilennamen angeordnet sein müssen, um die Erstellung zu ermöglichen.
Für die spätere Auswertung und Darstellung der Ergebnisse ist es bereits zu Beginn der Erstellung eines Fragebogens wichtig, darauf zu achten, wie die Fragen gestellt sind. Prinzipiell kann der Fragebogen mit geschlossenen, teiloffenen oder offenen Fragen (auch gemischt) generiert werden. Die einfachste Art der Auswertung bieten die

geschlossenen Fragen, da hier bereits von vornherein eine bestimmte Anzahl möglicher Antworten vorgegeben ist, die z. B. nur angekreuzt und später einfach in die vorbereitete Excel-Tabelle eingetragen werden können. Der Nachteil von geschlossenen Fragen ist, dass durch die vorgegebenen Antworten nur ein enges Spektrum abgefragt werden kann, und wenn bei einem Probanden die Antworten so nicht zutreffen, Ungenauigkeiten entstehen.

Beispiel für eine geschlossene Frage:

Frage	Antworten	
Kennen Sie das Berufsbild des / der Ergotherapeuten/in?	❐ ja	❐ nein

Teiloffene und offene Fragen haben den Vorteil, dass auch Antworten gegeben werden können, die nicht auf die evtl. vorgegebenen passen. Somit kann ein breiteres Spektrum abgedeckt werden. Der Nachteil dieser Fragen ist jedoch, dass erst alle Antworten zeitaufwendig zusammengeschrieben und teilweise ähnliche Antworten kategorisiert werden müssen, um eine übersichtliche Auswertung zu erhalten. Mit Kategorisierung ist gemeint, dass der Auswerter sinngemäß ähnliche Antworten einer einzigen Antwort zuordnet. Durch diese Interpretation werden die Antworten etwas „verfälscht", aber trotzdem sinngemäß eingeordnet.

Beispiel für eine teiloffene Frage:

Frage			Antworten
Welche Krankheiten hatten Sie schon mal?	Mumps ❐	Scharlach ❐	Sonstige: ______

Beispiel für eine offene Frage:

Was machen Ihrer Meinung nach Ergotherapeuten?

______

______

______

Der Prozess der Kategorisierung ist nicht immer einfach. Der Auswerter muss entscheiden, wie er die Antworten zusammenfasst, um ein übersichtliches Ergebnis zu erhalten. Um zu ermöglichen, dass die Ergebnisse später von Dritten überprüft werden können, ist es sinnvoll, alle gegebenen Antworten im Anhang beizulegen. Damit ist die Überprüfbarkeit gewährleistet.

Beispiel für eine Kategorisierung:

Fiktive Beispielantworten auf die offene Frage: „Was machen Ihrer Meinung nach Ergotherapeuten?“
Behandeln Schlaganfallpatienten; Weiß ich nicht; Helfen Menschen mit Schlaganfall wieder gesund zu werden; Die sorgen dafür, dass Menschen ihre Hand wieder bewegen können; Die arbeiten mit Apoplexiepatienten; Keine Ahnung; Die haben dafür gesorgt, dass ich meinen Arm wieder bewegen kann; Ergotherapeut? – Habe ich noch nie gehört

Zuerst müssen ähnliche Antworten sortiert werden:

- Behandeln Schlaganfallpatienten; Helfen Menschen mit Schlaganfall wieder gesund zu werden; Die arbeiten mit Apoplexiepatienten
- Die sorgen dafür, dass Menschen ihre Hand wieder bewegen können; Die haben dafür gesorgt, dass ich meinen Arm wieder bewegen kann
- Weiß ich nicht; Keine Ahnung; Ergotherapeut? – Habe ich noch nie gehört

Dann muss durch den Auswerter eine Kategorieüberschrift formuliert und die Anzahl der passenden Antworten in eine Excel-Tabelle eingetragen werden.
Für dieses Beispiel wurde Excel 2013 verwendet. In die Spalten wurden die Kategorieüberschriften eingetragen. Darunter die Zahlen. Links neben den Zahlen steht noch deren Bedeutung.

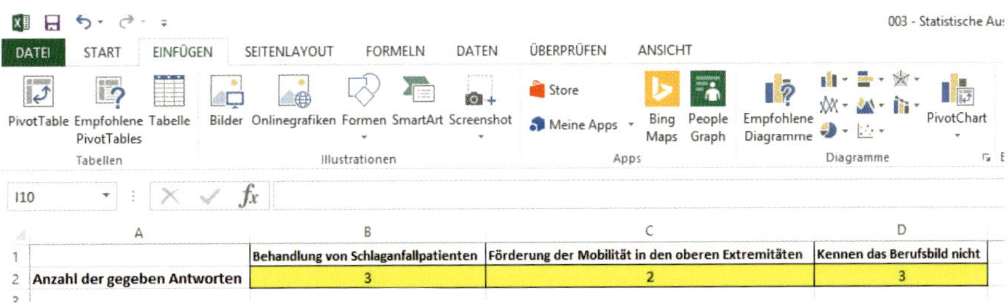

	A	B	C	D
1		Behandlung von Schlaganfallpatienten	Förderung der Mobilität in den oberen Extremitäten	Kennen das Berufsbild nicht
2	Anzahl der gegeben Antworten	3	2	3

Jetzt kann das Ergebnis, z. B. in Form eines Balkendiagrammes, präsentiert werden. Welches Diagramm Sie wählen, hängt davon ab, was Sie darstellen wollen. Bei einer Auswertung von vorgegebenen oder kategorisierten Antworten machen Balkendiagramme Sinn. Bei der Darstellung von zeitlichen Verläufen oder wenn der Schwerpunkt auf der Demonstration von Mengenunterschieden liegt, sind Kreis, Linien oder Punktediagramme gut geeignet.
In diesem Beispiel wird die Darstellung einmal als Balken (Säulen) und einmal als Kreis (Kuchendiagramm) vorgestellt. Um die Diagramme zu erzeugen, müssen die Zellen A1 bis D2 markiert werden. Anschließend klicken Sie im Menü „EINFÜGEN“ auf „Empfohlene Diagramme“. Excel zeigt die idealen Diagramme bereits an. In diesem Beispiel habe ich mich für die 3D-Varianten des Balken- und Kreisdiagrammes entschieden – Säulen und Kuchendiagramm. Dies ist möglich, indem Sie auf „Alle Diagramme“ klicken, danach „Säule“ auswählen und das farbige Diagramm bzw. auf „Kreis“ klicken und die 3D-Variante des Kreisdiagrammes auswählen.

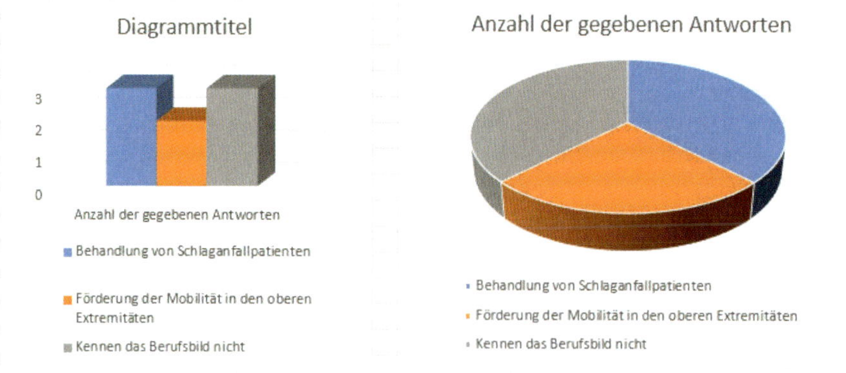

Jetzt müssen nur noch durch Rechtsklick mit der Maus auf die Balken bzw. den Kuchen und Auswählen des Kontextmenüpunktes „Datenbeschriftungen hinzufügen" die Werte eingefügt werden. Danach sind noch die Überschriften zu bearbeiten und fertig ist das Diagramm.

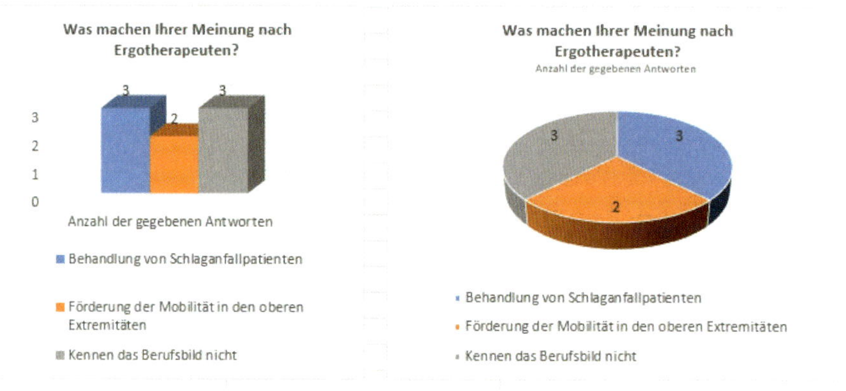

Zum Schluss können die Diagramme markiert, kopiert und in die eigentlichen Arbeiten eingefügt werden.

Das Beispiel liegt als Excel-Datei (005 - Statistische Auswertung.xlsx) auf der DVD bei.

7. Inhalt der DVD

A Beispiele

001 Vigorimeter.xlsx
002 Goniometer.xlsx
003 Jamar Dynamometer.xlsx
004 Pinch Gauge.xlsx
005 Statistische Auswertung.xlsx

B Sonstiges

1 Normwerte Goniometer.pdf
2 Normwerte Jamar Dynamometer.pdf
3 Normwerte Pinch Gauge.pdf
4 Skizzen der Extremitäten dguv

C Therapie

01 Anziehtraining.pdf
02 Basale Stimulation.pdf
03 Gelenkschutz – richtig heben.pdf
04 Handfunktionstherapie und -bewegungen.pdf
05 Langsitz.pdf
06 Lagerungen
   6.1 Lagerung – 30 Grad Seitlagerung.pdf
   6.2 Lagerung – 130 Grad Seitlagerung.pdf
   6.3 Lagerung – A Lagerung.pdf
   6.4 Lagerung – V Lagerung.pdf
   6.5 Lagerung – Schmetterlingslagerung.pdf
   6.6 Lagerung – Nestchenlagerung.pdf
   6.7 Lagerung – Begrenzende Lagerung.pdf
07 Richtiges Aufstehen bei CP.pdf
08 Schwenktransfer.pdf
09 Therapeutisches Führen.pdf
10 Tuchtransfer.pdf
11 Übungen gegen Handarthrose.pdf
12 Vorlagen Muster-Messblätter dguv
   12.1 Messblatt Info Neutral-o-Methode.pdf
   12.2 Messblatt obere Gliedmaßen.pdf
   12.3 Messblatt Finger.pdf
   12.4 Messblatt untere Gliedmaßen.pdf
   12.5 Messblatt Wirbelsäule.pdf
13 Wickelanleitung Vainio-Verband

D Videos

01. Aufsetzen des Patienten aus Rückenlage an die Bettkante mit wenig Hilfe
02. Aufsetzen des Patienten aus Rückenlage an die Bettkante mit mittlerer Hilfe
03. Aufsetzen des Patienten aus Rückenlage an die Bettkante mit viel Hilfe
   1. Variante

04. Aufsetzen des Patienten aus Rückenlage an die Bettkante mit viel Hilfe 2. Variante
05. Aufsetzen des Patienten aus Rückenlage an die Bettkante mit viel Hilfe 3. Variante – Schwenktransfer
06. Aufsetzen des Patienten aus Rückenlage an die Bettkante mit sehr viel Hilfe – Tuchtransfer
07. Aufsetzen des Patienten durch diagonales Ziehen an der Hand
08. Aufsetzen des Patienten in den Langsitz mit mittlerer Hilfe
09. Aufsetzen des Patienten in den Langsitz mit viel Hilfe und Kissen
10. Aufstehen mit dem Patienten durch Stützen der betroffenen Seite
11. Aufstehen mit dem Patienten durch Stützen der nichtbetroffenen Seite
12. Bau eines Schiffchens z.B. für Langsitz oder Lagerungen
13. Bewegen des Beckens durch Bridging
14. Bewegen des Patienten im Sitzen-Schinkengang
15. Bewegen des Patienten über Keypoints-Beispiele
16. Drehen des Patienten im Stehen mit Bärengriff
17. Drehen des Patienten im Stehen ohne Drehscheibe
18. Drehen des Patienten im Stehen mit Hilfe einer Drehscheibe
19. Drehen des Patienten von der Rücken- in die Seitlage mit mittlerer Hilfe
20. Drehen des Patienten von der Rücken- in die Seitlage mit viel Hilfe
21. Flexion des Kniegelenkes (Aufstellen des Beines) durch Hand auf Fuß-Spann
22. Gehen mit Nachstellschritt in der Standbeinphase 1. Variante
23. Gehen mit Nachstellschritt in der Standbeinphase 2. Variante
24. Mobilisation
25. Transfer in den Rollstuhl mit wenig Hilfe
26. Transfer in den Rollstuhl mit mittlerer Hilfe
27. Transfer in den Rollstuhl mit viel Hilfe

Literatur / Quellennachweis

American College of Rheumatology. (13. April 2014): Von Fibromyalgia: http://www.rheumatology.org/Practice/Clinical/Patients/Diseases_And_Conditions/Fibromyalgia/ abgerufen

Antwerpes, F. (29. Dezember 2014): *doccheck flexikon*. Von Nervenläsion: http://flexikon.doccheck.com/de/Nervenl%C3%A4sion abgerufen

Antwerpes, F. (27. Januar 2015): *doccheck flexikon*. Von Dekubitus: http://flexikon.doccheck.com/de/Dekubitus abgerufen

Antwerpes, F. et al. (26. Januar 2015): *doccheck flexikon*. Von Verbrennung: http://flexikon.doccheck.com/de/Verbrennung abgerufen

Antwerpes, F., Roier, M., & Krabbe, H. (27. August 2014): *DocCheck Flexikon*. Von Kinästhetik: http://flexikon.doccheck.com/de/Kin%C3%A4sthetik_%28Pflege%29 abgerufen

Arbeitsgemeinschaft für Probleme bei Wahrnehmungsstörungen. (14. September 2014): *Schlaganfall-hilfe.de*. Von Affolter-Modell: http://www.schlaganfall-hilfe.de/therapieuebersicht/-/asset_publisher/X9Wa/content/affolter-modell/pop_up?_101_INSTANCE_X9Wa_viewMode=print abgerufen

BAG, S. (15. März 2011): *BAG SELBSTHILFE*. Von Hilfsmittel: http://hilfsmittel.bag-selbsthilfe.de/allgemeines.html abgerufen

Biel, A. (2014): *Trail Guide Anatomie – Anatomie praktisch begreifen*. Berlin: KVM – Der Medizinverlag.

BRK Bereitschaft Stein. (16. Februar 2014): *Erste Hilfe Online*. Von http://www.bereitschaften.brk.de/fuerth/stein/ehonline_neu/eh01/index.shtml abgerufen

cognifit. (27. April 2014): *cognifit*. Von geteilte aufmerksamkeit: https://www.cognifit.com/de/wissenschaft/kognitive-fahigkeiten/geteilte-aufmerksamkeit abgerufen

Deutsche Vereinigung Morbus Bechterew e.V. (6. April 2014): *Morbus Bechterew*. Von http://www.bechterew.de/inhalt/morbus-bechterew/die-erkrankung/ abgerufen

Deutsche Therapeutenauskunft. (14. September 2014): *Therapieformen der Ergotherapie*. Von Therapie nach Affolter: http://www.deutsche-therapeutenauskunft.de/therapeuten/ergotherapie/therapieformen-der-ergotherapie/affolter/ abgerufen

Deutsche Gesellschaft für Verbrennungsmedizin e. V. (26. Januar 2015): *Empfehlungen der Deutschen Gesellschaft für Verbrennungsmedizin e. V. zur Rehabilitation Brandverletzter*. Von http://www.verbrennungsmedizin.de/leitlinien-rehabilitation-brandverletzter.php abgerufen

Deutsches Institut für Medizinische Dokumentation und Information. (10. Juli 2014): *ICF*. Von http://www.dimdi.de/static/de/klassi/icf/index.htm abgerufen

DMSG, B. D. (15. April 2013): *Deutsche Multiple Sklerose Gesellschaft Bundesverband e.V.* Von Multiple Sklerose: http://www.dmsg.de/multiple-sklerose-infos/index.php?w3pid=ms abgerufen

DocCheck Medical Services. (22. Februar 2014): *CRPS*. Von doccheck: http://flexikon.doccheck.com/de/CRPS abgerufen

Duthel, H.: Ein Leben mit Multiple Sklerose: Was ist Multiple Sklerose und was wird getan? BoD – Books on Demand, 15.10.2014, S. 24 und http://www.gesundheitsstadt-berlin.de/rauchen-verstaerkt-multiple-sklerose-2098/

ELMED INCORPORATED. (27. Januar 2014): *VIGORIMETER*. Von http://www.elmed.com/therapy/vigorimeter.htm abgerufen

Ergotherapie Debus. (14. September 2014): *Ergotherapie Behandlungskonzept nach Perfetti*. Von http://ergotherapie-dd.de/ergotherapiebehandlungskonzeptperfetti.php abgerufen

Fenske-Deml, S. (1998): *Mein Gehirn kennt mich nicht mehr*. Dortmund: verlag modernes lernen.

Fenske-Deml, S. (2000): *Alternativen und Altbewährtes für Alte Menschen*. Dortmund: verlag modernes lernen.

Frommelt, P. & Lösslein, H. (2010): *Neuro-Rehabilitation*. Heidelberg: Springer.

Gahl, K. (2009): *Auskultation und Perkussion, Inspektion und Palpation*. Stuttgart: Thieme.

Gehlen u.a. (2010): *Neurologie*. Stuttgart: Thieme.

Gelenkschutz Erwachsene. (21. April 2014): Von www.st-josef-stift.de: http://www.st-josef-stift.de/pdf/gelenkschutz_erwachsene.pdf abgerufen

Gemeinsamer Bundesausschuss. (19. Mai 2011): *Gemeinsamer Bundesausschuss*. Von Heilmittelkatalog: https://www.g-ba.de/downloads/62-492-532/HeilM-RL_2011-05-19_bf.pdf abgerufen

Götsch, K. ([2]2011): *Allgemeine und Spezielle Krankheitslehre*. Stuttgart: Thieme.

Grifka, J. (Hrsg.) & Schönle, C. (Hrsg.) (2004): *Praxiswissen Halte- und Bewegungsorgane / Rehabilitation*. Stuttgart: Thieme.

Gumpert, D. N. (4. Januar 2014): *Arthrose*. Von http://www.dr-gumpert.de/html/arthrose.html abgerufen

Habermann, C. & Kolster, F. ([2]2009): *Ergotherapie im Arbeitsfeld Neurologie*. Stuttgart: Thieme.

Hatch, F., & Maietta, L. ([2]2011): *Kinaesthetics Infant Handling*. Bern: Huber.

Heilmittelkatalog. (6. September 2014): Von Heilmittelrichtlinie / Heilmittelkatalog: www.Heilmittelkatalog.de abgerufen

Hofer, A. (2009): *Das Affolter-Modell® – Entwicklungsmodell und gespürte Interaktionstherapie*. München: Pflaum.

Hunziker, Hans W. (1970): Visuelle Informationsaufnahme und Intelligenz, Eine Untersuchung über die Augenfixationen beim Problemlösen. *Schweizerische Zeitschrift für Psychologie und ihre Anwendungen 29, Nr 1/2*.

Klaus, M. & Klaus, S. (2014): *ErgoDog*. Dortmund: verlag modernes lernen.

Koesling, C. & Bollinger Herzka, T. (2008): *Ergotherapie in der Orthopädie, Traumatologie und Rheumatologie.* Stuttgart: Thieme.

Kompetenznetz Schlaganfall. (14. September 2014): *Kognitive Therapeutische Übungen nach Perfetti.* Von http://www.kompetenznetz-schlaganfall.de/219.0.html abgerufen

Larisch, K. (5. August 2014): *Netdoktor.de.* Von Schlaganfall – Neglect: http://www.netdoktor.de/Krankheiten/Schlaganfall/Prognose/Schlaganfall-Neglect-9387.html abgerufen

Langer, H. & Langer, S. (24. April 2012): *rheuma-online.* Von Fibromyalgie: http://www.rheuma-online.de/a-z/f/fibromyalgie.html abgerufen

Lichtenauer, N. (25. September 2011): *ergotherapie.org.* Von Interview: http://www./2011/09/assessments-in-der-ergotherapie/ abgerufen

Lucas, R.M., Ponsonby, A.L., Dear, K., Valery, P.C., Pender, M.P., Taylor, B.V., Kilpatrick, T.J., Dwyer, T., Coulthard, A., Chapman, C., van der Mei, I., Williams, D., McMichael, A.J.: Sun exposure and vitamin D are independent risk factors for CNS demyelination. Neurology 76:540–548, 2011.

Mathiowetz, V. (kein Datum): Grip and Pinch Strength: Normative Data for Adults. Archives of Physical Medicine and Rehabilitation. *66(2) 69–74.*

Mathiowetz, V. (1986): Grip and Pinch Strength: Norms for 6- to 19- Year olds. American Journal of Occupational Therapy, 40 (10) 705–711.

Mayring, P. (2002): *Einführung in die qualitative Sozialforschung.* Weinheim / Basel: Beltz.

Mitterhuber, T. (31. Juli 2012): *http://www.myhandicap.de.* Von Amputation und Prothese: http://www.myhandicap.de/prothese-amputation.html abgerufen

Onmeda-Redaktion. (24. Juli 2014): *Sensibilitätsstörungen.* Von Ursachen: http://www.onmeda.de/symptome/sensibilitaetsstoerungen-ursachen-9892-2.html abgerufen

Ostendorf, N. et al. (28. Dezember 2014): *doccheck flexikon.* Von Ödem: http://flexikon.doccheck.com/de/%C3%96dem abgerufen

Ostendorf, N., et al. (13. Dezember 2014): *doccheck flexikon.* Von Ödem: http://flexikon.doccheck.com/de/%C3%96dem abgerufen

Pauli, S. & Leimer, G. (2010): *Ergotherapeutische Übungen in der Handtherapie.* Dortmund: verlag modernes lernen.

Petermann, P.-K. (2000): *Der Hund in der Ergotherapie.* In: Ford, G., Olbrich, E. (Hrsg.): *Tiere helfen Menschen.* Würzburg: Eigenverlag

Reuter, I. (29. Dezember 2014): *Engelhardt Lexikon Orthopädie und Neurologie.* Von Nervenschädigung: http://www.lexikon-orthopaedie.com abgerufen

RF. (18. Juli 2013): *aponet.de.* Von Schlaganfall: Schnellcheck mit dem FAST-Test: http://www.aponet.de/aktuelles/aus-gesellschaft-und-politik/20130718-schlaganfall-schnellcheck-mit-dem-fast-test.html abgerufen

Robertson, I. & Halligan, P. (1999): *Spatial Neglect: a Clinical Handbook for Diagnosis and Treatment.* East Sussex: Psychology Press.

Scheepers, C., Steding-Albrecht, U. & Jehn, P. (42011): *Ergotherapie – Vom Behandeln zum Handeln.* Stuttgart: Thieme.

Scheuermeier, N. (29. Dezember 2014): *Dr. Frank & Partner.* Von Ergotherapie bei peripherer Nervenläsion: http://www.ergotherapie-frank.de/ergotherapie-bei-peripherer-nervenlasion/ abgerufen

Schmerzklinik Arkauwald. (12. September 2008): *SUDECK-DYSTROPHIE.* Von CRPS: http://www.sudeck-dystrophie.de/ abgerufen

Schröder, B. (22008): *Handtherapie.* Stuttgart: Thieme.

Schünke, M. (22014): *Topografie und Funktion des Bewegungssystems.* Stuttgart: Thieme.

testzentrale.de. (12. Oktober 2014): *testzentrale.de.* Von Schmerzempfindungs-Skala: http://www.testzentrale.de/programm/schmerzempfindungs-skala.html abgerufen

Universitätsklinikum Ruhr-Universität Bochum. (22. März 2014): *Krankheitsbilder.* Von Chronische Polyarthritis: http://rheumatologie.klinikum-bochum.de/chronische-polyarthritis.html abgerufen

Urbas, L. (5. Januar 2015): *Bobath-Konzept.* Von Kurzinformation – Was ist das Bobath-Kozept?: http://www.bobathpflege.de/Bobath/Kurzinfo/kurzinfo.htm abgerufen

wahrnehmung.ch. (14. September 2014): *Das Affolter-Modell.* Von Modelle, Erfolge, Geschichte: http://wahrnehmung.ch/affolter-modell abgerufen

Waldner-Nilsson, B. (22009): *Handrehabilitation, Band 1.* Heidelberg: Springer.

Weihe, D. (8. Febriar 2014): *Frage der Woche – Archiv.* Von Welche Verlaufsformen hat die MS: http://www.ms-forum-weihe.de/fdw/archiv/f_051114.html abgerufen

Weihe, D. (6. Dezember 2014): *MS-Forum Dr. Weihe.* Von Verlaufsformen der MS: http://www.ms-forum-weihe.de/fdw/archiv/f_051114.html abgerufen

www.apotheken-umschau.de. (8. Februar 2014): Von Multiple-Sklerose: http://www.apotheken-umschau.de/Multiple-Sklerose/Multiple-Sklerose-MS-Symptome-und-moegliche-Anzeichen-18894_3.html abgerufen

www.rheumatology.org. (13. April 2014): Von American College of Rheumatology: http://www.rheumatology.org/Practice/Clinical/Patients/Diseases_And_Conditions/Fibromyalgia/ abgerufen